W0375524

Guide des 4 000 médicaments utiles, inutiles ou dangereux

Cancer, hypertension, dépression...

du même auteur
au **cherche midi**

Les Scandales des hôpitaux de Paris et de l'hôpital Pompidou, 2001.

Avertissement aux malades, aux médecins et aux élus, en collaboration avec Bernard Debré, 2002.

Savoirs et pouvoir, en collaboration avec Bernard Debré, 2004.

La Recherche biomédicale en danger, 2010.

Les Leçons du Mediator, en collaboration avec Bernard Debré, 2011.

Guide des 4000 médicaments utiles, inutiles ou dangereux, en collaboration avec Bernard Debré, 2012.

La Vérité sur le cholestérol, 2013.

Corruptions et crédulité en médecine, 2015.

Traduction de J. Virapen, *Médicaments. Effets secondaires : la mort (Drugs Secondary Effects: the Death)*, 2014.

Pr Marcia Angell, ex-éditeur en chef du *New England Journal of Medicine, The Truth About the Drug Companies*, Random House, 2004 (traduction française et canadienne de Ph. Even, éditions Le Mieux-Être, Québec, 2005).

Pr Philippe Even
Pr Bernard Debré

Guide des 4 000 médicaments utiles, inutiles ou dangereux

Cancer, hypertension, dépression...

COLLECTION **DOCUMENTS**

cherche
midi

Vous aimez les documents ? Inscrivez-vous à notre newsletter
pour suivre en avant-première toutes nos actualités :
www.cherche-midi.com

© le cherche midi, 2016
23, rue du Cherche-Midi
75006 Paris

À Anne CHAILLEU, présidente de Formindep,
Sylvain DUVAL, Formindep,
au Dr Philippe FOUCRAS,
au Pr Bernard GUIRAUD-CHAUMEIL,
au Dr Michel DE LORGERIL,
à Olivier POSTEL-VINAY, Books ;
au Pr Michèle RIVASI, EELV,
à Paul SCHEFFER, Formindep ;
au Dr Bruno TOUSSAINT, Prescrire *;*
au Dr Ph. NICOT, Panasol.

SOMMAIRE

AVANT-PROPOS

• Pour un usage rationnel, et non pas émotionnel des médicaments.

• Pour le dialogue médecin-malade.

• Contre la nouvelle médecine numérique, dite « de précision », prétendument personnalisée.

Le nouveau guide

Cinq ans ont passé. Dans cette édition, les médicaments ont été revus un par un en termes d'efficacité et de risque. Au cours de ces quelques années, 300 nouvelles spécialités ont reçu leur AMM, et 200 ont déjà été commercialisées et ajoutées à ce guide, qui regroupe maintenant plus de 1 700 molécules et plus de 2 600 spécialités et associations.

Les molécules 2012-2016 réellement nouvelles concernent essentiellement la cancérologie, avec l'explosion des thérapeutiques ciblées et des immunothérapies à 50 000-120 000 euros la cure. Elles représentent 32 des nouvelles molécules, tandis que les autres disciplines ne font que se recopier indéfiniment elles-mêmes à coups de *me too*, comme c'est le cas en cardiologie (9 nouveaux antihypertenseurs, et encore 4 copies et associations des inutiles statines, plus 5 NACO [nouveaux anticoagulants oraux] inutiles et beaucoup plus chers). Même situation pour l'asthme et les bronchites chroniques (17 *me too* de la Ventoline de 1976, des corticoïdes inhalés et des atropiniques), et malheureusement aucun progrès notable en neuropsychiatrie (12 molécules). Au total, 1 seule révolution, le Sovaldi.

Pour illustrer cette étude analytique, nous avons aussi raconté les belles histoires liées à la découverte de grands médicaments, et celles, plus sombres, des échecs et des grands scandales. Parmi les découvertes qui ont changé la médecine, l'insuline, la cortisone, les premiers antibiotiques, les anti-inflammatoires, le Glivec et les premières molécules anticancéreuses ciblées. Des histoires contrastant singulièrement avec celles des grands échecs, qui visaient surtout à conquérir des marchés, ceux des statines, de la désensibilisation, de l'Avastin, du Protelos et des nouveaux antidiabétiques, sans oublier les plus grands scandales qui ont fait des milliers de morts depuis 2000, ceux des statines Bayer, Vioxx, Prozac, Mediator, Avandia, Diane 35, Dépakine, et le BIA 10-2474 de Rennes.

Rien n'a changé

5 ans ont passé. Un quinquennat.

Rien n'a changé.

• 3 ministres de la Santé venus de l'industrie pharmaceutique, des assurances ou de l'ENA, avec la compétence qu'on peut imaginer en médecine.

• 1 ministère de la Santé démédicalisé, sans médecins, sans infirmières, sans patients, et toujours lié au Travail et aux Affaires sociales, qui mériteraient, eux aussi, leur autonomie, ou seraient plus utilement associés au ministère de la Justice, de l'Intérieur, et plus encore de l'Économie.

• Toujours des agences de santé irresponsables, puisque leurs décisions sont prises dans l'anonymat de votes secrets, et qui, après chaque accident grave, ne changent que de nom et de directeur, les uns qu'on écarte, les autres qui démissionnent, déçus et épuisés, sans jamais en donner les raisons, mais ne changent jamais de méthode.

• Toujours des membres et présidents des commissions d'évaluation des médicaments de l'État liés par des contrats financiers personnels à de nombreuses grandes firmes, un état de fait qui n'a pas changé malgré tous les engagements pris.

• Toujours 2 fois plus de médicaments autorisés et remboursés que partout ailleurs.

• Toujours la consommation en volume de médicaments la plus élevée du monde: des ordonnances de 4 médicaments par jour en moyenne et jusqu'à 25, 4 comprimés par jour et par Français, 100000 tonnes par an, dont 20000 jetées ou périmées.

• Toujours des dépenses de médicaments de 35 milliards d'euros, de loin les plus élevées d'Europe.

• Toujours 30000 morts et 120000 hospitalisations pour accident thérapeutique, soit 5% des admissions hospitalières, 1200 par jour, avec, au sein de l'hôpital même, un accident de traitement pour 12 malades.

• Toujours des millions d'effets secondaires négligés, jamais recensés, et dont certains peuvent à tout instant mal tourner.

• Toujours les mêmes accidents dramatiques, le plus souvent parfaitement prévisibles, mais non anticipés par nos agences de santé, et qui, héritiers de la Thalidomide, du bismuth, du Distilbène et de l'hormone de croissance, ont été durant ces 10 dernières années à l'origine de kyrielles de décès ou de handicaps graves (Vioxx, Mediator, Dépakine, etc.).

• Toujours les mêmes médicaments inefficaces, et parfois à risque ou sans efficacité supérieure aux médicaments antérieurs, mais vendus sans aucune raison 5 à 30 fois plus cher, et dont 75 % sont pourtant remboursés, et plus encore lorsqu'ils sont dangereux (92 %), tels les nouveaux antiagrégants, anticoagulants, antidiabétiques et antidépresseurs.

• Toujours les mêmes traitements inutiles des pathologies « gonflées », les *inflatable diseases*, pour doubler ou quadrupler les ventes dans les mini-hypertensions artérielles, les micro-diabètes, les dépressions mineures ou circonstancielles, qu'il suffirait de surveiller ou de conseiller, car dans la majorité des cas, elles n'évoluent pas.

• Toujours des traitements injustifiés, appliqués à des maladies « fabriquées », qui n'existent pas, ces maladies que les Anglo-Saxons placent dans la catégorie des *mongering diseases*, des maladies de menteurs mercantiles et de baratineurs qui ont conduit à dire que, pour se créer des marchés, l'industrie n'inventait plus de médicaments, mais des maladies fictives : les risques du cholestérol, le « syndrome métabolique » (qui fait une maladie de 4 normalités), la fatigue chronique, les maladies fonctionnelles du côlon, les fibromyalgies, le syndrome dysphorique prémenstruel, et des dizaines d'autres en psychiatrie, comme le syndrome des jambes sans repos, la phobie sociale, le syndrome de deuil, et l'envahissant « défaut d'attention avec hyperactivité » des jeunes garçons : plus de 500 dans le *DSM-5* (*Diagnostic and Statistical Manual of Mental Disenders*), la bible psychiatrique américaine, malheureusement traduite dans toutes les langues.

• Toujours de plus en plus de traitements préventifs, lancés à coups de cymbales et trop souvent au nom d'un principe de précaution constitutionnel, principe dévoyé par nos spécialistes de santé publique, lesquels n'ont jamais soigné un malade et entraînent leurs ministres dans des actions de prévention dont quelques-unes sont efficaces et nécessaires (alcool, tabac, etc.), mais d'autres totalement inutiles et inefficaces: «Prévenir plutôt que guérir», oui, mais à condition qu'il y ait réellement des risques et des médicaments capables de les prévenir. Par ces grandes opérations médiatisées, d'immenses marchés ont été ouverts, et d'abord celui des statines. Quelques docteurs Knock auraient pu dire que les traitements curatifs ne sont que de la pêche à la ligne, tandis que les traitements préventifs sont de la pisciculture.

• Toujours autant de prescriptions hors AMM de molécules dangereuses, par exemple en psychiatrie, avec l'utilisation de neuroleptiques majeurs et d'antiépileptiques dans les dépressions, générateurs de grande obésité, de suicides et de meurtres collectifs spectaculaires.

• Et, pour couronner le tout, une dérive croissante du prix de tous les médicaments, qui ont sans cesse doublé tous les 10 ans. Une évolution devenue récemment véritablement explosive et délirante, avec des traitements à 100000 euros, tellement chers que même les États-Unis refusent de les accepter depuis. Ces prix ne se justifient ni par les coûts de recherche, ni par ceux des fabricants indiens ou chinois, ni par l'efficacité thérapeutique parfois remarquable – pour les anti-hépatites –, mais encore très décevante pour la plupart des anticancéreux ciblés ou immunothérapiques, qui, à de très rares exceptions près, n'allongent la vie que de 3 mois pour 100000 euros.

• Toujours 15 milliards de médicaments dépensés inutilement au détriment des véritables priorités: organisation et fonctionnement des hôpitaux, conditions de travail des infirmiers et aides-soignants, prise en charge des handicapés adultes et enfants, prise en charge de la vieillesse, une recherche publique exsangue, avec 1,5 milliard d'euros de crédits par an, sans compter une organisation territoriale de la santé entravée par le nombre croissant de déserts médicaux – un phénomène que le ministère ne parvient pas à contrer, 7 ans après la loi Bachelot. Seules les lois scélérates sont immédiatement appliquées.

• Et toutes ces dépenses sans que la santé des Français soit en rien supérieure à celle des autres pays occidentaux, qui dépensent 1 fois et demie moins. Même espérance de vie à tous les âges, même durée de vie, de 81 ans, alors qu'elle était de 50 ans en 1910 (espérance de vie passée à 75 ans en 1960, un bond dû à la spectaculaire augmentation du niveau de vie dans ces années-là, bien plus qu'aux premiers vaccins des années 1930 et aux antibiotiques d'après 1945). L'espérance de vie est aujourd'hui de 81 ans, grâce au recul de la mortalité des plus de 70, 80, et surtout 90 ans, recul lié cette fois à une amélioration de leur prise en charge, mais aussi à quelques thérapeutiques, principalement dans les maladies cardio-vasculaires (aspirine, anticoagulants, stents), tandis que résistent obstinément les maladies neurologiques, immunes ou dégénératives, et beaucoup de maladies virales, sida compris, avec en outre un grand nombre de virus nouveaux et inquiétants (chikungunya, SRAS, MEV, Zika), et l'immense domaine des maladies auto-immunes, que ne parviennent pas encore à contrôler complètement les immunosuppresseurs.

• La victoire sur le cancer doit être l'objectif n° 1, parce qu'il tue très tôt, à 68 ans en moyenne, 50 % des patients. Elle permettra alors de se rapprocher enfin de l'âge limite génétiquement programmé de notre espèce : 100 +/- 15 ans.

Ce guide n'est pas...

Ce guide n'est pas le dictionnaire Vidal, directement édité par l'industrie, ni non plus l'équivalent de ces nouveaux sites Internet, également financés par les firmes, et encore moins une annexe de la télémédecine en expansion, sans contact humain, sans examen clinique, dispensant une médecine dépersonnalisée, multiconnectée, télérecommandée, réduisant chaque patient à ne plus être qu'une entité abstraite, enregistrée dans un dossier médical numérisé, un dossier dont Google rêve d'assurer la gestion pour tenir chacun de nous au creux de ses gigabits et dominer le monde de la santé – et donc son volume de dépenses –, sous couleur de nous apporter cette médecine orwellienne de précision, la plus dépersonnalisée qui soit, et qui fait aujourd'hui fantasmer de nombreux affairistes utopistes.

Ce guide n'est pas non plus un énième traité signé par des spécialistes liés par de multiples contrats financiers personnels avec l'industrie pharmaceutique, tel, par exemple, un professeur d'université et fonctionnaire de l'État, qui a été, jusqu'en 2012, vice-président de l'une des commissions chargées de l'étude des médicaments.

Ce guide est aujourd'hui le seul totalement indépendant de l'industrie, et tout autant des agences de santé de l'État, trop souvent directement ou indirectement sous influence.

Il ne rapporte pas des opinions, mais des informations aussi objectives que possible, chiffrées, référencées, et aisément accessibles. Ces informations sont fondées sur 40 ans d'expérience et près de 20000 références (voir nos sources à la fin de l'ouvrage). Nous sommes cependant conscients des limites de l'exercice: «Il n'y a pas de faits, seulement des interprétations», disait Nietzsche. Les chiffres et les faits rapportés ici sont nécessairement sélectionnés, avec une part inévitable de subjectivité, et, à ce titre, on pourrait dire que ce livre est aussi un livre d'opinion, refusant une situation inacceptable, mais qui a laissé sans réaction «le pentagone de carton» de l'avenue de Ségur, comme le disait déjà, il y a 40 ans, le Pr Jean-Charles Sournia, alors directeur général de la Santé[1].

Il est écrit pour les malades, pour leur faciliter le dialogue avec leur médecin

Ce guide, comme le précédent, a été écrit pour tenter de réveiller les uns et les autres, pour contenir toutes ces dérives. Pour nous, il n'y a rien à attendre des pouvoirs publics, qui ont donné tant de preuves d'inconscience, de laxisme et d'incompétence. Tout ne peut venir que des citoyens et des malades eux-mêmes, s'ils veulent bien prendre conscience de ce qu'est devenu ces 25 dernières années le monde des médicaments, dont ils ont certes beaucoup bénéficié, mais dont on les inonde aujourd'hui hors de propos et chaque année un peu plus, malgré des risques croissants, pour vendre et vendre encore, pour faire du chiffre, l'œil des actionnaires rivé sur les index boursiers de l'industrie pharmaceutique.

La solution ne peut donc venir que d'eux et de leurs médecins généralistes, du couple médecin-malade qu'ils forment, de la qualité du dialogue qui s'établit entre eux, dans la confiance de leurs échanges.

Décidés à renforcer le dialogue médecin-malade, nous l'avons d'abord écrit pour les malades, des malades que nous avons, l'un et l'autre, comme la plupart des médecins et chirurgiens, suivis

1. *Ces malades qu'on fabrique: la médecine gaspillée*, Jean-Charles Sournia, Seuil, 1977.

de près, par centaines, et dont nous n'avons pas oublié l'histoire, le visage, la voix, le regard, dont le souvenir nous reste intact des années ou des dizaines d'années après, tantôt lumineux d'espoir, tantôt écrasé par la souffrance et l'adversité. Ce sont les plus précieux souvenirs d'une vie de médecin, et tous le savent bien. Le souvenir de ceux qui guérissent ou de ceux qui souffrent, ou parfois croient souffrir ou se font souffrir, et qu'il faut soutenir autant que les autres, de ceux qui s'interrogent, s'inquiètent, s'angoissent, cherchent à comprendre les raisons de ce qu'ils ressentent ou pressentent, ce qui est parfois dramatique pour eux, ou pire, pour leurs enfants, et dont beaucoup, seuls, pauvres, perdus, ne trouvent pas, dans les déserts médicaux qui s'étendent, même au sein des grandes villes que quittent les généralistes, les médecins ou chirurgiens qui pourraient rapidement les écouter, les éclairer, les rassurer et les prendre en charge.

Ce n'est ni de l'ordinateur, ni de Google, ni des sites de médicaments sur Internet qu'ont besoin les femmes et les hommes en détresse.

Ceux-là savent combien il est difficile de se retrouver dans le maquis d'informations médicales approximatives ou falsifiées circulant sur Internet et dans tous les médias.

Situation d'autant plus difficile pour eux qu'ils sont chaque jour pilonnés d'émissions, d'enquêtes et de magazines de santé très inégaux, parfois précis et clairs, et d'autres fois d'un niveau consternant, exposant des concepts périmés ou, au contraire, encore mal établis, et parfois quelque peu racoleurs, présentés comme de prétendues percées révolutionnaires qui font lever l'espérance, mais qui sont trop souvent suivies de terribles déceptions. Des émissions parfois optimisées pour vendre et attirer la clientèle vers quelque nouveau miracle.

Désinformation encore accrue par le matraquage publicitaire de l'industrie pharmaceutique, mais aussi agroalimentaire, matraquage contrôlable mais jamais contrôlé, dont le petit écran est envahi 20 à 30 fois par jour : on exalte ici les risques du cholestérol, là ceux des mini-tensions artérielles et des diabètes qui n'en sont pas, ou, à l'inverse, le miracle de telle ou telle baliverne, extraits, infusions, poudres, onguents, crèmes, gels, pommades, patchs contre tout et n'importe quoi, mal de dos, ostéoporose, souffrance cervicale, sciatique, rides, allergies, troubles de l'érection, anorgasmie et chute des cheveux. On nous inonde aussi de publicités prônant l'inutile vitamine C ou l'efficacité des oligoéléments, particulièrement du magnésium et des compléments alimentaires, des Omacor ou Danacol vendus très cher et rigoureusement sans aucun bénéfice pour ceux qui les prennent.

Erreurs, mensonges, niaiseries et tromperies défilent ainsi 24 heures sur 24.

Nous ne pouvons comprendre que les chaînes s'ouvrent à de telles publicités, et par exemple depuis des mois à celle des génériques de Biogaran-Servier ou à celle de l'Israélien Teva, premier génériqueur mondial devant Mylan – les deux se disputent d'ailleurs la présence sur les antennes –, un Teva qui se présente comme le pionnier des génériques, c'est-à-dire des copieurs, et comme « très engagé dans la recherche sur les maladies des femmes, les maladies respiratoires et les cancers », alors qu'il n'a mis en place aucun laboratoire de recherche.

Nous ne comprenons pas non plus que la HAS n'intervienne pas pour faire cesser ces mensonges quotidiens car, *in fine*, c'est de la santé des Français qu'il s'agit.

Pour toutes ces raisons, il nous a semblé indispensable de publier ce guide, tout en sachant la difficulté de se faire comprendre à la fois des profanes et des professionnels (trop complexe pour les uns, trop simpliste pour les autres). Néanmoins, les centaines de lettres reçues après la parution de la 1re édition nous ont appris que beaucoup de patients avaient su en comprendre l'essentiel.

Ce guide n'est pas écrit pour les médecins spécialistes

Nous n'avons pas écrit ce guide pour les spécialistes hospitaliers, tous de plus en plus loin des malades, et devenus des superspécialistes extrêmement technicisés, centrés sur un geste, une maladie et une seule, ou même une forme de maladie (ce qui n'ouvre guère l'esprit).

Malgré quelques remarquables exceptions (H. Laborit, A. Carpentier, M. Haïssaguere, A. Cribier, A. Fischer, L. Benabid par exemple), 80 % d'entre eux n'ont aucune connaissance de base en physique, chimie, mathématiques et statistique, n'ont jamais mené de véritables recherches scientifiques en laboratoire, et ignorent tout de ce qu'est la démarche scientifique.

Vivant en vase clos dans leur service et leurs sociétés dites « savantes », lisant peu, conformes aux enseignements reçus et enseignant conformément à ces enseignements conformes, les voilà tranquilles, assurés d'eux-mêmes comme de l'univers, pérennisant les savoirs anciens sans se poser de questions ni sur eux-mêmes ni sur la médecine qu'ils pratiquent, selon les règles et recommandations des sociétés de spécialité et de l'HAS, auxquelles ils s'associent les yeux fermés, quand ils ne les rédigent pas eux-mêmes, tout en étant avides d'idées et de méthodes nouvelles, qui toujours leur viennent d'ailleurs, car ils n'en ont à peu près aucune depuis 30 ans, mais en revanche, violemment opposés à toute contestation (qui les dérange) des concepts anciens (qui les rassurent). En outre, la moitié d'entre eux sont liés financièrement à l'industrie pharmaceutique et suivent donc sa politique du médicament les yeux fermés (l'Académie de médecine avait écrit : « L'industrie pharmaceutique est la fille de la médecine » ; c'est l'inverse que l'on constate aujourd'hui).

Pour toutes ces raisons et en dépit de bien des mises en garde, tous ont tout laissé passer sans rien voir, ou du moins sans réagir :

- les cardiologues (les statines, les NACO, l'ivabradine) ;
- les diabétologues, apparemment sans remords (le Mediator, les nouveaux antidiabétiques, des glitazones aux récentes glifozines) ;
- les rhumatologues (le Vioxx, le Protelos, et la dérive des immunosuppresseurs) ;
- les neuropsychiatres (la Dépakine, les dérives concernant la prescription de Prozac, de ses *me too*, et de la Ritaline) ;
- les gynécologues (les dangereuses pilules de 3e et 4e générations et le traitement hormonal de la ménopause) ;
- etc.

Impossible d'entamer toute remise en cause, toute contestation, toute controverse, tout réexamen des faits, pièces et chiffres en main, avec eux. Ils n'ont pas compris que la science ne résulte pas d'un vote majoritaire, mais qu'elle suit des chemins buissonniers, avec une démarche souvent ébrieuse et tâtonnante, jusqu'à ce qu'apparaisse la lumière, comme l'écrivait à peu près François Jacob[1].

1. *La Statue intérieure*, François Jacob, éditions Odile Jacob, 1987.

Ce guide est écrit pour les médecins généralistes

Renonçant donc à mobiliser les spécialistes des hôpitaux, universitaires occupés ailleurs et pour quelques-uns trop liés à l'industrie pharmaceutique, nous avons donc écrit ce guide pour les médecins généralistes, parce qu'ils sont, pour nous, non seulement au cœur de la médecine, mais LE cœur de la vraie médecine, pour ceux que nous connaissons et estimons depuis longtemps, pour ceux du Formindep, pour tous ceux qui lisent *Prescrire*, parce qu'ils ont tout compris, et pour tous ceux qui devraient le lire, pour enfin comprendre.

• Parce qu'ils savent qu'ils ne savent pas tout, contrairement à trop de spécialistes : ils savent que la médecine est d'abord une science humaine et sociale, et pas une science dure, qu'elle ne saurait se résumer à des algorithmes, et que, s'il n'y a de science que du général, il n'y a de médecine que du particulier, car tout malade est pluriel, et donc unique.

• Parce qu'ils soignent des malades, et non des maladies, des symptômes, des souffrances et des angoisses, et pas seulement des organes, des malades à nul autre pareils dans leur diversité et leur complexité psychologique, affective, émotionnelle, familiale, ethnique, culturelle, professionnelle, sociologique et multipathologique, et qui sont très loin des malades de synthèse que décrivent les livres et qu'enseignent les facultés.

• Parce qu'ils soignent des patients souvent suivis par plusieurs spécialistes ; parce que ce sont eux qui assurent la cohérence des traitements prescrits à des patients qu'ils sont seuls à connaître dans toutes leurs particularités, pathologiques ou non.

• Pour qu'ils s'inquiètent de cette médecine envahie par des examens inutiles qui ne sont le plus souvent ni indiqués, ni spécifiques, ni sensibles, et encore moins « décisionnels », et qui ne conduisent qu'à des cascades de gestes interventionnels, et parfois chirurgicaux, inutiles (la moitié des cancers du sein, de la prostate et de la thyroïde).

• Pour des médecins qui se révoltent contre le déluge de connectique, qui tend à mettre en place, sous la tutelle des agences, du ministère et de Google, une médecine sans médecins, un « hôpital numérique », et plus encore contre le dossier médical numérisé, accumulant erreurs et renseignements inutiles, mais ne disant rien de la femme ou de l'homme qui souffre, réduit à ne plus être qu'une avalanche de données chiffrées, souvent inexactes et rarement pertinentes.

• Pour des médecins de plus en plus dépossédés de leurs responsabilités et de leur liberté, encadrés par des « recommandations » internationales ou non, dont les unes enfoncent les portes ouvertes et les autres n'ont que des fondements scientifiques fragiles, contestables, souvent à contre-courant des faits démontrés, et pas toujours désintéressés.

• Pour des médecins proches de leurs malades, qui pratiquent l'unique vraie médecine personnalisée – celle du contact direct médecin-malade, la médecine qui seule peut faire la synthèse de toutes les données humaines sociales et pathologiques –, et qui sont ainsi exactement à l'opposé de la « médecine personnalisée » analytique, dite « de précision », qui croit connaître les hommes malades en « ânonnant » leurs génomes ou leurs exomes, comme l'écrit A. Munnich, en multipliant les erreurs ou les fausses interprétations, aujourd'hui reconnues, et multipubliées chaque semaine, une médecine du « tout génétique », à dire vrai « zérogénique », d'autant plus réductrice qu'elle ignore les environnements de chaque malade et croit encore que les gènes sont les maîtres de l'homme, quand 20 autres systèmes bien plus complexes, dits « épigénétiques » ou « de réparation », les condamnent à n'être à peu près rien que des supports d'information inertes. Le grand généticien Axel Kahn ne s'y trompe pas : il prédit la maîtrise du génome pour le prochain millénaire.

• Pour des médecins à qui on n'a appris ni la lecture critique (mais, pour l'enseigner, il faudrait la connaître) ni à reconnaître les sources fiables, de sorte qu'aujourd'hui, tout étudiant en médecine devrait, d'abord, lire *Prescrire,* et ensuite, être capable de décoder l'anglais médical.

Au terme de ce long avant-propos, nous savons bien que nous ne changerons pas le monde du médicament d'un coup de baguette magique, mais nous espérons pouvoir aider quelques malades et quelques médecins généralistes à se mobiliser pour défendre la médecine réelle et contrer la montée en puissance de la télémédecine sans médecins et sans humanité, évidemment financée par les firmes qui, grâce à elle, pourront prescrire quasi directement leurs médicaments. Nous espérons aussi avoir contribué à faire comprendre que le plus important n'est ni l'efficacité ni les risques des médicaments, dont on n'a qu'une connaissance moyenne, sur des sujets moyens, d'âge moyen, au style de vie moyen, car on n'apprend que ces valeurs moyennes dans tous les ouvrages sur les médicaments. Cette « valeur intrinsèque » moyenne ne peut justifier à elle seule la pertinence des prescriptions et doit s'effacer devant l'art de prescrire, c'est-à-dire le choix des doses, du rythme, de la durée, des associations et des interactions entre les médicaments. C'est cela qui fait la valeur et la noblesse de l'acte médical, acte qui ne peut être établi par le médecin qu'avec le malade en face de lui, et pas résumé par une cascade de chiffres sur un écran d'ordinateur.

LES AUTEURS

Bernard Debré, né en 1944, petit-fils du grand pédiatre Robert Debré et professeur de chirurgie urologique depuis 1985, député et conseiller de Paris, ancien ministre. Il a dirigé jusqu'en 2012 le plus important service français de cette discipline à l'hôpital Cochin. Il a publié un grand nombre d'ouvrages et de CD d'enseignement postuniversitaire, et dirige encore le service de chirurgie urologique de l'université de Shanghai-Est. Il a circulé, en particulier en tant que ministre de la Coopération, dans de nombreux pays d'Afrique et d'Asie. Il joue à l'Assemblée nationale un rôle important pour les questions de santé. Bernard Debré s'est particulièrement intéressé aux questions sur le sida. Il a créé le comité d'étude sur cette maladie en 1986, puis a été nommé, par le Premier ministre, président du comité mixte France/OMS pour l'organisation du sommet des chefs d'État et de gouvernement sur le sida en 1994.

Philippe Even, né en 1932, triple formation en physique, biochimie (faculté des sciences et CEA) et médecine, professeur de thérapeutique en 1966, dans la chaire de thérapeutique de la faculté de médecine de Paris. Il a dirigé des années un laboratoire de recherche de physiologie cardio-respiratoire et a été, à ce titre, membre du conseil scientifique du MMRI (Midhurst Medical Research Institute) britannique et professeur invité dans 10 grandes universités américaines. Il a ensuite pris la direction, à l'hôpital Laennec, d'un service multidisciplinaire réunissant sept unités – réanimation, pneumologie, cathétérisme cardiaque, cancérologie, sida, immunologie et diabétologie –, et a enseigné durant 10 ans la thérapeutique à la faculté Necker, avant d'en être 12 ans le doyen à 4 reprises réélu. Il a été aussi membre des commissions scientifiques de l'Inserm, membre de la Commission d'AMM des médicaments (1981-1986), et représentant de la France à la Commission européenne pour la formation des médecins. Président fondateur de l'institut Necker (1991-2015), qui a apporté des dizaines de millions aux chercheurs de la faculté Necker.

Philippe Even et Bernard Debré, l'un de « gauche » et l'autre se réclamant des républicains gaullistes, ont publié ensemble ou séparément plusieurs ouvrages au cherche midi éditeur, touchant au système de santé, aux médicaments et à la recherche.

Ils ont été les auteurs du rapport sur les leçons à tirer du Mediator, rapport demandé par le président de la République et remis en mars 2011.

L'un et l'autre n'ont, et n'ont jamais eu, de lien financier avec l'industrie pharmaceutique, et non seulement ils ne critiquent pas ceux qui coopèrent avec elle, mais au contraire les encouragent à le faire à travers des contrats portant sur des projets de recherche public/privé. Seule cette coopération peut conduire à l'émergence de nouveaux médicaments, et aux progrès de la médecine.

Mais il leur semble impossible d'être au four et au moulin, et les experts liés aux firmes par des contrats financiers personnels de consultants ne devraient jamais, ce qui est encore loin d'être le cas, évaluer pour les agences de santé de l'État les médicaments qu'ils ont contribué à diffuser avec les industriels.

Ils ne peuvent être juges et parties.

Note

• Les professeurs Bernard Debré et Philippe Even ont été condamnés par le conseil de l'ordre départemental de Paris (qui a moins d'électeurs que nous n'avons de lecteurs) à un an d'interdiction d'exercice de la médecine pour avoir « contesté les données acquises de la science ». Ils ont alors été soutenus par 15 grands universitaires, dont 7 membres de l'Académie des sciences. Le jugement a été réformé en appel par le Conseil national de l'Ordre menacé d'un recours auprès de la Cour de justice européenne.

• Ils ont été attaqués pour atteinte à la présomption d'innocence par les laboratoires Servier à propos du Mediator. Ces derniers ont été déboutés en première instance et en appel, et condamnés au règlement des frais de justice.

• Concernant l'« affaire de la ciclosporine », constamment invoquée par les adversaires du Pr Even, il convient de préciser que :

– l'avis des professeurs Even et Andrieu a été simultanément émis par 2 professeurs de l'université de Los Angeles, J. Ziegler (alors directeur du National Cancer Institute américain) et D. Stites ;

– Jean-Marie Andrieu, avec ou sans Philippe Even, a été l'auteur de 12 articles dans la presse américaine sur le sujet ; tous deux signent un numéro spécial des *Proceedings of the Royal Society of Medicine*, en collaboration avec le professeur Jean-François Bach, secrétaire perpétuel de l'Académie des sciences ; on recense, en outre, dans la littérature anglo-saxonne, près de 100 publications montrant que la ciclosporine n'est pas dangereuse mais parfois efficace dans le traitement du sida ;

– un article décisif sur le sujet a été publié par G. Pantaleone, directeur adjoint de l'Institut national d'immunologie des NIH américains, concluant à l'effet renforçateur de la ciclosporine sur le traitement du sida par les antiviraux.

Il reste que la ciclosporine proposée en 1985 était nettement inférieure aux antiviraux apparus 2 ans plus tard, et surtout qu'elle était trop toxique pour être utilisée sur le long terme.

TROIS DES INSPIRATEURS DE CE LIVRE

Pr Robert DEBRÉ

En une du *Parisien*, le 21 janvier 1972
Congrès européen de la santé

• 70 000 médicaments en Europe. Il faut mettre fin à ce gaspillage.
• Le médecin de famille est et sera toujours indispensable.

Pr Bernard GUIRAUD-CHAUMEIL[1]

Ils ont inventé la médecine, Michel Lafon, 2016

• J'ai proposé il y a 20 ans un nouveau paradigme : « la médecine sobre », imprégnée des idées de la « clinique oubliée » et des « innovations ruptures ».

• La médecine ne s'apprend pas dans le *Journal officiel* ! La responsabilité de son fonctionnement doit revenir aux professionnels.

• La santé : bien individuel, bien commun, bien public.

• La médecine doit répondre aux besoins réels de la population, et non pas à ses besoins ressentis, ses désirs, ses envies.

• Des patients tous identiques, tous différents !

• Chacun de nous est responsable de sa santé.

• Quand la maladie survient, le patient est seul.

• Aujourd'hui, l'humanisme est mis à mal. La médecine se mécanise : l'examen clinique disparaît, les actes techniques se multiplient. La valeur ajoutée des médecins est trop peu considérée et rémunérée.

1. Professeur honoraire de neurologie à Toulouse. Le premier à avoir introduit en France la prévention efficace des accidents vasculaires cérébraux par l'aspirine.
Ancien doyen de la faculté de médecine de Toulouse.
Ancien président de la Conférence des doyens.
Ancien président de l'Agence nationale d'accréditation et d'évaluation en santé (devenue l'HAS).

• La compétence du médecin généraliste n'a aucune raison d'être inférieure à celle du médecin spécialiste.

• Les rapports entre médecins s'équilibreront quand le médecin spécialiste adressera à son tour des patients aux médecins généralistes !

• Les politiques ont pensé que les problèmes n'étaient que financiers et administratifs : ils sont en réalité d'abord d'ordre médical.

• Le système de santé ne devrait-il pas prendre pour modèle le système nerveux ?

• Quelles activités doivent être réflexes, lesquelles doivent être automatiques, et lesquelles doivent être conscientes ? Et pour le diriger ? Quel rôle pour l'État, les professionnels et l'Administration ?

• Des sommes énormes ont été englouties dans des hôpitaux grandioses bâtis sur des modèles dépassés. « Toujours plus », tel semble avoir été le principe irréaliste, inconséquent, irresponsable.

• Les exemples de non-qualité sont légion : attente, urgences, émiettement spécialisé de parcours de soins sans boussole.

• La multitude des structures hospitalières non coordonnées n'est plus adaptée. Des transformations radicales s'imposent, systémiques et pas seulement paramétriques.

• La médecine n'a rien à faire avec les idéologies, elle les subit. Les organisations publiques et privées doivent sans doute être conservées, mais pourquoi poursuivre les mêmes buts sur deux chemins parallèles ? Leurs qualités se font concurrence et leurs défauts s'additionnent. L'heure est venue de les coordonner. Elles doivent constituer les filières des maladies chroniques et les réseaux de parcours de soins de la médecine de précision, en privilégiant la consultation, le soin à domicile et le soin ambulatoire à l'hospitalisation.

• Des réseaux régionaux hiérarchisés doivent se constituer, ainsi que des filières pour chaque pathologie et des banques de données actualisées.

Pr Arnold MUNNICH[1]

Programmé mais libre, Plon, 2016

• L'ADN ne confisque pas notre destin.

• Nous déchiffrons, je devrais dire nous « ânonnons » le génome.

• Je voudrais mettre l'opinion en garde contre ceux qui promettent la lune avec un incroyable aplomb, qui n'a d'égal que l'absence de preuves tangibles, fiables, reproductibles.

• Malentendus, procès d'intention, dérapages, faux espoirs font l'affaire des médias et des spéculateurs, mais non des patients pour qui la déception d'une promesse est la double peine. Les scientifiques, par leur silence, sont les complices de cette tromperie.

• Voilà que pointent leur nez « les avions renifleurs » de la biologie, et leur escadrille d'idées préconçues, d'abus de confiance, d'annonces fantaisistes... Ce livre tente de mettre en garde contre les succès autoproclamés de la médecine prédictive et personnalisée, les illusions de la prédiction, les abus de confiance, les fictions oraculaires de la génétique et de la médecine prédictive, les déclarations triomphalistes des fabulateurs, charlatans et autres mystificateurs, les promesses de guérison et leurs amères désillusions, emblématiques du décalage entre ce qui est techniquement possible, économiquement supportable et éthiquement souhaitable.

• Certains ont cru qu'il était devenu possible de passer de l'identification d'une variation responsable, à elle seule, d'une maladie rare, à celles qui prédisposeraient aux maladies communes, avec des projets de séquençage à haut débit permettant d'analyser des centaines de milliers de variations chez un très grand nombre de sujets. Nous devons mettre en garde contre les risques de surinterprétation de ces résultats. S'aventurer à tester tous les gènes chez tous, malades ou non, me semble inadapté. Ces pratiques d'inspiration commerciale exposent aux risques d'interprétation incertaine, de signification douteuse.

1. Généticien. Membre de l'Académie des sciences.
Institut IMAGINE – Hôpital Necker-Enfants malades.

Les médicaments

L'ANCESTRAL ET IRRÉPRESSIBLE DÉSIR DE MÉDICAMENTS
LES ÉTAPES DE LEUR DÉCOUVERTE

Danses, rites et grigris

Molière le disait déjà, dans *Le Malade imaginaire*: Foin de ces messieurs Purgon qui ont en nous de bonnes vaches à lait pour nous faire des remèdes et nous donner des mots pour des raisons et des promesses pour des effets.

Depuis la nuit des temps, au fond des forêts et des cavernes ou au pied des temples, souffrances, douleurs, oppressions, craintes, anxiétés ont conduit les hommes et les femmes à demander de l'aide aux sorciers et sorcières, au *medicus* romain, aux *médechins, médicins*, mires et mages de notre Moyen Âge, qui leur tendaient en manière de talismans potions, décoctions et infusions de mille plantes, d'algues, des sels minéraux, d'oligoéléments, le magnésium surtout – très apprécié, le magnésium –, mais aussi le zinc, le cuivre et même l'or, des macérations de peaux de serpents, lézards ou crapauds, de foies de génisses, d'où dérivent la plupart des drogues d'aujourd'hui, interdites ou non: alcool, tabac, kif, khat, opium, héroïne, cocaïne, LSD, cannabis. Et d'où proviennent aussi nos plus puissants médicaments: insuline, aspirine, morphine, antibiotiques, ciclosporine, anticoagulants, lithium, digitaline, mille merveilles dangereuses de l'ergot de seigle, artémisine, cortisone et cent autres. Mais aussi, et plus encore, des kyrielles de molécules inactives, ginkgo biloba, passiflore, gouttes de l'abbé Chaupitre, petites pilules Carter pour le foie, Jouvence de l'abbé Soury, Tanakan, Permixon, révulsif du Dr Meur.

Mieux vaudrait remplacer ces pilules par l'homéopathie, inoffensive et efficace pour ceux qui y croient, ou par la médecine des plantes, de préférence mystérieuses, chinoises ou mexicaines, puisqu'elles sont les mères de tant de grandes molécules. Ou bien encore, puisque bien des malades s'en sentent mieux, par les passes magnétiques, la mésothérapie, la sophrologie, les danses rituelles, les baquets de Mesmer qui faisaient accourir le Tout-Paris vers 1780 (y compris Marie-Antoinette, déguisée), les ventouses, les sangsues, les tatouages cabalistiques, le yoga transcendantal, la métempsychose, la méditation zen, le taï-chi, la gymnastique suédoise, la planche à clous du fakir Burmah, les pépins de courge, l'extrait de marron d'Inde, le tango argentin, la samba brésilienne, le hula-hoop, le rap, les crapauds des sorcières de Macbeth, le vaudou, les cataplasmes, les sinapismes Rigollot, les clystères insinuatifs, carminatifs ou rémollients du *Malade imaginaire*, le régime Dukan, les cures thermales remboursées (spécialité presque exclusivement française : n'y aurait-il de sources qu'en France et à Marienbad, Wiesbaden ou Montecatini ?), ou encore la scientologie, l'imposition des mains, le pèlerinage à Lourdes, les prières à toutes les divinités, chapelets divers en main, ou par la lecture de Lacan, Foucault ou Althusser, qui ont l'art, très imité, de parler chinois dans leur propre langue.

Mais sans rembourser. L'essentiel est d'y croire. Payer fait partie de la guérison, du rachat pour les fautes commises. Chacun sait, et le Dr Knock le disait déjà, qu'un traitement cher paraît toujours plus efficace au malade qu'une simple camomille, et prescrire des médicaments très chers est, pour beaucoup de médecins, un élément du prestige et de l'autorité qu'ils s'accordent. Les cancérologues y sont passés maîtres. Dis-moi ce que tu prescris, je te dirai qui tu es. L'effet placebo est l'effet de tous les médicaments, même des plus réellement efficaces. Les hommes ont besoin de croire. Ou de se persuader. C'est tout le pari de l'industrie du médicament. « Votre santé nous est précieuse », répète la publicité pour Biogaran-Servier sur les petits écrans.

Et, comme le dit la petite dame Sempé, agenouillée devant le Christ sous les voûtes d'une église gothique, dans l'une des célèbres illustrations du dessinateur : « J'ai tellement confiance en vous [Seigneur] que, la plupart du temps, je vous appelle docteur. »

Irrépressible et ancestral est le besoin de soutien et de médicament.

Du laboratoire au lit du malade : la médecine translationnelle

L'industrie des médicaments est née à la fin du XIXe siècle seulement, dans de petites officines et pharmacies (Lilly aux États-Unis, Roussel, Delagrange, Fabre, Servier et autres en France), ou au sein de grandes firmes chimiques (Bayer en Allemagne, Rhône-Poulenc et Total en France, Imperial Chemical Industries [ICI] en Angleterre, devenue AstraZeneca, etc.). Aujourd'hui, 20 firmes produisent 90 % des molécules, avec chacune 30 à 60 milliards de chiffre d'affaires annuel et une valeur boursière de 2 500 milliards, valeur qui place la pharmacie au premier rang mondial des industries (à égalité avec l'informatique), devant les industries pétrolières et agroalimentaires. C'est une industrie si puissante que, selon le rapport 2006 de l'ONU, « elle ne respecte plus ses devoirs éthiques à l'égard des patients et s'est infiltrée au sein de toutes les instances décisionnelles publiques gouvernementales et universitaires, au point d'être aujourd'hui "hors de tout contrôle" ».

Voici ce que l'on peut aujourd'hui dire des médicaments.

• Ils sont découverts à 90 % dans les labos de recherche universitaires : 75 % aux États-Unis, 10 % en Suisse et en Angleterre, un faible pourcentage au Japon et en Allemagne. Rien en France, devenue dans cet immense domaine, comme en informatique, entièrement dépendante des autres pays, comme le sont l'Italie, l'Espagne, l'Europe de l'Est, le Swaziland et le Kamtchatka.

• Ils sont sélectionnés par les firmes, en fonction des perspectives de marché, plutôt que des problèmes de santé publique.

• Ils sont achetés, brevetés et protégés 15 à 20 ans par les firmes qui les achètent pour 50 à 200 millions aux universités et aux chercheurs, ou pour 200 millions à 1 milliard (rarement plus) aux start-up, les mini-sociétés spécialement montées pour en assurer le développement initial. Ces sommes sont énormes à l'échelle des laboratoires publics, toujours en panne de crédits pour fonctionner. Elles sont aussi très attractives pour les affairistes, les *business angels*, qui ont, au départ, financé les start-up à leurs risques et périls. Mais elles sont minimes pour les firmes, qui espèrent se créer des marchés de 50 à 300 milliards sur 10 ans (voir l'histoire du Sovaldi, au chapitre « Maladies du foie, des voies biliaires et du pancréas»), malgré l'échec de beaucoup de «découvertes» initiales, dont 80% s'avèrent optimisées, falsifiées (voir J. P. A. Ioannidis, *The Lancet*, janvier 2014), ou inutilisables à cause d'effets moins importants que prévu chez l'homme ou en raison d'une trop grande toxicité.

• Ils sont fabriqués par synthèse chimique ou extraction dans les usines chimiques indiennes et chinoises. Aucune usine en France.

• Ils sont développés à 100% par l'industrie, qui seule sait le faire, à travers ce qu'on appelle la «recherche-développement» en plusieurs étapes: confirmation ou non de la découverte (8 fois sur 10 illusoire ou décevante), analyse de tous les effets potentiels et de la toxicité, définition des doses actives, interactions avec les autres médicaments, études précliniques chez l'animal, essais cliniques de phase I (hommes sains), de phase II (quelques dizaines de malades), de phase III (centaines ou milliers de malades), sur 1, 6, 12 mois et parfois 1 à 5 ans ou plus, pour obtenir l'AMM des agences de santé.

• Ils sont formatés (comprimés, gélules, solutions) et associés à des «excipients» chimiques stabilisateurs en Europe de l'Est. Rien en France.

• Ils sont conditionnés, mis en boîtes ou en flacons, en Italie et en France, qui ne font que cela (300 petites entreprises, 20000 emplois).

• Ils sont labellisés, diffusés et exportés par les grandes firmes et promus par elles, dans les congrès, les sociétés savantes et tous les journaux médicaux, dont elles assurent 90% des ressources (ils sont donc tous entièrement dépendants d'elles), puis dans la grande presse, à la radio, à la télé, dont elles assurent 5 à 10% des recettes publicitaires. Quelques centaines de médecins universitaires de tous les pays, lourdement rétribués par les firmes, et qui doublent, triplent, quadruplent, ou même décuplent ainsi en toute illégalité leur salaire de fonctionnaire, se font partout leurs porte-voix, d'autant plus convaincants qu'ils sont partout, qu'on n'entend qu'eux dans les congrès et dans la presse, que les «autorités» de santé, elles aussi disons «influencées», reprennent leurs conclusions fondées sur des essais tenus secrets, dont l'industrie, protégée par le «secret des affaires» et le premier amendement de la Constitution des États-Unis, ne révèle que ce qui l'arrange, masquant les accidents et enjolivant les résultats.

LE PRIX DU DÉSIR : 35 MILLIARDS DE DÉPENSES DE MÉDICAMENTS

• 35 milliards : 7 à l'hôpital, 28 en ville, dont 20 remboursés par la CNAM, 5 par les complémentaires santé, 2 restant à la charge des patients.

• Au 3e rang mondial des dépenses de médicaments (5 %), après les États-Unis (50%) et le Japon (10 %), et à égalité avec l'Allemagne, qui est pourtant 1,3 fois plus peuplée.

• 1er consommateur mondial en volume : en moyenne 8 boîtes par an, mais aussi 4 comprimés par jour et par Français.

• 1,50 euro par jour par Français, 20 % des dépenses alimentaires, 20 % des dépenses de santé, 50 % des dépenses hospitalières, 3 fois les honoraires des 60 000 médecins généralistes.

• En quelques lignes plus qu'en de longs discours, des coûts classés par ordre décroissant. (Le total de 37,8 milliards dépasse le chiffre de 35, car certains médicaments sont comptabilisés dans plusieurs disciplines.)

	Milliards d'euros
Cardiologie	7,5
Cancérologie – Hématologie maligne	6
Infections	5
Diabète	3
Neurologie	3
Rhumatologie	2,5
Psychiatrie	2
Gastro-entérologie – Nutrition	2
Pneumologie – ORL	1,5
Ophtalmologie – Otologie	1,5
Divers	1,5
Urologie	1
Endocrinologie et gynécologie médicale	0,8
Dermatologie	0,5

LES MÉDICAMENTS DANS CE GUIDE

On a volontairement écarté de cet ouvrage :

- les vaccins (il y faudrait un volume entier) ;
- les anesthésiques utilisés en chirurgie et les solutés de perfusion IV de réanimation, dont les patients n'ont guère à connaître ;
- l'homéopathie et la phytothérapie, dérivées des plantes, qui ont déjà apporté et apportent encore à la médecine, et toutes les médecines complémentaires, qui peuvent aussi apporter beaucoup aux malades, mais qui sont hors de notre compétence ;
- les régimes alimentaires et l'exercice physique, qui sont matière à controverses et à contradictions multiples, et que nous aborderons dans un prochain livre sur l'obésité et le diabète.

Les différentes classes de médicaments sont ici assorties d'une indication permettant de dire si leur but est de tenter de :

- guérir ;
- soulager ;
- prévenir.

Tous les médicaments sont présentés avec leur double dénomination, celle des molécules, dites « princeps » ou « principes actifs » selon leur dénomination internationale (DCI), identique dans tous les pays, et celle(s) de leur(s) nom(s) de spécialité(s) commerciale(s), noms choisis par les fabricants et souvent différents d'un pays à l'autre. Une même molécule peut aussi être fabriquée par plusieurs laboratoires et par de nombreux génériqueurs (jusqu'à 30 génériques pour une même molécule).

La liste des médicaments compte 25 chapitres, dont 19 concernent les grandes disciplines médicales : maladies cardio-vasculaires, pneumologie, rhumatologie, psychiatrie, etc. Chacune de ces disciplines est divisée en 5 à 10 sous-chapitres correspondant aux maladies les plus importantes. Par exemple, en neurologie, l'épilepsie, la maladie de Parkinson, la sclérose en plaques, les migraines, etc.

6 chapitres concernent les médicaments généraux utilisés dans plusieurs disciplines médicales : antalgiques, antibiotiques, antifongiques et anthelminthiques, anti-inflammatoires, antiparasites, antiviraux et antirétroviraux.

Les listes de médicaments

Dans chaque chapitre, les médicaments sont listés à 4 niveaux, numérotés A... I... 1 et •. Ils le sont ensuite :

- par molécules originales, colonne de gauche ;
- en spécialités commercialisées, à droite de la précédente.

8 indicateurs pour chaque molécule et chaque spécialité

1. Le laboratoire, qui la commercialise (pas toujours celui qui l'a découverte).

2. L'année d'autorisation de mise sur le marché français (AMM). Une étoile ✶ pour les quelque 200 AMM 2012-2016.

On ne détaillera pas :

- les 8 différents types d'AMM accordées par la Commission de santé européenne sur proposition de l'EMA – *European Medical Agency* de Londres – (AMM pour les 26 pays), ou par l'ANSM française (Agence nationale de sécurité du médicament et des produits de santé, ex-AFSSAPS) pour les médicaments seulement distribués dans 1 à 4 pays. Toutes sont pour 5 ans, à renouveler, et dites AMM « actives » ou « validées » ;
- ni les autorisations temporaires d'utilisation (ATU), toutes délivrées indication par indication, sur la base d'essais cliniques présentés aux agences par les firmes ;
- ni les AMM inactives (absence ou arrêts de commercialisation décidés par les firmes) ;
- ni les AMM « suspendues » temporairement et les AMM « retirées », sur décision de la CSE et sur proposition de l'EMA, ou, pour les AMM « françaises », par l'ANSM ;
- ni les AMM « abrogées » par l'ANSM ;

• ni les AMM «expirées» ou «archivées», faute de demande de renouvellement ou par refus de renouvellement par l'EMA ou l'ANSM.

Chaque médicament dispose ainsi de plusieurs AMM en fonction des indications; les unes sont actives, les autres pas, et la situation de chacune est susceptible de changer d'une année sur l'autre.

Leur importance est très grande pour les firmes, car l'AMM conditionne le droit de commercialiser et ouvre la possibilité de remboursements à des taux scandaleusement fixés dans le «secret des affaires» par le Comité économique [interministériel] des produits de santé (CEPS), où ne siège aucun médecin, et sans connaître les évaluations de la HAS.

L'industrie tente par tous les moyens de raccourcir les délais et d'assouplir les conditions d'attribution des AMM, qu'elle considère comme trop lentes et pénalisantes pour son chiffre d'affaires, mais aussi pour les malades, qui seraient privés pendant des années de traitements efficaces, ce qui est vrai pour les maladies d'évolution rapide, comme les cancers, où les malades ne peuvent en effet être privés de molécules peut-être utiles, dont ils auraient immédiatement besoin.

Ainsi sont nées, sous la pression de l'industrie, les AMM temporaires d'utilisation (ATU), les AMM accélérées et les AMM «fractionnées» ou «adaptatives», accordées sur des données incomplètes, sous promesse de les compléter. Cette souplesse est nécessaire chaque fois qu'un espoir se lève, à condition d'éviter les dérives commerciales, quitte à «protocoliser» les traitements d'essai après accord informé des patients, qui deviennent alors eux-mêmes les sujets d'essais non randomisés. Vaste débat.

Quant à nous, nous aimerions qu'à côté des AMM accélérées, il y ait aussi des retraits accélérés!

Nous signalons par un fond grisé les spécialités qui ne sont plus disponibles en raison d'un arrêt de commercialisation, d'une autorisation de mise sur le marché abrogée, retirée ou archivée.

Miltéfosine (application cutanée)	**Miltex**	Baxter	1996	**moyenne**	**important**		100%

3. L'efficacité selon un indice à 5 niveaux[1]:
- 1: excellente;
- 2: grande;
- 3: moyenne;
- 4: faible;
- 5: nulle.

L'évaluation ne concerne évidemment que les médicaments bien prescrits: indication justifiée, absence de contre-indication, dose et durée adaptées, prise en compte des pathologies associées à celle qui est traitée, prise en compte des interactions avec d'autres médicaments éventuellement prescrits. Elle est fondée sur:

- l'expérience des auteurs;
- la base de données de l'institut Necker, régulièrement analysée et classée depuis 20 ans, et comportant plus de 20000 articles sélectionnés dans les plus grands journaux de médecine anglo-saxons;
- les données inestimables de la revue *Prescrire;*
- les données de la Commission de transparence de l'HAS, le plus souvent identiques aux nôtres;
- les grands ouvrages de pharmacologie et de thérapeutique, spécialement les «bibles» internationales que sont 2 des 12 éditions successives (1941-2011) de *The Pharmacological Basis of Therapeutics,* celles de 1980 et 2011, de Louis S. Goodman et Alfred Gilman (2000 pages, McGraw-Hill, NY);
- le dictionnaire *Vidal,* fondé en 1911 par Louis Vidal et la société OVP (Office de vulgarisation pharmaceutique). Il appartient au groupe UPM Medica, filiale d'United Business Media, qui répertorie 5800 médicaments (le fabricant doit payer pour y être inscrit). Les notices sont prétendument contrôlées par la commission de publicité de l'ANSM et par la Haute Autorité de santé (HAS), sans rigueur et pas toujours avec compétence. Le *Vidal,* c'est l'industrie pharmaceutique elle-même.

L'efficacité a ici été évaluée relativement à l'objectif idéal, c'est-à-dire le soulagement ou la guérison complète. Ainsi, les meilleurs anticancéreux sont seulement classés 2 ou 3 (efficacité grande ou moyenne), parce qu'ils prolongent la vie de quelques mois ou

1. Comme le font toutes les agences de santé du monde (FDA et EMA, par exemple).

années, mais ne guérissent que dans 10 à 50 % des cas. De même, les anti-VIH sont classés comme ayant une efficacité grande ou moyenne, mais pas excellente. Les médicaments classés dans la catégorie « efficacité nulle » sont à proscrire et à remplacer par des placebos moins chers. Les médicaments de classe « efficacité faible » sont parfois les seuls recours.

Ces évaluations comportent cependant une part inévitable de subjectivité. Il doit être clair que les médicaments placés dans une classe donnée pourraient l'être dans celle qui précède ou qui suit ; c'est l'éternel problème de toutes les catégorisations ou de tous les classements discontinus, et le problème général des « histogrammes ». Nous pensons que 3 niveaux auraient suffi : 1, puis 2-3 et 4-5 groupés, mais nous nous sommes rangés derrière l'avis des agences de santé.

Notez enfin qu'efficacité et utilité doivent être bien distinguées. C'est la pertinence de l'indication qui définit les médicaments utiles ou non, et non pas leur efficacité ou leurs risques. Un médicament efficace peut être inutile et un médicament peu actif utile, en l'absence d'alternatives.

Les spécialités d'efficacité faible ou nulle (niveaux 4 et 5) représentent de 0 à 78 % selon les disciplines médicales, et en moyenne 35 % (920 spécialités sur 2 600). Leur taux est très élevé en ORL (78 %), en gastro-entérologie et en neurologie (62 %), en pneumologie, allergie et nutrition (50 à 60 %), mais très faible pour les antalgiques (0 %), les anti-inflammatoires (0 %), les antifongiques (5 %), les antibiotiques et antiviraux (7 %), et en hématologie non maligne (5 %) et gynécologie (8 %). Elles sont de fréquence moyenne en cancérologie (27 %), en cardiologie (35 %), en rhumatologie (26 %) et en psychiatrie (40 %).

Les spécialités d'efficacité grande ou excellente (niveaux 1 et 2) représentent en moyenne le quart des spécialités (680/2 600), avec des taux très élevés pour les antalgiques (85 %), l'hématologie non maligne (77 %), les antiviraux (72 %), l'endocrinologie, les antibiotiques, les anti-inflammatoires et la gynécologie (55 à 62 %), mais des taux très bas pour l'ORL, la psychiatrie, la neurologie, la rhumatologie et la nutrition (2 à 9 %), la dermatologie et la cancérologie (15 %), et des taux moyens pour la diabétologie (49 %), la pneumologie (25 %) et l'urologie (30 %).

4. L'évaluation des risques, elle aussi classée en 5 groupes:
• 0: risque nul;
• 1: risque mineur;
• 2: risque modéré, mais préoccupant, pénible ou angoissant pour le malade;
• 3: risques importants et divers;
• 4: risque majeur, soit par la fréquence très grande d'effets modérés multiples, soit par la gravité, parfois mortelle, mais toujours exceptionnelle (même le Mediator n'a tué «que» 2000 des 700000 personnes qui l'ont utilisé).

Aucun médicament n'est totalement anodin, mais ceux qui sont classés ici en risque important ou majeur ne doivent être prescrits que s'ils sont jugés vraiment nécessaires et s'il n'y a aucune alternative.

Ils sont toujours à manier avec des précautions particulières et un suivi médical très, très attentif et expérimenté.

Les risques classés ici le sont dans l'absolu, sans tenir compte de la gravité de la pathologie traitée. C'est ainsi que tous les médicaments anticancéreux sont classés en risque important ou majeur, mais ils doivent néanmoins être utilisés, compte tenu de la gravité inéluctable des tumeurs. Ils représentent «en moyenne» le moindre risque, même si beaucoup de malades en souffrent et si quelques pourcents décèdent prématurément à cause d'eux. À l'inverse, une pathologie sans gravité ne doit jamais être traitée par des médicaments aux risques importants.

Les risques sont très élevés: avec les antiviraux (80%); en hématologie (72%); en cancérologie; avec les immunothérapies (65%); les anticoagulants (60%); dans les diabètes (58%); en psychiatrie; avec les antalgiques (34%). Ils sont très faibles: en gastro-entérologie (3%); en nutrition (8%); dans le domaine de l'ORL (7%), de l'allergie et de la dermatologie; avec les anti-inflammatoires (10%) et les antibiotiques; et en endocrinologie et en rhumatologie (15%). Les risques sont intermédiaires (de 25 à 30%) dans les autres disciplines.

Les risques particuliers de chaque médicament ne sont pas précisés ici, pour des raisons multiples, déjà décrites dans le chapitre consacré aux risques des médicaments. Le patient doit s'en entretenir avec son médecin. Les index sont là pour attirer son attention, et doivent être discutés avec le médecin qui le connaît et qui a tous les moyens de s'informer, si cela est nécessaire, pour répondre à ses questions. Le but de cet index, comme celui du guide en général, est de favoriser le dialogue malade-médecin, mais pas de décider à leur place.

Nous n'avons pas calculé numériquement le rapport bénéfice/risque, mais la somme de ces 2 index d'efficacité et de risque est équivalente et varie de 1 à 9. Les meilleurs médicaments vont de 1 à 4, les moins utiles et/ou les plus risqués de 6 à 9.

Nous avons en revanche calculé le nombre de médicaments peu efficaces (niveaux 4 et 5), et en même temps à risque élevé (niveaux 3 et 4).

Ces médicaments à la fois inutiles et dangereux totalisent 162 spécialités sur 2600, soit 6%, et 162 sur les 920 médicaments de faible efficacité, soit 18%; 149 d'entre elles sont, de manière inacceptable, remboursées à divers niveaux, soit 92% (149/162). Ces spécialités particulièrement dangereuses doivent être impérativement et immédiatement déremboursées, ou, mieux, retirées du marché.

Leur taux est très élevé en psychiatrie, dans le diabète, avec les antiviraux, et en immunothérapie (66 à 100%), mais presque nul avec les antalgiques, les anti-inflammatoires, en dermatologie, cardiologie, endocrinologie, gastro-entéro-hépatologie, en gynécologie, nutrition et ophtalmologie (0 à 6%), et intermédiaire en cancérologie, neurologie et rhumatologie (20 à 30%)

5. Les prix des médicaments (fixés par le Comité économique [interministériel] des produits de santé, CEPS) sont souvent précisés, en se concentrant sur le prix par jour des médicaments *per os* (par voie buccale) et, autant que possible, sur celui des préparations par injection ou perfusion intraveineuse les plus chères (les prix des spécialités non remboursées – NR – ne sont pas indiqués). Ces prix se situent entre 0,07 et 450 euros par jour, une amplitude de 1 à 6000!

Les prix permettent des comparaisons instructives:

- entre les différentes spécialités d'une même molécule;
- entre les molécules originales (la 1re commercialisée) et leurs quasi-copies ultérieures «*me too*», dont l'efficacité et les risques sont, dans 99% des cas, exactement les mêmes, mais où – cas unique – les copies obtiennent des prix égaux, voire supérieurs aux molécules originales!

Ils permettent aussi de comparer les prix des différentes classes thérapeutiques appliquées dans le même objectif aux mêmes pathologies (on est alors souvent surpris de constater que les classes thérapeutiques moins efficaces ou pas plus efficaces sont vendues aussi cher, voire 4 ou 5 fois, et même 25 fois plus cher). Comparez par exemple, parmi les médicaments d'efficacité égale, aspirine et Plavix (× 25 !), Previscan et Xarelto (× 25 !), metformine et Januvia (× 5,5), etc.

Dans l'ensemble, les prix sont *de facto* imposés par les firmes américaines, anglaises, suisses et allemandes, et ne sont en lien ni avec le coût de la recherche ni avec celui de la fabrication de ces médicaments, inventés dans les laboratoires publics, développés à coût élevé par les firmes, synthétisés à 90 % en Inde, formatés en Europe de l'Est, et conditionnés en Europe de l'Ouest, notamment en France. Ils sont aussi sans aucun rapport avec la valeur thérapeutique des médicaments, et sont fixés en fonction d'impératifs économiques, voire politiques, tenant largement (très largement) compte des intérêts des firmes pharmaceutiques françaises ou étrangères implantées en France, sous prétexte de leur soutien de l'économie, de l'exportation et de l'emploi, ce qui ne devrait JAMAIS être pris en considération. On n'assure pas l'emploi, le développement économique et le PIB d'une nation par la vente à des prix très élevés de produits dangereux et/ou inutiles, payés par les cotisations sociales de tous.

6. Le taux de remboursement accordé par la CNAM sur l'avis de la HAS, selon l'avis de sa Commission de transparence, est soumis aussi, comme les prix, aux pressions financières et/ou politiques des firmes.

Les taux de remboursement sont classés en 5 catégories :

- remboursement à 100 % (toutes les maladies classées ALD, affection de longue durée, cancers, HTA, maladie VIH, par exemple), soit 10 millions de patients ;
- remboursement à 65 % ;
- remboursement à 30 ou 15 % ;
- non-remboursement (NR) ;
- et « Hôpital », où le financement des médicaments est assuré, soit par la prise en charge dans les dotations des hôpitaux fondées sur leur activité (T2A), soit par le remboursement à 100 % (parfois 65 %)

par la CNAM. L'hôpital achète directement à l'industrie à travers des procédures d'appel d'offres ou de négociation directe, parfois si mal menées que les prix obtenus sont les mêmes qu'à la pharmacie du coin, malgré l'énormité des commandes (je l'ai vérifié personnellement en négociant au nom d'un pays étranger avec l'AP-HP).

Il arrive aussi que les firmes cèdent quasi gratuitement aux hôpitaux des molécules très chères. Les malades sortent alors avec des ordonnances que les médecins traitants ne peuvent guère que renouveler, assurant la vente des molécules les plus coûteuses (c'est ce qu'a fait AstraZeneca pour booster les ventes de la plus chère des statines, le Crestor).

Reste ce qu'on appelle les « rétrocessions hospitalières » : des médicaments « hospitaliers » prescrits pendant l'hospitalisation sont fournis à la sortie par les pharmacies des hôpitaux, et ensuite en ville sur prescription hospitalière, aux prix très élevés des hôpitaux.

L'analyse des remboursements pour une même molécule et une même classe de médicaments est parfois surprenante. Le laboratoire Servier obtient, par exemple, non seulement des prix plus élevés, mais des taux de remboursement supérieurs à ceux des autres firmes (voir par exemple le cas du Coversyl). Même chose, au degré près, pour Pierre Fabre et Sanofi.

7. Deux symboles importants peuvent précéder le nom des molécules ou spécialités.

🗑 molécule ou spécialité à retirer du marché pour :

• efficacité insuffisante en soi (faible ou nulle) ou par rapport à d'autres molécules plus efficaces ;

• risque important (important ou majeur) par rapport à d'autres molécules disponibles (3 à 80 % selon les disciplines, et en moyenne 23 %).

◉ quasi-copie inutile, commercialisée après la molécule originale, sans supériorité sur elle et vendue aussi cher ou plus cher (0 à 44 % selon les disciplines). À retirer peu à peu du marché pour redondance inutile. En accordant des prix protégés égaux ou supérieurs à des molécules, dites souvent de 2e ou 3e génération, mais sans supériorité sur les molécules antérieures, l'État, sous influence, empêche lui-même depuis 40 ans toute concurrence entre les firmes, pénalise celles qui ont découvert la molécule originale initiale et accroît les dépenses de santé.

8. De nombreuses notes de bas de page apportent des précisions sur les mécanismes d'action ou commentent l'efficacité, les risques, les prix et les taux de remboursement.

EFFICACITÉ DES MÉDICAMENTS

- 1600 molécules dites « originales » mais 4 fois sur 5 dérivées de 250 « molécules mères » ;
- 2600 spécialités, quasi copiées, dites « *me too* » (la même molécule « mère » étant commercialisée par plusieurs firmes) et leurs associations. Un exemple : 1 molécule mère de bêtabloquant donne naissance à 15 *me too* d'où dérivent 25 spécialités (dont 8 associations) + 20 génériques, soit 45 spécialités commercialisées à partir de 1 molécule mère vraiment originale (princeps). Voilà pourquoi ce guide parle des « 4000 médicaments » ;
- 12000 « présentations » différentes, injectables orales, cutanées, nasales, oculaires, rectales et autres ;
- 2 fois plus que dans les autres pays européens ;

... alors que l'OMS, *Prescrire*, le groupe de médecins généralistes du Pr Thomas (faculté de médecine de Bobigny) et nous-mêmes ne retenons que 250 à 350 molécules « princeps », ou « mères », indispensables.

Nous les avons classées en 5 niveaux, comme le font la HAS française et la FDA :

1 : 5 % d'excellence ;

2 : 20 % de grande efficacité ;

3 : 40 % d'efficacité moyenne, inconstante et variable ;

4 et 5 : 35 % très peu ou non efficaces (pourtant remboursées 1 fois sur 2).

Ce classement est fondé sur une évaluation exhaustive de 10000 références de la littérature anglo-saxonne de 1995 à 2016. Notre classification ne peut cependant être une balance de précision.

Quelques-uns, sur certains points, mieux informés, auraient parfois des avis divergents et argumentés.

Dès lors, 10 % des spécialités rangées dans une classe donnée pourraient l'être dans celle du dessus ou du dessous, mais aucune molécule des classes 4 et 5 (efficacité faible ou nulle) ne peut prétendre s'élever à 3 (efficacité moyenne). Toutes sont clouées au sol.

Les 2600 spécialités analysées dans ce guide, une par une, dérivent de 1600 molécules originales (s'y ajoutaient, déjà en 2012, 2500 spécialités «génériquées», dérivées de 300 des molécules originales, et à peu près le double aujourd'hui). Commercialisées sous de multiples formes, dites «présentations» (comprimés à avaler ou à croquer, gélules, pastilles à sucer ou sublinguales, ampoules buvables, gouttes, sirops, injections sous-cutanées, intramusculaires, intraveineuses, perfusions, sprays, patchs, gels crèmes et pommades, lotions, teintures et shampoings, inhalateurs, collyres, voies nasale, bronchique, rectale ou vaginale, etc.), ce qui donne quelque 12000 formes galéniques différentes.

40 ans de laxisme, d'incompétence, d'influences et de démagogie ont conduit à accumuler des milliers de molécules, comme on accumule une dette. Active, qui se creuse chaque année un peu plus, plombe l'équilibre financier du système de santé et menace la sécurité des malades.

Il est urgent de nettoyer la «pharmacopée», avait dit Xavier Bertrand, qui n'en a rien fait. Un institut indépendant de 30 experts indépendants, responsables de leurs décisions et aussi inamovibles que des magistrats, doit être créé pour juger ces milliers de molécules et condamner celles qui sont inutiles et/ou dangereuses, et faire que ce que depuis 40 ans les commissions pléthoriques, peu expertes, noyautées par les firmes, n'ont pas fait. Commissions irresponsables puisque votant de façon anonyme à bulletin secret, présidées et vice-présidées par des universitaires financés personnellement par l'industrie comme l'ont montré Mediapart et les émissions «Cash investigation» de la journaliste Élise Lucet.

Les classes 1 à 3 (excellente, grande et moyenne efficacité) représentent pour nous 65% des spécialités. Elles constituent le noyau dur de la thérapeutique. Les classes 4 et 5 (faible ou nulle efficacité) représentent 35% des spécialités. Il y aurait tout intérêt pour les patients et les finances publiques à dérembourser ou radier une grande partie de la classe d'efficacité faible, ainsi que toutes les molécules d'efficacité nulle, qui, pour la plupart, ne sont que des placebos prescrits sans beaucoup d'illusions. Reste qu'utilité et efficacité ne sont pas synonymes. Des molécules biologiquement efficaces peuvent être sans utilité clinique (statines) et des molécules en général peu efficaces peuvent être utiles à certains malades.

Autre restriction à ce classement: une cinquantaine de molécules classées 4 (faibles) représentent des efforts majeurs de certaines firmes et des sociétés de biotechnologie pour tenter de vaincre de grandes pathologies qui résistent encore aux traitements antérieurs, en particulier dans le domaine des cancers, des maladies virales, auto-immunes et neurologiques. Elles n'apportent encore guère de solutions. Ce sont presque toutes des biomédicaments, anticorps monoclonaux ou petites molécules de synthèse ciblées sur les molécules devenues pathologiques génétiquement par mutation, ou grosses molécules obtenues par génie génétique dans de vastes incubateurs et dites «molécules recombinantes» (rec) produites en culture dans les cellules d'ovaires de hamsters chinois. Elles sont probablement l'avenir de la thérapeutique des cancers et des maladies auto-immunes (polyarthrites, diabète I, lupus, SEP, etc.). Leurs résultats actuels encore limités et leurs risques majeurs les ont fait classer ici comme faibles, mais ce sont des molécules qui préfigurent l'avenir. Elles sont donc bien différentes de l'immense majorité des molécules de faible efficacité, souvent anciennes et sans utilité, qu'il y aurait intérêt à éliminer. Il y a molécule faible et molécule faible. Les anciennes et les nouvelles. Celles qui promettent et celles qui n'ont jamais tenu.

Dernier point. Les spécialités d'efficacité faible ou nulle sont avant tout des productions françaises, mais presque jamais du «*wonder team*» des 20 grands laboratoires internationaux.

Ceux qui les fabriquent prétendent que ces spécialités visent le marché de la médecine générale, qu'elles sont destinées à la médecine symptomatique quotidienne assurée par les médecins généralistes. Discours réducteur. Les généralistes sont en effet en première ligne pour assumer, certes, la bobologie – et c'est une tâche prenante et difficile, parfois un sacerdoce, qu'être exposé au feu incessant des plaintes et des angoisses. Mais les généralistes sont bien plus que cela: ils rassurent, conseillent, orientent, prennent les décisions parfois lourdes de conséquences. Beau métier et lourde responsabilité. Bien mal récompensée. Le malade sait que toutes les maladies ne sont pas curables, mais il croit que tous les symptômes peuvent être soulagés. À bien des égards, la tâche des spécialistes est plus simple.

Les petits laboratoires jouent sur du velours en exploitant les craintes et les demandes des patients et en les poussant à consommer par tous les moyens de marketing possibles. L'industrie pharmaceutique n'est pas une industrie comme les autres. Les autres industries tentent d'exploiter des besoins matériels et de susciter le désir; l'industrie pharmaceutique suscite tour à tour la peur, la crainte et l'anxiété puis l'espoir, qui sont des ressorts autrement puissants.

Pour 4 ou 5 laboratoires français qui commercialisent quelques molécules utiles ou même très utiles, mais toujours copiées sur des molécules étrangères, tels Sanofi et, très loin derrière, Servier, Pierre Fabre ou Ipsen, la plupart des 100 autres, à une demi-douzaine d'exceptions près, commercialisent 60 à 100% de produits inutiles et poussent à une consommation ruineuse pour les Français, que ces médicaments soient remboursés ou non.

Vraies et fausses maladies

Toutes les disciplines médicales ne sont cependant pas logées à la même enseigne. On peut en effet distinguer deux types de traitements: ceux qui luttent directement contre les maladies, donc, à la racine, contre leurs causes, pour tenter de les guérir ou de les prévenir, et ceux qui, lorsqu'on est encore impuissant contre les causes ou qu'on les ignore, tentent seulement de soulager les symptômes.

Parmi les premières, les infections, les cancers, l'hypertension artérielle, l'athérome, les maladies cardiaques, le diabète, l'asthme, les maladies immunologiques et allergiques de tous ordres.

Parmi les secondes dominent des affections souvent bénignes, aiguës, mais récidivantes ou traînantes, d'origine souvent virale, chroniques, liées à l'environnement, à l'alimentation, aux contraintes du travail et qui touchent particulièrement les sphères ostéo-articulaires, musculaires, digestives, ORL et pulmonaires, avec des répercussions psychologiques ou psychosomatiques et une liste interminable de souffrances, de symptômes pénibles le jour, angoissants la nuit et toujours érodants. Ils déstabilisent les vies personnelles, sociales et professionnelles.

N'inventant plus guère de médicaments efficaces depuis 20 ans, l'industrie pharmaceutique a inventé des maladies qui n'existent pas en érigeant une part de ces symptômes en maladies, des maladies qui n'existent dans aucun traité de médecine, que l'on appelle des «*mongering diseases*»: hypercholestérolémie, troubles musculo-squelettiques, pour le mal de dos, fibromyalgies (pas la moindre fibrose dans les muscles), jambes lourdes aux varices invisibles, syndrome dysphorique prémenstruel, phobie sociale, dysfonction érectile, anorgasmie, fatigue chronique, jambes sans repos, etc., allant jusqu'à commercialiser la testostérone pour renforcer les désirs sexuels féminins, chacun connaissant le volcanisme des brunes au système pileux luxuriant (brunes: plus chaudes que les blondes, disait Bouvard à Pécuchet... mais il le dirait aussi à l'envers et également pour les blondes et les rousses), liste sans fin, pour lesquelles l'industrie a toujours une ou de préférence deux ou trois spécialités inutiles et très chères à proposer.

Et non contente d'inventer ces maladies fantômes, elle a aussi inventé des «*inflatable diseases*», des maladies «gonflables». Cela lui permet de multiplier par 4 le nombre de patients dont l'hypertension, le diabète et les maladies psychiatriques (gonflées par le *DSM-5*[1]) sont les meilleurs exemples et lui ont permis de se créer un marché mondial total de 150 milliards de dollars.

N'inventant plus de médicaments, elle invente donc des maladies pour lesquelles elle dispose justement de médicaments tout prêts, puisque, précisément, elle invente ces maladies pour les écouler. Il suffit de les rebreveter sous un nouveau nom et de les vendre plus cher, pour des nouvelles indications (voir le cas du Prozac et du Sarafem, au chapitre «Psychiatrie», partie B, «Dépressions»).

Ainsi a-t-elle réussi à rassembler, structurer, coordonner les innombrables plaintes des patients: un jackpot et un coup de génie commercial.

Toutes les difficultés de la vie quotidienne exprimées par des symptômes très divers sont ainsi en quelque sorte anoblies, en passant du rang de symptômes à celui de maladies: toux, sèche et irritante, pénible pour l'entourage, oppression, douleurs de tout type et de tout siège, articulaires, squelettiques, musculaires, thoraciques

1. *Manuel diagnostique et statistique des troubles mentaux*, 5e édition.

ou abdominales, céphalées, vertiges, dépression, anxiété, troubles de l'attention, de la mémoire, nausées, constipation, diarrhée, fatigue chronique, mal-être, manifestations d'hypocondrie généralisée qui inquiètent, le plus souvent sans cause définissable, hormis les contraintes physiques ou morales du travail et de la vie.

RISQUES ET INTERACTIONS DES MÉDICAMENTS

Les risques vont de pair avec l'efficacité,
mais l'inefficacité n'en protège pas.

40 à 50 ans d'expérience clinique et d'intérêt pour les médicaments, 15 ans de combat, non pas contre l'industrie pharmaceutique, qui a tant apporté depuis 50 ans, mais contre certaines dérives auxquelles elle a tort de s'abandonner depuis 25 ans, nous amènent à reprendre en exergue le vieux «*primum non nocere*».

Aussi souhaitons-nous marteler ici notre conviction.

• Aucun médicament n'est anodin. Banalité? Non, car si beaucoup le disent, bien peu en tirent les conséquences. Tous sont à risque, parfois très graves. Dire qu'un accident grave est très rare, ne s'observant que chez 1 malade sur 10000, c'est oublier qu'en France seule, 100000 à 6 millions de personnes les prennent, ce qui implique des risques graves pour 10 à 600 d'entre eux. Chaque année. Ce ne sont pas de l'eau distillée, ni de l'eau de mélisse ou des Carmes déchaussés. Ce sont des substances actives, hyperconcentrées, toujours toxiques à doses trop élevées. Même le banal paracétamol si utile de 1 à 4 grammes par jour et qui tue à tous coups à 15 ou 20 grammes. Ils ne se diluent pas toujours dans les 40 litres d'eau du corps, mais se concentrent ici ou là, et si beaucoup sont inactivés en quelques heures, d'autres persistent inchangés pendant des jours ou bloquent tel ou tel de nos systèmes vitaux pendant une semaine. Beaucoup sont inactivés ou suractivés dans le foie. Beaucoup utilisent mais paralysent en même temps nos circuits de détoxification (en particulier les enzymes du CYP, voir plus loin). Certes, ce ne sont pas de petites pilules de cyanure, mais quelques-uns, chez certains d'entre nous, enfants ou seniors, pourraient, quand ils sont associés à d'autres, s'en approcher. «Méfiance, méfiance», dit la fille du potard dans *Le Sucre*, de Jacques Rouffio et Georges Conchon.

• Tous ne méritent d'être prescrits que s'ils sont non seulement efficaces mais nécessaires, et pendant le temps le plus court possible, aux doses efficaces les plus réduites possible, associées au plus petit nombre possible d'autres médicaments, pour éviter les fréquentes et parfois dangereuses interactions qui pourraient potentialiser dangereusement, contrecarrer ou annuler leur action. Ces évidences sont trop souvent oubliées, tant se multiplient les ordonnances renouvelables de 5, 10, 20, 25 médicaments, et en moyenne 7.

Les accidents thérapeutiques (AT)

Un médicament, c'est une molécule étrangère mais souvent chimiquement proche de nos propres molécules. C'est une « clé » destinée à ouvrir, ou fermer, une « serrure » ; c'est-à-dire à se lier et activer, ou désactiver, une de nos molécules, pour bloquer ou renforcer son action. Cela, c'est l'effet thérapeutique recherché. Mais ces « clés » sont aussi des passe-partout capables d'ouvrir d'autres portes, c'est-à-dire d'activer ou de désactiver d'autres serrures, d'autres « récepteurs », avec des effets imprévisibles, positifs ou négatifs et dangereux. Un médicament, c'est une boule qu'on jette dans un jeu de quilles, tantôt avec la précision du tireur de pétanque touchant une boule et pas les autres, tantôt comme au bowling, en faisant tomber plusieurs quilles, avec des effets secondaires multiples. Il y a toujours des risques collatéraux, qui restent imprédictibles, tant qu'on ne connaîtra pas toutes les molécules, toutes les serrures, tous les circuits, avec lesquels il peut interagir, des dizaines ou des centaines pour chacun d'eux. Ce n'est pas pour demain.

Si les accidents du Vioxx, de la Dépakine, du BIA 10-2474 (accident de Rennes) étaient prévisibles, qui aurait pu prévoir ceux de la Thalidomide, du Distilbène, les atteintes valvulaires cardiaques du Mediator, les méningiomes de la Cyprotérone, les états délirants qui ont atteint des patients prenant des macrolides antibiotiques, les fibrillations auriculaires des bisphosphonates utilisés dans les ostéoporoses, les cancers du sein de l'homme induits par le finastéride et même les cancers du pancréas de l'exénatide ou de la sitagliptine ?

Alors c'est bien d'accidents (ou de complications) qu'il s'agit, gênants, pénibles, graves ou mortels. Cessons de parler de façon hypocrite d'« effets secondaires », d'« effets latéraux » ou d'« effets indésirables », selon une sémantique de déni. Les médecins de terrain, eux, les appellent par leur nom, parce qu'ils y sont confrontés tous les jours. Regardons-les en face, parce que nous en sommes tous responsables. Le « tout-médicament » de la médecine d'aujourd'hui et l'émergence de molécules nouvelles de plus en plus dangereuses parce que encore mal « rodées » par des études trop courtes, sur trop peu de patients, placent les malades devant des risques croissants.

Que sait-on exactement de leur fréquence ? Exactement ? Rien ! Ni les médecins, ni les hôpitaux, ni l'industrie et les agences de médicaments encore moins, ne respectent les obligations pourtant légales de la pharmacovigilance. Faute d'enquêtes et de recensements fiables. On dispose d'approximations et d'extrapolations concernant les accidents thérapeutiques graves, mais on n'a rien sur les accidents mineurs ou modérés. Et pourtant ils créent, chez les malades, inquiétude, angoisse, mal-être et des symptômes, qui, pour banals qu'ils soient, leur empoisonnent la vie. Les patients craignent des complications plus graves que les complications modérées, annoncées dans les notices, et notamment après 70 ans : des nausées aux vomissements, des diarrhées à la déshydratation, de l'érythème aux éruptions bulleuses, des douleurs abdominales aux hémorragies digestives, des vertiges aux chutes et fractures, de la tension d'un mollet à l'embolie, des douleurs d'apparence digestive à l'infarctus, de l'insomnie à l'agitation et au délire, de l'élévation des transaminases à l'hépatite grave, des myalgies à la nécrose musculaire des statines.

1200 accidents graves par jour en médecine de ville

Les enquêtes paresseuses et ponctuelles menées en France (ENEIS 2004, EVISA 2008), portant chacune sur 5 000 à 8 000 admissions hospitalières, ont compté 3 à 5 % d'admissions dues à des accidents thérapeutiques survenus en médecine de ville. 1 fois sur 2 il s'agissait d'accidents graves, le plus souvent liés aux anticoagulants, aux psychotropes, à l'insuline et aux diurétiques. Si l'on compte bien, sur 12 millions d'admissions par an, cela ferait 500000 admissions... et au moins 1200 par jour... Des enquêtes beaucoup plus larges ont été menées aux États-Unis par le National Electronic Injury Surveillance System: Cooperative Adverse Drug Events Surveillance System (NEISS-CADES) sur 100000 admissions aux urgences des plus de 65 ans pour accidents thérapeutiques (3000 par jour) dont 37000 ont imposé l'hospitalisation.

Elles étaient 7 fois plus fréquentes chez les plus de 65 ans et, dans les 2/3 des cas, il s'agissait de surdosages ou de sous-dosages involontaires, dans 6% de réactions allergiques imprévisibles, dans 25% d'effets secondaires dont le risque était connu.

Les anticoagulants étaient en cause dans 45% des cas, l'insuline et les antidiabétiques oraux dans 25%, les opiacés, neuroleptiques et antidépresseurs dans 8%. Ces patients étaient hospitalisés pour des hémorragies, en général gastro-intestinales ou cérébrales dans 42% des cas, des hypoglycémies avec ou sans coma dans 23% des cas, des arythmies dans 20% des cas, des déficits mentaux dans 42% des cas, des chutes avec fracture dans 15% des cas.

Les accidents mineurs ou modérés sont totalement ignorés ou masqués. Et pourtant, ils sont angoissants et pénibles pour les malades, dont ils empoisonnent la vie. Les myalgies des statines en sont un bon exemple. Mais ils ne sont recensés par personne, jusqu'au moment où ils s'aggravent soudainement: céphalées, nausées, vomissements, constipation, diarrhée, fatigue, vertiges, troubles de la vue, acouphènes, insomnie, somnolence, hypotension, chutes, fractures, palpitations, troubles du rythme cardiaque, éruptions cutanées, myalgies, arthralgies, crampes. La liste est sans fin, et, selon notre expérience, elle touche 5% des moins de 65 ans et 20% des plus âgés.

Un accident pour 12 malades dans les hôpitaux

Ils ne sont pas mieux connus ! Une enquête américaine récente, menée sur les accidents survenus chez les plus de 65 ans dans l'ensemble des hôpitaux du système fédéral d'assurance médicale « Medicare », conclut que 1 patient sur 7 a souffert d'un accident thérapeutique grave en cours d'hospitalisation (décès, prolongation du séjour, séquelles à long terme), dont la moitié aurait pu, dû être évitée, et dont 60 %, soit 1 patient sur 12, sont liés aux médicaments, 15 % aux infections et le reste aux actes interventionnels ou chirurgicaux.

Extrapolée à l'ensemble des États-Unis, la mortalité totale est évaluée à 15 000 patients par mois, soit 500 par jour ou 180 000 par an, essentiellement chez les plus de 65 ans. Extrapolée à la France, cela ferait 36 000 décès par an, soit 7 % des décès, un tous les quarts d'heure, 3,5 fois plus que les suicides, 10 fois plus que les accidents de la route, autant que les infarctus ou les AVC.

Mais on ne dispose en France que d'enquêtes hospitalières ponctuelles. Ponctuelle et mal documentée, l'enquête nationale sur les événements indésirables graves (EIG) parle de 10 % des hospitalisés. L'objectif de la loi de Santé publique de 2004 prévoyait de les ramener en 4 ans à 7 %, mais une seconde enquête en 2008 n'a montré aucun changement. Comment s'en étonner puisque aucune action concrète n'a été menée pour les réduire ?

Pire, l'HAS est intervenue avec son légendaire pragmatisme et sa déjà proverbiale efficacité ! En charge de l'« accréditation » des hôpitaux, elle a multiplié les directives de papier, élaboré pas moins de 82 critères de qualité exigibles et introduit les « pratiques exigibles prioritaires » (PEP). *Words as usual.*

Un décret ministériel a aussi créé un « directeur du système de management de la qualité de la prise en charge des médicaments » (5 génitifs en cascade) et un « coordonnateur de la gestion des risques ». Un coordonnateur de rien.

Aucune amélioration n'en a résulté, comme on pouvait le prévoir, les hôpitaux continuant à ne pas même s'informatiser de façon interconnectable pour recenser les accidents et ne déclarant toujours aux commissions de pharmacovigilance régionales qu'une part infime de leurs accidents médicamenteux par désintérêt et parce que c'est aussi reconnaître des fautes graves dont on est responsable.

Pire, les systèmes de détection mieux organisés, comme aux États-Unis, ne recensent que des accidents bien étiquetés, prévisibles, connus, attendus (hémorragies des anticoagulants, comas des antidiabétiques, allergies graves, accidents sanguins, chutes et fractures, hépatites, insuffisances rénales, etc.), mais se révèlent incapables de repérer les accidents encore non identifiés, les aggravations inexpliquées, les complications rares et graves, comme les hépatites fulminantes, les pancréatites aiguës, les infarctus et les AVC si banals qu'ils ne sont jamais attribués aux médicaments qui pourtant peuvent parfois les provoquer. C'est ainsi qu'ont été découverts les risques de la Thalidomide, du Distilbène et du Mediator. Entre autres.

Améliorer le quasi-non-recensement des accidents

80 % d'entre eux ne sont déclarés ni par les médecins, ni par les pharmaciens, ni par l'industrie pharmaceutique, ni par les hôpitaux, alors qu'ils ont l'obligation légale de le faire, et au moins 50 % ne sont pas même perçus.

Les médecins ne déclarent que 5 % des accidents qu'ils suspectent. Il y a 200 millions de consultations de ville par an et seulement 25 000 déclarations issues de 150 000 médecins et pharmaciens de terrain, qui ne représentent qu'une déclaration pour 8 000 consultations et une tous les 7 ans pour les médecins ou pharmaciens. Et cela se comprend bien. Les médecins savent que leurs déclarations ne sont pas prises en compte, qu'elles ne servent à rien. Aucun retrait de médicament n'en a jamais résulté.

Il y a aussi pour les médecins de grandes difficultés d'interprétation de ce qu'ils pensent observer et de ce que leur disent les malades. Ils courent le risque de transmettre comme AT ce qui ne relève que de la subjectivité et de l'angoisse des malades. Pourtant, c'est en les écoutant que la médecine clinique est née et qu'elle continue à s'enrichir, même si beaucoup de plaintes ne se traduisent pas par des signes objectifs. Il faut avoir entendu les mêmes remarques de plusieurs malades pour faire le rapprochement entre les symptômes et le ou les associations de médicaments qu'il absorbe. La crainte est réelle de passer pour un naïf ou un ignorant et de se faire taper sur les doigts par telle ou telle instance, ce qui est arrivé au cardiologue marseillais Georges Chiche, lorsqu'il a identifié la première valvulopathie du Mediator, ou à Irène Frachon tout au long de sa longue marche pour faire reconnaître les dangers du médicament.

La complexité des formulaires est une raison supplémentaire de reculer devant une déclaration. Ils demandent plusieurs heures pour répondre à 30 questions précises, incluant toute la vie médicale ou non du patient, jusqu'au numéro du lot du médicament suspecté ! La crainte de se tromper, la crainte de se faire critiquer, le temps perdu et l'inefficacité du système ne jouent pas pour améliorer la situation.

Cette obligation devrait être pourtant renforcée. On ne peut demander aux médecins de faire la preuve de ce qu'ils déclarent. Ils sont là pour alerter, non pour démontrer. Les commissions régionales de vigilance sont là pour cela, mais leurs moyens ne le leur permettent pas. Il serait aussi souhaitable que les médecins soient connectés pour discuter entre eux et identifier des complications jusque-là mal connues.

Seraient-ils déclarés que rien ne serait résolu, l'ANSM n'ayant pas les moyens techniques de traiter les données qui, par hypothèse, lui parviendraient. Elle recevait ainsi, en 2009, 25 000 déclarations des médecins et des pharmaciens et 160 000 issues de l'industrie, soit 185 000 au total, soit une toutes les 30 secondes ! Situation ingérable sans une puissante informatique de pointe.

Aussi son « comité technique de pharmacovigilance » (CTPV), qui contrôle une trentaine de commissions et groupes de travail, ne parvient-il à établir que 75 dossiers d'AT par an, dont 20 seulement remontent à la « Commission nationale de pharmacovigilance » (CNPV). Après décision de la CNPV, ils sont transmis à l'Agence européenne de Londres, où ils dorment des années.

Pourquoi les risques des médicaments sont-ils si négligés ?

Ne pas repérer et recenser les AT prévisibles des antidiabétiques, des anticoagulants, des diurétiques, des antipsychotiques est impardonnable, car on les connaît, on les prévoit, on les attend. Mais pourquoi est-il si difficile de repérer la plupart des autres AT ?

Ni la formation initiale des médecins en faculté, ni leur formation continue au long de leur carrière ne répondent aux exigences de la thérapeutique d'aujourd'hui.

Partout en Europe, sauf en Finlande et en Norvège, la formation continue est totalement abandonnée à l'industrie (ce n'est plus le cas aux États-Unis, cf. *New England Journal of Medicine*, 22 mars 2012, p. 1069), qui prétend sans vergogne avoir « vocation » à assurer cette mission. Ainsi s'y engage-t-elle à travers les séances de formation qu'elle organise, à travers l'action de ses visiteurs médicaux (les « visiteurs du diable » qui, à bac + 2, ne savent rigoureusement rien de la médecine et de la biologie, mais que chaque médecin reçoit encore au rythme moyen de 8 par semaine), et à travers les séminaires et les congrès qu'elle finance partout où le soleil brille (cela ne lui coûte guère : 150 milliards d'euros de bénéfices par an, un – un seul ! – pour payer les conférenciers, et aucun pour payer le voyage et l'hôtel aux « congressistes ». Des queues de cerise !) et de préférence en bord de mer, pour y faire parler les trop nombreux universitaires qu'elle rétribue généreusement afin de promouvoir ses nouveaux médicaments ; ce qu'ils se gardent bien de dire, alors que la loi leur en fait l'obligation. Mais ils se prêtent à ce jeu, par intérêt financier. Elle l'étend d'ailleurs à la formation des patients, et le fait évidemment pour assurer la promotion de ses produits.

Même influence des firmes à travers les sociétés (dites) « savantes » des grandes disciplines et l'Académie de médecine elle-même, qui ne vivent financièrement que par le soutien constant des laboratoires. La presse, dite « médicale », est le simple appendice de l'industrie, et elle est la propriété directe ou indirecte des firmes masquées derrière de grands groupes financiers internationaux, directement financés eux-mêmes par l'industrie, tel « United Business Media », implanté dans 30 pays, employant

5 000 personnes, éditeur du *Quotidien du médecin*, du *Quotidien du pharmacien* et du *Généraliste* (aucun besoin de quotidien pour s'informer de l'évolution de la médecine, un trimestriel suffirait, mais besoin pour endoctriner, marteler sans cesse les mêmes contre-vérités qui finissent par devenir des vérités à force d'être répétées) ou encore de *Décision santé*, de *Vidal News*, de *Vidal famille*, et organisateur du « salon » annuel de la médecine, le « MEDEC ». Parlons aussi de la « CEGEDIM », implantée dans 80 pays, avec 8 500 collaborateurs, disposant d'un budget de 850 millions d'euros, leader mondial du CRM, « *customer relationship management* », qui contrôle tous les logiciels de prescription médicale, avec son CHS, « *Cegedim healthcare software* », et son fichier *OneKey*, et se trouve être le principal acteur du Web avec sa base de données mercantile « Claude Bernard »... agréée par l'HAS ! Les marchands étaient aux portes du temple. Ils sont dedans et ils en sont eux-mêmes le clergé.

Voici, à titre d'exemple, pour quels médicaments leaders de l'année votaient non pas « les » mais « des » médecins généralistes, pour le Grand Prix thérapeutique de ces feuilles de chou : en 2003, Actos, Avandia, Ketek et Vioxx, les 4 interdits aujourd'hui après beaucoup de morts ; en 2004, la mémantine, radicalement inefficace dans l'Alzheimer, et Ixprim, mélange de paracétamol et de tramadol – exactement aussi « dangereux » que le Di-Antalvic, interdit. Ne parlons pas du prix Galien accordé successivement au Vioxx – des milliers de morts – et au Dabigatran. Un mot encore du grand prix d'*Impact médecine*, reparu sous le nom d'*Impact médecin* – sans « e » – après une première interdiction et aujourd'hui disparu pour avoir fait paraître un article défendant Servier signé d'un collaborateur fictif... qui n'était autre que Servier lui-même ! Une feuille dont le classement des 10 premiers médicaments était en 2005 proportionnel au nombre de pages de publicité de ces médicaments dans le journal !

Une seule exception, la revue *Prescrire*, 30 000 abonnés, dont seulement 15 000 des 60 000 généralistes. Un guide austère, rigoureux, sans concession, que devraient lire tous les médecins et qui sauve l'honneur de la presse française des médicaments. On peut, pour l'essentiel, croire leurs rédacteurs les yeux fermés. L'Agence du médicament, ce sont eux, et pourtant ils ne sont pas 1 000 et n'ont pas un budget de 110 millions d'euros. Il leur a fallu beaucoup de travail et de rigueur pour ne jamais dévier, ne jamais se décourager, parce qu'il est difficile d'aller à contre-courant du « buzz marketing » créé par les firmes et leurs sbires universitaires, et de faire fi de l'indifférence de l'establishment médical (professeurs de thérapeutique compris qui ne font même pas lire la revue aux étudiants et qui sont *de facto* complices de l'industrie), un establishment qui les ignore ou trouve leurs articles « excessifs » alors qu'ils ne les lisent pas.

Et puis, il y a de petits groupes de médecins, libres, bien informés, actifs, tel le Formindep, créé par l'exceptionnel Ph. Foucras et aujourd'hui dirigé par Anne Chailleu, avec, à ses côtés, Ph. Nicot, J.-S. Burdes, et mes amis Paul Scheffer et Sylvain Duval, entre autres.

L'art du traitement devrait remplacer l'art du diagnostic

Tout cela serait finalement sans gravité si les médecins avaient reçu une formation thérapeutique appropriée, qui leur aurait donné l'habitude d'une lecture critique des meilleurs journaux et leur permettrait de décoder, sur le double plan scientifique et statistique, les résultats publiés des grands essais cliniques financés par l'industrie.

Mais qui pourrait bien le leur apprendre ? Leurs enseignants sont tout aussi gobe-mouches qu'eux, car la plupart n'ont aucune expérience du trucage des essais cliniques et le reste participe activement ou passivement à ces trucages permanents. Des borgnes enseignant à des aveugles. L'enseignement se limite à l'apprentissage théorique mémoriel et quasi exclusif des maladies graves, celles qui s'observent à l'hôpital, celles des « spécialistes », mais rien sur la prise en charge des maladies courantes, des symptômes ressentis du quotidien. C'est-à-dire ce dont se plaignent 250 des 300 millions de patients venant consulter chaque année un généraliste et dont chacun énumère ces symptômes qui peuvent être aussi bien bénins qu'annonciateurs d'une pathologie grave.

À cela s'ajoute la carence de l'enseignement de la pharmacologie et de la thérapeutique, limité à 50 heures en 6 ans pour les deux, et que ne complète pas l'étude des traitements de chaque maladie exposés dans le cadre de l'enseignement des spécialités (cardiologie, rhumatologie, etc.), car l'aspect thérapeutique y est toujours réduit à quelques mots et à des textes remis aux étudiants. Bâclé.

L'enseignement en est resté à ce qu'il était il y a 50 ans, quand la thérapeutique n'existait pas, entièrement centré sur la description des maladies et sur les démarches diagnostiques visant à les identifier. Longtemps, le diagnostic a été roi, considéré comme la clé de voûte de la médecine.

Tout a changé. Les programmes ne s'en sont pas aperçus.

Aujourd'hui, le diagnostic est une démarche simple, tant les examens biologiques et d'imagerie l'ont facilité. En pratique, il suffit de pianoter sur quelques touches et de demander des kyrielles d'examens complémentaires, dont la plupart sont inutiles, et le diagnostic tombe tout rôti sur l'écran ou peu s'en faut.

À l'opposé, la thérapeutique s'est extraordinairement compliquée et pervertie. Les grandes difficultés tiennent au choix du ou des médicaments, au choix des doses, de la durée, des associations de molécules, tenant compte de ce que l'on sait (très mal) des interactions médicamenteuses, au suivi thérapeutique; et il faut rester à l'affût des résultats, mais aussi de ce qui pourrait être l'indice de complications attendues ou inattendues. Aujourd'hui, l'art du traitement devrait remplacer l'art du diagnostic, et à cela nos étudiants ne sont pas formés.

Les raisons de l'ignorance des effets secondaires des médicaments

L'industrie pharmaceutique est le principal responsable de cette situation, car elle consacre tous ses efforts à démontrer l'efficacité de ses molécules, une tâche d'autant plus difficile qu'elles ne sont souvent guère actives.

En revanche, les études de toxicité des médicaments, qu'elle a la mission d'assurer, sont reléguées au second rang.

À la phase préclinique, les études toxicologiques sont menées de façon routinière, pour répondre aux obligations légales de textes datant de 30 ans ou plus, et limitées à des examens courants, qui n'ont guère de chances de reconnaître des réponses inhabituelles ou imprévues. Une situation si archaïque que Margaret Hamburg, directrice de la FDA américaine, a obtenu en 2012 des crédits importants pour l'amélioration de la toxicologie expérimentale.

Plus grave encore, les études de toxicité clinique ne sont pas au cœur des préoccupations des firmes.

Le recensement des «effets secondaires» (ES) se borne à des questionnaires superficiels, non quantitatifs, sans analyse approfondie des symptômes ou des anomalies biologiques observées, trop souvent remplis en faisant seulement cocher des cases préétablies par les malades et/ou par les médecins de terrain. L'astuce étant de déclarer les symptômes les plus mineurs de façon à grossir le nombre des effets indésirables des patients sous placebo. Cela explique qu'on retrouve alors autant d'ES chez les traités et les non-traités. Ainsi, les effets indésirables sont presque aussi souvent, et même plus souvent (!), mentionnés par les malades sous placebo qu'ils le sont par ceux qui sont traités. Les grands essais sur les statines en sont un bon exemple. Des placebos qui tuent!

Comment accepter que les effets secondaires soient aussi mal décrits? Lisez les notices destinées aux malades et tout autant aux médecins, rédigées par les firmes et publiées dans le dictionnaire Vidal. Vous trouverez une cascade de mots qui, faute de quantification, de description précise, sont vides de sens, masquent la gravité de certaines réactions derrière un vocabulaire volontairement imprécis. Que veulent dire «troubles cardiaques», «tachycardie» (supraventriculaire? sinusale? régulière? ventriculaire?), «troubles du rythme» (lesquels? blocs? allongement de QT? fibrillation? torsades de pointes ou battements de cœur émotionnels? dix autres!), «hypotension» (quel degré? quelle fréquence? avec ou sans chute?), «poussées tensionnelles» (combien?), altérations du réseau veineux, troubles (!) hépatiques, fatigue, agitation, insomnie, dépression, anxiété, paresthésies, urticaire, céphalées, migraine, convulsions (!), réactions allergiques? Et que signifient des périphrases du genre «des neutropénies et thrombopénies ont été rapportées», sans en dire non seulement la fréquence mais le degré, la durée et l'évolution? Des inventaires à la Prévert.

Les essais de phase III sont les essais clés menés pour obtenir l'autorisation de mise sur le marché. Ils ont trois limites majeures. D'abord, ils sont trop courts, de quelques semaines ou mois. Ensuite, ils ne portent que sur quelques centaines, ou parfois milliers, de malades, de sorte que les accidents très rares ou peu fréquents passent inaperçus. Enfin, TOUS ces essais, sans aucune exception, sont au minimum biaisés ou délibérément falsifiés. La liste des complications recherchées n'est pas ouverte, mais fermée et lacunaire. Beaucoup d'accidents graves, y compris des décès, sont écartés et les morts classés, non sans humour, comme « perdus de vue ». Les malades soumis aux essais sont plus jeunes et moins malades que ne le seront les malades réels, et ils ont moins de maladies associées et donc de traitements associés susceptibles d'interférer avec les résultats.

20 fois depuis 10 ans, des plaintes suivies de commissions rogatoires ont permis d'avoir accès à ces archives, et on a découvert des dossiers cachés, des résultats négatifs, des complications très graves, dont la firme n'avait pas fait mention. Et 20 fois sur 20 (ça fait 100 % des cas) les firmes ont été condamnées à des amendes de 1 à 9 milliards de dollars.

Les mensonges des listes de complications des RCP et du Vidal

Interminables, identiques pour tous les médicaments, rédigées dans une langue imprécise. Toujours la même liste, le même inventaire à la Prévert pour toutes les molécules. Mensonges par omission, mensonges par dilution, mensonges par imprécision.

Les notices du Vidal sont rédigées par les firmes, théoriquement revues sans exigence suffisante par l'HAS et publiées par le Vidal après correction éventuelle et mises en partie sur son site aux frais des industriels. Elles sont de qualité et de longueur très inégales et dans l'ensemble trop succinctes ou trop longues, jamais précises et sans aucune explication sur le contexte qui les favorise et permettrait éventuellement de les prévoir et de les prévenir : âge, pathologies associées. Les mécanismes d'action sont souvent réduits à rien et plus encore ceux des effets indésirables. On peut rappeler que les notices du Mediator ne comportaient en 2009 aucun des risques connus depuis 1999 et ne disaient pas qu'il était une amphétamine.

Leur longueur varie de 0,5 à 40 pages dactylographiées. Les plus longues concernent les molécules récentes anti-VIH, anticorps monoclonaux ou petites molécules ciblées de synthèse ou recombinantes, mais 5 lignes seulement pour les médicaments anciens ou peu chers, même très puissants et à risque.

Même les plus longues sont inutilisables. Elles semblent comme pré-rédigées, balayant tout l'éventail de toutes les complications possibles, mais en restant imprécises et floues, comme rédigées par des non-professionnels. Sauf exceptionnellement, des surprises totales (cyprotérone et méningiome, macrolides et délires, bisphosphonates et fibrillations auriculaires, Protelos et embolies, etc.). Ces données-là, précises et inattendues, sont alors utiles... pour interdire des médicaments sans grand intérêt.

À titre d'exemple, voici l'un de ces textes. Devinez pour quel médicament ! Liste quasi interchangeable, les mêmes mots quel que soit le médicament. Si vous croyez avoir trouvé, écrivez-moi, vous aurez un prix.

« Certains effets indésirables associés à l'utilisation de... sont dose-dépendants (sans blague !). D'une manière générale, la plupart des effets indésirables sont réversibles après diminution de la posologie ou interruption du traitement, certains persistent après l'arrêt du traitement. » (On est bien avancé !)

Troubles généraux et accidents liés au site d'administration

- fréquent : asthénie, fatigue, fièvre, anorexie, amaigrissement ;
- rare : boulimie, prise de poids.

Infections

- très rare : infection bactérienne à germes Gram positif.

Troubles de la circulation sanguine et lymphatique

- très fréquent : anémie, augmentation de la vitesse de sédimentation, thrombopénie, thrombocytémie ;

• fréquent : neutropénie ;
• très rare : lymphadénopathies.

Troubles du système immunitaire

• rare : réactions allergiques cutanées, réactions anaphylactiques, hypersensibilité (note : la fréquence de l'allergie est la même avec presque tous les médicaments : 3-6 %, à quelques exceptions près, bien connues).

Troubles du métabolisme et de la nutrition

• très rare : diabète (!?!?), hyperuricémie.

Troubles psychiatriques

• rare : dépression, dépression aggravée, tendance agressive, anxiété et changements d'humeur ;
• très rare : troubles du comportement, manifestations psychotiques, idées suicidaires, tentative de suicide, agressivité, délire.

Troubles du système nerveux

• fréquent : céphalées, somnolence, confusion, tremblements ;
• très rare : hypertension intracrânienne bénigne, convulsions, dysarthrie, accident vasculaire cérébral.

Troubles oculaires

• très fréquent : blépharite, conjonctivite, sécheresse oculaire, irritation oculaire, nystagmus ;
• très rare : vision floue, cataracte, achromatopsie, intolérance aux lentilles de contact, opacités cornéennes, baisse de la vision nocturne, kératite, œdème papillaire, photophobie, troubles visuels.

Troubles de l'oreille et du conduit auditif

• fréquent : acouphènes, vertiges ;
• très rare : baisse de l'acuité auditive.

Troubles cardio-vasculaires

• rare : hypotension, hypertension, palpitations (???), tachycardie, extrasystoles, bradycardies, œdèmes, phlébite ;
• très rare : vascularite (par exemple, maladie de Wegener, vascularite allergique).

Troubles respiratoires, thoraciques et médiastinaux

• fréquent : épistaxis, sécheresse nasale, rhinopharyngite, toux, dyspnée ;
• très rare : bronchospasme (en particulier chez les asthmatiques), voix enrouée, douleurs thoraciques, embolie pulmonaire.

Troubles gastro-intestinaux
• fréquent : nausées, vomissements, diarrhée, constipation ;
• très rare : colite, iléite, sécheresse de la gorge, hémorragie digestive, diarrhée sanglante et maladie inflammatoire digestive, nausées, pancréatite.
Troubles hépatobiliaires
• très fréquent : élévation des transaminases et des phosphatases alcalines ;
• très rare : hépatite.
Troubles cutanés
• très fréquent : chéilite, dermites, sécheresse de la peau, desquamation localisée, prurit, éruption érythémateuse, fragilité cutanée (lésions dues aux frottements), bouffées de chaleur ;
• rare : alopécie, glossite, stomatite, érythème (facial), exanthème, hirsutisme, réaction de photosensibilité, hypersudation.
Troubles musculo-squelettiques et du tissu conjonctif
• très fréquent : arthralgies, myalgies, douleurs dorsales, crampes musculaires ;
• très rare : arthrites, calcifications (ligaments et tendons), exostoses, réduction de la densité osseuse, tendinites.
Troubles rénaux et urinaires
• très rare : glomérulonéphrite.
Troubles hématologiques
• rare : anémie, leucopénie, thrombopénies.
Investigations
• très fréquent : élévation des triglycérides sanguins, diminution des HDL circulantes ;
• fréquent : élévation du cholestérol sanguin, élévation de la glycémie, hématurie, protéinurie ;
• très rare : augmentation du taux sanguin de la créatine phosphokinase, hyperkaliémie.

Et le chiffrage n'apporte rien sinon la démonstration que tous les médicaments sont dangereux, que les accidents soient :
• très fréquents (> 10 pour 100) ;
• fréquents (de 1 à 10 pour 100) ;
• peu fréquents (de 1 pour 100 à 1 pour 1000) ;

- rares (de 1 à 10 pour 10000);
- très rares (< 1 pour 10000).

Les complications mineures, gênantes, pénibles, mais sans gravité, sont par nature dans les trois premiers groupes et les accidents graves dans les deux derniers, et on n'est guère avancé de savoir qu'une hépatite fulminante nécessitant la greffe de foie ou l'aplasie de la moelle ou l'hémorragie cérébrale se produise dans 1 cas sur 10000. On le sait d'avance et la rareté de ces accidents n'est une rareté que statistique, mais pas une rareté clinique, car chaque médicament est utilisé par 100000 à 6 millions de personnes en France et 10 fois plus dans le monde. Un décès pour 10000, cela fait 10 à 600 décès par an en France, et 1000 à 60000 dans le monde. Le Mediator lui-même n'a tué « que » 2000 personnes pour 700000 qui en avaient pris.

Le risque des longues ordonnances

Les médicaments suscitent en effet des réponses très différentes d'un sujet à l'autre. Les associations de plusieurs médicaments sont susceptibles de modifier profondément les réponses et de provoquer des accidents qui ne se seraient pas produits si le médicament avait été donné seul. C'est ce qu'on appelle les « interactions médicamenteuses ».

Pourquoi ?

Tous les organismes vivants tentent de reconnaître, rejeter ou détruire ce qui leur est étranger. Le système immunitaire est ainsi un barrage contre les autres organismes vivants: bactéries, virus, etc.

Les agents chimiques, les additifs alimentaires, les drogues et les médicaments sont détruits et éliminés grâce à de puissants systèmes de centaines d'enzymes oxydants, peroxydants, réducteurs, phosphonylants, sulfatants ou l'inverse, dont la fonction normale est de modifier nos propres molécules pour les rendre plus efficaces, les « activer », ou pour les détruire et les éliminer, lorsqu'elles ne sont plus utiles. Ces enzymes ne s'attaquent aux molécules étrangères que parce qu'elles appartiennent aux mêmes familles chimiques que nos propres molécules.

Ce système de dégradation des substances étrangères (xénobiotique) est organisé en deux étapes. La première est une étape d'oxydation, qui, en général, réduit leur activité et leur toxicité, mais parfois l'inverse, et la seconde est une étape de solubilisation dans l'eau, qui permet aux reins de les éliminer rapidement.

- **Activation : l'oxydation**

Les enzymes de cette première étape sont disposés comme un double filtre, d'abord tout le long du tube digestif, puis dans le foie, qui reçoit tout le sang de l'intestin. Ces enzymes oxydent ou coupent en deux les médicaments.

Les enzymes oxydants appartiennent à deux systèmes : celui dit des « cytochromes » P450 (ou CYP), de loin le plus important, et celui des monooxydases.

Le système CYP comprend une cinquantaine d'enzymes différents, répartis essentiellement dans le foie et le tube digestif. Il est bien loin d'être seulement un système de détoxification des molécules étrangères. Il intervient avant tout dans la synthèse de beaucoup de nos propres molécules, tels les stéroïdes, mais il intervient aussi dans le métabolisme des médicaments, à un rythme plus lent, qui explique leur durée de vie relativement longue de 1 à 30 heures ; 3 des 50 CYP métabolisent à eux seuls 80 % des médicaments et ils le font par un processus qui aboutit à les déméthyler, les hydroxyler, les désaminer ou leur ajouter un radical oxygène.

Certains médicaments sont entièrement détruits en quelques minutes et ne peuvent être efficaces qu'en contournant le système, en les administrant par voies sublinguale, sous-cutanée, intramusculaire ou intraveineuse.

Rançon de ce système, le tube digestif et surtout le foie, soumis à de très fortes concentrations de médicaments encore actifs, paient le prix fort pour cette activité de défense de première ligne. C'est pourquoi, parmi les complications les plus fréquentes de beaucoup de médicaments, on retrouve non seulement les nausées, les vomissements, les diarrhées, les douleurs abdominales et les surinfections digestives, mais aussi des hépatites médicamenteuses, parfois mortelles ou si graves qu'elles requièrent une greffe de foie. Dès lors, attention à l'élévation des transaminases hépatiques ou aminotransférases.

Mais, derrière ce schéma relativement simple, apparaissent bien des complexités.

Parfois, en modifiant les médicaments, le système va au contraire les rendre plus actifs.

L'efficacité du système CYP est aussi très variable d'un sujet à l'autre, à cause de multiples différences et mutations génétiques, y compris le nombre de copies des gènes (jusqu'à 13 !), expliquant l'existence de métaboliseurs lents – d'où des risques accrus du médicament – ou, au contraire, rapides – d'où l'inefficacité des médicaments.

- **Interactions**

Et ce n'est pas tout. Il y a aussi les interactions intermédicamenteuses innombrables et plus complexes et imprévisibles encore.

Pourquoi ces interactions ? Par concurrence.

Les enzymes du CYP sont peu spécifiques et chacun peut s'attaquer à plusieurs médicaments et perdre de son efficacité lorsque ces médicaments sont donnés ensemble, pour de simples raisons de concurrence. Certains médicaments bloquent ainsi la dégradation de ceux qui leur sont associés, d'où les interactions entre, par exemple, les macrolides, les statines et certains antifongiques.

À l'inverse, certains médicaments peuvent renforcer l'activité de certains enzymes du CYP. On dit qu'ils sont des « inducteurs enzymatiques ». Parmi eux, l'oméprazole, la rifampicine, le phénobarbital, les fibrates ou la vitamine D. Il en résulte une destruction accélérée des médicaments associés, inactivés par ces enzymes, ce qui les rend totalement inactifs. Une simple tisane d'herbes de la Saint-Jean (millepertuis, thym, verveine ou armoise) inactive ainsi les hormones sexuelles féminines et donc la pilule anticonceptionnelle, et est à l'origine de grossesses non souhaitées. Pour une tisane ! Et bien d'autres exemples avec les aliments les plus banals. Ainsi, certains composants du simple jus de raisin ou de pamplemousse inhibent le plus important des enzymes du système CYP impliqué dans l'inactivation de la moitié des médicaments !

Certains médicaments peuvent au contraire inhiber directement certains enzymes du CYP et, du même coup, renforcer les effets des médicaments qui leur sont associés. Tel est le cas du kétoconazole, qui renforce certains médicaments anti-VIH.

- **Inactivation : l'élimination des médicaments**

En aval survient la deuxième étape d'hydrosolubilisation. La plupart des médicaments ne sont solubles que dans les graisses, et c'est ce qui leur permet de traverser les membranes lipidiques cellulaires et de parvenir au cœur des cellules et des noyaux, ce que des composés hydrosolubles ne pourraient faire. Mais, en même temps, ils sont peu solubles dans le plasma sanguin, où ils sont souvent fixés à des protéines, de sorte qu'ils ne traversent pas le filtre glomérulaire rénal et ne peuvent être éliminés dans l'urine.

Ils doivent donc, pour cela, être rendus solubles dans l'eau, par couplage avec des radicaux chimiques hydrosolubles, par des réactions enzymatiques, dites de « glycuro » ou « sulfo »-conjugaisons, ou des réactions de méthylation ou d'acétylation, assurées par des « transférases », après quoi ils peuvent être filtrés et éliminés par les reins.

Mais au cours du processus tubulaire rénal de résorption de 99 % de l'eau filtrée par les glomérules, les médicaments sont progressivement hyperconcentrés dans les mêmes proportions, et c'est ici le rein qui va payer le prix de l'élimination des toxiques. C'est pourquoi la toxicité des médicaments s'exprime souvent, non seulement sur le foie, mais aussi au niveau des reins.

Voilà les multiples raisons qui empêchent de prévoir les risques de chaque molécule nouvelle et qui rendent d'autant plus nécessaires les études de toxicité précliniques et cliniques, et les études de pharmacovigilance à grande échelle, après la sortie des médicaments, car elles sont seules capables d'identifier les complications rares.

LES 13 MALÉDICTIONS DES ESSAIS CLINIQUES

... ou les treize plaies d'Égypte, dont Moïse menaçait le Pharaon pour obtenir la libération de ses compatriotes : envahissement de l'Égypte par les grenouilles, la vermine, les serpents, les scorpions, les crapauds, les sauterelles, les rats et les chauves-souris, les ulcérations, la peste, la grêle, les ténèbres et la mort des nouveau-nés. En bref, pourquoi une telle inefficacité des médicaments ? Pourquoi sont-ils à l'origine de tant d'accidents ?

Selon les analyses exhaustives des Prs J.P.A. Ioannidis (université Stanford, 2014), sir I. Chalmers (université de Londres, 2014), P.C. Gøtzsche (Copenhague, 2015) et de plusieurs autres, qui ont été validées dans la revue *Nature* par la rédactrice en chef du grand journal *Science* et par le patron des NIH américains et qui n'ont jamais été remises en question, 80 % des publications sont non reproductibles et le plus souvent parce qu'elles ont été délibérément falsifiées.

Et voici comment :

1. Les firmes pharmaceutiques réalisent elles-mêmes sans aucun contrôle extérieur indépendant presque 100 % des essais cliniques nécessaires à l'obtention des autorisations des agences gouvernementales (FDA américaine, EMA européenne, ANSM française), de telle sorte qu'elles jugent leurs propres médicaments et sont juges et parties.

2. Les patients sont sélectionnés pour les essais, réalisés avec leur accord plus ou moins « éclairé », et sont bien différents des malades réels qui seront ultérieurement traités, moins graves, avec un minimum de maladies associées, plus jeunes – en général 40 à 65 ans – sans que les enfants soient jamais testés, rarement les plus de 70 ans et jamais les plus de 80 ans, qui seront pourtant les principaux consommateurs des médicaments, d'où les multiples accidents observés à cet âge – hémorragies, chutes, fractures, embolies et décès.

3. Théoriquement obligatoirement comparatifs et randomisés, les essais ne sont souvent ni l'un ni l'autre ou sont mal randomisés, et quand ces essais sont comparatifs, les médicaments sont encore trop souvent comparés à des placebos ou à des molécules plus anciennes, mais données à dose trop faible, de façon à favoriser la nouvelle molécule. Le double aveugle est brisé 1 fois sur 2.

4. Les essais sont beaucoup trop courts pour juger des risques à moyen et long termes, quelques semaines, mois ou années, quand il faudrait souvent quelques mois, quelques années ou même 10 à 15 ans pour les traitements préventifs, par exemple, 2 à 3 mois seulement pour les psychotropes ou les anticoagulants donnés des années, ou 3 à 5 ans pour les statines données à vie.

5. Beaucoup d'essais «*low quality – low cost*» sont menés dans des dizaines ou centaines de centres dans 10 à 50 pays hétérogènes, par des compagnies privées, dites «CRO», à la solde des firmes, la plupart en Asie, Europe de l'Est ou Amérique centrale ou du Sud, qui n'assurent qu'un suivi épisodique, parfois seulement téléphonique, et ne codent que les faits inscrits sur une liste préétablie, passant donc à côté des effets secondaires imprévus ou volontairement écartés.

6. Critères d'évaluation non pertinents, en contradiction avec toutes les recommandations méthodologiques, plus subjectifs qu'objectifs et souvent «composites», mêlant volontairement des faits objectifs et subjectifs, de gravité très inégale, pour faire nombre et atteindre la signification statistique (mélangeant par exemple infarctus du myocarde démontrés ou seulement possibles, suspectés ou silencieux, avec des nombres d'hospitalisations dont les justifications ne sont jamais données).

7. Appelées de façon lénifiante «effets secondaires» ou «effets indésirables», beaucoup de complications graves sont totalement masquées, au point que les décès sont parfois classés «perdus de vue» et non déclarés (comme cela a été par exemple le cas pour les psychotropes ou pour le Vioxx) et ne sont découverts qu'en cas de procès intentés aux firmes par des victimes ou par les agences de santé et qui, en 10 ans, ont tous conduit sans exception à des amendes de 1 à 9 milliards de dollars.

8. Les résultats des essais sont tenus secrets par les firmes, protégés par le «secret des affaires» reconnu par la loi, au nom de la propriété intellectuelle, de telle sorte que, depuis des années, l'*open*

access aux données brutes des essais, demandé par les agences gouvernementales de tous les pays, est obstinément refusé.

9. Les essais négatifs révélant la fréquence des accidents graves ou mortels, et/ou l'inefficacité des molécules, ne sont à peu près jamais publiés, en contravention avec l'obligation légale de les publier, alors que les essais positifs sont publiés à de multiples reprises.

10. Les données brutes comparant le nouveau médicament à un placebo ou aux molécules anciennes sont filtrées et sélectionnées par les firmes et traités par leurs statisticiens, avec deux cas de figure :

- ou bien la molécule est efficace, ce qui ne concerne que 20 % des molécules commercialisées depuis 20 ans, et les statistiques sont inutiles, tant l'efficacité est parlante ;
- ou bien la molécule est inefficace ou très peu efficace, comme c'est, selon la FDA, la revue *Prescrire* et nous-mêmes, le cas de 80 % des molécules de ces 20 dernières années, et il faut alors des méga-études portant sur 2 000 à 10 000 patients, pour parvenir à la signification statistique, qui ne convainc personne. Tout essai mené sur plus de 500 patients témoigne d'une absence d'utilité clinique pour les malades. Seule doit compter la signifiance clinique, non la signification statistique.

11. Les demandes d'AMM et les articles scientifiques sont rédigés par les médecins salariés des firmes, des « auteurs-fantômes » (*ghost authors*), dont le nom n'apparaît jamais, et les publications dans les grands journaux sont plus « optimisées » encore que les dossiers de demande d'AMM avec :

- des sommaires qui ne rapportent que les données favorables au médicament ;
- des conclusions qui disent souvent, sans vergogne, le contraire de ce que disent les données chiffrées (j'en ai cent exemples sous la main !).

12. Les articles sont cosignés par des auteurs « invités », les *guest authors*, 10 ou 30 cosignataires par article, universitaires venus des pays occidentaux ou du Japon, seuls susceptibles d'ouvrir de grands marchés aux nouveaux médicaments. Ces cosignataires n'ont jamais travaillé en équipe et souvent ne se connaissent même pas et aucun n'a jamais participé aux essais sur le terrain, ni eu connaissance des résultats bruts, ni rédigé la moindre ligne des articles. Ils sont par contre couverts de 10, 20, 30 contrats financiers personnels de consultant avec les firmes (50 000 à 500 000 dollars par

contrat, doublant ou quadruplant leur salaire universitaire) et parfois d'actions ou de copropriété de brevets avec elles.

Ces auteurs invités, souvent membres des *boards* des firmes, ne cosignent les articles que pour doper la promotion et les ventes des molécules dans leurs pays respectifs.

Ils assurent aussi non seulement la cosignature des articles qu'ils cautionnent, mais encore la promotion des molécules à la tribune des congrès scientifiques, tous financés par l'industrie qui pèse sur les programmes et les y impose, au point que l'on n'entend plus qu'eux. On les appelle pour cela « leaders d'opinion clé », *key opinion leaders*. Nous préférons quant à nous parler des *kings of liers*, les rois des menteurs.

13. Treizième malédiction et pire encore, ces universitaires-là influencent ou même rédigent eux-mêmes les « recommandations » des sociétés savantes à qui ils apportent les financements de l'industrie, sans lesquels elles ne pourraient survivre et, plus grave encore, ils déterminent, directement ou indirectement, les « recommandations » officielles des agences de santé, relayées par les visiteurs médicaux et qui s'imposent aux médecins prescripteurs dans le monde.

Les médecins doivent eux aussi se libérer de la tutelle, non du Pharaon, mais des big-pharmas.

LES BIOMÉDICAMENTS

Apparus depuis 20 ans, ils commencent à révolutionner le traitement des cancers, des multiples et fréquentes maladies « auto-immunes », des maladies virales, des déficits immunitaires et des maladies génétiques, rares ou non.

Ce sont des médicaments produits par des méthodes biologiques, dans de vastes usines, à des coûts 100 fois plus élevés que les médicaments traditionnels, obtenus à partir d'extraits de plantes ou de tissus animaux ou par synthèse chimique.

Quatre catégories

• Les anticorps monoclonaux, dirigés spécifiquement contre des « cibles », c'est-à-dire des protéines anormales à cause des mutations des gènes qui les produisent. Grosses molécules d'anticorps, aux prix exorbitants, ils ne peuvent pénétrer dans les cellules et ne peuvent atteindre que des protéines des surfaces cellulaires, en général des « récepteurs » d'hormones ou de « médiateurs » très divers.

• Les petites molécules de synthèse.

• Les molécules génétiques dites « recombinantes », fabriquées à des coûts très élevés en culture, par des bactéries ou des cellules ovariennes de hamsters chinois génétiquement modifiées en recombinant à leur génome des gènes de synthèse humains normalisés. Elles peuvent entrer dans les cellules et les noyaux cellulaires, pour corriger ou compenser les anomalies génétiques qui sont la cause des maladies ainsi traitées. La technique récente des « ciseaux », CRISP-R-casc9, qui permet d'introduire facilement où on veut un gène additionnel ou modifié, développée par la Française Emmanuelle Charpentier en Allemagne et par Jennifer Doudna aux États-Unis, a révolutionné, exploré toutes les difficultés. Jamais une technique n'a aussi radicalement changé la biologie, ici la génétique. Le Nobel est pour demain, les dérives génétiques pour après-demain.

• Les thérapies « cellulaires » génétiques (thérapie génique) : quelques cellules pathologiques du malade sont prélevées, leurs anomalies génétiques corrigées par introduction des gènes normaux, puis elles sont mises en culture pour se multiplier et sont réinjectées aux malades pour repeupler leur organisme de ces cellules « normalisées ». Les Prs A. Fischet et M. Cavazzana-Calvo à Necker les ont réalisées les premiers.

Toutes ces thérapeutiques ont été inventées dans les laboratoires de recherche publique. Les chercheurs et leurs universités les ont brevetées et ont créé des sociétés privées, dites « start-up ».

Quelques-unes – Amgen, avec l'EPO (erythropioétine), Gilead avec ses anti-VIH (Truvada) et anti-virus de l'hépatite C (Sovaldi, Harvoni) – sont devenues de très grandes firmes mondiales à 15 à 30 milliards d'euros de chiffre d'affaires, mais la plupart ont été rachetées par les grandes firmes classiques, passées à côté de ces nouveaux marchés, Genentech par Roche et Novartis, Genzyme et Regeneron par Sanofi, etc., des dizaines.

Toutes les grandes firmes ont aujourd'hui leur(s) société(s) associée(s) de biomédicaments, et elles sont la source de la quasi-totalité des progrès pharmaceutiques. Elles ont un immense avenir, mais les grandes victoires dans les cancers et les maladies auto-immunes (diabète 1, sclérose en plaques) sont encore pour après-demain, c'est-à-dire dans 10 ou 20 ans, ou plus.

Note

Les prix des biomédicaments sont toujours très élevés, de 20000 à 100000 euros la cure ou le traitement pour un an.

LES MÉDICAMENTS ONT-ILS UN AVENIR ?

Pour allonger la vie, limité.

Depuis 1900, la durée de vie est passée de 48 à 82 ans; elle a presque doublé, grâce essentiellement aux vaccins et aux antibiotiques et surtout à une élévation majeure du niveau de vie, qui, alliés, ont littéralement éradiqué la mortalité infantile, qui atteignait 60 % au XVIIIe siècle, et l'ont réduite aujourd'hui à quasi rien. Depuis 1900, l'augmentation a été régulière de 10-12 ans tous les 40 ans, soit 2,7 mois par an, démontrant que l'hygiène et le niveau de vie ont joué le plus grand rôle jusqu'en 1945, car il n'y avait guère de médicaments efficaces et que les grands ont pris le relais après cette date.

Ces jeunes qui ont été épargnés dans leur enfance arrivent aujourd'hui à 60, 80 ans et plus, en même temps que les adultes épargnés quand ils avaient 30 à 50 ans par les maladies infectieuses et surtout la tuberculose, qui en tuait encore 50 000 par an en 1945. À partir de 1960, les thérapeutiques des maladies chroniques, métaboliques ou dégénératives des plus de 60 ans ont allongé de 10 ans la vie des seniors de 60, 70 et 80 ans.

Donc, de 1900 à 1940, c'est la mortalité infantile qui s'écroule. Après 1980, c'est celle des vieillards, centenaires compris (*Nature*, 13 octobre 2016). Mais pour aller plus loin, il faudra gagner la bataille contre le cancer, qui tue aujourd'hui, en moyenne à 68 ans, 130 000 Français par an : le quart des décès. Vaincre le cancer, ce serait allonger d'un coup la durée de vie de 82 à 90 ans.

Mais sur les pathologies cardiaques, neurologiques et autres, pas de gain de mortalité à attendre. Éliminer les infarctus ferait gagner à peine 6 mois de vie et pas plus si l'on parvenait à faire reculer le diabète, l'hypertension, les AVC, l'Alzheimer, etc.

Nous sommes arrivés à un fond de cuve pour toutes ces maladies du vieillissement, génétiquement programmées.

Le programme génétique de notre espèce est fixé à 100 ± 15 ans, comme celui des souris l'est à 1 an et celui des chauves-souris à 40, celui des moineaux à 1 an, des perroquets à 80, et... des tortues à 250 !

Les deux ennemis au XXIe siècle, ce sont le cancer et le vieillissement. Nous gagnerons la bataille pour le premier, dans les 20 à 30 ou 40 ans à venir, mais rien à faire pour le second, sauf à modifier le génome à coup de CRISP-R-cas9, ce qui posera d'insurmontables problèmes de sécurité, d'éthique et d'économie.

Hormis pour les cancers, les médicaments ne changeront donc plus guère la durée de vie. Leur but sera de plus en plus d'améliorer la qualité de vie physique et mentale et, à cet égard, ils ne feront pas mieux et probablement moins bien que le style de vie: la lutte contre la sédentarité, la chasse aux régimes hypercaloriques, l'atténuation du stress, l'arrêt du tabac, etc., en prenant garde de ne pas standardiser à l'excès les hommes de demain. Dont j'espère qu'ils ne se laisseront pas faire.

J'espère qu'ils ne se laisseront pas embarquer dans des politiques de prévention irrationnelles, menées par des politiques et des « spécialistes » de santé publique, « professeurs » à l'école de santé de Rennes, qui forme... au « management », des directeurs d'« hôpitaux-entreprises », sans rien savoir de la médecine qu'ils n'ont jamais pratiquée quand, par exception, ils sont médecins, des politiques menées au nom d'un principe de précaution dévoyé.

Prévenir plutôt que guérir, dit-on toujours.

– Oui, si les accidents à prévenir sont réels comme c'est souvent le cas (hypertension artérielle supérieure à 16), mais non si l'hypertension est inférieure à 16, etc.

– Oui, si l'on dispose de traitements préventifs efficaces (antiagrégants, anticoagulants, anti-tensionnels), mais non dans les cas contraires (statines, traitement hormonal de la ménopause, Aromasine, etc.).

Ne pas tenter de prévenir rien avec rien !

Médicaments généraux utilisés dans plusieurs disciplines médicales

Antalgiques

ANTALGIQUES

90 spécialités et associations
0 spécialité et association inutile
(efficacité faible ou nulle), soit 0%
31 spécialités et associations à risque
(important ou majeur), soit 34%

A. ANTALGIQUES COURANTS

I. Molécules : aspirine et paracétamol (2 molécules, 18 spécialités)

À cause de ses risques (irritations et ulcérations gastriques, hémorragies), l'aspirine ne doit plus être utilisée contre les douleurs. Sa principale indication est aujourd'hui en cardiologie, comme antiagrégant des plaquettes, pour éviter les thromboses artérielles.

	Molécule	Spécialité	Laboratoire	AMM	Efficacité	Risque	Prix/jour	Taux de remboursement
	Acide acétyl-salicylique (*per os* ou IV)[1]	**Aspégic**	Sanofi	1970	grande	important		65 %
◉		**Alka Seltzer**	Bayer	(1899) 1984	grande	important		NR
◉		**Aspirine Upsa**	Upsa	1992	grande	important		65 %
◉		**Aspro**	Bayer	1966	grande	important		NR
		Aspirine du Rhône (cf. aussi antiagrégants pour Kardegic, Cardiosolupsan et Pravadual)	Bayer	1987	grande	important		NR
	Paracétamol ou Acétaminophène[2]	**Doliprane**	Sanofi	1960	grande	mineur		65 %
		Perfalgan (IV)	BMS	2002	grande	mineur		Hôp.
◉		**Algodol**	Pharmastra	1996	grande	mineur		NR
		Claradol	Bayer	1984	grande	mineur		65 %
◉		**Dafalgan**	Upsa	1983	grande	mineur		65 %
◉		**Dolko**	Thérabel-Lucien	2003	grande	mineur		65 %
◉		**Dolotec**	Innotech	1995	grande	mineur		
		Efferalgan	Upsa	1982	grande	mineur		65 %
◉		**Géluprane**	Sanofi	1981	grande	mineur		65 %
◉		**Panadol**	GSK	1996	grande	mineur		NR
◉		**Paralyoc**	Teva	1986	grande	mineur		65 %

1. Plus 10 associations avec vitamine C, paracétamol ou caféine.

2. Traitement des overdoses suicidaires par l'acétylcystéine IV (*Lancet* 2014, 22 février et 19 avril).

II. Associations (13 sont à retirer, sur 29)

	Molécule	**Spécialité**	Laboratoire	AMM	**Efficacité**	**Risque**	Prix/jour	Taux de remboursement
	Paracétamol + Codéine[1]	**Algicalm**	Grünenthal	1996	**grande**	**modéré**		NR
		Claradol Codéine	Bayer	1990	**grande**	**modéré**		65 %
		Codoliprane	Sanofi	1983	**grande**	**modéré**		65 %
		Dafalgan Codéine	Upsa	1990	**grande**	**modéré**		65 %
		Efferalgan Codéine	BMS	1988	**grande**	**modéré**		65 %
		Klipal Codéine	Pierre Fabre	1982	**grande**	**modéré**		65 %
		Lindilane	Grünenthal	1984	**grande**	**modéré**		65 %
	Paracétamol + Codéine[1] **+ Caféine**	**Migralgine**	Johnson & Johnson	1977	**grande**	**modéré**		NR
		Prontalgine	Boehringer	1976	**grande**	**modéré**		NR
	Paracétamol + Caféine	**Céfaline Hauth**	Homme de fer	2001	**grande**	**modéré**		NR
		Claradol Caféine	Bayer	1987	**grande**	**modéré**		65 %
		Théinol	Bailly Creat	1997	**grande**	**modéré**		65 %
	Paracétamol + Dextropropoxyphène[1 et 2]	**Di-Antalvic**	Sanofi	1965	**grande**	**modéré**		65 % (retiré 2011)
		Propofan (+ Caféine)	Sanofi	1994	**grande**	**modéré**		65 % (retiré 2011)
	Paracétamol + Tramadol[1 et 3]	**Ixprim**	Grünenthal	2002	**grande**	**modéré**		65 %
		Zaldiar	Grünenthal	2002	**grande**	**modéré**		65 %
	Paracétamol + Pseudo-éphédrine[4]	**Dolirhume**	Sanofi	1996	**grande**	**modéré**		NR
		Actifed Rhume (+ Triprolidine)	Johnson & Johnson	2000	**grande**	**important**		NR
		Dolirhumepro (+ Doxylamine)	Sanofi	2005	**grande**	**important**		NR
	Paracétamol + Chlorphénamine ou **Phéniramine**[5] **+ Vit. C**	**Actifed États grippaux**	Johnson & Johnson	1995	**grande**	**important**		NR
		Fervex	Upsa	1980	**grande**	**important**		NR
		Rhinofeb	McNeil	1976	**grande**	**important**		NR
	Paracétamol + Chlorphéniramine[5] **+ Pseudo-éphédrine**[4]	**Humex Rhume**	Urgo	1997	**grande**	**important**		NR

1. Opiacé mineur.
2. Stupidement retiré du marché par l'Agence européenne alors que l'Ixprim, qui expose aux mêmes risques, reste autorisé et a donc vu ses ventes tripler.
3. Hypoglycémies, atteintes hépatiques, convulsions chez les nouveau-nés de mères sous tramadol. Retrait demandé par *Prescrire*.
4. Adrénergiques. À éviter, risques cardiaques.
5. Antihistaminiques de 1re génération à effets nerveux centraux.

	P. + Diphénhydramine[1]	**Actifed Rhume jour et nuit**	Johnson & Johnson	2001	grande	important		NR
	P. + Prométhazine[1]	**Algotropyl**	Biocodex	1956	grande	important		NR
	P. + Acide acétylsalicylique + Autre	**Actron** (+ Caféine)	Bayer	1966	grande	important		NR
		Novacétol (+ Codéine)[2]	Pharmastra	1981	grande	important		NR
	P. + Vit. C	**Doliprane Vitamine C**	Sanofi	2001	grande	mineur		NR
	P. + Ténoate	**Trophirès**	Sanofi	1966	grande	mineur		NR

B. ANTALGIQUES OPIACÉS

Voir paragraphe opiacés associés au paracétamol. Voir aussi *Prescrire*, nov. 2015. Par rapport à la morphine à faible dose, leur efficacité est plus irrégulière, les risques ne sont pas inférieurs, avec des interactions médicamenteuses nombreuses comportant des risques de surdosage.

I. Mineurs[3]

Molécule	**Spécialité**	Laboratoire	AMM	**Efficacité**	**Risque**	Prix/ jour	Taux de remboursement
Codéines	**Codenfan**	Bouchara	1998	moyenne	modéré		65%
	Dicodin	Mundipharma	1989	moyenne	modéré		65%
Tramadol[4]	**Biodalgic**	Biocodex	1999	moyenne	modéré		65%
	Contramal	Grünenthal	1998	moyenne	modéré		65%
	Topalgic (*per os* 50 mg)	Sanofi	1995	moyenne	modéré		65%
	Monoalgic (100-300 mg)	Sanofi	2005	moyenne	modéré		65%
	Monocrixo	Thérabel-Lucien	2003	moyenne	modéré		65%
	Monotramal	Endo Ventures	2005	moyenne	modéré		65%
	Takadol	Expanscience	2000	moyenne	modéré		65%
	Zumalgic	Erempharma	1999	moyenne	modéré		65%
	Zamudol	Meda Pharma	1998	moyenne	modéré		65%
Tapentadol	**Palexia**	Grünenthal	*				

1. Antihistaminiques de 1re génération à effets nerveux centraux.
2. Hypoglycémies, atteintes hépatiques, convulsions chez les nouveau-nés de mères sous tramadol. Retrait demandé par *Prescrire*.
3. La plupart associés au paracétamol ou à l'acide acétylsalicylique (vus plus haut).
4. Le tramadol expose à des risques particuliers, non liés à ses propriétés opioïdes (*Prescrire*).

II. Majeurs

Les 3 premiers sont la morphine et 2 dérivés très proches; le 4e, le fentanyl, est une phénylpipéridine (ou phénylpéthidine) très différente, mais agoniste des mêmes récepteurs.

	Molécule	**Spécialité**	Laboratoire	AMM	**Efficacité**	**Risque**	Prix/ jour	Taux de rembour-sement
	Morphine (composé complexe à 16 carbones, 3 hexacycles et 2 ponts internes)	**Actiskenan**	Ethypharm	1999	**grande**	**important**		65%
◉		**Oramorph**	Molteni	1997	**grande**	**important**		65%
		Sevredol	Mundipharma	1999	**grande**	**important**		65%
		Moscontin	Mundipharma	1986	**grande**	**important**		65%
◉		**Skenan**	Ethypharm	1991	**grande**	**important**		65%
	Hydromorphone (analogue cétonique de la morphine)	**Sophidone**	Mundipharma	1998	**grande**	**important**		65%
	Oxycodone (dérivé méthylé du précédent)	**Oxycontin**	Mundipharma	1946	**grande**	**important**		NR
		Oxynorm	Mundipharma	2003	**grande**	**important**		65%
	Oxycodone + Naloxone	**Targinact**	Mundipharma					
	Fentanyl	**Abstral**	Prostrakan	2009	**grande**	**important**		65%
		Actiq	Teva Pharma	2002	**grande**	**important**		65%
		Durogesic	Janssen-Cilag	1997	**grande**	**important**		65%
		Instanyl	Takeda	2009	**grande**	**important**		NR
		Matrifen	Takeda	2008	**grande**	**important**		65%

III. Agonistes/antagonistes de la morphine[1]

Molécule	**Spécialité**	Laboratoire	AMM	**Efficacité**	**Risque**	Prix/ jour	Taux de rembour-sement
Buprénorphine	**Temgesic** (*per os*)	Indivior	1987	**grande**	**important**		65%
	Subutex (*per os*)	Indivior	1995	**grande**	**important**		65%
	Buprénorphine Mylan (*per os*)	Mylan	2006	**grande**	**important**		65%

1. Par voie IV, utilisés comme antalgiques. *Per os*, dans le traitement des addictions et des douleurs.

C. ANTISPASMODIQUES DIGESTIFS

(Voir « Gastro-entérologie ».)

D. ANESTHÉSIQUES LOCAUX

I. Topiques : crème, gel, pommade, pulvérisation

Tous dérivent de la cocaïne du coca des Andes, identifiée en 1860 et analysée par S. Freud. Puissant anesthésique local, elle entraîne par ailleurs une forte addiction, d'où d'autres dérivés : procaïne, puis lido-, bupiva- et tétracaïnes. Les anesthésiques agissent en se liant et en bloquant les canaux sodium des neurones. La tétracaïne, le plus puissant et celui dont l'action est la plus longue, n'existe que par voie orale, en pastilles à sucer.

Molécule	**Spécialité**	Laboratoire	AMM	**Efficacité**	**Risque**	Prix/jour	Taux de rembour-sement
Lidocaïne	**Xylocaïne** (gel, nébul.)	AstraZeneca	1965 et 1979	grande	mineur		65 %
	Dynexan (crème)	Kreussler Pharma	1999	grande	mineur		30 %
	Instillagel (instillation urétrale)	Farco Pharma	1997	grande	mineur		Hôp.
	Emla – Emlapatch (+ Prilocaïne)	AstraZeneca	1990	grande	mineur		65 %
	Anesderm (+ Prilocaïne)	Pierre Fabre	2005	grande	mineur		65 %
Lidocaïne-naphazoline (α-adrénergique)	**Xylocaïne Naphazoline** (sol.)	AstraZeneca	1956	grande	mineur		65 %

II. Injections locales

	Molécule	**Spécialité**	Laboratoire	AMM	**Efficacité**	**Risque**	Prix/ jour	Taux de rembour-sement
	Lidocaïne (LC)	**Xylocaïne**	AstraZeneca	1949	**grande**	**mineur**		65 %
	Procaïne	**Chlorhydrate de procaïne Lavoisier**	Chaix	1998	**grande**	**mineur**		30 %
	Lévobupivacaïne (action plus longue que la LC et plus cardiotoxique)	**Chirocaïne**	AbbVie	2004	**grande**	**mineur**		Hôp.
	Mépivacaïne (durée d'action 20 % supérieure à la LC)	**Carbocaïne**	AstraZeneca	1996	**grande**	**mineur**		Hôp.
	Ropivacaïne (longue durée et peu cardiotoxique)	**Naropeine**	AstraZeneca	2004	**grande**	**mineur**		Hôp.
	Articaïne + Adrénaline	**Alphacaïne**	Dentsply		**grande**	**mineur**	réservé aux dentistes	
		Ubistesin adrénalinée	3M Santé		**grande**	**mineur**	réservé aux dentistes	
	Lidocaïne + Adrénaline	**Xylocaïne Adrénaline**	AstraZeneca	1949	**grande**	**mineur**		Hôp. 65 %

Antibiotiques

ANTIBIOTIQUES : DÉCOUVERTES ET RÉSISTANCES

Les découvertes par l'Allemand Domagk (sulfamides, Nobel 1939), puis de la pénicilline par Fleming, Florey et Chain, Nobel 1945, puis celle de la streptomycine, premier antituberculeux, par Waksman (1944), Nobel 1952, ont changé le monde plus qu'aucune autre classe de médicaments et réduit de 90 % la mortalité des maladies infectieuses dans les pays développés, rayant presque de la carte un grand nombre de fléaux : syphilis, tuberculose, typhoïde, choléra, etc. L'histoire de ces découvertes est étonnante. L'Allemand Domagk guérit la méningite de sa fille, mais se trompe : le composé actif de sa molécule est le sulfamide et non le colorant, comme il le croyait, ce que J. Tréfouel montre à l'institut Pasteur en 1940... mais trop tard, le Nobel est déjà attribué et l'Allemagne a gagné la guerre... Fleming découvre la pénicilline par erreur, en 1928, mais il interprète sa découverte de hasard à l'envers, et sans en voir l'intérêt thérapeutique, et c'est seulement en 1940, dans le cadre de l'effort de guerre anglais, pour protéger les « tommies », que B. Chain et R. Florey screenent systématiquement toutes les molécules actives au laboratoire sur les bactéries et tombent sur la pénicilline de Fleming : ils guérissent aussitôt six policiers d'Oxford et... la nièce de Fleming en pleine pneumonie. Tous trois reçoivent le Nobel en 1945, tandis que la très rare pénicilline se vend comme une drogue, au marché noir. Carol Reed et Orson Welles en tireront *Le Troisième Homme*, un film violent et terrible, dont beaucoup chantonneront longtemps « The Harry Lime Theme » et la « Cafe Mozart Walz » de la cithare d'Anton Karas. Quant à Waksman, il vole purement et simplement la streptomycine à son adjoint qui l'avait découverte.

En 1900, la tuberculose tuait 100 000 Français, 200 par jour, le quart de la mortalité totale, 50 000 encore en 1940, en moyenne à 45 ans, et aujourd'hui quelques dizaines de malheureux sans-papiers, dans le 93, mais encore 1,1 million dans le monde, où 1 malade atteint de sida sur 6 meurt de tuberculose en 2015 (*Lancet* 2016, 388 : 1459-1850).

Dans les années 1920, le pays se couvre de dispensaires et d'immenses sanatoriums pour les pauvres, incarcérés et interdits de sorties, prisons mortelles, gardées jour et nuit pour limiter la contagion, mais paradis littéraires tout aussi meurtriers pour les riches, et illustrés par *La Montagne magique* de Thomas Mann. Dès 1955, il n'y a plus que 2000 décès et tous les sanas ferment leurs portes. Avoir vécu des années dans une famille dont presque tous les membres ont été touchés ou en sont morts a été une expérience dont aucun des moins de 80 ans ne peut avoir idée. Rien de comparable dans aucune maladie depuis les maladreries, les clochettes des lépreux du Moyen Âge et la *black death* de 1347, qui tua un Européen sur deux.

Il reste à faire bénéficier de ces progrès inouïs, au même degré, les pays pauvres d'Asie et d'Afrique, où les pneumonies, les diarrhées, le choléra, la tuberculose et la malaria tuent 5 millions de personnes par an, la moitié avant l'âge de 10 ans. Pourtant, très vite, beaucoup d'antibiotiques (AB) ont trouvé leurs limites, car quelques bactéries mutées y sont d'emblée résistantes et deviennent majoritaires par sélection, quand l'antibiotique élimine les autres, ou bien lorsque de nouvelles mutations apparaissent sous traitement et le rendent moins ou non efficace.

Acteurs de la lutte éternelle entre champignons et bactéries qui jamais ne coexistent, les AB sont des molécules produites par des champignons qui se lient à une cible moléculaire de la paroi de l'ADN, ou des protéines des bactéries, et qui les tuent (bactéricidie), ou les empêchent de se multiplier (bactériostase).

Mais les bactéries déjà mutées et d'emblée résistantes ou les nouvelles mutations qui se produisent sans cesse peuvent conduire à une résistance générale par divers mécanismes moléculaires: 1) certaines bactéries empêchent les AB de traverser leur paroi et de les pénétrer; 2) d'autres les rejettent hors d'elles par des «pompes» moléculaires; 3) d'autres détruisent les molécules antibiotiques; 4) d'autres encore modifient celles de leurs molécules qui sont la cible de l'AB, qui dès lors ne peut plus s'y accrocher et les inhiber; 5) d'autres développent une voie métabolique alternative, qui contourne le blocage induit par l'AB, etc. Aucun AB n'y résiste à la longue. Ils détruisent donc les bactéries naïves, mais celles qui leur résistent prennent leur place, et toute la colonie devient résistante par sélection «naturelle».

Les mutations touchent soit le chromosome des bactéries, soit leurs plasmides (anneaux d'ADN additionnels se reproduisant plus vite que la bactérie elle-même et mutant plus vite que l'ADN chromosomal). Les résistances « plasmidiques » sont de loin les plus dangereuses, car elles apparaissent très vite et surtout s'échangent rapidement entre bactéries, les plasmides passant facilement, transversalement, d'une bactérie à ses voisines, de la même espèce ou non.

Il y a deux types de résistance aux AB.

La première se développe dans les foyers infectieux denses, où pullulent des milliards de bactéries, dont quelques-unes ont muté dans le passé et vont très vite devenir dominantes, puisque l'AB inhibe ou détruit les autres. Une résistance globale apparaît alors très vite, en quelques jours ou même quelques heures, pendant la durée même du traitement.

Cela implique que toute infection sérieuse soit traitée par deux antibiotiques de mécanisme d'action différent, et non un seul, car la fréquence des résistances capables de se développer contre deux AB donnés simultanément est quasi nulle (si, au départ, 1 bactérie sur 1000 résiste à chaque antibiotique, 1 seule sur 1 million – 1000 × 1000 – résistera aux 2).

Le second type de résistance s'établit beaucoup plus lentement, sur des années, dans les populations bactériennes peu denses et dispersées. Il résulte de l'usage trop large de l'AB en médecine humaine ou vétérinaire. On constate alors la lente croissance des pourcentages de bactéries résistantes, 5, 10, 20, 40 %, et c'est le cas aujourd'hui pour beaucoup d'AB ou de familles d'AB surutilisées et devenues presque inutilisables : pénicillines courantes de 1re génération, aminosides, tétracyclines, etc. C'est pourquoi tout doit être fait pour réduire au maximum l'utilisation des AB chez l'homme, comme chez l'animal.

Pour conclure, il n'y a pas des AB « forts » et « moins forts ». Tous sont également puissants, si la cible est bien choisie (cocci Gram + ou Gram –, anaérobies, staphylocoques résistants à la méticilline, bactéries Gram +, bacilles Gram –, etc.), et si l'on n'a pas laissé se créer une résistance de 10, 20, 40 % des souches par un usage trop large.

Le traitement doit être décidé lorsqu'on dispose d'arguments cliniques de haute probabilité d'une infection bactérienne, et non virale, et/ou d'arguments bactériologiques précisant le ou les germes en cause.

Le ou les AB doivent alors être choisis en fonction de la bactérie probable ou identifiée, de leur capacité de diffusion dans l'organisme, de leurs effets secondaires et de leurs prix : monothérapie dans les infections courantes, bithérapie dans les autres et toujours pour les durées les plus brèves possible, en particulier dans les infections banales où trois à quatre jours suffisent généralement (les ordonnances de huit jours ne sont pas justifiées, sauf exception), et même un seul dans certaines infections urinaires (parce que le rein réabsorbe l'eau filtrée et concentre les AB chez la femme, mais non chez l'homme où les infections prostatiques sont beaucoup plus difficiles à atteindre). Si les symptômes ne sont pas améliorés en trois à quatre jours, c'est que l'AB a été mal choisi ou que le germe est résistant ; il faut alors changer l'AB.

Malgré une forte réduction de la consommation depuis dix ans, la France les utilise encore 2 fois plus que les autres pays occidentaux. Il faut poursuivre l'effort. Marisol Touraine s'y emploie, donc c'est gagné.

Bactéries les plus souvent impliquées dans les différentes infections[1]

Germes / Infections	Streptocoques A	**Pneumocoques,** Haemophilus	**Staphylocoques, entérobactéries, bacilles Gram –**	Germes anaérobies	Salmonelles, shigelles, choléra	**Méningocoques, streptocoque B**	Gonocoques, Brucella	Mycoplasmes, Chlamydia
ORL[2] Bronchites et pneumonies[2]	+	+						+
Bronchites et pneumonies des insuffisants respiratoires		+	+					
Pneumonies hospitalières (nosocomiales); abcès pulm.; pleurésies purulentes; septicémies			+	+		+		
Péritonites, infections biliaires			+	+				
Infections génitales			+	+				+
Infections urinaires sévères			+				+	+
Diarrhées[2] bactériennes					+			
Infections osseuses et articulaires			+ (staph.)				+	
Infections de la peau et sous-cutanées			+ (staph.)	+				
Endocardites			+	+				
Méningites	+	+	+	+		+	+	

1. En gras, les bactéries souvent résistantes à plusieurs antibiotiques.
2. Le plus souvent virales et dues à des virus devant lesquels nous sommes encore désarmés: influenza, CMV, VRS, rotavirus, etc.

Antibiothérapie de 3 groupes de germes : courants en ville, hospitaliers graves et particuliers

Antibiotiques / Germes	Pénicillines G et V[1] et M[1] (P1 et 2)	Pénicillines A[2] (P3) Céphalosporines 2[3] (K2)	Pénicillines C[4] (P4) Céphalosporines 3 (K3)	Floxacines[5]	Rifampicine ; thiénamycine	Aminosides	Macrolides
Streptocoque A	+	+	+		+		+
Staphylocoque S[6]	+	+	+	+	+	+	+
Pneumocoque	+	+	+		+		
Haemophilus	+	+	+	+	+	+	+
Méningocoque[7]	+	+	+	+	+		+
Gonocoque	+	+	+	+	+		+
Coli et Proteus	+	+	+	+	+	+	
Staphylo MR[8]					+	+	+
PPC[9]			+	+	+	+	
KES[10]			+	+	+	+	
Pyocyanique Acinetobacter			+	+	+	+	
Salmonelles, shigelles			+	+	+	+	
Entérocoques (Streptocoque D)					+		+
Anaérobies					+		
Mycoplasmes et Chlamydia				+	+		+
Légionelles[11]				+	+		+

1. Actives sur les méticilline-résistants.
2. Ampicilline.
3. Les céphalosporines du groupe 1 ne sont plus utilisées.
4. Type carbapénèmes.
5. Ou fluoroquinolones.
6. Sensible aux pénicillines 1 ou 2.
7. Souvent résistant.
8. Méticilline-résistant.
9. Providencia, Proteus, Citrobacter.
10. Klebsielles, Enterobacter, Serratia.
11. Aussi tétracyclines.

Rickettsies					+		+
Listeria	+					+	+
Mycobactéries atypiques				+	+		+
Coqueluche							+
Brucella					+	+	

Note : Les phénicols et les sulfamides (Bactrim) ont des indications particulières et limitées. La téicoplanine est réservée aux entérocoques et aux staphylo-méticilline-résistants.

ANTIBIOTIQUES

Dépenses de la CNAM en 2015 : 950 millions d'euros

93 spécialités et associations
6 spécialités et associations inutiles
(efficacité faible ou nulle), soit 6,5 %
14 spécialités et associations à risque
(important ou majeur), soit 15 %

A. ANTIBACTÉRIENS COURANTS

I. Pénicillines

1. Pénicillines sensibles aux pénicillinases (1941)

Per os et inj.

Molécule	Spécialité	Laboratoire	AMM	Efficacité	Risque	Prix/jour	Taux de remboursement
Pénicillines G (Benzylpénicilline)	**Extencilline**	Sanofi	1945	**grande**	**modéré**	2,90 €	65 %
Pénicilline V (Phénoxyméthyl-pénicilline)	**Oracilline**	UCB Pharma	1985	**grande**	**modéré**	1,80 €	65 %

2. Pénicillines résistantes aux pénicillinases[1]

Molécule	Spécialité	Laboratoire	AMM	Efficacité	Risque	Prix/jour	Taux de remboursement
Oxacilline (*per os*, inj.)	**Bristopen**	BMS	1964	**grande**	**modéré**		65 %
Cloxacilline (*per os*, inj.)	**Orbénine**	Astellas	1982	**grande**	**modéré**		65 %[2]

3. Pénicillines à large spectre[3]

Molécule	Spécialité	Laboratoire	AMM	Efficacité	Risque	Prix/jour	Taux de remboursement
Amoxicilline (*per os*, inj.)	**Clamoxyl**[4]	GSK	1974	**grande**	**modéré**	1 €/j	65 %
	Bactox	Innotech	1982	**grande**	**modéré**	2,90 €/j	65 %
Amoxicilline + Clavulanate[5]	**Augmentin**[6]	GSK	1990 (en fait, 1978)	**grande**	**modéré**	2,20 €/j	65 %
Ampicilline + Sulbactam (IM, IV)	**Unacim** (sauf méningites)	Pfizer	1991	**grande**	**modéré**		65 %

1. Staphylocoques et streptocoques sensibles. En 2011, limitées aux formes injectables. Le coût des formes orales était de 2 euros par jour.
2. Pour la forme *per os*. Forme inj. NR.
3. Tous germes sensibles.
4. Il en existe 23 génériques.
5. Antipénicillinase protégeant l'amoxicilline par compétition.
6. 21 génériques.

II. Céphalosporines[1]

1. Céphalosporines de première génération (1948)

Presque toutes retirées en France.

2. Céphalosporines de deuxième génération

	Molécule	**Spécialité**	Laboratoire	AMM	**Efficacité**	**Risque**	Prix/jour	Taux de remboursement
	Céfuroxime	**Zinnat** (*per os*, IM, IV)	GSK	1979	**grande**	**modéré**	3,60 €/j	65 %
		Cépazine (*per os*)	Paucourt	1987	**grande**	**modéré**	3,20 €/j	65 %

3. Céphalosporines de troisième génération

Résistantes aux lactamases.

Molécule	**Spécialité**	Laboratoire	AMM	**Efficacité**	**Risque**	Prix/jour	Taux de remboursement
Céfixime	**Oroken**	Sanofi	1988	**grande**	**modéré**	2,60 €/j	65 %
Céfotiam	**Taketiam**	Takeda	1992	**grande**	**modéré**	3,40 €/j	65 %
	Texodil	Grünenthal	1992	**grande**	**modéré**	3,40 €/j	65 %
Cefpodoxime	**Orelox**	Sanofi	1990	**grande**	**modéré**	3,20 €/j	65 %

III. Macrolides[2]

Par voie IV seulement dans les maladies sévères, telle la légionellose, et toujours à l'hôpital.

	Molécule	**Spécialité**	Laboratoire	AMM	**Efficacité**	**Risque**	Prix/jour	Taux de remboursement
	Érythromycine (1952)	**Erythrocine** (*per os*, IV)	Amdipharm	1976	**grande**	**modéré**	2 €/j	65 % Hôp.[3]
		Abboticine (*per os*)	Amdipharm	1966	**grande**	**modéré**	1 €/j	65 %
		Egery (*per os*)	Bailleul	1993	**grande**	**modéré**	1,20 €/j	65 %
		Pédiazole (+ Sulfamide)	Bioprojet Pharma	1988	**grande**	**modéré**	6,20 €/j	65 %

1. Réactions allergiques souvent croisées avec les pénicillines. Pénicillines et céphalosporines appartiennent à la famille chimique des bêtalactamines.

2. Parmi les molécules interagissant le plus fortement avec le système des CYP hépatiques et avec le métabolisme de beaucoup de médicaments. Attention !

3. Pour les formes IV.

	Roxithromycine (*per os*)	**Claramid**	Pfizer	1986	**grande**	**modéré**	2,10 €/j	65%
		Rulid	Sanofi	1988	**grande**	**modéré**	2,10 €/j	65%
	Clarithromycine (*per os*)	**Naxy, Mononaxy**	Cephalon	1991	**grande**	**modéré**	2,80 €/j	65%
		Zeclar, Monozeclar	Mylan	1997	**grande**	**modéré**	4,50 €/j	65%
	Azithromycine	**Zithromax**	Pfizer	1999	**grande**	**modéré**	5,50 €/j	65%
	(*per os*) (M. Avium ; Chlamydias) (demi-vie et diffusion tissulaire très importantes)	**Azadose**	Pfizer	1997	**grande**	**modéré**	2,10 €/j	65%
	Télithromycine (*per os*)[1]	**Ketek**	Sanofi	2001	**grande**	**majeur**	7 €/j	65%
	Midécamycine (*per os*)	**Mosil**	Menarini	1991	**moyenne**	**modéré**	1,60 €/j	65%
	Spiramycine	**Rovamycine** (*per os*, inj.)	Sanofi	1983	**moyenne**	**modéré**	3,30 €/j	65%
		Missilor[2], **Bi-Missilor** (+ Métronidazole)	Pierre Fabre	1983	**moyenne**	**modéré**	1,70 €/j	65%
		Rodogyl, Birodogyl (+ Métronidazole)	Sanofi	1970	**moyenne**	**modéré**	2,10 €/j	65%

IV. Lincosamides

Per os, inj.

	Molécule	**Spécialité**	Laboratoire	AMM	**Efficacité**	**Risque**	Prix/ jour	Taux de rembour-sement
	Lincomycine	**Lincocine**	Pfizer	1982	**faible**	**important**	1,80 €/j	65%
	Clindamycine	**Dalacine**	Pfizer	1972	**faible**	**important**	3,10 €/j	65%

V. Synergistines

Molécule	**Spécialité**	Laboratoire	AMM	**Efficacité**	**Risque**	Prix/ jour	Taux de rembour-sement
Pristinamycine (*per os*)	**Pyostacine**	Sanofi	1972	**faible**	**modéré**	8 €/j	65%

1. Rapport bénéfice/risque peu favorable et prix exorbitant.
2. AMM abrogée.

VI. Cyclines (*per os*)

Grands antibiotiques des années 1960, les cyclines ne sont plus indiquées en 1re ligne, à cause des résistances, que dans les pathologies à Brucella, Rickettsies, Mycoplasmes et Chlamydias, dans les gonococcies, la syphilis ou encore en dermatologie (acné), et en 2e ligne dans la prophylaxie du paludisme.

(Voir aussi « Dermatologie ».)

	Molécule	**Spécialité**	Laboratoire	AMM	**Efficacité**	**Risque**	Prix/ jour	Taux de rembour-sement
	Doxycycline	**Vibramycine**	Sinclair	1962	**moyenne**	**modéré**	0,60 €/j	65 %
		Doxy	Elerté	1982	**moyenne**	**modéré**	0,40 €/j	65 %
		Doxylis	Expanscience	2004	**moyenne**	**modéré**	0,50 €/j	
		Doxypalu	Bailleul	2000	**moyenne**	**modéré**		65 %[1]
		Granudoxy	Pierre Fabre	1997	**moyenne**	**modéré**	0,50 €/j	65 %
		Tolexine	Bailleul	1995	**moyenne**	**modéré**	0,80 €/j	65 %
	Lymécycline	**Tetralysal**	Galderma	1992	**faible**	**modéré**	0,85 €/j	65 %
	Métacycline	**Lysocline**	Teofarma	1974	**faible**	**modéré**	1,30 €/j	65 %
		Physiomycine	Dexo	1978	**faible**	**modéré**	1,40 €/j	65 %
	Minocycline	**Mestacine**	Medi-Farma	1986	**moyenne**	**modéré**	1,20 €/j	65 %
		Minolis	Expanscience	1987	**moyenne**	**modéré**	NR	
		Mynocine	Medi-Farma	1973	**moyenne**	**modéré**	1,20 €/j	65 %
	Tygécycline (glycylcycline ; infections profondes de la peau, des tissus mous, de l'abdomen, du pancréas)	**Tygacil** (IV)	Pfizer	2006	**moyenne**	**modéré**		Hôp.

VII. Sulfamides

Molécule	**Spécialité**	Laboratoire	AMM	**Efficacité**	**Risque**	Prix/ jour	Taux de rembour-sement
Sulfaméthoxazole + Triméthoprime (pneumocystis ; infections urinaires)	**Bactrim** (*per os*)	Roche	1970	**moyenne**	**important**	0,75 €/j	65 %

1. Dans la prévention du paludisme pour certains assurés sociaux de Guyane.

VIII. Autres

Molécule	Spécialité	Laboratoire	AMM	Efficacité	Risque	Prix/ jour	Taux de rembour-sement
Phénicolés: Thiamphénicol[1] (indications très limitées à cause des dépressions immu-nologiques parfois sévères)	**Thiophénicol**	Sanofi	1961	**moyenne**	**important**	6,70 €/j	65 %
Acide fusidique (staphylococcies cutanées, osseuses et articulaires)	**Fucidine** (*per os*)	Léo	1964	**moyenne**	**modéré**	7 €/j	65 %

B. ANTIBIOTIQUES DES PATHOLOGIES RARES ET/OU GRAVES

I. Pénicillines anti-Gram négatifs sévères[2] (inj.)

Molécule	Spécialité	Laboratoire	AMM	Efficacité	Risque	Prix/ jour	Taux de rembour-sement
Ticarcilline (IV)	**Ticarpen**	GSK	1980	**grande**	**modéré**	43 €/j	65 %
	Claventin (+ Clavulanate)	GSK	1987	**grande**	**modéré**	40 €/j	65 %
Pipéracilline (IV)	**Tazocilline** (+ Tazobactam)	Pfizer	1992	**grande**	**modéré**	120 €/j	65 %
Témocilline	**Negaban**	Eumedica	*	**grande**	**modéré**		Hôp.

1. Dérivé du chloramphénicol, le grand antibiotique qui a vaincu la typhoïde dans les années 1950.
2. Pyocyanique; Acinetobacter et Entérocoques: Klebsielles; Serratia; Enterobacter; Providencia; Citrobacter.

II. Céphalosporines

1. Céphalosporines injectables de 3e génération[1]

Molécule	Spécialité	Laboratoire	AMM	Efficacité	Risque	Prix/ jour	Taux de rembour-sement
Céfotaxime (IV)	**Claforan**	Sanofi	1980	grande	modéré		Hôp.
Ceftazidime (IV)	**Fortum**	GSK	1985	grande	modéré	70 €/j	65%
Ceftriaxone (IM, SC)	**Rocéphine**	Roche	1984	grande	modéré	14 €/j	65%

2. Céphalosporines de 4e génération[2]

Molécule	Spécialité	Laboratoire	AMM	Efficacité	Risque	Prix/ jour	Taux de rembour-sement
Céfépime (IV)	**Axépim**	BMS	1993	grande	modéré	60 €/j	65%
Cefpirome (IV)	**Cefrom**	Sanofi	1993	grande	modéré		Hôp.
Ceftobiprole	**Mabelio**	Basilea Medical	*	grande	modéré		65%
Ceftaroline	**Zinforo**	AstraZeneca	*	grande	modéré		NR

III. Carbapénèmes (IV)[3]

Dérivés de la proustienne orchidée nommée «cattleya»...

Molécule	Spécialité	Laboratoire	AMM	Efficacité	Risque	Prix/ jour	Taux de rembour-sement
Imipénem	**Tiénam** (+ Cilastatine)	MSD	1998	grande	important	55 €/j	65%
Ertapénem	**Invanz**	MSD	2002	grande	important		Hôp.
Doripénem	**Doribax**	Janssen-Cilag	2008	grande	important		Hôp.
Méropénem	**Meronem**	AstraZeneca	1997	grande	important		65%

1. Active sur les pyocyaniques.

2. Efficacité marquée sur les Entérobactéries Citrobacter, Serratia. À utiliser dans les infections nosocomiales.

3. Germes nosocomiaux, céphalosporines résistantes. Prescription initiale hospitalière avec rétrocession et remboursement 65% éventuel. Absence d'allergie croisée avec les pénicillines et céphalosporines.

IV. Azactam

Molécule	Spécialité	Laboratoire	AMM	Efficacité	Risque	Prix/jour	Taux de remboursement
Aztréonam (monobactame) (IM ; IV)	**Azactam**	Sanofi	1987	**grande**	**modéré**	100 €/j	65 %

V. Floxacines ou fluoroquinolones

Pour les infections sévères à Gram négatifs seulement, en particulier pyocyaniques (spectre type aminoside plutôt que bêtalactamine). Notez les différences de prix injustifiées.
Per os, IM, IV.

Molécule	Spécialité	Laboratoire	AMM	Efficacité	Risque	Prix/jour	Taux de remboursement
Ciprofloxacine (*per os*)	**Ciflox**	Bayer	1987	**grande**	**modéré**	5,40 €/j	65 %
Ofloxacine (*per os*, IV)	**Oflocet**	Sanofi	1986	**grande**	**modéré**	3,30 €/j	65 % [1] Hôp. [2]
Péfloxacine (*per os*, IM)	**Péflacine**	Sanofi	1984	**grande**	**modéré**	10,50 €/j	65 % [1] Hôp. [2]
Lévofloxacine (*per os*, IV)	**Tavanic**	Sanofi	1998	**grande**	**modéré**	5 €/j	65 %
Moxifloxacine (*per os*, IV)	**Izilox**	Bayer	2001	**grande**	**important**	4,60 €/j	65 %

VI. Aminosides (IM, IV)

Le plus ancien, la streptomycine (1951), a valu le Nobel à son découvreur et a guéri des millions de tuberculeux. Elle a été retirée du marché.

Molécule	Spécialité	Laboratoire	AMM	Efficacité	Risque	Prix/jour	Taux de remboursement
Gentamicine (IM)	**Gentalline**	MSD	1982	**moyenne**	**important**	5 €/j	65 %
Tobramycine	**Nebcine** (IM et IV)	Erempharma	1974	**moyenne**	**important**	8,80 €/j	65 %
	Tobi (sol. p. inhal.)	Novartis	2000	**moyenne**	**important**	8,80 €/j	65 %

1. Pour les formes *per os*.
2. Forme IV.

Nétilmicine (IM, IV)	**Nétromicine**	Panmédica	1981	**moyenne**	**important**	9,80 €/j	65%
Spectinomycine (IM) (gonococcie)	**Trobicine**	Pfizer	1976	**moyenne**	**important**	8,50 €/j	65%

VII. Glycopeptides

Actifs sur les Gram + méticilline résistante.

Molécule	**Spécialité**	Laboratoire	AMM	**Efficacité**	**Risque**	Prix/jour	Taux de remboursement
Teicoplanine (IV)	**Targocid**	Sanofi	1988	**grande**	**important**		Hôp.
Fidaxomicine	**Dificlir**	Astellas	*	**grande**	**important**		NR

VIII. Fosfomycine, polymyxine et autres

Molécule	**Spécialité**	Laboratoire	AMM	**Efficacité**	**Risque**	Prix/jour	Taux de remboursement
Fosfomycine (spectre large ; antibiotique de recours)	**Fosfocine**	Sanofi	1979	**grande**	**mineur**		Hôp.
	Monuril	Zambon	*	**grande**	**mineur**		65%
Polymyxines : colistine (1947)	**Colimycine** (inj. inhal.)	Sanofi	1958	**moyenne**	**modéré**		65%[1]
Colistiméthate	**Colobreathe** (inhal.)	Forest	*	**moyenne**	**modéré**		30%
	Tadim (inhal.)	Profile	*	**moyenne**	**modéré**		65%
Daptomycine (IV) (lipopeptide) (Gram + et vancomycine résistants)	**Cubicin** (*per os*, inj.)	MSD	2005	**grande**	**modéré**		Hôp.
Oxazolidinone : linézolide (*per os*) (réservé aux germes multirésistants Gram +, tels staphylo. méticilline résistante ; risque d'acidose lactique et d'anémie)	**Zyvoxid** (*per os*, inj.)	Pfizer	2001	**grande**	**modéré**		Hôp.

1. Pour les formes inhalées.

IX. Antituberculeux

La rifampicine est le plus actif des antituberculeux. Découverte par le laboratoire italien Lepetit, elle a remplacé l'INH comme antibiotique le plus actif sur le BK dès les années 1965, et presque éradiqué la tuberculose dans les pays occidentaux, associée de principe à deux autres antibiotiques pour éviter les résistances qui se développent très vite en monothérapie. Elle a aussi un spectre très large : lèpre, brucellose, légionelles, cocci Gram + et sévères en milieu hospitalier et en prophylaxie des méningococcies.
Quant à l'isoniazide (INH) [Rimifon], il a été retiré par Sanofi après avoir sauvé des centaines de millions de malades dans le monde, puis réintroduit en 2004 à un prix multiplié... par 10.

Molécule	**Spécialité**	Laboratoire	AMM	**Efficacité**	**Risque**	Prix/jour	Taux de rembour-sement
Isoniazide	**Rimifon**	Galien Luxembourg	1950	**excellente**	**modéré**	1 €/j	65 %[1]
Rifampicine (*per os*, IV)	**Rifadine**	Sanofi	1968	**excellente**	**mineur**	1,20 €/j	65 %
	Rimactan	Sandoz	1968	**excellente**	**mineur**	1 €/j	65 %
Rifabutine (*per os*) (antimycobact. Avium)	**Ansatipine**	SERP	1993	**grande**	**mineur**	12,20 €/j	65 %
Éthambutol (*per os*, IM, IV)	**Myambutol**	Arkopharma	1969	**grande**	**mineur**	0,10 €/j	65 %[2]
Pyrazinamide (*per os*)	**Pirilène**	Sanofi	1977	**grande**	**modéré**	0,80 €/j	65 %
AC. PAS	**Granupas**	Lucane Pharma	*				65 %
Bédaquiline	**Sirturo**	Janssen-Cilag	*	**moyenne**	**majeur**		Hôp.

X. Antilépreux

Molécule	**Spécialité**	Laboratoire	AMM	**Efficacité**	**Risque**	Prix/jour	Taux de rembour-sement
Dapsone	**Disulone**	Sanofi	1958	**moyenne**	**modéré**	0,40 €/j	65 %

1. 65 % pour la forme *per os* / Forme injectable : hôpital + rétrocession 100 %.
2. Forme orale : 65 % / Forme injectable : hôpital.

Antifongiques et anthelminthiques

ANTIFONGIQUES
ANTHELMINTHIQUES
(CONTRE MICRO-CHAMPIGNONS ET VERS)

31 spécialités et associations
3 spécialités et associations inutiles (efficacité faible ou nulle), soit 10 %
10 spécialités et associations à risque (important ou majeur), soit 32 %

A. ANTIFONGIQUES

En cas de champignons microscopiques qui sont la cause de mycoses graves chez les malades du sida et chez les immunodéprimés.

I. Amphotéricine

Molécule	**Spécialité**	Laboratoire	AMM	**Efficacité**	**Risque**	Prix/ jour	Taux de rembour-sement
Ampho-téricine B	**Abelcet** (complexée avec lipides) (IV)	Acimo	1997	**grande**	**important**		Hôp.
	Fungizone[1] (colloïde lié aux sels biliaires) (*per os*, IV)	BMS	1961	**grande**	**important**	2,10 €/j	65 % Hôp.[2]

II. Conazoles

Multiples interactions médicamenteuses par le système des CYP hépatiques.

Molécule	**Spécialité**	Laboratoire	AMM	**Efficacité**	**Risque**	Prix/ jour	Taux de rembour-sement
Kétoconazole (IA) (*per os*)[3]	**Nizoral**	Janssen-Cilag	1982	**faible**	**majeur**	2,10 €/j	
Itraconazole (*per os*, inj.) (TA)[4]	**Sporanox** (tableau d'honneur de *Prescrire*, 1993)	Janssen-Cilag	1992	**grande**	**majeur**	5,70 €/j	65 %
Fluconazole (TA)	**Beagyne** (*per os*)	Effik	2003	**grande**	**important**		30 %
	Triflucan (*per os*, inj.)	Pfizer	1988	**grande**	**important**	9,50 €/j	Hôp.[5] 65 %[6]
Voriconazole (*per os*) (TA)[4]	**Vfend**	Pfizer	2002	**grande**	**majeur**		Hôp.[5] 65 %[6]
Posaconazole (*per os*) (TA)[4]	**Noxafil**	MSD	2005	**grande**	**modéré**		65 %
Isavuconazole (*per os*, inj.)	**Cresemba**	Basilea	*				Hôp.

1. Mycoses invasives à aspergillus, histoplasmes, cryptocoques, mucormycoses, blastomycoses, sporotrichoses, candidas chez les patients immunodéprimés.

2. 65 % formes *per os*. Hôp. formes IV.

3. Retirée en 2011 (hépatites). Était au tableau d'honneur de *Prescrire* en 1984, et pas sur la liste des 77 médicaments en surveillance renforcée de novembre 2010.

4. Infections sévères et invasives à aspergillus, cryptococcus, candida, fusarium, coccidioïdoses, etc., dans les immunodépressions et le sida.

5. Pour forme inj.

6. Pour formes *per os*.

III. Anticryptocoque

Molécule	**Spécialité**	Laboratoire	AMM	**Efficacité**	**Risque**	Prix/ jour	Taux de rembour-sement
Flucytosine (*per os*, IV)	**Ancotil**	Meda Pharma	1975	**moyenne**	**important**	10 €/j	30 %[1] Hôp.[2]

IV. Griséofulvine

Molécule	**Spécialité**	Laboratoire	AMM	**Efficacité**	**Risque**	Prix/ jour	Taux de rembour-sement
Griséofulvine (*per os*) (dermatophytoses)	**Griséfuline**	Sanofi	1964	**moyenne**	**important**	0,40 €/j	65 %

V. Fungines (IV)

Contre candidoses et aspergilloses graves.

Molécule	**Spécialité**	Laboratoire	AMM	**Efficacité**	**Risque**	Prix/ jour	Taux de rembour-sement
Anidulafungine	**Ecalta**	Pfizer	2007	**grande**	**modéré**		Hôp.
Caspofungine	**Cancidas**	MSD	2001	**grande**	**modéré**	7,30 €/j	Hôp.
Micafungine	**Mycamine**	Astellas	2008	**grande**	**important**		Hôp.

VI. Terbinafine

Molécule	**Spécialité**	Laboratoire	AMM	**Efficacité**	**Risque**	Prix/ jour	Taux de rembour-sement
Terbinafine[3] (*per os*)	**Fungster**	Pierre Fabre	2005	**moyenne**	**mineur**	1,10 €/j	65 %
	Lamisil	Novartis	1992	**moyenne**	**mineur**	1,65 €/j	65 %

1. Pour formes *per os*.
2. Pour forme IV.
3. Mycoses des ongles.

VII. Antipneumocystis

Sida, transplantés, immunodéprimés.

Molécule	**Spécialité**	Laboratoire	AMM	**Efficacité**	**Risque**	Prix/ jour	Taux de rembour-sement
Pentamidine (inh., inj.)	**Pentacarinat**	Sanofi	1989	**faible**	**modéré**	1,10 €/j	65 %
Atovaquone (*per os*)	**Wellvone**	GSK	1996	**moyenne**	**modéré**		65 %
Cotrimoxazole	**Bactrim**	Cf. antibiotiques					
Fer + Dapsone (*per os*)	**Disulone**						

B. ANTHELMINTHIQUES

Contre les vers tropicaux ou européens.

Les infections liées aux vers touchent 5 milliards de personnes par an : vers ronds (ascaris ; ankylostomes ; strongyloïdés ; trichinelles ; filaires ; onchocercose), vers plats, soit cestodes (tænia ; cysticercose ; échinococcose ou hydatidose), soit trématodes (douve ; schistosomiase).

I. Filaires et anguillules

Molécule	**Spécialité**	Laboratoire	AMM	**Efficacité**	**Risque**	Prix/ jour	Taux de rembour-sement
Ivermectine (*per os*)	**Mectizan**	MSD	1997	**grande**	**mineur**		NR
	Stromectol (tableau d'honneur de *Prescrire*, 1989)	MSD	1999	**grande**	**mineur**	20 €/j	65 %

II. Filaires

Molécule	Spécialité	Laboratoire	AMM	Efficacité	Risque	Prix/jour	Taux de remboursement
Diéthylcarbamazine (*per os*)	**Notézine**	Sanofi	1974	**grande**	**mineur**		Hôp.

III. Ascaris – Oxyures – Ankylostomes

	Molécule	Spécialité	Laboratoire	AMM	Efficacité	Risque	Prix/jour	Taux de remboursement
	Benzimidazoles : Albendazole, Flubendazole (*per os*)	**Fluvermal**	Johnson & Johnson	1980	**grande**	**mineur**	0,80 €/j	65 %
		Zentel	GSK	1987	**grande**	**mineur**	5,40 €/j	65 %
	Pyrantel (*per os*)	**Combantrin**	Teofarma	1973	**moyenne**	**mineur**	13 €/j	65 %
		Helmintox	Innotech	1988	**moyenne**	**mineur**	4 €/j	65 %
	Pyrvinium (*per os*)	**Povanyl**	Oméga Pharma	1968	**faible**	**mineur**		

IV. Tænias

Molécule	Spécialité	Laboratoire	AMM	Efficacité	Risque	Prix/jour	Taux de remboursement
Albendazole (*per os*)	**Eskazole**	GSK	2005	**moyenne**	**mineur**		Hôp.
Niclosamide (*per os*)	**Trédémine**	Merus Labs Luxco	1964	**moyenne**	**mineur**	3,80 €/j	65 %

V. Douves

Molécule	Spécialité	Laboratoire	AMM	Efficacité	Risque	Prix/jour	Taux de remboursement
Triclabendazole (*per os*)	**Egaten** (tableau d'honneur de *Prescrire*, 2006)	Novartis	2002	**moyenne**	**modéré**		NR

Anti-inflammatoires

DANS LES FLAMMES DE L'INFLAMMATION
PROSTAGLANDINES

On définit souvent les maladies par leurs causes externes (virus, bactéries, parasites), internes (anomalies génétiques et dégénérescences liées au vieillissement), ou par l'organe qu'elles touchent plus particulièrement : cardiopathie, pneumonie, hépatite, etc.

D'autres maladies sont définies par la réaction excessive de l'organisme qui dépasse son but, et c'est le cas des maladies inflammatoires qui touchent en général plusieurs organes, et notamment les articulations, la peau, le rein, le système nerveux, le cœur, les artères et les muscles.

Donner la liste de ces maladies, qu'on avait appelées « vedettes », « chicos », « collagénoses », « systémiques », etc., c'est dresser un inventaire à la Prévert. Beaucoup ont une cause auto-immune ou allergique, ce qui n'est pas une surprise, puisque inflammation et immunologie sont liées (voir « L'asthme et l'allergie »).

Les plus fréquentes sont articulaires (polyarthrites, spondylarthrites et monoarthrites), dermatologiques (grandes réactions allergiques cutanées, psoriasis et dermatites atopiques), digestives (maladie de Crohn et maladies inflammatoires de l'intestin), respiratoires (asthme et rhinites), neurologiques (sclérose en plaques et encéphalites), ou encore multiviscérales et rénales, tel le lupus.

D'autres sont plus rares : fibroses pulmonaires, vascularites nécrosantes ou non, périartérites noueuses, syndromes de Wegener, de Churg et Strauss, de Goodpasture, dermatomyosites, etc.

Des millions de malades sont plus ou moins touchés par ces maladies chroniques, continues ou récidivantes.

Mais, surtout, presque toutes les maladies aiguës les plus courantes, virales, bactériennes ou autres, quelle qu'en soit la cause, comportent une part d'inflammation, parfois dominante. L'athérome artériel et les cancers sont aussi, en partie, liés à l'inflammation. Dès lors, les maladies dites « inflammatoires » sont peut-être les plus fréquentes de toutes. L'inflammation est partout.

Qu'est-ce que l'inflammation ?

Ce mot passe-partout n'est guère précis, même pour les médecins. L'inflammation est un processus normal et nécessaire de la vie, qui nous défend contre les agressions extérieures, de l'environnement, de nature physique (radiations, ultraviolets, etc.), chimique ou infectieuse, et aussi contre les débris, les scories de nos propres cellules mortes ou de nos tissus vieillis et nécrosés. L'inflammation est une réaction aux causes multiples. Un boomerang.

Si la détoxification contre les molécules chimiques simples – poisons, pesticides, drogues et médicaments – est le plus souvent assurée par le foie (voir nos précisions au début de l'ouvrage sur la difficile évaluation des risques des médicaments), toutes les autres menaces, de loin les plus nombreuses et les plus dangereuses, sont écartées ou atténuées au lance-flammes par l'inflammation, parfois avec quelques dégâts collatéraux.

Cellules de l'inflammation et cellules de l'immunité

Les réponses inflammatoires sont assurées par deux systèmes interdépendants et complémentaires, l'un activant l'autre : les systèmes inflammatoire et immunitaire.

Ils mettent en jeu une vingtaine de cellules différentes, toutes venues de la moelle osseuse qui les produit à haut débit, et du sang qui les transporte là où elles sont nécessaires. Pour faire simple (!), il en existe trois groupes, aux fonctions complémentaires. Ces cellules, dont vous pouvez lire le nom (monocytes, lymphocytes, polynucléaires divers) sur vos examens de sang, vos « formules sanguines », se répartissent dans le sang et dans tous les tissus. On trouve :

• les « captatrices », qui s'emparent des « agresseurs » (bactéries, virus, etc.) et commencent à les démolir. Ce sont les deux dérivés des monocytes, d'énormes macrophages qui captent, avalent, digèrent, fragmentent et « présentent » les agresseurs aux lymphocytes (ils « présentent », c'est-à-dire exposent à leur surface, dans de petites barquettes, dites « molécules MHC », les fragments des antigènes qu'ils ont captés), et les cellules dendritiques (*dendron*, « arbre »), aux longs et multiples bras captateurs (R. Steinman les a identifiées, et a décrit leur rôle essentiel dans l'immunité ; il est mort en 2011, trois jours avant de recevoir pour cela le prix Nobel) ;

• les destructrices sélectives, qui sont les lymphocytes des ganglions et des tissus, qui « vérifient » l'identité étrangère ou non des agresseurs, qui leur sont « présentés » par les captateurs, et qui les détruisent soit par les anticorps sécrétés par les lymphocytes B, soit par l'action directe des lymphocytes tueurs, dits T8 ;

• les « exécutantes », les « bourreaux » aveugles, non sélectifs. Ces cellules, stimulées par les précédentes, ou directement, détruisent tout sur leur passage. Ce sont les polynucléaires neutrophiles, éosinophiles et basophiles, d'où dérivent les mastocytes et auxquels se joignent de nouveau les dévorants et insatiables macrophages. Les exécutantes inactivent ou tuent par contact ou absorption (phagocytose), puis digèrent et éliminent les bactéries, les virus, les substances étrangères toxiques et antigéniques, grâce à divers organites intracellulaires spécialisés (un organite est un petit organe de la cellule), vacuoles, vésicules, phagosomes, lysosomes, peroxysomes, utilisant une myriade de molécules toxiques (radicaux libres, NO, enzymes divers, Tumor Necrosis Factor, ou TNF, perforines, etc.).

Elles sont d'une grande puissance, mais avec des « bavures » entraînant parfois des destructions définitives de nos propres tissus et toujours de vives réactions, dites « inflammatoires » (vasodilatation, œdème, infiltration cellulaire et microthrombose vasculaire), et tous les signes cliniques de l'inflammation : gonflement, rougeur, douleurs et fièvre.

Les molécules-signaux, le moyen de communication des cellules

Pour coopérer de façon coordonnée et intervenir là où elles sont nécessaires, là où se manifeste l'agresseur qui les a mobilisées, ces cellules communiquent entre elles. Elles s'adressent de multiples signaux moléculaires intercellulaires et, pour cela, libèrent de nombreuses molécules circulant dans le sang, dites « cytokines », qui jouent le rôle de messagers et s'accrochent à des récepteurs moléculaires spécifiques de chacune d'entre elles, situés à la surface des autres cellules. Ainsi sont envoyés des signaux quasi téléphoniques, destinés à attirer les cellules d'un endroit à un autre (chémokines) ou à cibler les cellules circulantes en tel ou tel point de l'organisme.

Les interactions cytokines-récepteurs déclenchent des réactions intracellulaires, mobilisant au sein même des cellules des cascades d'autres molécules, qui vont porter avec précision les signaux d'alerte et d'action à tel ou tel organite intracellulaire, en particulier des facteurs de transcription qui agissent sur l'ADN des noyaux et contrôlent l'expression de multiples gènes de survie et de prolifération cellulaire, tel le puissant NFκB.

Tous ces événements biologiques complexes se passent le long de circuits intracellulaires multiples, parallèles ou en série, branchés, transversaux, diagonaux ou verticaux, amplificateurs ou inhibiteurs, et souvent entrecroisés, comme les réseaux routiers.

Des centaines de molécules hautement spécifiques de missions très précises sont ainsi mises en jeu et agissent de façon coordonnée, selon des programmes d'une grande complexité, complexité difficile à décrypter et plus encore à contrôler.

Pour illustrer la complexité de la biologie de l'inflammation, citons seulement les molécules les plus impliquées dans les réponses inflammatoires aux agressions diverses. Ce sont les cytokines et leurs récepteurs spécifiques aux noms barbares: 20 à 25 interleukines (messagers interleucocytaires, IL-1, 2, 6, 8, 17 et 23, tandis que les IL-4, 5 et 13 sont plutôt impliquées dans l'allergie, qui d'ailleurs fait également partie des réponses inflammatoires), ou plus barbares encore, tels les TNF-α et β, et encore les innombrables variétés de molécules d'adhésion intercellulaire: intégrines (LFA-1, MAC-1, VLA-1 à 6), cadhérines (LCAM, ICAM, VCAM, NCAM-CAM pour *cell adhesion molecule*) et sélectines se liant à la matrice des tissus, etc. Elles permettent aux cellules circulantes du sang de s'arrêter et de se coller aux parois des vaisseaux, puis de les traverser, pour migrer dans la profondeur des tissus. Le cerveau reste un sanctuaire à l'écart de ces combats. Avantage, mais parfois aussi inconvénient d'être un sanctuaire sans défense suffisante, d'où la gravité des encéphalites.

Les molécules exécutantes

En aval de ce système de communication et en réponse à ces signaux, les cellules prolifèrent, se mobilisent et émettent de multiples molécules, non plus de signalisation, mais effectrices, dites « médiateurs de l'inflammation », capables de rejeter, empoisonner ou détruire les agents qui les ont provoquées.

Parmi elles, l'histamine, la sérotonine, la bradykinine, la kallikréine, le PAF, l'EET, les leucotriènes, et surtout les prostaglandines (PG), molécules essentielles et bien mal nommées (découvertes en analysant les effets du fluide prostatique du sperme sur l'utérus). Leur découverte et leur synthèse ont été couronnées par deux prix Nobel (1970 et 1982). Elles sont l'une des plus grandes percées de la biologie moderne et elles sont au cœur de l'inflammation. Elles sont encore ignorées de 99 % des médecins !

Elles sont synthétisées à partir d'un acide gras banal, l'acide arachidonique (AA), en plusieurs étapes, par deux enzymes, dites « cyclo-oxygénases », COX-1 et COX-2. L'AA est cyclisé et produit des prostaglandines G et H, qui sont immédiatement transformées selon trois voies : l'une produit les prostaglandines D, E et F, l'autre, la prostacycline, et la troisième, le thromboxane (TXA).

Les PG agissent sur les cellules en se liant à de nombreux récepteurs membranaires spécifiques de chaque tissu, qui activent à leur tour de multiples circuits intracellulaires.

Toutes sont sécrétées localement avec une durée de vie très courte, de trente secondes à trois minutes, et sont rapidement détruites. Elles ne circulent donc pas dans l'ensemble de l'organisme. Ce ne sont pas des hormones au sens classique du terme, mais des hormones locales, comme le sont aussi l'histamine et la sérotonine.

La COX-1 est un enzyme permanent présent dans toutes les cellules. C'est la COX physiologique normale. Elle peut synthétiser toutes les prostaglandines D, E, F et le thromboxane, mais pas la prostacycline.

Au contraire, la COX-2 est la COX de l'inflammation. Elle n'intervient qu'au cours des réponses inflammatoires, sur les sites de l'inflammation, et peut synthétiser toutes les prostaglandines, y compris la prostacycline.

Les actions physiologiques des PG sont très variées et spécifiques de chaque tissu, au point d'être parfois contradictoires d'un tissu à l'autre ou d'un organe à l'autre.

Schématiquement, les PGE sont vaso- et bronchodilatatrices, les PGF, vaso- et bronchoconstritrices, la prostacycline est un très puissant vasodilatateur et prohémorragique en inhibant l'agrégation des plaquettes, et, à l'inverse, le thromboxane est un vasoconstricteur et un puissant agrégant plaquettaire, indispensable à l'hémostase, mais facteur de thromboses artérielles. Sur le tube digestif, les PGE augmentent la sécrétion de mucus protecteur et réduisent la sécrétion d'acide chlorhydrique. Sur l'utérus, en dehors de la grossesse, la PGE est relaxante et la PGF contractante, mais les deux le sont pendant la grossesse.

Cette diversité d'action tient à la diversité structurale des prostaglandines et à la diversité plus grande encore de leurs récepteurs spécifiques (2 pour les PGD, 4 pour les PGE, etc.), qui activent chacun des circuits cellulaires différents, répondant à des objectifs différents, dans différents tissus – vasculaire, cardiaque, gastrique, musculaire lisse bronchique et digestif, utérin –, et au sein des cellules sanguines et spécialement des plaquettes. La situation est la même pour toutes les hormones et tous les médiateurs : 5 récepteurs de l'adrénaline, 5 de l'histamine, 14 de la sérotonine, etc. C'est la diversité des récepteurs qui fait l'extrême diversité des actions des médiateurs et non les médiateurs, eux-mêmes, qui sont en nombre relativement limité. Les grandes découvertes thérapeutiques de ces dernières années concernent ainsi les agonistes ou les antagonistes des récepteurs des hormones et médiateurs, plus encore que les hormones et médiateurs eux-mêmes. Sur un clavier, le doigt est important, mais il peut enfoncer de nombreuses touches, et ce sont elles qui font la mélodie.

Si les antiprostaglandines, aspirine et AINS, jouent un rôle dominant en thérapeutique, les prostaglandines elles-mêmes y sont également utilisées. La prostacycline intervient dans l'hypertension artérielle pulmonaire, l'initiation et surtout la facilitation du travail lors de l'accouchement (dinoprostone ou PGE_2), le traitement des complications gastriques des AINS (misoprostol, analogue de la PGE_1), la maintenance du canal artériel, parfois nécessaire en cas de cardiopathie congénitale (alprostadil ou PGE_1), également proposée en injections intracaverneuses en cas d'impuissance (Caverject, Edex), l'interruption médicale de grossesse au 2e trimestre et le traitement des grossesses môlaires (dinoprostone ou misoprostol, en association avec le RU-486).

Notons que l'acide arachidonique est aussi la source de dérivés non cyclisés, l'anandamide, stimulant des récepteurs du cannabis, les leucotriènes (LKT-A, B, C, D, E), synthétisés par une lipoxygénase dans beaucoup de cellules et tissus, et qui jouent un certain rôle dans les réponses inflammatoires.

L'inflammation et les réponses immunitaires ont malheureusement leur revers de la médaille. Ce sont des réactions destructives très dangereuses pour les organismes, où elles vont souvent trop loin, au point qu'on a pu dire ironiquement, mais c'est plus qu'une simple boutade, que, depuis les antibiotiques, les antiviraux et les antiparasites, on n'avait plus besoin des réponses immunitaires et inflammatoires pour nous défendre, et qu'elles comportaient désormais dans les pays occidentaux plus d'inconvénients que d'avantages, avec, par exemple, plus de maladies auto-immunes ou allergiques que d'immunodéficiences, avec des réactions inflammatoires souvent dévastatrices, touchant préférentiellement les reins, la peau, avec de multiples types d'éruption et, au maximum, les très graves syndromes de Lyell et de Stevens-Johnson, qui sont souvent mortels, et aussi des atteintes myocardiques, articulaires, musculaires et du système nerveux. Les grandes réactions allergiques et les chocs anaphylactiques eux-mêmes font partie des réactions inflammatoires, en mettant en jeu les IgE et beaucoup des cellules de l'inflammation, et en particulier les mastocytes et les éosinophiles. Un grand nombre d'effets secondaires de toutes les thérapeutiques relèvent également de réponses de type allergique ou inflammatoire aux médicaments.

D'où l'absolue nécessité de traitements anti-inflammatoires capables d'annihiler, ou tout au moins de contrôler, les réponses inflammatoires excessives, inutiles et dangereuses (Ph. Even, H. Sors, « Prostaglandins », in *Scientific Foundations of Medicine*, Hahneman Ed., Londres, New York).

Voir aussi « Cortisone et corticoïdes : Dr Jekyll et Mr Hyde » et « Les anti-inflammatoires non stéroïdiens [AINS] ».

CORTISONE ET CORTICOÏDES : DR JEKYLL ET MR HYDE

Dérivés du cholestérol, les dérivés de la cortisone sont les plus puissants anti-inflammatoires. Leur découverte a été, avec celle des antibiotiques, une des plus grandes percées de la médecine du dernier demi-siècle, devant même les découvertes de l'insuline, des antidiabétiques, des diurétiques, des anticoagulants et des premiers antitumoraux. Ils ont révolutionné le traitement des maladies inflammatoires et allergiques, et celui des maladies auto-immunes, et ils ont permis la transplantation d'organes et contribué au traitement de certains lymphomes et leucémies.

Et pourtant, ils font peur. Ils font peur parce que leurs actions ne sont pas seulement anti-inflammatoires, mais aussi métaboliques, perturbant l'utilisation des sucres, des graisses et des protéines, et c'est pourquoi on les appelle aussi « glucocorticoïdes » ; ces actions métaboliques puissantes sont toutes susceptibles de créer à la longue de graves complications, qui en ont donné une image négative.

La cortisone aujourd'hui fait peur. Elle est pourtant irremplaçable dans la plupart des maladies inflammatoires, au moins à un moment ou à un autre, et plus encore dans les réactions inflammatoires associées à beaucoup de maladies aiguës courantes.

Il est donc nécessaire de clarifier les choses, et d'abord de distinguer complètement les risques des traitements courts, rigoureusement nuls, et ceux des traitements prolongés, qui sont constants et graves, et qui ne doivent être appliqués que s'il n'y a pas d'autre solution possible. La cortisone et ses dérivés sont en effet parfaitement supportés, sans aucun effet nuisible, lorsque les traitements sont courts, d'un à dix jours, ou s'ils sont donnés de façon intermittente au fil du temps. Ils comportent au contraire des risques importants lorsqu'ils doivent être pris pendant des semaines ou des mois, et d'autant plus fréquents et sérieux que les traitements sont prolongés.

Leur découverte en 1949 a été une des plus belles pages de la médecine clinique et un coup de théâtre. En une semaine, les polyarthrites les plus graves et invalidantes, qui duraient depuis des années, étaient presque guéries comme par enchantement, et, sur la couverture de *Match*, Raoul Dufy recommençait à peindre, alors qu'il ne pouvait même plus tenir son pinceau depuis des années.

Philip Hench, rhumatologue de la Mayo Clinic, observe, dès 1929, que tous les symptômes de ses patientes atteintes de polyarthrite rhumatoïde disparaissent miraculeusement pendant leur grossesse ou au cours d'hépatites aiguës. Intuition de génie : il imagine qu'une molécule, probablement une hormone, voit sa concentration augmenter dans ces deux cas, parce qu'elle serait hypersécrétée pendant la grossesse et ne serait plus détruite quand le foie est atteint. Il songe alors à une hormone sexuelle, ou plutôt surrénale, et prend contact avec deux biochimistes, E. C. Kendall, comme lui à la Mayo Clinic, et Tadeus Reichstein, à Zurich, qui l'un et l'autre travaillent à l'isolement des hormones corticosurrénales.

Vingt ans s'écoulent avant que les deux biochimistes parviennent enfin à isoler la cortisone en 1949, à partir de milliers de glandes surrénales de bœuf et en fournissant quelques milligrammes à Hench, à leurs basques depuis tout ce temps. Et Hench traite aussitôt 14 polyarthrites rhumatoïdes. Et c'est le miracle, fulgurant : tous les symptômes disparaissent en quarante-huit heures. Hench, Kendall et Reichstein reçoivent le Nobel dix mois plus tard (jamais un Nobel n'a été décerné aussi rapidement après une découverte).

La cortisone sera ensuite extraite de la bile de bœuf, mais il faudra faire subir 37 opérations chimiques à la bile de 3 bœufs pour obtenir un comprimé de cortisone, et il aurait donc fallu 40 000 bœufs pour traiter 1 000 malades pendant seulement deux semaines ! Mais, peu après, on découvre l'abondance des stéroïdes dans certaines plantes, par exemple dans plusieurs types de digitales (la digitaline, un puissant tonicardiaque connu depuis le XIXe siècle, est elle-même un stéroïde). La sève d'une seule plante en fournit, après seulement 20 transformations chimiques, autant que 12 000 bœufs ! Mais, très vite, la préhistoire se termine, et la cortisone et tous les autres corticostéroïdes sont produits industriellement par synthèse chimique, et des dérivés de plus en plus puissants et peu onéreux sont mis sur le marché : hydrocortisone (ou cortisol, la véritable hormone humaine, 1,2 fois plus active que la cortisone elle-même), prednisone et prednisolone, 4 fois plus actives que le cortisol, dexa- et bétaméthasone, 25 fois plus puissantes que le cortisol, triamcinolone, etc.

L'effet de rétention du sel avec hypertension et œdèmes redouté des malades est très faible pour la cortisone, le cortisol et la prednisone, et nul pour les méthasones et la triamcinolone : pas de régime sans sel sous cortisone.

Il faudra soixante ans pour comprendre comment fonctionne la cortisone.

Les corticostéroïdes agissent de façon coordonnée sur toutes les étapes des réactions inflammatoires, en bloquant une cascade de voies enzymatiques qui y sont impliquées (NFκB, MAPK, PLA-2, COX-2, etc.). Ils réduisent ainsi le nombre, la prolifération, la mobilité, la capacité d'émettre et de recevoir des signaux moléculaires, et de détruire ou paralyser les bactéries ou virus des cellules de l'inflammation, polynucléaires, monocytes et lymphocytes.

Ils réduisent ainsi la synthèse et la libération des cytokines et de leurs récepteurs, IL-1, IL-2, IL-6, TNF, et celles des molécules d'adhésion (voir « Dans les flammes de l'inflammation »), empêchant les cellules inflammatoires de passer du sang dans les tissus enflammés. Ils réduisent parallèlement les capacités tueuses des lymphocytes T8 (mais guère la synthèse d'anticorps par les lymphocytes B), des polynucléaires et macrophages, et ils diminuent la synthèse des prostaglandines, à la fois à la source, en bloquant la PLA-2, ce qui coupe la production d'acide arachidonique dont dérivent toutes les prostaglandines, et, en aval, en inhibant spécifiquement la COX-2.

Ces effets ne sont pas directement exercés par la cortisone. Très liposoluble, cette dernière traverse les membranes lipidiques, entre facilement dans la cellule, s'y lie à son récepteur spécifique dans le cytoplasme, et c'est cet ensemble qui exerce soit des effets immédiats, intracytoplasmiques, encore mal identifiés, soit des effets retardés de cinq-six heures, où la cortisone et son récepteur pénètrent dans le noyau et exercent deux modes d'action : le premier, où l'ensemble cortisone-récepteur se lie à l'ADN et amplifie l'expression de certains gènes ; l'autre, essentiel, où le récepteur se lie aussi aux NFκB. Ce triple ensemble se lie à son tour à d'autres sites de l'ADN et exerce une action inverse, donc répressive sur les protéines de l'inflammation. Le cortisol agit donc en inhibant l'action normalement pro-inflammatoire et puissante du NFκB.

Les corticoïdes endorment ainsi véritablement nos défenses inflammatoires et immunitaires. Et c'est pourquoi ils sont utilisés non seulement à dose modérée, pour réduire les symptômes de l'asthme, des maladies inflammatoires courantes et les réactions allergiques, mais également à dose plus forte et continue, dans le rejet de greffe, dans la maladie du greffon contre l'hôte et dans les maladies auto-immunes sévères, telles que la sclérose en plaques, les maladies inflammatoires graves de l'intestin et les maladies malignes du sang.

Si les traitements sont prolongés, une telle puissance ne va pas sans deux risques graves: le premier lié à l'affaiblissement des barrières anti-infectieuses et immunitaires (répression de la synthèse des cytokines pro-inflammatoires – IL-1, 2, 4, 6, 8 et 12; IFN-γ; TNF-α; COX-2; GM-CSF – et des cadhérines, ELAM et LCAM-1, etc., et répression des lymphocytes tueurs T8, mais, comme on l'a vu, pas de répression des anticorps), avec des surinfections bactériennes ou virales, en particulier des maladies « opportunistes », dues à des germes normalement sans danger, mais à qui la dépression immunitaire donne l'« opportunité » de se multiplier.

Le second risque est celui, inéluctable, de complications liées aux effets métaboliques: destruction des protéines, et donc des muscles et de l'os, destruction et redistribution des graisses des membres au niveau de la face et du cou (se rappeler le visage du président G. Pompidou peu avant sa mort en 1974), fabrication de sucres (glucose et glycogène) par le foie, à partir de ces protéines et de ces graisses (effet paradiabétique).

Pour éclairer les lecteurs, et particulièrement les malades inquiets des permanentes rumeurs sur les dangers des corticostéroïdes, répétons que les complications de ces traitements ne commencent éventuellement à apparaître, à un degré très mineur, qu'après deux à trois semaines au moins, mais que, à doses moyennes et même élevées pendant un à quinze jours, il n'y a absolument aucun risque de complication d'aucun ordre (sinon parfois une certaine insomnie les premiers jours).

Par ailleurs, il n'y a pas, jamais, d'accident de rétention de sel et d'œdème, parce que les glucocorticoïdes n'ont aucune capacité physiologique à retenir le sodium, et qu'aucune hypertension artérielle (HTA) significative n'est jamais à craindre, même chez les hypertendus.

De même, les ulcères digestifs, en particulier gastriques, relèvent du mythe et ne s'observent ni en traitement court ni en traitement long. La fréquence des ulcères et des perforations digestives est identique avec ou sans corticoïdes dans plus de 100 publications depuis les années 1970 ou 1980. Aucun antiacide n'a donc à être associé au traitement par les corticostéroïdes.

Vous éternuez, vous mouchez, vous toussez, vous avez le nez bouché, vous avez une rhinotrachéite allergique ou virale, de la fièvre, mal à la tête, les oreilles bouchées et douloureuses, une conjonctivite, prenez 40 mg de cortisone pendant deux à trois jours et tous les symptômes disparaîtront, comme par miracle, en quelques heures. N'ayez pas peur des corticoïdes, ils ne vous mangeront pas.

En revanche, avec les traitements au long cours, de plus d'un à trois mois, et surtout sur des années, de graves complications sont inévitables. Elles apparaissent après quatre à douze semaines de traitement. C'est à cause de leur fréquence et de leur gravité que les corticoïdes par voie générale ont dû être abandonnés dans l'asthme (remplacés par des corticostéroïdes inhalés, aussi efficaces et sans risque) et dans les polyarthrites rhumatoïdes (remplacés par d'autres traitements, AINS ou autres, monoclonaux ou petites molécules inhibitrices du TNF, beaucoup plus chères et non dépourvues de risques graves).

Les plus fréquentes et graves de ces complications sont musculaires, osseuses et oculaires ou, chez l'enfant, concernent la croissance.

- La fonte et la faiblesse musculaire des ceintures, des épaules et de la racine des membres inférieurs apparaissent exceptionnellement après quatre semaines de traitement à fortes doses, en général après six à douze mois, et souvent plus tardivement. C'est une complication très sérieuse et invalidante, quasi irréversible. L'exercice peut, jusqu'à un certain point, la prévenir, mais la sédentarité l'accroît.
- L'ostéoporose vient du fait que les corticostéroïdes accélèrent la destruction et limitent la reconstruction osseuse. La perte radiologique de densité osseuse est de 6 à 10% la 1re année, et plus lente, de 3% par an, ensuite, mais les fractures augmentent de 75% dès le 3e mois, avant même que n'apparaisse toute anomalie de la densité osseuse (voir « Ostéoporose, le nouveau marché ») après trois mois, même avec des doses relativement faibles de 10 mg par jour de prednisone. De plus, même avant 65 ans, le nombre de fractures de la hanche serait multiplié par 7 et celui de fractures vertébrales par 18 ! Ces complications osseuses peuvent être prévenues ou réduites par le calcium, la vitamine D et, si nécessaire, les bisphosphonates.

Les nécroses douloureuses des têtes osseuses fémorales et humérales sont exceptionnelles et ne relèvent pas du même mécanisme que l'ostéoporose.

Cette double atteinte osseuse et musculaire est de loin la plus sévère complication des traitements stéroïdes au long cours, qu'on doit tendre à limiter au maximum.

• La cataracte est très fréquente, avec des doses de 10 à 20 mg poursuivies pendant des années.

• Le ralentissement de la croissance de l'enfant apparaît parfois pour des doses réduites. Il est lié à l'action de la cortisone sur les chondrocytes et la synthèse du collagène. La croissance reprend généralement sans déficit définitif de la taille à l'arrêt du traitement.

• Enfin, rappelons que les corticostéroïdes inhibent la sécrétion hypophysaire d'ACTH, et que, dès lors, les traitements de plus de quinze jours ne doivent jamais être arrêtés brusquement, mais progressivement sur quelques jours, pour ne pas voir se déclencher une insuffisance surrénale aiguë.

LES ANTI-INFLAMMATOIRES NON STÉROÏDIENS (AINS) – LES ANTIPROSTAGLANDINES

Anti-inflammatoire, antalgique, antipyrétique et modificateur de l'agrégation plaquettaire, leur mode d'action est loin d'être général, comme celui des corticostéroïdes (CS), mais au contraire hyperfocalisé contre les seules prostaglandines. Ils sont aujourd'hui au premier rang du traitement des maladies inflammatoires chroniques, en particulier des polyarthrites rhumatoïdes, des arthroses douloureuses (les ostéoarthrites des Anglo-Saxons) et des douleurs dentaires, largement devant les CS, qui sont beaucoup moins antalgiques, mais plus efficaces sur les autres manifestations inflammatoires (mais impossibles à utiliser au long cours, excepté dans les maladies malignes, tant ils sont délabrants à long terme).

L'histoire des AINS remonte à loin. C'est celle des salicylates et de l'aspirine (acide acétylsalicylique). Les infusions d'écorce et de feuilles de saule étaient proposées contre la fièvre dès Hippocrate. L'acide salicylique est synthétisé en 1859, produit industriellement en 1874. Le Français Gerhardt synthétise son dérivé acétylé, l'aspirine, en 1853, mais ce sont les Allemands Hoffmann et Bayer qui la commercialisent à grande échelle en 1899.

L'aspirine est alors, pour plus de cinquante ans, la molécule reine contre les douleurs et la fièvre, le médicament le plus vendu dans le monde. Et pourtant, jusqu'à John Vane, en 1971, qui recevra le prix Nobel pour cela, personne ne sait comment expliquer ses effets miraculeux.

On sait aujourd'hui qu'elle acétyle et inactive la COX-1 (voir «Dans les flammes de l'inflammation»), et donc la synthèse des prostaglandines PGE et PGF, et celle du thromboxane proagrégant, mais pas celle de la prostacycline antiagrégante. Elle fait donc saigner, mais elle empêche les thromboses artérielles. Puissamment antalgique, elle a une activité inflammatoire faible, mais elle a une particularité unique que n'ont pas les AINS qui arriveront plus tard sur le marché: l'inactivation de la COX-1 plaquettaire est irréversible, car les plaquettes n'ont pas de capacité de resynthèse, et, même une fois l'aspirine disparue, le thromboxane ne réapparaît pas. Les plaquettes ne peuvent donc plus s'agréger, et, au moindre traumatisme, les vaisseaux saignent et des micro- ou macrohémorragies se produisent, et cela dure, même sans aspirine, pendant sept à huit jours, jusqu'à ce que la moelle renouvelle les plaquettes. Par conséquent, une dose unique de 70 à 100 mg d'aspirine suffit pour bloquer l'agrégation pour plusieurs jours. Il faut donc 1 à 2 g par jour pour calmer des douleurs, mais seulement 75 mg pour prévenir les thromboses, les infarctus et les accidents cérébraux.

L'aspirine est donc un antiagrégant unique et est, à ce titre, largement utilisée en cardiologie, car à petites doses de 100 mg par jour, elle réduit fortement la fréquence des thromboses artérielles, coronaires ou cérébrales, et même, on le sait depuis peu (2012), celle des phlébites et de 20% celle des cancers, dont beaucoup se développent sur des lésions inflammatoires chroniques. En revanche, comme antiagrégant, elle ne doit pas être donnée à des doses supérieures à 500 mg, car, à ces doses, elle pourrait inhiber aussi la synthèse de la prostacycline antiagrégante et faciliter les thromboses. À cause de son action hémorragiante prolongée, elle doit être stoppée plusieurs jours avant une intervention chirurgicale (par contre, comme antalgique, elle n'agit qu'à 1 ou 2 g par jour).

Le paracétamol, ou acétaminophène, isolé en 1893 par von Mering et dérivé de la phénacétine (et, en amont, de l'acétanilide), découverte par hasard six ans avant, est un pur produit de la chimie allemande triomphante de la fin du XIXe siècle. C'est un antalgique presque pur, très peu anti-inflammatoire, quoiqu'anti-COX-1 et 2. Il est le principal antalgique de 1re ligne aujourd'hui. Il n'entraîne d'hépatites graves qu'en cas de surdosage volontaire massif de 8 à 15 g.

La 3e génération d'AINS est apparue dans les années 1950, un demi-siècle après l'aspirine, avec la phénylbutazone (butazolidine), efficace, mais écartée à cause d'agranulocytoses sévères (écroulement des globules blancs), puis, en 1965, avec l'indométacine, enfin de 1966 à 2000, avec 16 nouvelles molécules sous 28 spécialités de plusieurs familles chimiques: fénamates (1966); carboxyliques (thiaprofène, 1974, et diclofénac ou Voltarène, 1976, 10 molécules sous 18 spécialités jusqu'en 2005); oxicams, de 1981 à 2005 (3 molécules, 7 spécialités), etc., toutes quasi-copies les unes des autres au sein de chacune de ces familles. Elles sont moins toxiques que les deux premières, et d'efficacité et de sécurité équivalentes dans l'immense marché de la douleur: Pfizer, Abbott, BMS, Novartis, Roche, Boehringer, Sanofi – mais curieusement pas GSK, ni Lilly, ni AstraZeneca, ni Johnson & Johnson (le laboratoire Lilly avait essayé, mais avait dû retirer sa molécule en catastrophe, après des dizaines d'hépatites aiguës mortelles, dont il savait le risque, mais qu'il avait dissimulé à la FDA; pour ces 70 morts, le laboratoire n'eut à verser que 200 millions de dollars!) –, et, après ces firmes, beaucoup d'autres plus petites, la plupart françaises, arrivées comme d'habitude avec beaucoup de retard, Pierre Fabre, Genévrier, Thérabel, Bouchara, et quelques petites étrangères, Almirall, Daiichi, Chiesi, Arkopharma et Cephalon.

Très actifs sur les douleurs, moins sur les symptômes inflammatoires (gonflement, rougeurs ou fièvre), tous les AINS des années 1970 à 1998, dits aujourd'hui «anti-COX-1», voient leur utilisation à long terme compromise par de sérieuses toxicités, principalement digestives, très supérieures à celles des CS. Elles se manifestent par des nausées, des crampes abdominales, des diarrhées, et surtout, chez 15% des utilisateurs réguliers, des ulcérations gastriques allant de petites lésions superficielles à de véritables ulcères perforants, parfois compliqués d'hémorragies sérieuses et de perforations, mais le plus souvent limités à de petits saignements parfois très anémiants. Ces complications sont globalement 3 fois plus fréquentes que chez les sujets qui n'en prennent pas, 8 fois plus chez les sujets de plus de 70 ans ou qui en prennent à doses élevées, et jusqu'à 15 fois plus chez les sujets ayant antérieurement souffert de manifestations digestives ou prenant simultanément des anticoagulants ou des CS.

Ces ulcérations digestives sont directement liées à l'activité anti-COX-1 qui déprime la synthèse des PGE, entraînant la diminution de la sécrétion de mucus protecteur gastrique et intestinal, et l'augmentation de celle de l'acide chlorhydrique par l'estomac.

Ces complications potentielles justifient la prise simultanée de misoprostol (analogue de la PGE) ou d'inhibiteurs de la pompe à protons (IPP). Dès lors, le coût des traitements par les AINS doit prendre en compte le coût additionnel des IPP donnés presque systématiquement et qui, à 1 euro par jour, multiplie la dépense par 3 (pour l'industrie, commercialiser un médicament et son antidote partiel est une très intéressante opération!).

En revanche, parce qu'ils luttent contre le thromboxane et qu'ils sont donc antiagrégants, les AINS de type anti-COX-1 ne donnent lieu à aucune complication cardio-vasculaire.

L'utilisation continue de doses élevées peut, exceptionnellement, conduire à une néphropathie avec insuffisance rénale et à des infections urinaires.

Enfin, et peut-être surtout, l'aspirine et les AINS, mais non le paracétamol, peuvent déclencher chez les sujets allergiques des réactions violentes d'hypersensibilité avec urticaire généralisée, rhinite, asthme, bouffées vasomotrices, chute tensionnelle, et parfois choc exceptionnellement mortel (exceptionnellement, c'est 30 à 50 morts par an dans le monde).

Telle était la situation des AINS à la fin des années 1990 : un marché immense, des molécules très efficaces, mais parfois toxiques, vendues aux prix dérisoires de 0,30 à 0,50 euro par jour, 140 euros par an/malade. Autant dire rien. L'industrie pharmaceutique devait à ses actionnaires de réagir. Elle l'a fait.

L'histoire du Vioxx le raconte.

ENCORE UN TCHERNOBYL FRANÇAIS : 40 000 MORTS
LE PLUS GRAVE ACCIDENT THÉRAPEUTIQUE DE TOUS LES TEMPS : LE VIOXX

Un drame planétaire, bien plus grave que le Distilbène, la thalidomide et le Mediator.

Il faut le raconter, 12 ans après, parce qu'il est exemplaire et qu'il a été littéralement escamoté par les rhumatologues français qui n'ont rien vu, qui ont promu et récompensé ce médicament, par l'enquête Bégaud passée à côté, par le ministère de la Santé de l'époque et par les médias qui n'ont rien vu ou rien compris. Le Vioxx, ça a été, en 5 ans, 140000 crises cardiaques et de 10000 à 50000 morts aux États-Unis, reconnus et indemnisés, contre seulement 3 en France. Comme les nuages radioactifs venus de Biélorussie s'arrêtent sur le Rhin, les dangers des médicaments sont engloutis dans le triangle des Bermudes.

Tout commence dans les années 1990. Le gigantesque marché des AINS ne rapporte plus. Toutes les grandes molécules sont multigénériquées dans tous les pays du monde, vendues à 0,2 dollar ou euro par jour.

Pour réanimer ce marché, il faut innover.

Par chance, il y a deux cyclo-oxygénases, les COX-1 et 2. On va jouer sur cette dualité. La martingale sera de promouvoir des molécules soi-disant sélectives contre la COX-2, qu'on appellera « coxibs » et qu'on dira de 2e génération : c'est la formule magique, suggérant une plus grande efficacité.

Pourtant, il y a déjà des AINS plus anti-COX-2 qu'anti-COX-1. Il faut surtout ne pas en parler. Ce sont de nouvelles molécules qu'il faut lancer, ou du moins des molécules qui aient l'air nouvelles. On ne va donc évidemment pas révéler que le vieux diclofénac (Voltarène), le méloxicam (Mobic), et surtout l'étodolac (Lodine), qui existent depuis des années, sont aussi anti-COX-2 que les coxibs que l'on s'apprête à lancer.

L'opération aboutit en 1999. Les premiers coxibs, le Celebrex (célécoxib de Pfizer) et, 3 mois après, le Vioxx (rofécoxib de Merck), sont autorisés par la FDA par une procédure accélérée, justifiée selon les firmes par la supériorité remarquable des deux molécules sur les AINS antérieurs et parce qu'elles réduisent les accidents digestifs.

L'essai VIGOR de Merck, base de son dossier d'approbation devant la FDA, qui ne sera publié qu'en 2002, montre pourtant que ce médicament n'a aucune supériorité sur les anciens AINS, ce qui sera confirmé dans 20 études ultérieures, mais qu'il réduit en effet de moitié les complications digestives, douleurs, ulcères, saignements, hémorragies, de 4 à 2 % (soit, en valeur relative, de 50 % !).

Aussitôt, le Celebrex et le Vioxx sont massivement promus aux États-Unis auprès des médecins et du grand public. À la télévision, la patineuse vedette Dorothy Hamill multiplie les doubles axels et les triples lutz sur l'air de *It's a beautiful morning*, et virevolte, visiblement sans la moindre douleur arthritique, évidemment grâce au Vioxx.

En France, la campagne promotionnelle bat son plein, inondant de publicités rédactionnelles signées des maîtres de la rhumatologie française *Le Quotidien du médecin* et *Impact médecine*. « Le Vioxx est une révolution. » « Il est surpuissant. » Il est « bien supérieur aux AINS antérieurs, les simples anti-COX-1 ». Les visiteurs médicaux martèlent la même chanson, ainsi que toute la rhumatologie française, à Lariboisière, Lyon, Strasbourg, et surtout Cochin. Dithyrambiques et comme transcendés, ils font chorus dans un concert de louanges, tandis que le ministre de la Santé, généticien pédiatre qui n'a jamais utilisé une seule de ces molécules, lui remet solennellement, lui-même, au Sénat, le grand prix médical Galien de l'année, décerné par une feuille de chou aujourd'hui enfin disparue, *Impact médecine*, tandis qu'enthousiasmé, le Comité économique interministériel des produits de santé, le CEPS, lui accorde un prix 3 à 5 fois plus élevé que les anciens AINS.

Pourtant, pas un mot des firmes, de la FDA ou de l'AFSSAPS, ni d'aucun de nos rhumatologues, sur les risques de thromboses artérielles avec des anti-COX-2, qui inhibent la synthèse de la prostacycline et laissent le champ libre au thromboxane, pro-agrégant, donc, *a priori*, avec un risque de thrombose artérielle, coronaire ou cérébrale. Cela ne peut pas se terminer autrement. C'est écrit d'avance.

Et, en effet, on découvrira ultérieurement que l'étude menée par Merck dès 1996, pour obtenir son autorisation de commercialisation auprès de la FDA, montrait une fréquence des attaques cardiaques sous Vioxx multipliée par 7. Mais, 18 mois plus tard, ces données avaient disparu du dossier officiel remis à la FDA, et le Vioxx était accepté par un comité de six experts, dont on apprendra encore quelques années après, par le *New York Times*, que quatre d'entre eux étaient liés par contrat au laboratoire Merck...

C'est seulement en 2000, 2 ans après la commercialisation, quand le Vioxx est déjà un blockbuster pris par des millions d'Américains, que sera publié l'essai VIGOR, montrant une multiplication par 5 des attaques cardiaques, avec 2 fois plus d'accidents vasculaires cérébraux (0,4 % des malades traités contre 0,1 %. Ça paraît peu, mais si 1 million de malades en prennent, cela fait 4000 accidents cardiaques au lieu de 1000). Lorsque ces données seront publiées, la FDA, qui les connaît depuis 4 ans, se bornera à exiger une mise en garde sur la boîte.

La piste paraît si rentable que, très vite, une série de coxibs de 2e génération, soi-disant plus anti-COX-2 encore, se préparent à prendre le relais à l'expiration des brevets du Vioxx et du Celebrex, tels le parécoxib (Dynastat) et le valdécoxib (Bextra), deuxième coxib de Pfizer autorisé dès 2004. Et puis encore, le lumiracoxib (Prexige) de Novartis (le seul vraiment sélectif anti-COX-2), et quelques autres en attente, dont l'étoricoxib (Arcoxia), le deuxième coxib de Merck.

Et pour accroître le marché, les firmes cherchent à élargir les indications. Tout est peu ou prou inflammatoire, donc ouvrons des voies nouvelles pour ces molécules miracles. Puisque l'inflammation est partout, les coxibs se doivent d'y être aussi : maladie d'Alzheimer, sclérose en plaques, prévention des cancers du côlon, et même les migraines, pour lesquelles le Vioxx obtient l'autorisation de la FDA en mai 2004. L'avenir paraissait magnifique. Toutes les maladies sont inflammatoires, donc toutes sont à soigner aux coxibs.

Et soudain, la bombe. Le 30 septembre 2004, Merck retire lui-même le Vioxx du marché, à cause des risques cardiovasculaires qu'il prétend avoir découverts depuis peu, alors qu'il connaissait ce risque depuis 8 ans, puisqu'ils étaient mentionnés dans l'essai de

1996 et dans l'essai VIGOR de 2000. « Stupéfiante stupéfaction », titrera le *New York Times*.

Aussitôt après cette décision, Merck s'empresse de souligner son sens des responsabilités à l'égard des patients (avec 8 ans de retard !). À ce moment-là, 2 millions d'Américains prennent du Vioxx, pour 2,5 milliards de dollars par an.

Merck perd d'un coup 11 % de son chiffre d'affaires, ses actions s'effondrent, sa capitalisation boursière tombe de près de 50 %, 27 milliards de dollars se volatilisent en quelques heures, et en prime plus de 2 500 plaintes sont déposées au pénal, ce qui conduira à 5 milliards de dollars d'indemnités dans les deux ou trois années qui suivront. L'existence même de la firme est menacée, et Ray Gilmartin, son P.-D.G., qui, un mois avant, chantait la sécurité et l'efficacité du Vioxx, que, disait-il, « [sa] femme prenait tous les jours », est débarqué en mai 2005. Dans la foulée, Pfizer tente de maintenir le Celebrex en arguant de l'absence d'accidents cardiaques au cours des essais (accidents qu'il avait effacés du dossier de présentation à la FDA), absence qui sera ensuite infirmée. Entraîné par la débâcle de Merck, le cours de Pfizer tombe également de 18 %. Un cataclysme et la une du *New York Times*, du *Boston Globe*, du *Washington Post*, etc. L'affaire du Mediator 5 ans avant et, comme en France, la FDA ébranlée, ses commissaires renvoyés, etc.

C'est alors que, peu à peu, vont sortir de terre des cascades d'informations, initialement masquées ou publiées, mais ignorées. Au total, 6 essais comparatifs entre le Vioxx et des AINS de la génération antérieure, subventionnés par Merck, portant sur 38 000 malades, plus une métanalyse suisse portant sur 20 742 patients, plus 7 études observationnelles rétrospectives indépendantes, l'ensemble portant sur plus de 2,5 millions de personnes, dont 120 000 sous Vioxx et 1,4 million sous AINS, qui seront publiés dans le *New England Journal of Medicine*, le *Lancet* et le *Journal of the American Medical Association (JAMA)*, et ne laissent aucun doute sur la réalité du risque. Tous confirment que Vioxx et Celebrex réduisent bien de moitié la fréquence des hémorragies digestives (accident qui peut être sérieux, mais qui est très rarement mortel et ne laisse aucune séquelle), mais multiplient par 1,5 à 4 la fréquence des infarctus du myocarde, mortels dans au moins 20 % des cas.

Dossier écrasant. Selon A. Woods, reconnu comme l'un des plus grands pharmacologues américains, « c'est de loin le plus évident signal d'alerte que la FDA ait jamais reçu». Pourtant, en 4 ans, et quoique alertée à de multiples reprises, la FDA n'a rien fait.

Cette affaire a suscité de tous côtés (médias, presse professionnelle et milieux académiques anglo-saxons) de sévères commentaires. Pour Robert Horton, éditeur en chef du *Lancet*: «Le risque cardio-vasculaire était évident dès 2000, 4 ans avant le retrait, ce qui souligne la faiblesse du système de surveillance de la FDA... Merck était parfaitement au courant dès cette date, comme le montrent, selon le *Wall Street Journal*, les mails échangés entre ses dirigeants.»

Eric Topol, cardiologue, leader de la célèbre Cleveland Clinic Foundation, ajoute de son côté: «Depuis 1999, 80 millions d'Américains ont pris du Vioxx – 110 millions aujourd'hui –, qui entraîne des décès supplémentaires avec une incidence de 1,6%, soit, pour 80 millions, 128000, et Merck connaissait le risque dès les essais cliniques et a attendu novembre 2000 pour les publier.»

Globalement, l'excès d'accidents cardiaques est maintenant évalué par extrapolation entre 27000 et 140000 en 5 ans, dont 40% mortels (E. Topol et D. Graham), soit 11000 à 56000 décès, et le Celebrex est presque aussi dangereux.

Dans ce contexte agité, la FDA finit par accepter, le dos au mur, de financer la grande enquête rétrospective de David Graham, directeur adjoint de l'Office de sécurité des médicaments, menée en liaison avec le grand assureur Kaiser Permanente et portant sur 1400000 personnes. Devant les résultats accablants, elle s'efforcera par tous les moyens d'en empêcher la publication dans le *Lancet*. Steven Galson, l'un des directeurs de la FDA, écrit au *Lancet* que Graham «aurait pu manipuler les résultats». De peur d'être licencié, Graham, qui reçoit des appels anonymes l'accusant de fraude et qui est menacé d'exclusion par Lester Crawford, patron de la FDA, hésite. L'étude sera pourtant publiée après 4 mois de discussion. Elle est, on l'a dit, accablante.

Parallèlement, l'Agence tente de faire croire qu'elle n'a pas méconnu les risques, qu'ils ne sont pas démontrés, qu'ils sont mineurs, que peut-être même les AINS classiques pourraient en comporter de similaires, spécialement, avant les coxibs, le diclofénac et le méloxicam, qui inhiberaient plus la COX-2 que la COX-1. Bref, l'Agence multiplie les informations parcellaires, contradictoires et tendancieuses, et, brouillant toutes les pistes, noie la réalité dans un nuage de brouillard.

En France, silence radio. Le conseiller d'État Jean Marimbert, président de l'AFSSAPS et qui démissionna en pleine crise du Mediator, condamne Merck pour avoir retiré le Vioxx: «Quand on fait cela, on risque de diminuer la confiance des gens dans les médicaments!»

L'AFSSAPS se défausse en niant le risque du Vioxx, en se basant sur l'étude CADEUS, menée avant le retrait du Vioxx, par la poste et par téléphone, sous la direction de G. Bégaud à Bordeaux, dès 2003, alors qu'on ne sait encore rien de ses risques, auprès de 45 000 utilisateurs du Vioxx, du Celebrex ou des AINS classiques anti-COX-1, étude financée par la CNAM, la DGS, Merck et Pfizer, et qui conclut, seule au monde contre 20 enquêtes internationales pas du tout téléphoniques, à l'absence de tout excès de complications cardiaques avec le Vioxx ou le Celebrex: le nuage de Tchernobyl s'est encore arrêté à nos frontières.

Rien ne vaut la réaction du principal porte-voix de Merck, Servier, Roche, etc., en France, le professeur M. Dougados, de Cochin, qui avait proclamé pendant des mois l'immense supériorité du Vioxx sur les anciens AINS: «J'ai été très surpris, le médicament est très efficace et sûr, j'en prends moi-même après le sport, et je continuerai. Il n'y a eu qu'une seule étude (!) montrant quelques (!) problèmes cardio-vasculaires (on en est à 20). Je dis à mes malades: "Continuez à le prendre, jusqu'à la prochaine consultation. On verra à ce moment-là."»

Mais l'affaire n'est pas terminée. Sous la pression de Merck et Pfizer, la FDA réunit le 16 février 2005 un comité de 32 experts externes, pour discuter de la réautorisation du Vioxx et du maintien des autres coxibs. Dix membres sur 32 ont des liens avec Merck et Pfizer. Au cours des trois jours de débat sous très haute tension, suivi de près par les journalistes, le comité reconnaît à l'unanimité les risques cardio-vasculaires. Bravo. Mais ses votes sont pourtant favorables au maintien du Celebrex (32 voix sur 32) et du Bextra (17 contre 13), tous les deux de Pfizer, et favorables également à la réintroduction du Vioxx (17 contre 15… dont les 10 experts sous contrat avec Merck!), et cela contre l'avis de personnalités aussi reconnues et indépendantes qu'Alastair Wood et Carl Furberg. Si d'ailleurs les 10 membres en situation de conflit d'intérêts avaient été écartés, le Vioxx aurait été battu par 15 à 7. Dans les heures qui suivent, les actions de Merck et de Pfizer bondissent respectivement de + 13 et + 7 %.

Mais, coup de Trafalgar, le 7 avril 2005, le *New York Times* révèle ces compromissions, contraignant la FDA à trancher contre les votes de son propre comité. Le Celebrex est maintenu, mais le Bextra est interdit et Merck dissuadé de réintroduire le Vioxx.

Affaire éclairante, affaire dramatique, même si ces milliers de morts émeuvent moins que d'autres, car il s'agit de morts anonymes, de morts statistiques, de morts inconnus, de morts de papier, sauf pour les 2500 familles, qui avaient déjà porté plainte en 2005 et dont le nombre n'a cessé d'augmenter.

Dans les années qui suivent, plusieurs études scientifiques, publiées dans les plus grands journaux, sur des milliers de patients, confirment les risques cardiaques du Vioxx (par exemple, en 2007, 2,7 fois plus d'accidents et de décès après 7 mois de traitement avec le Vioxx, avec un recul de 3 ans, et, en 2006, une augmentation des complications cardiaques de 2,6 fois à faibles doses, et 3,4 fois à fortes doses, avec le Celebrex, qui est toujours sur le marché).

Aujourd'hui, Merck a dû payer plus de 6 milliards de dollars d'indemnités aux victimes, dont 253 millions à la seule Carol Ernst, Texane, veuve d'un patient mort d'un infarctus sous Vioxx.

En France, l'affaire n'a eu aucune suite judiciaire. Trois personnes ont été indemnisées et 40 morts seulement ont été reconnus comme « peut-être » à attribuer au Vioxx. Plus personne ne parle de cette molécule, tandis que le Celebrex est toujours sur le marché. Et on vient de voir accepté sur le marché européen l'héritier du Vioxx, l'étoricoxib de Merck, vendu sous le nom d'Arcoxia, pourtant rejeté par la FDA, par 20 voix sur 21.

Finalement, le concept même d'anti-COX-2 est mort : personne ne croit plus en leur supériorité sur les COX-1. Mais pourquoi sont-ils encore vendus 3 fois plus cher que les AINS antérieurs ?

Les années ont passé, l'histoire du Mediator occupe le devant de la scène, tout le monde a à peu près oublié l'histoire du Vioxx, alors qu'il ne peut pas avoir fait moins de quelques milliers de morts en France, s'il en a fait au moins 15000, et peut-être même 100000, aux États-Unis.

Il y aura d'autres Vioxx et d'autres Mediator... D'ailleurs, il y a déjà eu Diane 35. Et maintenant, la Dépakine et la Dépakote...

ANTI-INFLAMMATOIRES

51 spécialités et associations
0 spécialité et association inutile
(efficacité faible ou nulle), soit 0%
8 spécialités et associations à risque
(important ou majeur), soit 16%

A. ANTI-INFLAMMATOIRES NON STÉROÏDIENS (AINS)[1]

(Voir «Dans les flammes de l'inflammation» et «Les anti-inflammatoires non stéroïdiens».)

I. Carboxylates

Deux molécules, l'ibuprofène et le naproxène, sont à préférer à tous les autres anti-inflammatoires des paragraphes I à V: elles sont plus efficaces et comportent surtout moins de risques.

Molécule	**Spécialité**	Laboratoire	AMM	**Efficacité**	**Risque**	Prix/ jour	Taux de rembour-sement
Ibuprofène (ac. propionique)	**Antarène**	Elerté	1994	**grande**	**mineur**	0,50 €/j	65%
	Brufen	Mylan	2003	**grande**	**mineur**	0,36 €/j	65%
	Nurofen	Reckitt-Benckiser	2005	**grande**	**mineur**		NR
Flurbiprofène	**Antadys**	Teva	1984	**moyenne**	**modéré**	0,50 €/j	65%
	Cebutid	Almirall	1976	**moyenne**	**modéré**	0,54 €/j	65%
Alminoprofène	**Minalfène**	Bouchara	1991	**moyenne**	**modéré**	0,62 €/j	65%
Tiaprofène	**Flanid**	Pierre Fabre	2000	**moyenne**	**modéré**	0,52 €/j	65%
	Surgam	Sanofi	1974	**moyenne**	**modéré**	0,52 €/j	65%
Kétoprofène	**Profénid**	Sanofi	1974	**moyenne**	**majeur**	0,53 €/j	65%[2]
	Ketum	Menarini	1995	**moyenne**	**majeur**	0,30 €/j	65%[3]
Dexkétoprofène	**Enantyum**	Menarini	*	**moyenne**	**majeur**		NR
Dexkétoprofène	**Ketesse**	Menarini	*	**moyenne**	**majeur**		NR
Naproxène	**Apranax**	Roche	1981	**grande**	**modéré**	0,34 €/j	65%
	Naprosyne	Grünenthal	1991	**grande**	**modéré**	0,50 €/j	65%[4]
Sulindac	**Arthrocine**	Gerda	1975	**moyenne**	**modéré**	0,47 €/j	65%
Diclofénac	**Voltarène**	Novartis	1976	**moyenne**	**important**	0,45 €/j	65%
	Flector	Genevrier	1999	**moyenne**	**important**	0,59 €/j	65%[5]
	Artotec (+ Misoprostol)	Pfizer	1993	**moyenne**	**modéré**	1,10 €/j	15%
Diclofénac sodique emplâtre	**Antalcalm**	Pierre Fabre	*	**moyenne**	**modéré**		NR

1. Tous anti-COX-1.
2. 30% pour forme IV.
3. Comprimés et gélules à libération prolongée. Le gel est NR.
4. Comprimés. Les suppositoires sont à 30%.
5. Granulés pour solution buvable. Le gel est à 30%.

	Diclofenac (gel)	**FlectorEffigel**	Genevrier	*	**moyenne**	**mineur**		NR
	Diclofénac (gel intense)	**Voltarenactigo**	GSK	*	**moyenne**	**mineur**		NR
	Acéclofénac	**Cartrex**	Almirall	1997	**moyenne**	**modéré**	0,20 €/j	65%
	Étodolac (anti-cox-2 et cox-1)	**Lodine**	Dexo	1986	**moyenne**	**modéré**	0,56 €/j	65%

II. Fénamates

Molécule	**Spécialité**	Laboratoire	AMM	**Efficacité**	**Risque**	Prix/jour	Taux de rembour-sement
Ac. niflumique	**Nifluril**	Upsa	1966	**moyenne**	**modéré**	0,39 €/j	65%[1]

III. Oxicams

Molécule	**Spécialité**	Laboratoire	AMM	**Efficacité**	**Risque**	Prix/jour	Taux de rembour-sement
Piroxicam	**Feldene**	Pfizer	1981	**grande**	**modéré**	0,39 €/j	30%[2]
	Brexin	Pierre Fabre	1992	**grande**	**modéré**	0,55 €/j	30%
	Cycladol	Chiesi	1998	**grande**	**modéré**	0,55 €/j	30%
	Geldène	Pfizer	2005	**grande**	**modéré**		30%
	Proxalyoc	Cephalon	1997	**grande**	**modéré**	0,45 €/j	NR
Méloxicam	**Mobic**	Boehringer	1995	**moyenne**	**modéré**	0,37 €/j	65%[3]
Ténoxicam	**Tilcotil**	Meda Pharma	1989	**moyenne**	**modéré**	0,58 €/j	65%

IV. Divers

Cause d'hépatites graves 2 fois plus fréquentes qu'avec les autres AINS et ayant conduit à des greffes du foie, le nimésulide a été retiré en 2014. Enfin.

	Molécule	**Spécialité**	Laboratoire	AMM	**Efficacité**	**Risque**	Prix/jour	Taux de rembour-sement
	Nabumétone	**Nabucox**	Mayoly-Spindler	1990	**moyenne**	**modéré**	0,72 €/j	65%
	Nimésulide	**Nexen**	Teva	1995	**moyenne**	**majeur**	0,54 €/j	65%

1. La forme suppositoire est à 30%.
2. Suppositoires et injectable : 15%.
3. Injectable : 30%.

V. COXIBS

Ils sont à l'origine de la dramatique et scandaleuse affaire du Vioxx: 40000 morts. Sont tous à écarter.

	Molécule	Spécialité	Laboratoire	AMM	Efficacité	Risque	Prix/ jour	Taux de rembour-sement
	Rofécoxib[1]	**Vioxx**	MSD	1999	**retiré en 2004**	**majeur**		
	Célécoxib[2]	**Celebrex**	Pfizer	2000	**moyenne**	**important**	1,30 €/j	65%
	Étoricoxib[3]	**Arcoxia**	MSD	2008	**moyenne**	**important**	1,10 €/j	30%

B. CORTICOÏDES ANTI-INFLAMMATOIRES [4 et 5]

(*per os*, IV ou IM)

Le médicament roi des affections inflammatoires bénignes, aiguës et brèves, récidivistes ou non.

Molécule	Spécialité	Laboratoire	AMM	Efficacité	Risque	Prix/ jour	Taux de rembour-sement
Prednisone	**Cortancyl**	Sanofi	1955	**excellente**	**majeur ou nul**[6]	0,40 €/j	65%
Prednisolone	**Solupred**	Sanofi	1964	**excellente**	**majeur ou nul**[6]	0,27 €/j	65%
	Médrol	Pfizer	1996	**excellente**	**majeur ou nul**[6]	0,27 €/j	65%
Méthylprednisolone	**Solumédrol**	Pfizer	1991	**excellente**	**majeur ou nul**[6]		65%
	Dépo-Médrol	Pfizer	1961	**excellente**	**majeur ou nul**[6]		65%

1. Retiré par MSD en 2004.
2. Rejeté aux États-Unis: retiré par la firme en Europe en 2011.
3. Successeur du Vioxx, rejeté aux États-Unis.
4. Puissances respectives: cortisone: 0,8; cortisol: 1; prednisone et prednisolone: 4; méthylprednisolone: 5; dexa- et bétaméthasones: 25; triamcinolones: 5 (et retard: 20). La rétention sodée des glucocorticoïdes est très faible pour cortisol, prednisone, prednisolone et méthylprednisolone. Elle est nulle pour les béta- et dexaméthasones.
5. Corticoïdes locaux: cf. Dermatologie, Pneumologie et ORL.
6. Risque nul si moins de deux semaines. Risque maximal si plus de trois mois (voir «Cortisone et corticoïdes: Dr Jekyll et Mr Hyde»).

Dexaméthasone	**Dectancyl**	Sanofi	159	**excellente**	**majeur ou nul**[1]	0,90 €/j	65 %
Bétaméthasone	**Célestène**	MSD	1965	**excellente**	**majeur ou nul**[1]	0,50 €/j	65 %
	Célestamine (+ antihistaminique)	MSD	1965	**excellente**	**majeur ou nul**[1]		NR
	Betnesol	Sigma-Tau	1963	**excellente**	**majeur ou nul**[1]	0,27 €/j	65 %
	Diprostène	MSD	1976	**excellente**	**majeur ou nul**[1]		65 %
Triamcinolone	**Hexatrione**	Dexo	1975	**excellente**	**majeur ou nul**[1]		65 %
	Kénacort retard	BMS	1973	**excellente**	**majeur ou nul**[1]		65 %
Cortivazol	**Altim**	Sanofi	1971	**excellente**	**majeur ou nul**[1]		65 %

1. Risque nul si moins de deux semaines. Risque maximal si plus de trois mois (voir « Cortisone et corticoïdes : Dr Jekyll et Mr Hyde »).

Antiparasites

ANTIPARASITES

38 spécialités et associations
7 spécialités et associations inutiles
(efficacité faible ou nulle), soit 18%
10 spécialités et associations à risque
(important ou majeur), soit 22%

A. PALUDISME OU MALARIA

I. Liste des antipaludéens

Molécule	Spécialité	Laboratoire	AMM	Efficacité	Risque	Prix/ jour	Taux de rembour-sement
Quinine (1630)[1]	**Quinine Sulfate Lafran** (*per os*)	Lafran	1970	**moyenne**	**majeur**	10,70 €/j	65%
	Quinimax (+ Quinidine) (IV)	Sanofi	1997	**grande**	**important**	1,40 €/ ampoule	65%
	Surquina (*per os*, IV)	Innotech	1999	**moyenne**	**majeur**		NR
Chloroquine[2]	**Nivaquine**	Sanofi	1947	**faible**	**modéré**	2,60 €/j	65%
Méfloquine[2]	**Lariam**	Roche	1985	**faible**	**modéré**	éq. 0,60 €/j	65%
Artéméther[3] (+ luméfantrine[4])	**Riamet**	Novartis	2001	**excellente**	**modéré**		65%
Halofantrine[3] ou **Méthyl artémisine**	**Halfan**	GSK	1988	**excellente**	**modéré**		NR
Artésunate	**Malacef**	ACE Pharm	2014	**grande**	**mineur**		(voir page suivante)
Atovaquone	**Wellvone** non indiquée seule dans le paludisme (cf. Pneumocystis)	GSK	1995	**moyenne**	**modéré**		
Proguanil	**Paludrine**	Alliance Pharmaceuticals	1989	**faible**	**modéré**		65%[5]
Proguanil + Atovaquone	**Malarone**	GSK	1997	**grande**	**modéré**		65%[6]
Proguanil + Chloroquine	**Savarine**	Alliance	1996	**moyenne**	**modéré**		65%[5]
Sulfadoxine + Pyriméthamine[7]	**Fansidar**	Roche	1998				NR
Doxycycline[8]	**Doxy**	Cf. Antibiotiques		**faible**	**mineur**		
	Doxypalu			**faible**	**mineur**		
	Granudoxy			**faible**	**mineur**		

1. Proposée aussi dans les crampes musculaires et le syndrome des jambes sans repos, sans raison et avec une réelle toxicité. Interdite par la Food and Drug Administration dans cette indication depuis 1997, mais pas en France.

2. Cet antipaludéen n'est plus guère actif que dans de très rares pays. La chloroquine est aussi utilisée dans les maladies inflammatoires : lupus, polyarthrites.

3. Traitement des accès et prévention dans les très nombreuses zones résistantes à la chloroquine. Cet antipaludéen n'est plus guère utilisé.

4. Parente de la méfloquine. Traitement des accès.

5. Prévention du paludisme pour certains assurés sociaux guyanais : 65 %.

6. Accès et prévention en Guyane également : 65 %.

7. Plus guère d'indications.

8. Peu active seule.

II. Indications

1. En cas d'accès

- 1re ligne : artéméther *per os* (Riamet).
- 2e ligne : quinine *per os*.
- 3e ligne : chloroquine, dans les quelques zones sans résistance (Caraïbes, Mexique, Argentine, Maghreb, Turquie, Corée).

2. En cas d'accès aigus graves

- 1re ligne : artésunate (Malacef) IV[1].
- 2e ligne : quinine IV (Surquina).

3. En prévention

Atovaquone (Wellvone) *per os* quotidienne associée ou non au proguanil (Malarone).

B. LEISHMANIOSES

Molécule	**Spécialité**	Laboratoire	AMM	**Efficacité**	**Risque**	Prix/jour	Taux de remboursement
Antimoine (antimoniate de méglumine)	**Glucantime**	Sanofi	1947	**moyenne**	**important**		65 %
Pentamidine	**Pentacarinat**	Sanofi	1948	**moyenne**	**important**		Hôp.
Amphotéricine B	**Ambisome**	Gilead	1998	**moyenne**	**important**		
	Fungizone	BMS	1977	**moyenne**	**important**		
Miltéfosine (application cutanée)	**Miltex**	Baxter	1996	**moyenne**	**important**		100 %

1. Malacef fait l'objet d'un protocole d'utilisation thérapeutique spécifique au sein des Centres nationaux de référence du paludisme.

GUÉRIR

C. TRYPANOSOMIASES

Maladie du sommeil (500 000 malades et 50 millions à risque). La trypanosomiase africaine, ou maladie de Chagas, n'est associée à aucun médicament en France.

Molécule	**Spécialité**	Laboratoire	AMM	**Efficacité**	**Risque**	Prix/ jour	Taux de rembour-sement
Pentamidine	**Pentacarinat**	Cf. Antifongiques		**moyenne**	**important**		
Éflornithine	**Vaniqa** (IV. Actif dans la trypanosomiase, mais la seule forme commercialisée est en crème pour le traitement de 2e ligne de l'hirsutisme !)	Almirall	2001	**grande**	**important**		NR

GUÉRIR

D. TOXOPLASMOSE

Cause d'encéphalites graves du sida et de rétinites sévères acquises pendant la grossesse et s'exprimant des décennies après. Le traitement doit associer pyriméthamine et un antibiotique.

Molécule	**Spécialité**	Laboratoire	AMM	**Efficacité**	**Risque**	Prix/ jour	Taux de rembour-sement
Pyriméthamine (*per os*)	**Malocide**	Sanofi	1952	**grande**	**modéré**		65 %
Spiramycine (spécialement pendant la grossesse)	**Rovamycine**	Sanofi		**grande**	**modéré**		
Azithromycine	**Zithromax**	Pfizer		**grande**	**modéré**		
	Azadose	Pfizer		**grande**	**modéré**		
Clarithromycine	**Naxy**			**grande**	**modéré**		
	Zeclar	Mylan		**grande**	**modéré**		
Atovaquone	**Wellvone**	GMS		**moyenne**	**modéré**		
Dapsone	**Disulone**	Sanofi		**moyenne**	**modéré**		
Triméthoprime + Sulfaméthoxazole	**Bactrim**	Roche		**moyenne**	**modéré**		
Clindamycine	**Dalacine**	Pfizer		**grande**	**modéré**		

E. AMIBIASE – GIARDIASE – TRICHOMONASE

50 millions de malades et 100 000 décès.

I. Nitroimidazoles

Molécule	Spécialité	Laboratoire	AMM	Efficacité	Risque	Prix/ jour	Taux de rembour-sement
Métronidazole (*per os*)	**Flagyl**	Sanofi	1959	**grande**	**mineur**	1,10 €/j	65 %
Ornidazole (*per os*, IV)	**Tibéral**	SERB	1985	**grande**	**mineur**		Hôp.
Secnidazole (*per os*)	**Secnol**	Iprad Pharma	1991	**grande**	**mineur**	8,50 €/j	65 %
Tinidazole	**Fasigyne**	Teofarma	1974	**grande**	**mineur**	3 €/j	65 %

II. Iodoquinoles

Molécule	Spécialité	Laboratoire	AMM	Efficacité	Risque	Prix/ jour	Taux de rembour-sement
Tiliquinol, Tilbroquinol (*per os*)	**Intétrix**	Ipsen	1966	**faible**	**mineur**	0,70 €/j	65 %

F. MICROSPORIDIOSE

Molécule	Spécialité	Laboratoire	AMM	Efficacité	Risque	Prix/ jour	Taux de rembour-sement
Fumagilline	**Flisint**	Sanofi	2006	**moyenne**	**important**		Hôp.

Antiviraux et antirétroviraux

ANTIVIRAUX ET ANTI-VIH

HORS HÉPATITES B ET C (VOIR MALADIES DU FOIE)

Dépenses de la CNAM en 2015 : 1,5 milliard d'euros

41 spécialités et associations
3 spécialités et associations inutiles
(efficacité faible ou nulle), soit 7 %
33 spécialités et associations à risque
(important ou majeur), soit 80 %

A. GRIPPE

I. Inhibiteurs de la protéine M2

Molécule	Spécialité	Laboratoire	AMM	Efficacité	Risque	Prix/jour	Taux de remboursement
Amantadine (résistances fréquentes)	**Mantadix**	Laboratoire X.O	1972	**faible**[1]	**modéré**	0,20 €/j	15%

II. Inhibiteurs de la neuraminidase virale

Efficacité très faible limitée aux 48 premières heures. Toxique au-delà de 5 jours de traitement.
Sur 10 essais de Roche sur le Tamiflu, 2 seulement ont été publiés et ne montrent guère d'effets convaincants; on note même des effets négatifs réduisant les anticorps (!) et créant de sérieuses complications (*Lancet*, 4 oct. 2014). L'association Cochrane et le *British Medical Journal* ont demandé à la firme les résultats complets des 10 essais. Roche s'y est engagée en 2009, sans jamais le faire. Une plainte a été déposée auprès de l'OMS, de l'Agence européenne des médicaments et de l'agence britannique NICE, qui n'ont pas bougé. Selon *Prescrire*, cette molécule devrait voir son AMM suspendue, mais notre ministre de la Santé, R. Bachelot, en a acheté et stocké pour 1 milliard d'euros, lors de l'épidémie bénigne de grippe de 2009 (que nous avions à l'époque appelée « grippette »). Pour les deux spécialités de ce tableau, on peut même penser que l'efficacité est nulle !

Molécule	Spécialité	Laboratoire	AMM	Efficacité	Risque	Prix/jour	Taux de remboursement
Oseltamivir (*per os*)	**Tamiflu**	Roche	2002	**faible**	**important**	5 €/j	30%
Zanamivir (inhalation)	**Relenza**	GSK	1999	**faible**	**important**	16 €/j	30%

1. Ou nulle !

B. HERPÈS – VARICELLE/ZONA – CMV

Molécule	**Spécialité**	Laboratoire	AMM	**Efficacité**	**Risque**	Prix/jour	Taux de remboursement
Aciclovir (*per os*, inj.)[1]	**Zovirax**	GSK	1982	**moyenne**	**mineur**	9 €/j	65 %
Valaciclovir (*per os*)[2]	**Zelitrex**	GSK	1995	**moyenne**	**modéré**	6 €/j et 30 €/j in CMV	65 %
Famciclovir (*per os*)[3]	**Oravir**	Novartis	1996	**moyenne**	**modéré**	15 €/j	65 %
Ganciclovir (IV)[4]	**Cymévan**	Roche	1988	**moyenne**	**important**		Hôp. 65 %[5]
Valganciclovir (*per os*)[4 et 6]	**Rovalcyte**	Roche	2002	**moyenne**	**important**	106 €/j	65 %
Cidofovir (IV)[3 et 7]	**Vistide**	Gilead	1997	**moyenne**	**modéré**		Hôp.
Foscarnet (IV)[4]	**Foscavir**	Clinigen	1991	**moyenne**	**important**		Hôp.

C. HÉPATITES B ET C

(Voir « Maladies du foie », plus bas.)

D. VIH – SIDA

Antirétroviraux

Ils ont radicalement transformé le pronostic, allongé de dix à vingt ans la vie des malades, et pratiquement éliminé la transmission du VIH aux nouveau-nés de mères séropositives traitées, mais au prix de complications métaboliques, cardiaques et rénales parfois sévères, après dix ou vingt ans de traitement.

1. Actif sur HSV-1 et 2 et V-ZV. (Gertrude Elion a reçu le Nobel pour cette découverte… et quelques autres.)
2. Actif aussi sur CMV.
3. Prévention des douleurs, atteintes oculaires du zona et herpès génital.
4. Prévention et traitement des infections à CMV du sida et en transplantation (rétinites, pneumopathies, etc.).
5. Hôp. forme injectable ; 65 % forme *per os*.
6. Prodrogue orale du ganciclovir.
7. Papova, pox et adénovirus.

Le premier, l'AZT, synthétisé par Gertrude Elion et G. Hitchings comme anticancéreux et inutilisé, a été identifié comme anti-VIH par *screening* systématique par S. Broder du National Cancer Institute et développé par GSK en 1987. L'industrie a ensuite, en quelques années, réussi l'exploit de mettre sur le marché 6 familles différentes de molécules, en appliquant des données fondamentales venues de laboratoires académiques, qui avaient identifié par exemple les récepteurs CCR-5 et les sites de fusion de la gp42. L'industrie a fait en même temps des bénéfices colossaux, en obtenant des prix de vente exorbitants dans les pays développés et en contournant tous les génériqueurs.
Les traitements doivent comporter au moins 3 molécules de 2 classes thérapeutiques différentes (2 de classe I et 1 de classe II ou III ci-après; en classe II, plutôt le Kaletra).

Quatre questions se posent encore.
• Les tri- ou quadrithérapies sont nécessaires pour éviter les résistances. Quelles sont les meilleures associations?
• Faut-il traiter tard quand les T4 sont inférieurs à 400, pour ne pas créer trop tôt d'effets secondaires, ou très tôt, en particulier pour bloquer les contaminations que le préservatif n'a pas réduites significativement, ni en France (toujours 6000 nouveaux cas par an) ni, et encore bien moins, en Afrique?
• Faut-il traiter continûment ou ne le faire que six mois pour éradiquer le maximum de virus, particulièrement abondants à la période initiale, puis réduire le traitement à quatre, voire deux jours par semaine, pour réduire les contraintes et les complications, comme le suggère depuis 2007 J. Leibowitch (essai Iccarre[1]), non sans résistance de la part de l'ANRS et des patients inquiets des risques d'échec, et plus encore de l'industrie, qui verrait ses ventes annuelles de 30 milliards ou plus réduites de 30%?
• Comment assurer la distribution effective et le contrôle de la réalité des traitements en Afrique, en Inde et en Asie du Sud-Est?

1. Présenté à la XXIe Conférence internationale sur le sida à Durban en juillet 2016.

I. Inhibiteurs de la rétrotranscriptase

1. NUCLÉOSIDES

• Molécules

Molécule	**Spécialité**	Laboratoire	AMM	**Efficacité**	**Risque**	Prix/ jour	Taux de rembour-sement
Zidovudine ou **AZT**	**Retrovir**	Viiv	1987	**grande**	**important**	7,30 €/j	100%
Didanosine	**Videx**	BMS	1997	**grande**	**important**	7 €/j	100%
Stavudine	**Zerit**	BMS	1996	**grande**	**important**	7,50 €/j	100%
Abacavir	**Ziagen**	Viiv	1999	**grande**	**important**	10,30 €/j	100%
Lamivudine	**Epivir**	Viiv	2002	**grande**	**important**	6,30 €/j	100%
Ténofovir	**Viread**	Gilead	2001	**grande**	**important**	12,50 €/j	100%
Emtricitabine	**Emtriva**	Gilead	2001	**grande**	**important**	6 €/j	100%

• Associations 2, 3, 5 en 1[1]: bi- et trithérapies

Abacavir + Lamivudine	**Kivexa**	Viiv	2002	**grande**	**important**	15,80 €/j	100%
Zidovudine + Lamivudine	**Combivir**	Viiv	1998	**grande**	**important**	13,20 €/j	100%
Zidovudine + Lamivudine + Abacavir	**Trizivir**	Viiv	2002	**grande**	**important**	21,70 €/j	100%
Emtricitabine + Ténofovir	**Truvada**	Gilead	2004	**grande**	**important**	18 €/j	100%
Emtricitabine + Ténofovir + Elvitégravir + Cobicistat	**Stribild**	Gilead	*	**grande**	**important**	-	100%
Lamivudine Abacavir + Dolutégravir	**Triumeq**	Viiv	*	**grande**	**important**	-	100%
Emtricitabine + Ténofovir + Elvitégravir + Ténofovir Alafénamide + Cobicistat	**Genvoya**	Gilead	*	**grande**	**important**	-	100%

1. 5 autres en place ou à venir: Evotaz (BMS), 2; Rezolsta (Janssen-Cilag), 2; Dutrebis (MSD), 2; Descovy (Gilead), 3; Eviplera (Gilead), 3.

2. NON-NUCLÉOSIDES

Moyenne : 9 euros par jour.

Molécule	**Spécialité**	Laboratoire	AMM	**Efficacité**	**Risque**	Prix/ jour	Taux de rembour-sement
Efavirenz	**Sustiva**	BMS	1999	**grande**	**important**	10,70 €/j	100%
Étravirine	**Intelence**	Janssen-Cilag	2008	**grande**	**important**	16,40 €/j	100%
Névirapine	**Viramune**	Boehringer	1997	**grande**	**important**	7 €/j	100%

II. Inhibiteurs de la protéase VIH

Moyenne : 16 euros par jour.

Molécule	**Spécialité**	Laboratoire	AMM	**Efficacité**	**Risque**	Prix/ jour	Taux de rembour-sement
Atazanavir	**Reyataz**	BMS	2003	**grande**	**important**	16,30 €/j	100%
Darunavir	**Prezista**	Janssen-Cilag	2006	**grande**	**important**	24,70 €/j	100%
Fosamprénavir	**Telzir**	Viiv	2004	**grande**	**important**	14,20 €/j	100%
Indinavir	**Crixivan**	MSD	1996	**grande**	**important**	11,10 €/j	100%
Nelfinavir	**Viracept**	Roche	1997	**grande**	**important**	6,80 €/j	100%
Ritonavir	**Norvir**	AbbVie	1996	**grande**	**important**	13,60 €/j	100%
Saquinavir	**Invirase**	Roche	1996	**grande**	**important**	13,10 €/j	100%
Tipranavir	**Aptivus**	Boehringer	2005	**grande**	**important**	26,50 €/j	100%
Lopinavir + Ritonavir	**Kaletra**	AbbVie	2001	**grande**	**important**	17,80 €/j	100%
Elvitégravir anti-protéase	**Vitekta**	Gilead	*	**grande**	**important**		

III. Inhibiteurs de l'intégrase du VIH

30 euros par jour.

Molécule	**Spécialité**	Laboratoire	AMM	**Efficacité**	**Risque**	Prix/ jour	Taux de rembour-sement
Raltégravir	**Isentress**	MSD	2007	**grande**	**important**	30 €/j	100%
Dolutégravir anti-intégrase	**Tivicay**	Viiv	*	**grande**	**important**		
Daclatasvir	**Daklinza**	BMS	*	**grande**	**important**		100%

IV. Inhibiteur du récepteur cellulaire CCR-5

Molécule	**Spécialité**	Laboratoire	AMM	**Efficacité**	**Risque**	Prix/ jour	Taux de rembour-sement
Maraviroc	**Celsentri**	Viiv	2007	**grande**	**important**	26 €/j	100%

V. Inhibiteur de la fusion VIH-cellule

Molécule	**Spécialité**	Laboratoire	AMM	**Efficacité**	**Risque**	Prix/ jour	Taux de rembour-sement
Enfuvirtide (SC)	**Fuzeon**	Roche	2003	**grande**	**important**	33 €/j	100%

Médicaments par spécialités médicales

Allergies

IMMUNOLOGIE ET ALLERGIE

Des sœurs jumelles. Hétérozygotes.

De façon très, trop simplifiée, il y a deux immunologies.

• L'immunologie 1, dite classique, qui nous protège contre les agresseurs microscopiques capables de pénétrer tous nos tissus, virus et bactéries essentiellement. Elle est contrôlée par les lymphocytes T1 (ou T4-1, de 2 types, l'un activateur – ou *helper* –, TH1, l'autre suppresseur ou régulateur, dit « T-régulateur »).

Les T1 contrôlent, en sécrétant l'IL-2, d'une part les lymphocytes B (qui sécrètent les immunoglobulines A, D, et surtout G, ou anticorps), d'autre part les lymphocytes T8 ou T8K (K pour *killer*, « tueur »), qui tuent ou détruisent les agresseurs. Ils contrôlent également les cellules de l'inflammation, polynucléaires neutrophiles, monocytes et macrophages, qui, à leur tour, captent et détruisent les agresseurs.

• L'immunologie 2, l'autre immunologie, dite « allergie » (*allos*: autre), assure la défense contre des organismes multicellulaires beaucoup plus volumineux, qui s'attaquent à la peau et aux muqueuses bronchiques, nasales, oculaires, digestives ou urogénitales: champignons, parasites, insectes, végétaux, microalgues, pollens.

Elle fonctionne selon un schéma similaire, mais contrôlée par les lymphocytes T2 ou T4-2, qui sécrètent d'autres interleukines (4, 10, 13, 17, 25) et activent la sécrétion par les lymphocytes B d'immunoglobulines très spécialisées, les IgE, qui se fixent sur des cellules de l'inflammation très particulières, les mastocytes (dérivées de polynucléaires « basophiles »). Ces cellules sont de véritables bombes. Quand les substances étrangères, les antigènes, se fixent sur les anticorps IgE, ils déclenchent la « dégranulation » des mastocytes, qui libèrent alors de façon explosive des grains bourrés de multiples substances aux effets très puissants et destructeurs: histamines, PAF, prostaglandines, leucotriènes, tryptases, etc. Ces substances provoquent une violente réaction inflammatoire avec gonflement, œdème, vasoconstriction et nécrose dans les muqueuses bronchiques, digestives, ou autres, attaquées par les antigènes. Cette réaction détruit les antigènes agresseurs, mais lèse aussi nos tissus et peut déclencher des chocs généraux violents, parfois mortels, dits « anaphylactiques ».

Les buts essentiels des traitements sont :

– de renforcer l'immunologie 1 (anticorps monoclonaux, vaccins, IL-2, etc.) ;

– mais de contrôler et limiter les réactions allergiques (immunosuppresseurs, activation des T-régulateurs – T4 ou T8).

C'est ce que tentait de faire la « désensibilisation » allergique dans les années 1900, mais jusqu'ici sans aucun succès et non sans quelques accidents graves (voir « Contre la désensibilisation », au chapitre « Pneumologie »).

ALLERGIES

52 spécialités et associations
Dont 20 corticoïdes généraux, ORL, oculaires, cutanés et bronchiques
20 spécialités et associations inutiles (efficacité faible ou nulle), soit 40 %
11 spécialités et associations à risque (important ou majeur), soit 22 %

Les nombreuses préparations antigéniques, à la fois artisanales et inactives, de la désensibilisation ne peuvent être comptabilisées. Liées à de multiples allergènes d'origine animale, végétale, chimique ou médicamenteuse, les maladies allergiques touchent la peau (dermatites atopiques) et toutes les muqueuses : nasales (rhinite allergique), oculaires (conjonctivite allergique), bronchiques (asthme), digestives (colopathies fonctionnelles allergiques, intolérances alimentaires graves), etc. Plus de 10 millions de Français en souffrent (voir « Asthme »). En pratique, seuls sont efficaces l'évitement des allergènes pour prévenir et les corticoïdes pour traiter.

A. CRISES AIGUËS

I. Corticoïdes : les seuls très actifs[1]

(Voir « Anti-inflammatoires », B. Corticoïdes.)
(Voir « Pneumologie », A. Asthme, II. Corticoïdes.)

II. Antihistaminiques[2] : seulement utiles en ORL

	Molécule	Spécialité	Laboratoire	AMM	Efficacité	Risque	Prix/jour	Taux de remboursement
	Cétirizine (racémique)	**Zyrtec**	UCB Pharma	1996	**moyenne**	**mineur**	0,37 €/j	30%
		Zyrtecset	UCB Pharma	2004	**moyenne**	**mineur**		NR
		Virlix	Sanofi	1987	**moyenne**	**mineur**	0,37 €/j	30%
		Actifed Allergie Cétirizine	Johnson & Johnson	2007	**moyenne**	**mineur**		NR
	Lévocétirizine (énantiomère du précédent)[3]	**Xyzall**	UCB Pharma	2002	**moyenne**	**mineur**	0,37 €/j	30%
		Lévocétirizine Teva	Teva	2009	**moyenne**	**mineur**	0,24 €/j	30%
	Loratadine (racémique)	**Clarityne**	Bayer	1988	**moyenne**	**mineur**	0,40 €/j	30%
	Desloratadine (énantiomère du précédent)[3]	**Aerius**	MSD	2000	**moyenne**	**mineur**	0,40 €/j	30%
	Ébastine	**Kestin**	Almirall	1996	**faible**	**mineur**	0,58 €/j	30%
	Mizolastine	**Mizollen**	Thérabel	1997	**faible**	**mineur**	0,43 €/j	30%
	Oxatomide	**Tinset**	Janssen-Cilag	1984	**faible**	**mineur**	0,40 €/j	30%
	Rupatadine	**Wystamm**	Juriach & Cia	2008	**faible**	**mineur**	0,30 €/j	30%
	Azélastine (pulvérisations)	**Allergodil**	Meda Pharma	1993	**faible**	**mineur**		30%
	Kétotifène	**Zaditen**	Sigma-Tau	1979	**faible**	**mineur**	0,35 €/j	15%

1. Immunosuppresseurs puissants.

2. Se lient aux récepteurs H1 de l'histamine. Tous sont des antihistaminiques de 2e génération, qui ne parviennent pas au cerveau et n'ont pas d'effets sédatifs généraux. Tous ont une réelle efficacité dans les allergies aiguës, les conjonctivites, les rhinites, l'urticaire, mais non dans les allergies générales ou bronchiques (asthme).

3. Isomère de la cétirizine, cette molécule a été développée pour relayer le brevet du précédent arrivant en fin de vie et maintenir des prix élevés, malgré les génériques. L'affaire a fait couler beaucoup d'encre.

	Bilastine	**Inorial**	Pierre Fabre (venue de Menarini)	2011	**faible**	**mineur**	0,28 €/j	30 %
	Tritoqualine (*per os*)[1]	**Hypostamine**	Chiesi	1960	**nulle**	**mineur**		NR

III. Anticholinergiques + antihistaminiques[2]

À éviter.

	Molécule	**Spécialité**	Laboratoire	AMM	**Efficacité**	**Risque**	Prix/jour	Taux de rembour-sement
	Prométhazine (*per os, inj.*)	**Phénergan**	Famel	1950	**nulle**	**important**	0,22 €/j	15 %[3]
	Dexchlorphénira-mine (*per os, inj.*)	**Polaramine**	Bayer	1961	**nulle**	**important**		NR
	Cyproheptadine (*per os*)	**Periactine**	Teofarma	1974	**nulle**	**important**		NR
	Hydroxyzine (*per os*)	**Atarax**	UCB Pharma	1955	**nulle**	**important**	0,40 €/j	65 %
	Alimémazine (*per os*)	**Théralène**	Erem-pharma	1959	**nulle**	**important**	0,15 €/j	15 %[4]
	Bromphéniramine (*per os*)	**Dimegan**	Dexo	1973	**nulle**	**important**	0,65 €/j	15 %
	Méquitazine (*per os*)	**Primalan**	Pierre Fabre	1995	**nulle**	**important**	0,50 €/j	30 %

B. ASTHME

(Voir « Pneumologie », A. Asthme.)

C. CHOC ANAPHYLACTIQUE EN URGENCE

Molécule	**Spécialité**	Laboratoire	AMM	**Efficacité**	**Risque**	Prix/jour	Taux de rembour-sement
Adrénaline IM[5]	**Anapen**	Bioprojet Pharma	2003	**excellente**	**modéré**		65 %

1. Soi-disant inhibiteur de la synthèse de l'histamine.
2. Tous sont des antihistaminiques, stimulant ou déprimant les centres nerveux cérébraux avec des effets secondaires acétylcholiniques (voir « Hypnotiques » au chapitre « Psychiatrie »).
3. Sous forme de comprimés. NR forme injectable.
4. Seulement pour les solutions buvables et les comprimés. Sirop NR.
5. Présente dans la trousse de tous les médecins, elle sauve la vie. Les corticoïdes actifs après quatre à six heures sont sans aucune action.

GUÉRIR

D. DÉSENSIBILISATIONS

Inefficaces et non sans risque, sauf dans les cas rarissimes ou l'antigène est unique, identifié et purifié (venin d'abeille)[1].

I. Efficace

Molécule	**Spécialité**	Laboratoire	AMM	**Efficacité**	**Risque**	Prix/ jour	Taux de rembour-sement
Venin d'abeille ou de **guêpe** (inj.)	**Albey**	Stallergènes	1985	**moyenne**	**modéré**		65 %
	Alyostal Venin d'abeille Apis Mellifera	Stallergènes	1990	**moyenne**	**modéré**		65 %

II. Non efficace

	Molécule	**Spécialité**	Laboratoire	AMM	**Efficacité**	**Risque**	Prix/ jour	Taux de rembour-sement
	Préparations individuelles (inj.)	**Allergènes Alk-Abello**	Alk-Abello		**nulle**	**important**		NR
		Allergènes Stallergènes	Stallergènes		**nulle**	**important**		NR
	Pollens de graminées (CP)	**Grazax**	Alk-Abello	2007	**nulle**	**important**		15 %
		Oralair[2]	Stallergènes	2010	**nulle**	**important**		15 %

SOULAGER

E. HOMÉOPATHIE

Aussi efficace et moins dangereuse que la désensibilisation.

Molécule	**Spécialité**	Laboratoire	AMM	**Efficacité**	**Risque**	Prix/ jour	Taux de rembour-sement
Extraits végétaux	**Rhinallergy** (*per os*)	Boiron	2009	**nulle**	**nul**		NR

1. Beaucoup sont vendus comme purifiés, alors qu'ils ne le sont pas (et qu'ils ne sont même pas chimiquement identifiés).

2. Risqué (*Prescrire*, avril 2015).

Cancérologie
Hématologie maligne

CANCERS
1 MILLION D'ANNÉES DE VIE QUI S'ENVOLENT

Le cancer est de très loin le problème de santé n° 1 par sa fréquence et sa gravité extrême et parce qu'il tue à 68 ans en moyenne et pas à 80-82 ans comme les infarctus, les AVC ou l'Alzheimer.

Il s'agit d'une prolifération cellulaire soudaine, rapide, incontrôlée, qui se développe dans un viscère, d'autant plus vite qu'il est mieux vascularisé. Le cancer comprime et détruit peu à peu l'organe touché, s'étend par contiguïté aux tissus voisins et, par les lymphatiques, aux ganglions qui l'entourent. Il se dissémine tôt ou tard dans l'organisme, créant des tumeurs secondaires, les « métastases », principalement dans les poumons, le foie, le cerveau, les os et les surrénales, qui grossissent à leur tour et entraînent la mort.

Il y a 350000 nouveaux cas par an de cancers (dont 12 % d'hémopathies malignes, de leucémies aiguës ou chroniques, et de lymphomes), contre 280000 en 1990. Cette augmentation de 25 % est seulement apparente et liée au vieillissement de la population (car sa fréquence croît avec l'âge), au dépistage des cancers du sein, du col utérin, du colon et de la prostate, ainsi qu'à un recensement généralisé sur le territoire, ce qui était très loin d'être le cas en 1990. Seuls ont réellement augmenté les cancers du pancréas, du foie et du poumon de la femme, dont le tabagisme explose depuis les années 1960 (il faut en moyenne 30 ans de tabagisme pour que se développe le cancer des bronches). À l'inverse, les cancers du poumon de l'homme ont diminué de 10 %, grâce à de nombreux arrêts du tabac dans cette partie de la population.

La plupart des cas sont observés chez les 35 millions de Français de plus de 40 ans, soit environ 1 % d'entre eux qui sont touchés chaque année, avec près de 50 % de mortalité : 150000 décès par an, 25 à 30 % de la mortalité totale annuelle (550000) en moyenne à 68 ans. Le cancer apparaît parfois chez l'enfant (leucémie), ou après 80 ans (prostate). Chaque année, 180000 malades survivent et survivront en moyenne 15 ans. Dans le pays, il y a environ 3 millions de personnes en train d'être soignées ou guéries.

Le décès en moyenne à 68 ans fait perdre aux patients – et toujours en moyenne – 14 ans de vie par rapport à la durée de vie des Français (82 ans – 79 pour les hommes et 85 pour les femmes).

Si tous les cancers pouvaient être prévenus ou guéris, la durée de vie des Français passerait de 82 à plus de 88 ans. Chaque année, ce sont donc 1 million d'années de vie qui s'envolent à cause du cancer, ce qui en fait de très loin la maladie la plus meurtrière. La mortalité cardio-vasculaire – infarctus, AVC, insuffisances cardiaques – est à peu près égale (150000 par an), mais elle est bien plus tardive, en moyenne à 81,5 ans, ne faisant perdre que quelques mois de vie par rapport à la moyenne. Par conséquent, la guérison de toutes les pathologies cardio-vasculaires n'allongerait la vie moyenne des Français que d'un semestre.

Quatre cancers représentent à eux seuls près de 60% de tous les cancers: prostate (70000), sein (50000), colon/rectum (50000), et poumon (30000).

La gravité des cancers est extraordinairement inégale: il y a d'un côté les plus inquiétants – pancréas et mélanomes métastasés –, et de l'autre, les moins dangereux, à l'instar des tumeurs thyroïdiennes, si constamment guéries que certaines viennent d'être retirées de la liste des cancers.

L'enquête anglaise CONCORD menée dans 67 pays sur 285 millions de cancers (*Lancet*, 2015) a montré une mortalité double ou triple dans les pays du tiers-monde, et des taux de survie à 5 et 10 ans comparables, dans les grands pays occidentaux (Grande-Bretagne, Europe de l'Ouest, du Nord, du Sud, Japon), pour les principaux cancers:

Cancers (nombre de cas par an en France)	**Survies à 5 ans (%)**	**Survies à 10 ans (%)**
Pancréas (10000)	3	1
Mélanomes métastasés	10	2
Poumon (30000)	10	5
Œsophage (5000)	15	12
Estomac (9000)	20	15
Cerveau	20	15
Ovaires	45	35
Colon, rectum (45000)	58	57
Rein, vessie	55	50
Sein (50000) et **prostate** (70000)	86	85
Mélanomes localisés	90	90
Testicule	95	95

Soit 55 % de survies à 10 ans en moyenne, qui équivalent à une guérison définitive dans 98 % des cas.

Depuis 1950, l'histoire des traitements s'est déroulée en 5 périodes.

- Jusqu'en 1960 : chirurgie quand elle était possible et radiothérapie. 90 % de décès.
- 1960-1965 : naissance des chimiothérapies cytotoxiques, visant à bloquer les proliférations cellulaires cancéreuses, mais également toxiques pour celles de nos cellules normales à renouvellement rapide (sang, muqueuse intestinale, cheveux). Sans compter les effets secondaires sérieux : cardiaques, hépatiques, neurologiques périphériques. C'est l'ère de la Caryolysine (1949) dans la maladie de Hodgkin, la première maladie à reculer. C'est également l'ère du Chloraminophène (1956) dans les leucémies lymphoïdes chroniques (LLC), de l'Endosan, premier cytotoxique pour les tumeurs solides (cancer du poumon, du sein, de l'ovaire). C'est l'époque où, précurseur, le Pr L. Israël tente de promouvoir les « polychimiothérapies » bien avant les autres. Puis arriveront le méthotrexate (1962), encore une des grandes molécules d'aujourd'hui, la vincristine (1963), la mercaptopurine (1965). C'est l'époque des premiers succès dans les hémopathies malignes (LLC, LAL, Hodgkin, lymphomes), mais à peu près rien dans les cancers d'organes (85 % de mortalité).
- 1965-1988 : des dizaines de nouvelles molécules cytotoxiques (voir tableaux) et de vrais succès. La grande période de la polychimiothérapie et des progrès lents, mais réguliers. Les cancérologues commencent à y croire et multiplient les combinaisons de molécules et les succès relatifs, mais réels. Ils font reculer la mortalité à 55 %.
- 2000-2015 : les thérapeutiques ciblées sur les protéines mutées.
- 2012-2016 : l'immunothérapie, mais encore 45 % de décès.

La route sera encore longue.

PROTÉINES ET GÈNES, GÉNÉTIQUE ET ÉPIGÉNÉTIQUE

Les protéines à la base de la vie cellulaire

Elles ont été les premières molécules synthétisées quand la vie est apparue sur Terre. Leur nom est d'ailleurs très parlant, puisque le grec ancien disait *protos* pour « premier ». Il s'agit d'énormes molécules : elles sont faites d'un enchaînement de 20 mini-molécules différentes appelées « acides aminés », qui sont accrochés linéairement les uns aux autres.

Tous les acides aminés sont chimiquement très réactifs et peuvent aussi s'accrocher latéralement les uns aux autres, repliant ici et là le « fil » de la protéine, en lui donnant des formes biscornues uniques et stables caractéristiques de chaque protéine.

Ainsi, les protéines ne sont pas linéaires comme l'est l'ADN, mais plus ou moins tortillées, d'une façon qui va déterminer leur fonction.

En effet, grâce à sa forme spécifique, chaque protéine peut s'imbriquer dans une autre et une seule, de forme complémentaire, comme une clé dans une serrure.

Toutes les protéines sont donc différentes et peuvent se lier, se marier, à une autre et à une seule (ou à un très petit nombre), en en modifiant la forme. Tout changement d'un acide aminé par un autre peut changer la forme de la protéine, et donc son action, qui peut grandir ou s'annuler.

Chaque protéine exerce en effet des actions spécifiques : enzyme, coenzyme, récepteur, transporteur, canal membranaire, transfert ou captation de radicaux riches en énergie, c'est-à-dire en électrons, qui les rendent capables d'assurer la synthèse ou la dégradation d'autres molécules (toutes les synthèses demandent de l'énergie, toutes les dégradations moléculaires en forment).

Ces propriétés très réactives font de nos 100 000 protéines différentes les principaux acteurs de la vie des cellules : synthèse de nouvelles molécules, transferts d'énergie en chaîne, croissance cellulaire par synthèses, transmission de signaux chimiques par interaction avec d'autres protéines dites « récepteurs », qui transmettent ensuite le signal reçu en aval à d'autres protéines qui les relaient en cascade ; 1, 2, 3, 10 protéines s'activent en chaîne l'une après l'autre, de telle sorte que bloquer l'une, c'est arrêter toute la chaîne des réactions, stopper toute une fonction cellulaire. La vie de chaque cellule est ainsi réglée par des dizaines de ces grandes voies de commande, tantôt parallèles, tantôt entrecroisées en tous sens. Un labyrinthe presque indéchiffrable, de sorte qu'on ne peut jamais prévoir tous les effets des médicaments qui interfèrent avec les multiples protéines de ces multiples circuits en les activant ou en les inhibant.

Les protéines ne sont pas éternelles. Elles sont parfois détruites d'un coup par un enzyme. Le plus souvent – si elles ne sont pas protégées par une « capuche », un « chaperon » –, elles sont oxydées peu à peu par des « radicaux libres », déformées, inactivées, et détruites dans un élément cellulaire spécialisé pour cela : le « protéasome ». C'est une sorte d'usine à déchets (première étape de l'autophagie, nobélisée le 5 octobre 2016). On conçoit que les médicaments capables de l'empêcher de fonctionner, tel le Kyprolis, maintiennent ces protéines avariées en survie. C'est bien ce protéasome des cellules cancéreuses que certains nouveaux anticancéreux désactivent, pour empoisonner les cellules malignes avec leurs propres déchets.

Les protéines sont donc bien au cœur de tous les processus de la vie.

Il faut retenir : une forme – une fonction.

Un acide aminé change, c'est la forme qui change, c'est une fonction qui est abolie ou stoppée, et c'est l'apparition d'une maladie génétique ou d'un cancer.

Gènes et protéines

Les gènes commandent et contrôlent la synthèse des protéines.

Les gènes sont des séquences de quelques milliers de petites molécules assez semblables, les purines et les pyrimidines, de 4 types distincts, appelées « nucléotides », parce qu'ils sont dans les noyaux des cellules. Ils sont rangés comme des perles sur un collier, dans un ordre linéaire strict, caractéristique de chaque gène. Nos 20000 gènes occupent seulement 10% des 3 milliards de nucléotides qui forment notre gigantesque mégamolécule dite d'ADN (acide désoxyribonucléique), double et long ruban linéaire enroulé serré en double spirale ou double hélice dans le noyau de chaque cellule.

Chaque gène contrôle la fabrication d'une protéine selon le principe un gène – une protéine, à son image, selon un code strict: 4 nucléotides de l'ADN dans un ordre donné déterminent le choix d'un des 20 acides aminés au cours de la synthèse d'une protéine. Un gène de 4000 nucléotides gouverne ainsi la synthèse d'une protéine de 1000 acides aminés rangés dans un ordre précis, commandé par l'ordre des nucléotides dans le gène. Et comme l'ordre des acides aminés détermine la structure de la protéine, il en détermine aussi la fonction: c'est toujours le principe un gène – une protéine – une fonction. Et ainsi de suite, 20000 gènes, 20000 protéines, 20000 fonctions gouvernent toute la vie cellulaire, entièrement programmée par les gènes: croissance, division, prolifération, renouvellement et mort cellulaires, synthèses et dégradations chimiques, production d'énergie et de chaleur, par oxydation des sucres et des graisses dans les «mitochondries», transmission de signaux et de l'influx nerveux, contraction, mouvements, respiration, battements cardiaques, pensée, etc. Notre vie et notre mort sont génétiquement programmées.

Une erreur intervient-elle dans la machine, et ce sont les maladies génétiques, dont les plus graves et fréquentes sont les cancers.

Génétique et épigénétique

Mais la réalité est plus complexe encore. Les gènes ne sont que des références, des livres dans une bibliothèque, les éléments d'un dictionnaire, les recettes d'un livre de cuisine, le programme, jusqu'ici immuable, de chaque espèce. Mais ils dorment, inertes au sein du noyau, comme dans un coffre. Là, ils dorment. C'est tout.

Ce qui compte autant qu'eux, ce sont les facteurs externes qui vont conduire à leur «expression», à leur utilisation, qui vont les faire parler et déclencheront leur action: l'épigénétique est la discipline de la biologie qui étudie ces mécanismes moléculaires.

Ces facteurs sont multiples, les uns activateurs, les autres répresseurs. Parmi eux, il y a des ensembles complexes de 3 à 10 protéines, venues de la cellule et appelées « facteurs de transcription » (FT). Et il y a aussi des protéines activant l'acéthylation des histones – les supports de l'ADN, en desserrant ses spires et en les rendant plus accessibles aux FT pour faciliter l'expression. À l'inverse, il y a aussi des protéines méthylant les histones et accentuant l'enroulement de l'ADN : elles bloquent par conséquent l'expression des gènes.

Il y a encore d'innombrables fragments d'ARN courts dérivés de ses immenses segments non codants. Certains sont courts, d'autres longs, linéaires ou circulaires, non codants, ou parfois codants pour des peptides régulateurs des gènes, et activant ou réduisant leur expression. S'ils sont petits, on les nomme mi-ARN ; leur découverte a été nobélisée il y a 5 ans.

Ce champ, extraordinairement complexe, de l'épigénétique est aujourd'hui au cœur de la recherche et bouge tous les jours. Il est aussi au centre des premiers essais d'application en thérapeutique des cancers et des maladies virales ou métaboliques.

Les mi-ARN arrivent.

MUTATIONS DES GÈNES

Tout est programmé génétiquement. La vie et la mort d'abord, les cancers ensuite. Tous seraient liés, soit à l'activation anormale de l'un des nombreux gènes « activateurs » qui commandent croissance et prolifération des cellules, soit à l'inactivation de gènes dits « suppresseurs », qui stoppent la prolifération ou conduisent à des morts cellulaires « programmées ».

Ces dérapages activateurs ou suppresseurs sont toujours liés :

– soit à des altérations, presque toujours acquises et très rarement héréditaires, des gènes eux-mêmes (cancers génétiques) ;

– soit à des altérations des systèmes de contrôle de l'expression des gènes (cancers épigénétiques).

Les cancers génétiques, les moins mal connus, sont dus à des anomalies des gènes, mutations, délétions, « insertions », « réarrangements » ou amplifications avec copies multiples d'un même gène. Il peut s'agir aussi de « translocations » de gènes ou de bouts de gènes d'un point à un autre du génome, se soldant par une fusion chimérique avec un autre gène, ce qui peut donner des propriétés cancérigènes puissantes au « néogène » formé. C'est le cas du gène bcr-abl dit « chromosome Philadelphie », dans certaines leucémies.

Les mutations sont les anomalies les plus fréquentes. Elles sont caractérisées par l'altération ou le remplacement d'un nucléotide par un autre, au sein d'un gène, ce qui change la séquence nucléotidique et, par voie de conséquence, un acide aminé dans la protéine codée, d'où, potentiellement, l'altération de sa forme, et donc de ses propriétés chimiques et de sa fonction.

Ces mutations sont extraordinairement fréquentes et s'accumulent de plus en plus tout au long de la vie, parce qu'elles sont de moins en moins bien réparées. Il existe au moins 6 systèmes multimoléculaires de réparation des mutations, les uns dits « homologues », recombinant l'ADN comme il doit l'être ; les autres, dits « non homologues », moins précis. L'altération des « systèmes de réparation des gènes » est très souvent à l'origine du vieillissement et des cancers.

La plupart des milliers de mutations qui touchent les 3 millions de nucléotides codants de nos 20 000 gènes sont « neutres », sans compétence notable. Un petit nombre inactive le gène (ce sont les mutations négatives) ou au contraire accroît son activité (mutations positives, ou *gain mutations*). On comprend bien qu'un cancer peut survenir si une mutation négative touche un gène suppresseur de prolifération, et à l'inverse si une *gain mutation* active un gène de prolifération.

Les causes des mutations sont mal connues. Certaines sont liées à l'environnement : tabac, pollution atmosphérique (poumon), UV (peau), virus (hépatites B et C).

D'autres sont tributaires d'un métabolisme hyperactif, avec dégradation, synthèse et stockage des sucres et graisses (presque tous les cancers sont 1,5 fois plus fréquents en cas d'obésité et surtout de grande obésité, et les cancers du pancréas et du foie 2 à 4 fois plus fréquents.)

Mais la plupart des mutations sont malheureusement dues au hasard, à la loterie des divisions cellulaires, et d'autant plus nombreuses que les cellules se multiplient plus fréquemment, augmentant à chaque division cellulaire. Car les cancers sont particulièrement fréquents et précoces dans les organes qui se renouvellent le plus : cellules du sang dans la moelle osseuse, muqueuse digestive (qui se renouvelle entièrement tous les 4 jours !), ovaires. Ils le sont beaucoup moins dans l'os (qui se renouvelle entièrement tous les 5 ans), dans les neurones (la plupart des tumeurs cérébrales se développent à partir des cellules juxta-neuronales de la glie ou des méninges, et plus rarement des neurones eux-mêmes), ou dans les muscles et le cœur, occupés à se contracter plus qu'à se reproduire (le cœur qui bat en permanence ne se renouvelle qu'au rythme de 1 % par an, et il n'y a pratiquement jamais de tumeurs du cœur).

CELLULES SOUCHES, EMBRYONS ET CANCERS

Notre organisme est fait de 99,9 % de cellules spécialisées, dites « différenciées », assurant les multiples activités particulières de la peau, des muscles du cœur, du cerveau, de la moelle épinière et des nerfs ou des poumons, du foie, des reins, de l'estomac, des globules rouges et blancs, des cellules immunitaires, etc. Des centaines de cellules aux fonctions différentes, dérivées de l'embryon primitif, né lui-même de la fusion d'un ovocyte maternel et d'un spermatozoïde paternel.

Mais il reste un petit nombre de cellules embryonnaires non différenciées, dites « cellules souches », disséminées dans tous les tissus, comme en réserve, et qui assurent, tout au long de la vie, le renouvellement de nos tissus. Celui-ci est tantôt très rapide, tantôt très lent.

Le cancer est une sorte d'embryon monstrueux, une prolifération soudaine, rapide (quoique plus lente que celle des embryons qui atteignent 4 kg en 9 mois), anarchique, incontrôlée d'une cellule-souche embryonnaire ou de cellules adultes différenciées qui se sont « dédifférenciées » et sont revenues à l'état quasi embryonnaire, sous l'action de facteurs extérieurs ou de mutations génétiques.

Tout le problème dans le dépistage des cancers est d'abord d'identifier les mutations qui en sont responsables, et ensuite de les traiter, soit – ce qui est exceptionnellement possible – en corrigeant directement, en amont, le gène muté par une thérapie génique d'une extrême complexité, soit, en aval, en tentant de corriger les protéines anormales codées par les gènes mutés, grâce soit à des anticorps monoclonaux IV, s'il s'agit de protéines des membranes cellulaires – récepteurs d'hormones ou de messages biologiques circulants (appelés « médiateurs ») –, soit à de petites molécules de synthèse *per os* ou sous-cutanées, capables de pénétrer dans les cellules et de cibler les protéines intracellulaires anormales.

Tels sont les espoirs que nourrit la communauté scientifique, mais aujourd'hui, il n'existe que quelques dizaines de traitements d'efficacité souvent limitée, pour ces milliers de mutations différentes sur des centaines de gènes... Il faudra beaucoup de temps.

MUTATIONS GÉNÉTIQUES DES CANCERS

Mutations et cancers

Ces dernières années, de grands programmes de séquençage du génome ou de l'exome (la partie codante du génome), sur des centaines de milliers de malades, ont permis d'identifier des milliers de mutations dans les tumeurs : mutations génétiques et épigénétiques touchant directement les gènes, mais aussi les parties non codantes de l'ADN. Elles sont des centaines et jusqu'à 1 000 dans chaque type de cancer (sein, poumon, côlon), et de 1 à 70 dans les leucémies et lymphomes. La majorité est probablement neutre, mais plusieurs et parfois plusieurs dizaines sont actives dans les cancers.

Quelques-unes sont clairement induites par des environnements agressifs pour les gènes (tabac, UV, virus des hépatites B et C), pour les poumons, la peau, le foie. Mais la plupart semblent survenir spontanément, sans cause externe et identifiée. Peut-être par le simple jeu d'un hasard malheureux, d'erreurs de parcours lors de la réplication de la transcription de l'ADN des gènes, et faute de réparation homologue. Et le phénomène est plus souvent rencontré dans les cellules qui se multiplient beaucoup dans les tissus et les organes qui se renouvellent le plus, ou dont les systèmes de réparation des mutations se sont, avec les années, oxydés, et sont devenus moins efficaces (M. Radman).

À cet égard, cancers et hémopathies malignes (leucémies, lymphomes, Hodgkin) sont très différents.

La plupart des hémopathies surviennent assez tôt dans la vie, et même souvent chez l'enfant, et sont associées à un petit nombre de mutations, et parfois à une seule, généralement une translocation, telle la translocation « bcr-abl », avec chromosome chimérique Philadelphie.

À l'inverse, la plupart des cancers des tumeurs dites « solides » sont caractérisés par des mutations très diverses, souvent associées dans une même tumeur et retrouvées dans des cancers d'organes différents.

On retrouve dans chaque tumeur des centaines de mutations neutres, mais 30 à 50 sont plus ou moins activement oncogéniques.

Les plus fréquentes touchent des gènes de protéines-kinases impliquées dans la transmission des signaux biologiques de prolifération des cellules, signaux souvent issus des « récepteurs » membranaires de surface, eux-mêmes activés par des signaux extracellulaires venus d'autres cellules, ou hormonaux, et conduisant à la croissance et à la prolifération cellulaires lancées, pour les bronches, le sein, la peau et le tube digestif par les récepteurs des « facteurs de croissance » des épithéliums (EGF-R, *epidermal growth factor receptor*, de 2 types, HER 1 et 2), des fibroblastes (FGF-R), ou des endothéliums vasculaires (VEGF-R) ou dérivés des plaquettes (PDGF-R).

Activés, ces récepteurs membranaires activent à leur tour des cascades de protéines de signalisation intracellulaires dites « protéines-kinases », relayant les signaux des récepteurs de surface. Ainsi les protéines codées par les gènes dits RAS, RAF, MEK, et ERK, relayent le VEGF-R des membranes, ou les protéines PI3K, AKT, mTOR, S6K, d'autres protéines-kinases encore interviennent dans la signalisation intracellulaire, telles que C-KIT, B-RAF, RET : plus de 100 protéines-kinases spécifiques, capables de phosphoryler, et donc de transférer de l'énergie venue de l'oxydation et de la combustion des sucres et des graisses dans les mitochondries, et d'activer ainsi l'interaction des centaines de protéines, enzymes ou substrats et récepteurs divers, tous impliqués dans les multiples circuits de la vie cellulaire, en particulier en transmettant les signaux de prolifération depuis les récepteurs des membranes jusqu'aux gènes de prolifération.

Des dizaines de mutations potentiellement cancérigènes ont aujourd'hui été identifiées : 50 dans les tumeurs du sein, 30 à 40 dans les autres, sans compter des centaines de mutations « neutres ».

Beaucoup de mutations identiques s'observent ainsi dans de nombreux cancers différents :

- P53, gène suppresseur inactivé dans 50 % des cancers ;
- EGF-R :
  - HER-1, dans les cancers du poumon, ORL et du côlon,
  - HER-2, dans ceux du sein, de l'ovaire, de l'estomac et du pancréas ;
- B-RAF dans les mélanomes (mutation V600) et les cancers du poumon ;

- ALK et K-RAS dans les neuroblastomes et les cancers bronchiques ;
- BRCA 1 et 2, dans ceux du sein et de l'ovaire (mutation héréditaire).

Et, réciproquement, chaque cancer porte de nombreuses mutations neutres ou peu actives, mais aussi plusieurs mutations oncogènes.

À titre d'exemple (*Nature*, 2014, « *Genome Atlas Research* », et *Lancet*, 2016, « *French Thoracic Intergroup* »), les cancers bronchiques (non à petites cellules », soit 80 % des cancers bronchiques) portent une ou plusieurs mutations oncogènes touchant les gènes donnés ci-dessous :

- Dans les adénocarcinomes (50 % des cancers bronchiques) :
  - K-RAS, 30 % ;
  - HER-1, 11 % ;
  - HER-2, 2 % ;
  - B-RAF, 7 %.
- Dans les cancers épidermiques (30 % des cancers) :
  - ALK, 5 % ;
  - PI3K, 12 % ;
  - MET, 4 %.

Dans quelques autres cancers, on n'a encore identifié qu'une à trois mutations oncogènes : mélanome (B-RAF), côlon (MMR, HER-1 et CIMP), prostate (TMP-R55)... Mais, chaque année, la liste s'allonge.

La cancérologie « personnalisée » ou de « précision »

Aujourd'hui, les cancers ne peuvent plus être évalués, leurs traitements ne peuvent plus être choisis seulement sur les bases traditionnelles de l'organe touché, de l'extension locale et/ou métastatique de la tumeur, de l'âge, du sexe, de l'état du patient, du type histologique et de la dépendance hormonale.

Leur profil génétique doit être établi pour identifier le ou les gènes mutés, ainsi que le type et le siège, dans tel ou tel segment (exon) du nucléotide changé ou altéré.

De multiples efforts sont faits depuis sept ou huit ans pour identifier les gènes oncogènes et guider les recherches, puis les applications thérapeutiques.

Dès 2009, à Barton, le MGH (Massachusetts General Hospital), lié à l'université de Harvard et au Dana-Farber Cancer Center, recherchait systématiquement chez tous les patients 110 mutations de 13 gènes… pour 2000 dollars par patient. Il y a un an, l'INCA et l'INSERM, dirigés par les professeurs A. Buzin et Y. Lévy, ont lancé le plan « France Médecine Génomique » de 670 millions d'euros sur 5 ans, plan appuyé par 12 plateformes de séquençage qui analysent, gratuitement pour le patient, le génome de tous les malades, pour un coût de 900 euros, mais bientôt seulement 300 euros par cas, payés par la collectivité. L'Angleterre a aussi lancé en 2014 un plan similaire de 400 millions d'euros sur 4 ans.

Même si l'impact en est encore très faible en termes de choix et d'efficacité des traitements, ces plans sont indispensables pour assurer les progrès de demain et après-demain, et ont déjà l'intérêt d'éviter 50 % des chimiothérapies et des traitements ciblés trop largement surprescrits et souvent inutiles, pénibles, à risque majeur et toujours très coûteux.

Les résultats, encore décevants, en sont donnés plus loin, dans « Traitements ciblés et immunothérapies des cancers ».

CHIMIOTHÉRAPIES, ADN ET MICROTUBULES

De 1960 à 1998, le traitement des cancers repose sur des molécules cytotoxiques, peu sélectives, touchant presque aussi durement les cellules normales que les cellules cancéreuses. De grands progrès pourtant sont faits concernant la diversité des mécanismes d'action des molécules et, par conséquent, la possibilité de les associer. Comme toute cellule, les cellules cancéreuses croissent, puis se divisent. En 20 divisions, une cellule peut avoir donné naissance à 1 million de cellules filles identiques. La croissance est contrôlée par les gènes, donc par l'ADN. La division cellulaire est guidée par les « microtubules », qui assurent l'égalité de la division, la répartition égale des chromosomes et des gènes, et la viabilité des cellules filles.

Les chimiothérapies s'attaquent donc soit à l'ADN de diverses façons (voir les tableaux de médicaments), soit aux microtubules.

Elles restent aujourd'hui de loin au premier rang des traitements, ceux qu'on utilise en 1re ligne. Ces traitements font depuis 40 ans reculer la mortalité de 30 %, allongent les vies de 1 à 5 ans, parfois 10 ans, soignent des centaines de milliers de malades, transforment certains cancers en maladies pénibles, mais qui guérissent, ne laissant que le souvenir d'une épreuve vaincue, tels beaucoup de cancers du sein, du côlon, de la prostate, ou certains lymphomes et leucémies. Beaucoup sont de grands médicaments à l'histoire chargée de succès. Ne jetons pas l'enfant avec l'eau du bain. Toxiques, ils ne le sont pas pour toutes les cellules, mais sélectivement pour les cellules qui prolifèrent et qui sont en cours de division cellulaire, c'est-à-dire pour les cellules tumorales et, malheureusement aussi, mais à un moindre degré, pour celles de nos cellules normales qui se reproduisent vite : cellules sanguines, cellules des follicules pileux, cellules de la muqueuse digestive. Mais ils épargnent souvent les autres tissus ou, du moins, n'entraînent que des complications supportables, comme tous les médicaments actifs.

Tous sont des poisons pour le génome ou la division cellulaire.

Les principales molécules utilisées pour léser l'ADN ou empêcher la division des cellules tumorales ont été successivement des antipurines et antipyrimidines, qui sont les nucléotides de base de l'ADN modifiés (1949-1994), des sels de platine avides d'électrons et se collant à l'ADN qui les lui prête (1965), des antitopoisomérases I et II (1967-1998), qui empêchent la ressoudure des brins ADN après la réplication d'un gène, des alcaloïdes végétaux et des taxanes dérivés de microchampignons des aiguilles de l'if, désorganisant les rails microtubulaires du fuseau lors de la division cellulaire (1963-1993), ou encore des redifférenciateurs, qui ne tuent pas les cellules cancéreuses, mais les retransforment en cellules normales.

Ces molécules ont permis d'allonger de 6 mois à 5 ans la vie des malades et d'en guérir 10 à 50% selon les cancers, mais elles l'ont fait au prix de complications multiples, perte de cheveux, grande fatigue, douleurs articulaires et musculaires, neuropathies périphériques des membres, complications hématologiques parfois graves (neutropénie, anémie, thrombopénie), complications digestives, cutanées, cardiaques, et moins souvent hépatiques et rénales, laissant parfois des séquelles à retardement, en particulier myocardiques ou responsables de lymphomes. Leurs effets hématologiques immédiats les plus graves ont été en général maîtrisés par l'érythropoïétine pour les anémies, le G-CSF pour les grandes neutropénies, et les transfusions de plaquettes dans les thrombopénies sévères.

TRAITEMENTS CIBLÉS ET IMMUNOTHÉRAPIES DES CANCERS

MYTHES, DÉCEPTIONS ET PROMESSES

Ces 10 dernières années, la cancérologie, qui semblait piétiner, vit, avec bruit et tumulte, l'apparence d'une révolution. Le séquençage du génome de chaque patient est devenu possible. On a assisté à l'explosion multimédiatique fracassante de la « médecine de précision », de la « médecine personnalisée », individuelle, sur mesure, institutionnalisée aux États-Unis avec la « *Precision Medicine Initiative* » du président Obama, relayée par les National Institutes of Health (NIH) de Bethesda.

Dans tous les pays, la presse, les magazines, les émissions télé, Internet, les grandes revues médicales (*Nature, Science, Lancet, New England Journal of Medicine*) ne parlent plus que de cela. Tous annoncent chaque semaine des lendemains qui chantent et la fin des cancers, mêlant espoirs réels, illusions lyriques, rêves insensés et mensonges publicitaires, mensonges planifiés et multidiffusés par une industrie surpuissante qui croit avoir trouvé la poule aux œufs d'or, celle qui va lui permettre de vendre à des millions de cancéreux des traitements « sur mesure » à 50000 ou 100000 dollars la cure.

Opération d'autant plus facile que les malades et les médecins en rêvent : tous peuvent enfin espérer, et notamment les cancérologues, jusqu'ici désespérés de voir tant de leurs patients s'enfoncer inexorablement, et mourir (expérience difficile, que nous avons tous deux connue en suivant personnellement des centaines de malades de cancers du poumon, de la plèvre, des reins, de la vessie et de la prostate, et dont le souvenir, le nom, la silhouette, la voix, le sourire ou l'angoisse nous restent parfois des dizaines d'années après).

Tous espèrent et ne demandent qu'à croire à ce très prochain miracle. L'industrie pharmaceutique s'y est jetée à corps perdu, retrouvant avec ce nouveau et prometteur créneau le goût de la recherche, recherche depuis longtemps négligée. On a vu se lancer les premiers les Suisses Roche et Novartis, ainsi que leur filiale américaine Genentech, suivis des Américains BMS et MSD, puis de Pfizer, AbbVie, Amgen, Janssen-Cilag, AstraZeneca, et, très en retard, de Lilly, Bayer, et enfin Sanofi, tandis que Glaxo, échaudé, se retirait.

Et plus le nombre de gènes et de cancers impliqués s'accroît, plus naissent les algorithmes qui tentent de les connecter rationnellement. Au point que Google se prépare à gérer tout cela, nous, nos mutations, nos cancers, et la gestion de nos traitements avec les nouveaux médicaments qui pullulent et vont pulluler plus encore : 65 nouveaux autorisés en France depuis 2012, 32 déjà commercialisés (inclus dans ce guide), près de 1000 à l'étude, 2 ou 3 par gène muté, dont on identifie de nouveaux tous les mois. Volcanique.

D'immenses marchés vont peut-être, enfin, s'ouvrir : des marchés de 100 milliards de dollars ou plus, avec des traitements à 30000-100000 euros pour des millions de malades génétiquement analysés, en nombre croissant, avec le progrès des analyses génomiques, exomiques et protéomiques, des centaines de biomédicaments, soit des anticorps monoclonaux soit des petites molécules génétiquement recombinantes ou de synthèse.

Il faut soutenir ces démarches et y croire, car les thérapeutiques ciblées et les immunothérapies représentent aujourd'hui le seul avenir, le seul espoir se dessinant pour vaincre le cancer. Il faut donc collaborer avec l'industrie, rapprocher recherche publique et recherche privée, qui sont complémentaires, les financer, accélérer l'évaluation des nouveaux médicaments que malades et médecins ne peuvent attendre 10 ans avant de pouvoir les utiliser. Collaborer oui, mais à condition d'être exigeants sur les critères d'évaluation, et de savoir rejeter les innombrables et inévitables molécules sans efficacité et souvent très dangereuses que l'industrie promeut pour faire du chiffre, et que trop de nos « experts » achetés ou incompétents laissent passer.

Là est l'avenir, mais pas demain ni après-demain. Il va falloir attendre, comme l'explique l'ARC, qui lance sa campagne au service de notre si pauvre recherche, la plus pauvre du monde occidental, pour, dit-elle, « améliorer l'avenir des générations futures »...

Car c'est bien de cela qu'il s'agit. De patience. Une patience qu'il faut entretenir contre l'industrie qui voudrait engranger son pactole dès maintenant, et qui vend les nouveaux médicaments à 100 fois leur prix de revient – l'équivalent de 1 ou 2 napoléons or par jour –, alors que leurs résultats sont encore quasi inexistants pour les malades, qui ne gagnent que 0 à 6 mois, en moyenne 2, et encore au prix de graves effets secondaires.

Il faudra donc se protéger de ces exagérations généralisées lancées chaque année comme un nouveau millésime au Congrès « Barnum » de l'ASCO, auquel assistent, passifs et dociles, 10 000 cancérologues venus par charter de tous les pays du monde pour recevoir la bonne parole et passer 8 jours agréables aux frais de l'industrie. Et les Français y vont tous. Chaque année, un nouveau grand cru tourne les têtes des cancérologues et des journalistes qui les escortent sans jamais rien vérifier. Et c'est toujours un flop l'année d'après : 2011, les anti-PARP[1] ; 2012, les multitraitements « conjugués » ; 2014, les « checkpoints » ; 2015, les thérapies CART…

De cet enthousiasme prématuré d'où, peut-être, sortira l'avenir, voici en vrac quelques perles qui montrent comment on peut vendre la peau de l'ours bien avant de l'avoir tué :

- « … le diagnostic moléculaire vous permet [on ne dit pas « permettra »] des traitements personnalisés exactement adaptés à votre cas », dans *Le Point*, mars 2015 ;
- « Une révolution génomique, le cancer vaincu », dans le *JDD*, 3 juillet 2016 ;
- « … une avancée décisive dans le traitement des cancers », dans *Les Échos*, 2015 ;
- « L'exact médicament utile pour vous-même » (*sic*), dans *Nature*, septembre 2016 ;
- « Pour une médecine de prévention à grande échelle » (ils utilisent le mot anglais « *megascale* »), dans *Nature*, 8 septembre 2016 ;
- appels de *Nature* (août 2016) pour plus d'articles sur l'oncologie de précision (pourtant déjà 5 ou 6 par mois, et autant pour les autres grands journaux) ;
- l'immunothérapie, à peine née, « étend la survie des cancers à des années » (*Lancet*, L. Handford, 2016) alors qu'en réalité, il s'agit de semaines ou de quelques mois. Voir plus loin « Évaluation des nouveaux anticancéreux ».

1. PARP : poly-ADP-ribose-polymérase.

Et, pour enrober le tout, sous le titre du *Monde* « La défaite des cancers », l'exaltation de Laurent Alexandre, urologue, énarque, P.-D.G. d'une petite start-up de séquençage belge, ancien actionnaire de *La Tribune*, revendue à Lagardère en 2008.

Écoutez-le. Il sait tant de choses, le prophète :

– en 2030, le cancer sera vaincu ;

– Google va euthanasier le cancer et tuer la mort ;

– si les médecins ne s'emparent pas du big data de la génétique des cancers, ils ne seront plus que des infirmiers, car leurs connaissances dans ce domaine sont nulles ;

– le pouvoir médical sera aux mains des maîtres d'algorithmes à plusieurs milliards de dollars ;

– la science-fiction d'hier va devenir la médecine-réalité de demain ;

– en 2020, les chirurgiens n'opéreront plus – comme L. Alexandre depuis longtemps – et seront remplacés par des robots ;

– grâce au séquençage, on pourra préciser tous les risques de cancer ;

– il faudra créer des services de « futurologie médicale », pour évaluer précisément les risques et les chances…

*

Mais c'est la douche froide, car jusqu'ici rien de tangible. Les annonces annuelles tonitruantes de l'ASCO ont toutes échoué l'année d'après. Les PARP se sont effondrés. Les thérapeutiques ciblées n'apportent aux patients que 2 à 13 semaines de survie supplémentaires, les « checkpoints » ne marchent, à peine, que dans les mélanomes métastasés, les CART-cells[1] sont à peu près irréalisables et sans grand effet.

Certes, la taille des tumeurs diminue de 10 à 30 %, mais, pour les malades, les gains de survie sont nuls ou minuscules (voir aussi « L'Avastin, la grande désillusion »), au prix de complications moins fréquentes qu'avec les chimiothérapies, mais plus sévères.

Même si le Glivec, le Mabthera, l'Iressa et le Tarceva ont été au début des histoires enthousiasmantes, qui ont déclenché

1. Chimeric antigen receptor.

l'immense vague des traitements ciblés, cela reste des exceptions, et leurs résultats sont bien plus limités qu'on ne l'avait cru. Et ce ne sont pas aujourd'hui le Yervoy, l'Opdivo, le Keytruda qui vont changer la donne.

L'analyse attentive des nouvelles thérapeutiques ciblées lancées de 2012 à 2016 est à cet égard très décourageante (voir « Évaluation des nouveaux anticancéreux »).

Pour soutenir notre analyse, deux textes décisifs

1. Dans *Precision Oncology Illusion*, le Pr V. Prasad, de l'université de Portland, dénonce les illusions lyriques de la « cancérologie personnalisée » en réunissant les données du plus grand centre de cancérologie américain (MD Anderson Cancer Center, Houston) sur 2 600 cas et celles du National Cancer Institute sur 600 cas.

Ses résultats ?

• Seulement 4 % des patients génotypés ont pu recevoir une thérapie ciblée sur leur mutation.

• Seulement 30 % de « réponses » et une augmentation de la survie sans symptômes de seulement 5,7 mois.

• Soit un génotypage bénéfique pour 1,5 % des patients (30 % de 4 %).

Enfin, l'analyse de 18 000 autres patients n'a pu identifier que 32 bénéficiaires, soit 0,2 %...

2. Ian F. Tannock (*New England Journal of Medicine*, 29 septembre 2016) analyse 6 études récentes produites par 6 grands centres américains. Elles portent sur 8 000 cancéreux génotypés : 2 500 étaient porteurs de mutations accessibles à une thérapie génociblée, 660 ont effectivement été traités, soit 8 % des patients génotypés. Une déroute. Deux études n'indiquent même pas les résultats, une autre trouve 3 % de réponses partielles, une autre 20 % contre 11 % dans le groupe sans mutations. 2 observent une prolongation de survie de 3 mois pour 29 patients sur 2 300 génotypés (soit 1,2 %) et 140 traités (21 %). 2 n'indiquent pas précisément les résultats observés, mais évoquent une survie plus longue...

Conclusion de l'auteur : « Nous devons aux patients un message clair. La médecine personnalisée en cancérologie n'a conduit à aucun gain de survie. Nous ne suggérons pas de l'abandonner, mais de l'évaluer par des études mieux construites. »

3. De son côté, le Cancer Research Center de Londres (*Lancet*, 2015) a comparé l'augmentation de survie à 5 ans de 7 types de cancers et de 4 hémopathies malignes, de 1980 à 1990 avec la seule chimiothérapie, et de 1990 à 2010 avec des thérapies ciblées seules ou associées aux chimiothérapies.

– Avec les seules chimiothérapies durant 10 ans (1980-1990), la survie à 5 ans s'est accrue de 16 %, passant de 25 à 41 %, soit en valeur relative de 65 % (ou 6,5 % par an) pour les cancers, et de 23 % à 50 %, soit de 85 % (8,5 % par an) dans les hémopathies malignes avec 15 à 20 % de toxicités sévères.

– 10 ans plus tard, de 1990 à 2010, avec les traitements ciblés, seuls ou associés à la chimiothérapie, l'augmentation relative des survies à 5 ans n'a été que de 12 % (0,6 % par an), 10 fois inférieure à celle obtenue avec la chimiothérapie seule, passant de 41 à 46 %, soit + 5 % en valeur absolue dans les cancers, et de 13 % dans les hémopathies, passant de 50 à 63 %, soit de + 26 % (1,3 % par an) en valeur relative, soit 6 fois moins qu'avec les chimiothérapies seules. Et avec des toxicités accrues de 20 % et des coûts multipliés par 2 à 25 !

Ces résultats se passent de commentaires. Si les thérapies nouvelles sont porteuses d'avenir à long terme, les chimiothérapies restent encore le plus souvent – pas toujours – les thérapeutiques de 1re ligne, éventuellement associées à des traitements ciblés qui aujourd'hui ne sont généralement justifiés qu'en 2e et 3e lignes, après échec des chimiothérapies, associés ou non, ou en cas d'une énième rechute.

Les chimiothérapies ont d'ailleurs elles-mêmes beaucoup progressé depuis les années 1990, parfois grâce à de nouvelles molécules, plus souvent grâce à de meilleures combinaisons entre 2 ou 3 molécules. Grâce aussi à l'expérience, la volonté et la ténacité des cancérologues, qui ne baissent pas les bras et qui traitent non seulement les premières récidives, mais aussi la deuxième puis la troisième rechute, si l'état des malades le justifie et s'ils sont d'accord pour continuer le combat, après avoir été complètement informés des espoirs et des risques, et en espérant toujours un miracle soudain des nouvelles thérapeutiques ciblées ou immunologiques. Le pire n'arrive pas toujours, le soleil se lève aussi.

TROIS HISTOIRES ÉCLAIRANTES

L'HISTOIRE DU GLIVEC (IMATINIB)

Il a ouvert une ère nouvelle, car c'est le premier grand succès des traitements ciblés.

Il est actif dans un des deux profils de maladies malignes, celles qui se développent dans les tissus à renouvellement rapide, telle la moelle osseuse. Dans ce cadre, elles donnent naissance à des hématopathies malignes, des leucémies aiguës par exemple. En se divisant et en se multipliant plus vite que les autres, les cellules prennent le risque d'une cassure chromosomique. Lorsque cela arrive, l'un des bouts de gène cassé se ressoude au hasard à un autre. Il subit ce qu'on appelle une « translocation » avec fusion intergénique. Le nouveau gène « chimérique » peut parfois activer la prolifération cellulaire et créer une leucémie. Une seule molécule peut alors inhiber cette anomalie unique et guérir. Cela a justement été le cas avec le Glivec, qui a bloqué l'activité du gène transloqué-fusionné, le gène chimère « brc-abl », sur un chromosome baptisé « chromosome Philadelphie », du nom de la ville où il a été identifié. Le gène chimérique devient un « oncogène » codant pour une protéine-kinase nouvelle qui active les voies de la prolifération cellulaire, et entraîne une leucémie myéloïde, mortelle si elle n'est pas traitée.

Le Glivec a été une révolution en 2000. Il avait été synthétisé sans objectif précis, avec des dizaines d'autres, il y a 30 ans, par des chercheurs israéliens et par Novartis, qui l'avait laissé sans emploi dans ses réserves. 10 ans après, un chercheur de Portland, Brian Druker, pense qu'il pourrait bloquer une protéine des leucémies myéloïde chronique et myélomonocytaire, née de la translocation du chromosome Philadelphie, et démontre sa spectaculaire efficacité. Novartis, possesseur jusque-là inactif du brevet, la développe alors et la commercialise à un prix 100 fois supérieur à ce que la molécule lui a coûté, seulement en s'appuyant sur le fait qu'elle est bien plus efficace que les traitements antérieurs à base d'interférons, qui étaient très chers. Puisqu'il remplace un traitement cher et peu actif, le Glivec, très actif, sera donc plus cher encore (interview de D. Vasella, P.-D.G. de Novartis pour le *New York Times*).

Le Glivec, c'est une cible, une flèche.

Pour les tumeurs solides, c'est autre chose. Elles se développent dans des tissus qui se multiplient moins que les cellules du sang, ne sont presque jamais liées à des translocations, mais à de très nombreuses erreurs ponctuelles, mutations ou délétions de nombreux gènes. Ces erreurs ne cessent de s'accumuler au fil de l'évolution des tumeurs, et en rendent le traitement beaucoup plus difficile. Il n'y a plus ici une cible unique et connue, mais 10, 20, 30 cibles différentes d'une tumeur à l'autre, d'une cellule cancéreuse à l'autre, qui s'accumulent au fil du temps. Il ne s'agit dès lors plus de tirer le sanglier, mais une volée de lapins.

Le Glivec confirme ensuite son efficacité dans quelques leucémies à éosinophiles et dans de rares tumeurs solides, tumeurs stromales digestives et dermatofibromes.

15 ans après, on peut faire le point (*Prescrire*, août 2015), malgré l'absence d'études comparatives, en se limitant à des comparaisons historiques avec les traitements antérieurs.

Le Glivec doit être utilisé en 1re ligne dans les leucémies myéloïdes chroniques (LMC) de l'enfant, avec chromosome Philadelphie (5 % des LMC), et même parfois sans, et dans les LMC de l'adulte avec chromosome Philadelphie. La survie globale est en moyenne de 50 % à 5 ans, avec des effets secondaires modérés (neutro- et thrombopénies, anémies, retard de croissance, Stevens-Johnson, atteinte hépatique).

IRESSA ET TARCEVA

2003 : surprise, le géfitinib (Iressa), petite molécule de synthèse d'AstraZeneca, prolonge de 2 ans la vie des malades atteints de cancers bronchiques. C'est 4 fois plus que les chimiothérapies classiques, et sans grande toxicité. Stupéfaction. Toute la cancérologie s'enflamme.

L'étude menée en Chine portait sur des adénocarcinomes bronchiques – les cancers du poumon les plus fréquents – de femmes non fumeuses. Un an après, plusieurs études mondiales sur des cancers de fumeurs, de loin les plus nombreux, ne montrent en moyenne que des allongements de la vie de 2 mois, même si 10-12 % des patients bénéficiaient comme les Chinoises d'une survie de 2 ans. AstraZeneca retire sa demande d'AMM en Europe, et se la voit refusée par la FDA aux États-Unis.

Mais très vite il apparaît que toutes les Chinoises non fumeuses avec cancer bronchique sont porteuses de mutations diverses du récepteur de l'*epidermal growth factor* (EGF-R), dit HER-1. Lequel active en cascade une série de signaux de multiples cations cellulaires (RAS, RAF, MEK, Akt, Pi3K, mTOR), et contrôle ainsi la prolifération des tissus épithéliaux (dont l'épithélium des bronches). Peu après, on découvre que seuls répondent au géfitinib les cancers avec 2 mutations particulières d'HER-1, l'une se trouvant dans son exon[1] 19, l'autre dans son exon 21, mutation dite « L-858R ».

On découvre alors que 10-12 % des cancers bronchiques chez des hommes fumeurs sont porteurs de mutations activantes de l'HER-1, portant sur l'un ou l'autre des exons 19 et 21, et que ce sont ceux-là qui, comme ceux des Chinoises, bénéficient d'une survie de 2 ans. L'Iressa est alors réautorisée aux États-Unis et autorisée en Europe.

Après le Glivec, l'Iressa confirme l'avenir des traitements ciblés.

Un autre inhibiteur d'HER-1, exon 19 ou 21, sortira en 2010. Il s'agit de l'erlotinib de Roche (Tarceva), avec des résultats voisins : survie sans symptômes de 10 à 13 mois dans 2 études, contre 5 mois avec les chimiothérapies classiques. Mais, là aussi, 10 % de survies d'1 ou 2 ans.

Mais alors, pourquoi ces rechutes tardives après 1 ou 2 ans de guérison ? La réponse à cette question sera une percée majeure dans la génomique des cancers. À force de se multiplier, les cellules cancéreuses voient apparaître en elles de nouvelles mutations non réparées, qui n'existaient pas au départ. De plus en plus nombreuses au fil du temps, la plupart sont sans impact (mutations « neutres »). Quelques-unes en revanche sont à l'origine des rechutes, car sous Iressa apparaissent de nouvelles mutations (T-790M de l'exon 21 de

1. Ou segment : beaucoup de gènes sont ainsi segmentés en plusieurs « exons ».

HER-1, par exemple) ou activations d'un gène cancérogène (l'« oncogène » MET), contre lesquelles il faudra découvrir de nouveaux traitements ciblés.

L'AVASTIN : LA GRANDE DÉSILLUSION

Judah Folkman (1933-2008), chirurgien de l'hôpital pour enfants de Boston et professeur à Harvard, croit découvrir l'œuf de Colomb, avec une idée simple, qui paraît pouvoir ouvrir d'immenses perspectives.

Dans les années 1970, les traitements des cancers par des molécules cytotoxiques sont dangereux et d'efficacité limitée. Au lieu d'utiliser des molécules toxiques, pourquoi ne pas bloquer la vascularisation des tumeurs et les priver de ressources et d'oxygène ? Folkman a longtemps observé la croissance des cellules thyroïdiennes de souris en culture, et il a vu qu'elles ne se développaient qu'après avoir lancé autour d'elles un réseau de capillaires sanguins pour se nourrir. Il suffirait de bloquer cette fabrication vasculaire appelée angiogénèse pour anéantir les tumeurs. Très vite, l'industrie pharmaceutique s'y engouffre. Elle a compris qu'avec le traitement de tous les cancers avec une même molécule s'ouvrait un marché de milliards de dollars.

En 10 ans, il isole une série de facteurs proangiogéniques, telles l'angiostatine et l'endostatine. D'autres plus actifs sont ensuite identifiés par d'autres équipes, le FGF (*fibroblast growth factor*) et, surtout, en 1988, le VEGF (*vascular endothelial growth factor*), chez Genentech, en Californie, par Napoleone Ferrara. Déjà un nom de victoire. Les portes de l'avenir semblent s'ouvrir.

L'industrie commence à développer des antagonistes des facteurs angiogéniques (plus de 50 aujourd'hui commercialisés ou en cours d'étude).

Parallèlement, germe l'idée que ces traitements pourraient s'appliquer aux cécités progressives des dégénérescences maculaires liées à l'âge (DMLA), qui touchent au moins 5 % des millions de personnes de plus de 70 et 80 ans. Cette maladie fait que la macula, le centre de la rétine, est envahie de vaisseaux qui interrompent les rayons lumineux et conduisent à la cécité. Deuxième marché d'envergure.

Les plaques d'athérome elles-mêmes, qui commencent par une hypervascularisation locale des parois artérielles, pourraient ensuite constituer une troisième cible et un troisième marché.

Judah Folkman reçoit d'innombrables prix et entre à l'Académie des sciences américaine. Mais il n'aura pas le Nobel, car il va falloir déchanter.

Aujourd'hui, la molécule antiangiogénique la plus utilisée est un anticorps monoclonal humanisé « dirigé » contre le récepteur du VEGF, un anti-VGEF-R. Développé par Genentech, il est commercialisé d'une part, par Roche sous le nom d'Avastin (bévacizumab, voie intraveineuse, pour les cancers), et par Novartis d'autre part, pour l'ophtalmologie (ranibizumab, commercialisé sous le nom de Lucentis, utilisé par voie intraoculaire, et qui est le fragment actif de l'Avastin, un peu plus petit et soi-disant éliminé plus rapidement des yeux).

Genentech les a vendus aux deux firmes avec interdiction d'usage croisé : l'Avastin en cancérologie, le Lucentis en ophtalmologie.

Les ventes d'Avastin ont très vite atteint plusieurs milliards de dollars, tant a séduit l'idée d'une molécule unique pour tous les cancers. En fonction des essais cliniques, elle a été successivement autorisée pour les cancers du côlon, du poumon, du sein et du rein, les plus gros marchés, et étendue à d'autres, ovaires, glioblastome, etc. Chiffre d'affaires : 15 milliards de dollars en 2015, 50 000 dollars par traitement ; 450 millions d'euros par an en France en 2014, où c'est le n° 1 des ventes.

D'autres anticorps anti-VEGF sont apparus depuis, avec les mêmes résultats : le sunitinib (Sutent) de Pfizer, le sorafénib (Nexavar) de Bayer, proposés dans les cancers du foie et du rein, et récemment Cyramza de Lilly (ramucirumab), pour les cancers de l'estomac, et Inlyta de Pfizer (axitinib) pour les cancers du rein, aussi inefficaces l'un que l'autre (1,4 mois de survie contre placebo pour Cyramza et 1 mois pour Inlyta contre Nexavar) et avec des effets indésirables graves.

L'Avastin est désormais l'anticancéreux de loin le plus prescrit en France, avec à lui seul plus de 20 % du marché des anticancéreux.

Tous les cancérologues le prescrivent, associé à telle ou telle autre molécule, rarement en 1re ligne, souvent en 2e ligne. Pour rien. Car ils ne peuvent pas ne pas savoir que l'Avastin est inutile et potentiellement dangereux. Ils ne le prescrivent que pour ne pas laisser le malade sans espoir, presque de façon compassionnelle, peut-être pour se raconter à eux-mêmes qu'ils ont tout essayé et peut-être, pour quelques-uns, afin de plaire à Roche, sans se rendre compte qu'ils contribuent à ruiner les budgets hospitaliers et à priver d'autres malades de soins plus importants que ce cautère sur une jambe de bois.

Les chiffres valent de s'arrêter une minute : 450 millions d'euros, c'est le salaire annuel brut de 30000 smicards, c'est plus que le déficit annuel des Hôpitaux de Paris, plus que l'annulation de la revalorisation des retraites, et c'est enfin 2 à 8 fois plus que chacun des autres grands anticancéreux indispensables, tels le Taxotère, l'Herceptin ou le platine. Tout cela pour une molécule inutile et dangereuse.

Car les faits scientifiques sont là. Têtus. Nous avons revu nous-mêmes les 20 études les plus importantes concernant l'Avastin. Elles portent sur 10000 malades atteints de cancers avancés ou métastatiques, 8 sur des cancers du côlon, 4 sur les cancers du rein, 2 sur les cancers du poumon et 2 sur les cancers du sein. Plus quelques autres.

Employé seul, l'Avastin n'a aucun effet mesurable. Son adjonction à d'autres chimiothérapies allonge la durée de vie moyenne de 2,5 mois (de 0,5 à 5). Quand on sait à quel point ces études sont « optimisées », ce résultat ne montre rien, et, dans plusieurs études, la différence n'est même pas statistiquement significative.

L'Avastin est aussi la source de complications graves, 2 à 4 fois plus fréquentes qu'avec les traitements comparables sans Avastin : hémorragies tumorales du côlon (17 % contre 2 %) et du poumon (9 % dont 6 % sont des hémorragies mortelles), hémorragies et retards de cicatrisation postopératoires, hémorragies cérébrales, perforations digestives (jusqu'à 11 % dans les cancers de l'ovaire, avec nécessité d'interrompre l'essai), sans compter l'hypertension, les thromboses artérielles, les diarrhées graves et les leucopénies sévères.

Et ce n'est pas tout. Plusieurs travaux expérimentaux chez l'animal, publiés dans les plus grands journaux, montrent que l'Avastin peut accélérer, et non pas freiner, le développement des tumeurs et faciliter les métastases, peut-être parce qu'en privant la tumeur d'oxygène, il conduit les cellules cancéreuses à décrocher de leur site initial pour tenter de s'implanter à distance.

Critique systématique? Au milieu de novembre 2011, la FDA interdit l'Avastin aux stades avancés des cancers du sein et, comme la molécule ne sert à rien aux stades initiaux, son histoire se termine ici. Sauf qu'elle reste autorisée en France.

En effet, Roche ne peut accepter cela, et les tirs de barrage commencent. En rafales. Le 29 décembre, dans le *New England Journal of Medicine*, Roche-Genentech brûle ce qu'on croit être ses dernières cartouches avec deux essais sur le cancer de l'ovaire, financés, préparés, rédigés par la firme, où les auteurs, très illégalement, ne prennent même pas la peine d'indiquer leurs conflits d'intérêts, deux articles presque déshonorants pour les auteurs et le journal, comparant les effets de la chimiothérapie classique avec ou sans Avastin, chez, chacun, 1800 et 1500 malades. Le premier, mené dans 336 hôpitaux, conclut que l'Avastin, donné de 4 à 12 mois, prolonge la vie sans symptômes de rechute de 0,9 mois, l'autre de 3,8 mois, mais la durée de vie totale n'est pas modifiée d'un iota, et l'hypertension y est 4,5 fois plus fréquente et les ruptures intestinales 2,2 fois plus. Le second, cosigné par 3 cancérologues français sur 27 auteurs, mené dans 263 hôpitaux de 11 pays, montre une prolongation de la survie sans symptômes de rechute de 1,6 mois, sans allongement de la survie totale, et avec 9 fois plus d'hypertensions artérielles et 4 décès, contre un seul sans Avastin, dus à des perforations digestives et des hémorragies cérébrales. Histoire terminée?

Non. Le 26 janvier, quatre semaines plus tard, dix semaines après la décision de retrait de la FDA, Roche remet le couvert avec deux nouveaux articles, l'un américain, l'autre allemand, toujours dans le *New England Journal of Medicine*, littéralement «avastinisé»: 4 articles sur 16 en un mois sur cette molécule! Ils tentent de démontrer l'intérêt de l'Avastin dans les cancers du sein métastasés ou de pronostic grave (HER2-négatifs, œstrogènes récepteurs négatifs ou positifs, mais avec extension ganglionnaire), en choisissant, comme trop souvent, non pas le critère clinique pertinent (la durée de vie), mais un critère d'efficacité non signifiant, sans pertinence (un critère de «remplacement» ou secondaire, *surrogate*): ici, la réponse anatomopathologique complète. Et le taux de réponse n'est en rien modifié dans les tumeurs avec récepteurs hormonaux, et passe seulement de 15 % sans Avastin à 18,5 % avec Avastin dans l'un des essais, et de 28 à 34 % dans l'autre, avec 33 % de complications. Soit 2 à 6 fois plus de complications sérieuses : infections, neutropénie, HTA, mucosités, syndrome mains-pieds.

Il faut interdire l'Avastin et sauver 400 millions d'euros par an.

En ophtalmologie, c'est autre chose, l'histoire de ce qu'il faut bien appeler un tour de passe-passe. Selon des études portant sur 7 000 malades, les injections intraoculaires mensuelles de Lucentis et d'Avastin ont exactement le même effet bénéfique très réel sur les DMLA dites « humides », et retardent en moyenne de 2 ans la cécité. Les complications oculaires locales, qui pourraient résulter de l'injection intravitréenne d'une solution d'Avastin prévue pour la voie intraveineuse, ne sont pas plus fréquentes.

Mais le Lucentis, à 1 200 euros l'ampoule, est vendu 3,4 fois plus cher que l'Avastin à 350 euros. Différence déjà tout à fait inacceptable, mais il ne s'agit que d'une différence théorique, car en pratique elle est beaucoup plus grande. Le flacon d'Avastin permet de traiter 25 malades, soit 14 euros l'injection, ce qui est 85 fois moins cher que le Lucentis, dont le flacon pourrait permettre 4 injections. Cependant, en pratique, l'un et l'autre flacons sont toujours utilisés pour un seul malade. 85 fois !

Résultat, le Lucentis est remboursé à hauteur de 240 millions d'euros en 2010, au 7e rang des médicaments les plus coûteux, pour 50 000 malades traités. Avastin + Lucentis = 750 millions d'euros. Et le vaudeville continue.

Beaucoup d'ophtalmologistes hospitaliers, et même en ville, ont remplacé le Lucentis par l'Avastin. Aussitôt, le ministère de la Santé réagit : il se dit tenu de respecter le contrat passé entre Genentech, Roche et Novartis. Mais Genentech appartient maintenant à Roche, et Novartis possède lui-même 15 % de Roche. Il interdit donc l'usage de l'Avastin (Aventis) en ophtalmologie et multiplie par 5 la facture à rembourser par la CNAM, c'est-à-dire par tous les Français.

Et ça fait 5 ans que ça dure !

IMMUNOTHÉRAPIES DES CANCERS

Une révolution, clame-t-on de toutes parts, mais peut-être aura-t-elle l'avenir de toutes les révolutions.

La cancérologie piétinait, puis progressait pas à pas, et la mort reculait peu à peu, mais à un rythme décourageant. Aucune divine surprise ne semblait pouvoir éclairer l'horizon et rassurer les malades.

Les chimiothérapies restaient la base des traitements, la vague scientifico-médiatique des thérapeutiques ciblées des années 2000-2010 n'y avait, avec le recul, guère ajouté, à quelques exceptions encourageantes près : Mabthera, Glivec, Herceptin, Iressa, Velcade. Des progrès réels, mais ponctuels, et pas de guérisons en vue. Seulement des espoirs.

Et soudain, il y a 5 ans, un volcan, dont les éruptions à répétition produisent chaque année d'explosives nouvelles, éclaira le ciel noir de la cancérologie. Et voilà les cancérologues en transe, enthousiastes, voire exaltés pour certains d'entre eux, et plus encore la grande presse qui les écoute. Le cancer est vaincu, ou en passe de l'être demain. Chaque année, de nouvelles chansons électrisent les 35 000 cancérologues du congrès « Barnum » de l'ASCO. Les chercheurs cancérologues, partout, reprennent confiance, inventent, imaginent des solutions originales, entièrement nouvelles, mais risquées, parfois des paris. Audacieux.

Il ne s'agit pas, comme avant, de tuer le cancer avec des molécules toxiques, ciblées ou non, mais d'activer notre propre système de défense immunitaire, pour qu'il rejette lui-même les cancers, comme il sait, hélas, rejeter les greffes. En France, les meilleurs scientifiques de Curie et de Gustave-Roussy – Guido Kroemer, Laurence Zitvogel, Sebastian Amigorena – contribuent à ouvrir de nouvelles perspectives. L'ARC, la LCC, l'INCA reprennent confiance.

C'est comme un coup de baguette magique sur la cancérologie. Et un eldorado pour l'industrie, dont le chiffre d'affaires cancérologique double tous les ans, approche 3 milliards en France, 120 dans le monde, et ne cesse de croître. La ruée vers l'or. Le coût des traitements s'envole : 800 dollars avant 1990, 4000 dollars de 1990 à 2000, 10000 dollars de 2000 à 2010, 15000 dollars aujourd'hui. 20 milliards par an en 2013, au point que 6 grandes organisations, dont l'ASCO et le Congrès lui-même, s'alarment, s'insurgent contre le *misuse*, l'*overuse*.

Et, en France, 110 cancérologues protestent en mai 2016 sur cette flambée délirante des prix que ne justifient ni les résultats (75 % des nouvelles molécules sont classées comme inefficaces ou très peu efficaces par la HAS française), ni le coût des découvertes, venues de laboratoires publics financés par les États, ni les coûts du développement et de la fabrication, 100 fois inférieurs aux prix de vente. Des slogans, lancés par les 110 cancérologues, fleurissent contre l'industrie :

– Une leucémie, c'est 20000 % de bénéfices !

– Le mélanome, c'est quoi ? 4 milliards d'euros !

– Le cancer du sein ? Plus il est avancé, plus il est lucratif !

– Chaque année, le cancer rapporte en France 2,7 milliards d'euros !

Il est temps de tenter de faire le point sur l'immunothérapie des cancers, sur ses bases, ses molécules et leurs résultats.

Les bases de l'immunologie des cancers

Tentons de simplifier l'immense complexité des relations entre cancer et immunité. Le système immunitaire, qui nous protège de toutes les agressions extérieures, implique au moins 20 variétés de cellules très spécialisées, des globules blancs nés dans la moelle des os, 10 ou 15 types de lymphocytes différents, mobilisant, en aval, une dizaine de cellules « inflammatoires » tueuses, elles aussi spécialisées, polynucléaires (neutrophiles, éosinophiles et basophiles) et monocytes, capables de se transformer en énormes macrophages dévorant nos ennemis.

Toutes ces cellules communiquent entre elles par de multiples molécules-signaux hyperspécialisées (« interleukines » 1, 2, 3, 4, 5, etc., jusqu'à 23, et « cytokines » en grand nombre).

Le système immuno-inflammatoire défend ainsi notre organisme contre tout ce qu'il perçoit comme « étranger » : virus, bactéries, parasites, et toutes les molécules venues d'ailleurs qui lui sont elles aussi étrangères et qu'on appelle « antigènes ». Ainsi rejette-t-il aussi les greffes d'organes, et s'attaque-t-il parfois, par erreur, à nos propres tissus, créant de nombreuses et graves maladies dites «auto-immunes» (polyarthrites rhumatoïdes, scléroses en plaques, diabète grave du jeune, etc.). Il rejette aussi souvent violemment des antigènes sans danger – pollens, poils, poussières – par une réponse particulière dite «allergique».

Mais il ne s'attaque malheureusement pas ou guère aux cellules cancéreuses pourtant mutées et un peu différentes de nos cellules normales.

L'immunothérapie anticancéreuse cherche à le réveiller. Elle le remobilise pour rejeter tous les cancers en intervenant, d'une part, sur les cellules cancéreuses pour les rendre plus «antigéniques», et d'autre part, sur certaines des cellules immunitaires pour les activer contre les antigènes tumoraux. Les cellules de l'immunité impliquées dans ce conflit sont de 2 types.

1/Les lymphocytes «effecteurs», de 2 variétés très différentes:

- les lymphocytes B, qui peuvent se transformer en plasmocytes et fabriquer nos «anticorps» contre tout antigène introduit dans l'organisme;
- les lymphocytes T8K (K pour *killer*, «tueur») ou lymphocytes «effecteurs», porteurs d'un récepteur de membrane, dit «TCR» (*T-cell recepter*), et de corécepteurs qui peuvent activer la réponse (tel CD-3) ou la réprimer (tel CTLA-4 et PD-1, qu'on verra plus loin).

2/Les lymphocytes qui contrôlent les précédents, dits «lymphocytes T4», et qui sont eux-mêmes de 2 types opposés:

- les lymphocytes activateurs, dits T4-H ou T-H (H pour *helper*, «aidant»), qui stimulent les B et les T8K;
- Les lymphocytes suppresseurs – ou régulateurs –, dits «T4-reg» (il y a aussi des T8-reg), qui freinent les B et les T8K, et créent un état de «tolérance» à l'égard de centaines d'antigènes… et malheureusement aussi des cancers.

Les cellules cancéreuses suscitent peu ou pas de réponses immunitaires pour au moins 5 raisons:

- peu différentes de nos cellules normales, elles sont peu «antigéniques» et restent, le plus souvent, «tolérées»;

• les tumeurs et le tissu normal qui les entoure sont souvent pauvres en T8K capables de les éliminer;

• faute de stimulation antigénique, les T8K intratumoraux et péritumoraux sont peu actifs et se transforment même parfois en T-reg inhibiteurs des T8K résiduels;

• les cellules cancéreuses émettent parfois des molécules qui activent les corécepteurs membranaires inhibiteurs CTLA-4 et PD-1 des T8K, dits «checkpoints», et les paralysent (corécepteurs dits «checkpoints», parce qu'ils contrôlent la pertinence, la validité de la réponse du récepteur TCR à tout antigène;

• enfin, certaines des 300 espèces des centaines de milliards de bactéries du microbiome intestinal portent 300000 gènes différents capables de coder des protéines susceptibles d'atténuer les réponses immunitaires et les maladies auto-immunes et allergiques, mais aussi de réduire les réponses immunitaires anticancéreuses.

Les traitements immunologiques des cancers

Ils visent:

• soit à augmenter l'«antigénécité» des cellules cancéreuses;

• soit à augmenter le nombre de T8K tueurs dans et autour des tumeurs;

• soit à bloquer leur inactivation:
  - par les cellules cancéreuses contrôlant leurs checkpoints,
  - par des T-reg (ou leur transformation en T-reg),
  - par le microbiome,

• soit à les activer par thérapie génique (CART-cells).

7 voies, de la plus simple à la plus compliquée:

1/Association immunothérapie-chimiothérapie. La chimio crée des lésions des cellules cancéreuses qui les rendraient plus antigéniques et renforceraient l'efficacité des T8K.

2/Utilisation de la radiothérapie pour réduire le nombre de T8 et de T-reg, mais elle entraînerait (?) après coup la repopulation des tumeurs par des T8K actifs (rien de démonstratif).

3/Réduction de la conversion intratumorale (supposée) des T8K en T-reg, par des anticorps monoclonaux tels que l'OX-40 associé à l'Endoxan. Échec.

4/Activation des T8K par des anticorps bispécifiques, liant, en pont, une molécule de surface, présente sur les cellules tumorales comme sur les cellules normales, par exemple la molécule CD-19 des lymphocytes B normaux et de ceux de leucémies aiguës lymphoblastiques de l'enfant (LAL), avec le corécepteur activateur CD3 des T8K, ce qui entraîne l'activation de ces T8 et la destruction des cellules B malignes qui lui sont associées, sans grand dommage pour le groupe des B normaux. L'expérience menée par Amgen avec le blinatumomab (Blincyto) a malheureusement été un échec.

5/Augmentation du nombre et de l'activité des T8K par thérapie génique au laboratoire : expérience spectaculaire d'une grande complexité technique, impossible à généraliser, et qui a été tentée dans certains lymphomes et leucémies, mais à peu près impossible à étendre car elle exige :

- le prélèvement de T8 chez le malade ;
- leur modification génétique en y introduisant au laboratoire le gène d'un récepteur de surface TCR sélectionné pour reconnaître une molécule de surface des cellules malignes.

Malheureusement, les molécules tumorales spontanément antigéniques sont absentes ou rares et difficiles à identifier pour préparer des récepteurs qui les identifieraient. On les remplace alors par des molécules de surface courantes sans fonction importante, comme le CD-19 de lymphocytes B, parfois responsable des leucémies ou lymphomes.

Une fois modifiés, les T8K sont multipliés en culture cellulaire au laboratoire, puis réinjectés.

Quelques survies de plusieurs années au lieu de quelques mois ont été observées, malheureusement avec des effets secondaires graves, et un essai a dû être stoppé après un décès. À cause des difficultés, des risques et de coûts supérieurs à ceux d'une greffe de moelle, ces tentatives sont pour le moment stoppées.

6/La réintroduction de certains germes du microbiome, dont l'absence va de pair avec l'affaissement des réponses immunitaires dans les maladies allergiques et auto-immunes et contre les cancers, tels le Bifidobacterium et le Bacteroides fragilis, contribue à réactiver les T8K (L. Zitvogel – Curie).

7/Enfin, l'aventure la plus spectaculaire, lancée en fanfare dans le monde entier, qui a suscité d'immenses espoirs. Elle vaut d'être racontée. Les cellules de certains cancers, en particulier des mélanomes, sont capables d'émettre des molécules qui se lient aux corécepteurs inhibiteurs des checkpoints CTLA-4 et PD-1 des T8K, et de paralyser ces cellules en bloquant du même coup toute réponse immunitaire (ces molécules cancéreuses sont appelées CTLA-4 ligands, CTLA-4-L et PD-1 ligands, PD-L1).

Tout commence en 2010. BMS annonce, puis lance à grand bruit en 2014 le Yervoy (ipilimumab), un anticorps anti-CTLA-4 qui se fixe sur ce récepteur et l'inactive en réactivant du même coup les T8K.

Appliqué aux mélanomes malins métastasés, il ne permet qu'une survie moyenne supplémentaire de 4 mois, mais, sans qu'on comprenne pourquoi et sans qu'on puisse le prévoir, 20 % des malades survivent plusieurs années, ce qu'on n'avait jamais observé auparavant, à l'étonnement de tous les cancérologues qui croient voir s'ouvrir une ère nouvelle et commencent à parler de la guérison de la plus maligne des tumeurs.

L'année d'après, en 2015, BMS sort l'Opdivo (nivolumab), un anti-PD-1 avec moins d'effets secondaires et en moyenne plus efficace : comparé au taxane, c'est 12 mois contre 9, soit 3 mois de survie gagnés, et l'association avec le Yervoy est un peu plus active encore, mais cette fois aucune survie de plusieurs années.

L'enthousiasme commence à retomber.

En 2016, c'est le Keytruda (pembrolizumab), un autre anti-PD-1 de Merck, qui court à perdre haleine pour rattraper BMS sur ce nouveau marché prometteur. Sur 500 patients sans PD-L1, il est inactif, mais il donne 15 mois de survie contre 8 avec un taxane, sur 500 malades avec PD-L1, soit 7 mois de plus.

Le progrès est réel, mais sans les survies stupéfiantes de plusieurs années initialement rapportées avec le Yervoy, et avec des effets secondaires sérieux et graves chez 20 % des patients : pneumopathies infectieuses, colites, hépatites, néphrites aiguës, diabète, dysthyroïdies, fatigue extrême, et parfois effet inversé, avec augmentation transitoire du volume tumoral. Les anti-checkpoints enflamment pourtant la cancérologie, et ils sont appliqués aux cancers du poumon, ORL, du rein, de la vessie et de l'estomac. Le « marché » est estimé à 20 milliards de dollars selon les analystes financiers.

Mais, soudain, le 8 avril 2016, c'est l'effondrement de BMS. L'essai de l'Opdivo dans les cancers du poumon 20 fois plus fréquents que les mélanomes est totalement négatif. C'est un marché de 20 milliards qui s'envole, les actions de BMS chutent de 17 % en Bourse le jour même, tandis que celles de Merck, avec le Keytruda en cours d'essai, grimpent de 10 % (*Les Échos*). Un éditorial du *Lancet* du 9 avril 2016 écrivait encore, en commentant l'essai Keynote du Keytruda dans le cancer du poumon (survie globale de 12,5 mois contre 8,5 avec un taxane, + 4 mois, avec 2 fois moins d'effets secondaires sérieux, 16 % contre 35 %), « Sommes-nous sur le point d'utiliser les checkpoints inhibiteurs en 1re ligne dans le cancer du poumon ? »

Attendons la suite, la partie est encore loin d'être gagnée, et l'on n'a pas fini de rêver. *Sciences et Vie* annonçait en juillet 2016 « l'arrivée des vaccins contre le cancer »...

ÉVALUATION DES NOUVEAUX ANTICANCÉREUX

La cancéro-hématologie est le seul grand secteur pathologique profondément renouvelé ces dernières années. Le nombre des thérapeutiques nouvelles, ayant obtenu leur AMM ou une autorisation temporaire d'utilisation (ATU) et commercialisées, hors chimiothérapie cytotoxique (traitements ciblés et immunothérapies), a triplé en 4 ans (de 2012 à 2016), passant de 16 à 48 (voir tableaux).

Ces 32 nouvelles molécules concernent :

• la cancérologie, où 20 molécules visent surtout, mais pas seulement, les cancers bronchiques – non à petites cellules – (3), les cancers du côlon (3), du sein (2), et de l'ovaire, de l'estomac, du rein et les mélanomes (3) ;

• l'hématologie, où 3 visent les affections aiguës (LAL et LMA), 9 des affections dites « chroniques » (LLC, LMC, Hodgkin), différents lymphomes et myélofibroses, ainsi que la polyglobulie.

La plupart de ces molécules nouvelles viennent de quelques-uns seulement des grands laboratoires, essentiellement américains et suisses, qui sont les premiers engagés dans cette aventure difficile, nouvelle et à haut risque, mais médicalement prometteuse et d'une immense rentabilité potentielle : Roche en a 5, Novartis 5, Pfizer et Janssen-Cilag en ont 3, AstraZeneca 2, BMS 2, et seulement une pour MSA, Lilly, Bayer, Boehringer, Takeda et Sanofi. Aucune ne provient de Glaxo, Johnson & Johnson, Abbott et AbbVie.

Se sont aussi lancées d'anciennes start-up devenues très grandes : Amgen qui en a 3, Gilead 1 et Celgene 1. La France est pratiquement absente, avec une seule petite molécule sur 32, le Zaltrap de Sanofi-Aventis France.

Si le combat est finalement gagné, il faudra se souvenir de ces firmes qui s'y sont risquées les premières. Et des autres, très prudentes, qui se sont tenues à l'écart ou, comme GSK, ont abandonné au milieu du gué pour se consacrer à la sempiternelle reproduction des mêmes molécules, dont les marchés sont d'autant plus vastes et sans cesse étendus qu'ils sont définis par les firmes elles-mêmes et ceux des universitaires qui les servent. D'autres sont aussi très occupées à lancer en rafales, avec l'appui des mêmes, de nouvelles molécules qui n'apportent rien : de nouveaux hypotenseurs, de nouveaux antidiabétiques, de nouveaux anticoagulants, de nouveaux antiagrégants, de nouveaux psychotropes et antidépresseurs, sans s'attaquer aux cancers, aux virus, aux maladies auto-immunes et neuro-dégénératives.

Malheureusement, jusqu'à aujourd'hui, pas une grande percée parmi ces 32 molécules, dont nous avons analysé un par un les dossiers (publications et commentaires scientifiques originaux des grands journaux anglo-saxons entre autres).

Ces dossiers sont souvent très longs, et pourtant, parfois sans grands essais de phase 3 ; fréquemment, il n'y en a qu'un seul, rarement 3 ou 4 ; et 1 fois sur 2, non comparatifs ou comparés à un placebo, et non à une chimiothérapie reconnue ou à une molécule ciblée déjà bien évaluée (Mabthera, Glivec, Herceptin).

Les résultats pour les 14 molécules de cancérologie générale, hors mélanomes, sont jugés sur la base de la survie globale (Sg) en mois ou en pourcentage après 1 ou 2 ans. Survie globale contre placebo : + 0,9 mois (de 0 à + 1,5) ; contre chimiothérapie : + 0,2 mois (de 0 à… – 2,5). Cela nous a conduits à classer ces molécules 11 fois au niveau 5 (efficacité nulle), 4 fois au niveau 4 (efficacité faible et insuffisante). La prise en compte des survies sans symptômes de rechute ne change rien à cette évaluation.

En dépit de l'enthousiasme initial délirant du congrès annuel de l'ASCO (American Society Of Clinical Oncology) en 2012 pour les immunothérapies antitumorales de « checkpoints » reprises pendant des semaines par tous les médias du monde, les résultats réels, après réévaluation, sont médiocres ou, au mieux, moyens dans les mélanomes métastasés avec mutations V600 du gène B-RAF, et nuls dans les cancers du poumon porteurs de la même mutation.

En moyenne, les survies globales vont de 3 à 5 mois, et si les nombres des survies à 1 ou 2 ans sont accrus de 60 %, ils n'atteignent que respectivement 60, puis 37 %, et les survies sans symptômes ne sont que de 0,2 à 3,7 mois, ce qui nous a conduits à classer les 6 nouvelles molécules anti-mélanome 1 fois au niveau 5 (efficacité nulle) et 5 fois au niveau 4 (efficacité faible).

C'est parce que les mutations sont bien moins nombreuses, et parfois uniques sous forme de translocation par exemple, que les résultats sont meilleurs pour les 12 nouvelles molécules destinées aux hémopathies malignes. Sur les 3 dirigées contre les myélomes en rechute, 2 sont de niveau 3 (efficacité moyenne) : Kyprolis anti-protéasome et Imnovid, proche de la thalidomide. La troisième, très mal étudiée, le Farydak (antidésacétylase), est d'efficacité « nulle ».

Contre les LMC, 2 copies du Glivec et de ses analogues, Iclusig et surtout Bosulif, sont respectivement de niveau 3 (efficacité moyenne) et 2 (grande efficacité).

Dans les LLC, le Gazyvaro (anti-CD-20) n'apporte rien de nouveau (eff. faible). Le Zydelig (anti-PI-3-K) et l'Imbruvica (anti-TKB), plus originaux sont d'« efficacité moyenne ».

Dans la maladie de Hodgkin en rechute, l'anticorps anti-CD-30, conjugué à un cytotoxique, montre une médiane de survie de 40 mois avec, donc, un niveau d'efficacité « moyen », comme le Takavi dans les myélofibroses.

Dans les LLA, le Blincyto est très original, anticorps bispécifique rapprochant CD-19 tumoral et CD-3 des lymphocytes tueurs : il n'apporte qu'une survie réduite – de 6 mois (niveau d'efficacité 4, faible).

Dans la LAM, le Dacogen est une molécule de chimiothérapie cytotoxique, analogue aux cytokines, qui n'apporte rien (niveau 5, efficacité nulle) et le Bosulif n'est guère actif, avec seulement 44 % de survie à 1 an.

Au total, 1 molécule a un grand niveau d'efficacité, 5 sont de niveau moyen, et 5 ont des niveaux d'efficacité faibles ou nuls.

Au total, ces 32 molécules nous semblent plutôt inférieures, en termes d'efficacité, à celles qui existaient en 2011, sachant qu'en plus, 13 sur les 32 sont de simples copies, anti-HER-1 et 2 (5), anti-bcr-abl (2), anti-CD-20 (1), anti-VEGF-D (3), et thalidomide (2).

La nouveauté vient plutôt de plusieurs antiprotéines-kinases différentes (comme ALK, BTK, KRAS, PI-3-K, Janus), des molécules avec une activité antiprotéasome et anti-acétylation, des anticorps conjugués à des molécules cytotoxiques (Kadcyla et Adcetris), un anticorps pontant cellule maligne et lymphocyte tueur (Blincyto), et les 3 anticorps tentant de réactiver les T tueurs en inhibant les molécules cancéreuses qui les paralysent (anticorps dits « anti-checkpoints »). Tout cela est très nouveau certes, et a été révélé à grand bruit, mais jusqu'ici sans efficacité notable, même si la porte de l'avenir et de l'espoir reste largement ouverte aux conquérants.

Déjà, en 2012, l'analyse que nous avions faite des résultats de 100 essais de phases II et III, publiés dans le *Journal of Clinical Oncology*, le *Lancet* et le *New England Journal of Medicine* en 2010, 2011 et 2012, et de nombreux de phases I et II dans *Cancer Cell*, où 30 molécules nouvelles étaient comparées à des traitements classiques, était désespérante : 10 % de réponses initiales cliniques et radiologiques totales (de 0 à 10 % – une fois 24 %), des réponses partielles et souvent très partielles, dans 10 à 30 % des cas, des temps de survie sans symptômes, allongés, en termes de moyenne ou de médiane, de 5 jours à 10 semaines, et de survie totale à peine supérieurs. Au total, des résultats cliniquement mineurs pour les malades, qui n'atteignent souvent même pas le niveau de signification statistique, et, pire encore, un grand nombre d'essais interrompus pour inefficacité ou complications, ou même pas publiés, tant les résultats intermédiaires sont peu convaincants. La nouvelle recherche « translationnelle », qui vise à transformer le plus vite possible les découvertes fondamentales en produits dits « innovants et commercialisables », est partie trop tôt, poussée par une industrie affamée de nouvelles recettes, mais sans les bases scientifiques suffisantes pour maîtriser l'hypercomplexité de la biologie des cancers. C'est de recherche fondamentale dont nous avons encore besoin.

En thérapeutique des tumeurs, on ne peut encore guère mener que des recherches précliniques et des coups de sonde de phases I et II, exploratoires, mais rarement des essais de phase III, condamnés à ne montrer que des progrès cliniquement infimes. Il conviendrait de mettre un terme à ces annonces flamboyantes de progrès majeurs, lancées à coups de cymbales et qui sont presque toujours suivies de lendemains qui déchantent après les barnums annuels triomphalistes de l'ASCO (American Society of Clinical Oncology) et ses 37 000 congressistes aux voyages payés par l'industrie. Ces pseudo-progrès répercutés sur toutes les chaînes TV du monde laissent croire aux patients que la science avance à pas de géant, et au marché qu'il peut investir sur ces firmes si créatives. Mais, chaque année qui passe, il faut enterrer ces faux espoirs, avant-hier, les antiangiogènes, hier les PARP, aujourd'hui l'immunothérapie, le contrôle des checkpoints et les infaisables CAR T-cells, dont on ne parlera plus dans 2 ans. Mais cela fait actuellement des pages dans la presse, et dans une interview, A. Buzyn, ex-directrice de l'INCA, vient nous raconter que la recherche cancérologique française est la 2e du monde en nombre de posters affichés (sans présentation orale) à l'ASCO, alors qu'elle est au 8e rang mondial par ses publications, et au 12e rang par ses citations.

Pour couronner le tout, les prix s'envolent de façon vertigineuse, comme jamais on ne l'a vu, sinon depuis 3 ans avec Sovaldi, Harvoni, et autres traitements contre l'hépatite C. Plus le traitement est étroitement ciblé sur telle ou telle anomalie spécifique de telle ou telle tumeur, plus le marché est restreint, plus l'industrie augmente ses prix jusqu'à 50000 ou 100000 dollars par traitement et par malade, et cela même lorsque le médicament ne lui a presque rien coûté, comme avec le Sovaldi acheté 500 millions à son inventeur R. Schinazi, récupérés par la firme en 3 mois de vente, et vendu 500 euros par jour, 45000 euros la cure de 3 mois, à 500 fois le prix de revient, à des millions de malades, ou avec le Glivec (voir chapitre plus haut) commercialisé alors à 35000 dollars la cure en 2000 et porté soudain, sans raison, à 92000 dollars il y a 3 ans, soit 200 fois son prix de revient.

D'où l'explosion du prix des anticancéreux. Les coûts ont quadruplé en 30 ans et atteignent aux États-Unis 125 milliards de dollars en 2010, soit 30% des dépenses de médicaments, 5% des dépenses de santé totales, et 190 milliards en 2015, à cause des nouvelles molécules ciblées à 100000 dollars par malade, ou plus, pour des résultats si limités qu'il faudrait, par exemple, environ 1,2 million de dollars pour allonger d'un an la vie d'un seul malade atteint du cancer du poumon.

Dans les hôpitaux français, le coût des chimiothérapies anticancéreuses est passé de 470 millions d'euros en 2004 (2200 euros/malade) à plus de 2,7 milliards d'euros (10000 euros/malade) en 2015, en y incluant les plus récentes chimiothérapies. À cela s'ajoutent 390 millions d'euros pour l'érythropoïétine, très surutilisée en cas d'anémie induite par les chimiothérapies, sans que soient suffisamment pris en compte ses effets cancérigènes propres. Au total, 2,7 milliards d'euros, pour 270000 malades traités, soit plus qu'un quadruplement des coûts par malade en 10 ans (de 2200 à 10000 euros).

Ces dépenses représentent ainsi plus de 40 % des 6 milliards d'euros de dépenses de médicaments hospitaliers, devant les anti-infectieux (15 %), le sang et ses dérivés (15 %), et le seul Avastin représente 430 millions d'euros et 8 % des dépenses hospitalières de médicaments, pour un service rendu nul, voire négatif. Oui, ces médicaments sont l'avenir, ils sont certes « innovants » ou de 4e génération, comme le répète l'industrie, mais ils n'ont pas encore changé le destin de 98 % des malades. Le traitement de base, de 1re ligne, reste, et de loin, la chimiothérapie classique des années 1990-2000. Rien ne justifie les prix demandés par l'industrie, et surtout pas le soi-disant coût des recherches, toutes menées dans les laboratoires publics, financés par l'État, donc par les citoyens, et pas plus les dépenses liées aux essais cliniques, dont les coûts élevés sont uniquement dus à la médiocrité des molécules, et donc à la nécessité d'y inclure un grand nombre de malades, pour parvenir à trouver de minimes différences souvent « fabriquées », entre patients traités et non traités, qui ne deviennent « statistiquement significatives » qu'à cause du nombre élevé de patients inclus dans l'essai.

Il faut bien comprendre qu'un traitement vraiment efficace, cela se voit sur 50 malades, un traitement intéressant sur 200. S'il en faut 1 000 ou 5 000 pour trouver un avantage, c'est que la différence est minuscule et « trafiquable » et qu'il faut traiter 200, 500 ou 1 000 patients pour observer un résultat appréciable pour le malade, c'est-à-dire ici une survie accrue d'au moins 6 mois à 1 an. Il ne faut pas confondre « statistiquement significatif » et cliniquement signifiant. Ces essais « montagnes » accouchent de souris.

CRITÈRES D'ÉVALUATION DES TRAITEMENTS EN CANCÉROLOGIE

Ils sont au nombre de trois :

1/ régression du volume tumoral mesuré au scanner ou en IRM ;

2/ prolongation de la survie sans symptômes de rechute liés à la tumeur et trop souvent attribués à des effets secondaires des traitements ;

3/ prolongation de la survie globale avec ou sans symptômes (= taux de mortalité).

Seul devrait être retenu ce dernier critère, parce qu'il est objectif.

Le premier ne fait qu'indiquer que la molécule a un effet sur la tumeur, mais ne dit rien de l'utilité thérapeutique. C'est seulement un « marqueur subsidiaire » de remplacement, dit *surrogate marker*.

Le deuxième est peu objectif, aisément falsifiable selon les « symptômes » qu'on y inclut. À rejeter complètement.

La plupart des nouveaux anticancéreux :

– réduisent de 10 à 30 % les tumeurs ;

– mais n'allongent la survie totale que de 0 à 6 mois (en moy. 2,5 mois). Dans 10 % des cas seulement, elle atteint 6 mois, et jamais plus de 15 mois, avec 20 % de complications sérieuses. Plus un coût de 50 000 à 120 000 euros la cure de quelques semaines.

On est loin du *cancer moonshot* espéré il y a quelques semaines dans le *Lancet*.

CANCÉROLOGIE – HÉMATOLOGIE MALIGNE

Dépenses 2015 remboursées par la CNAM :
3,4 milliards d'euros

146 spécialités et associations
40 spécialités et associations inutiles
(efficacité faible ou nulle), soit 27 %
96 spécialités et associations à risque
(important ou majeur), soit 65 %

A. CHIMIOTHÉRAPIES

I. Anti-ADN (poisons de l'ADN)

L'ADN est fait de l'alignement de 3 milliards de 4 petites molécules dites « nucléotides » (purines et pyrimidines) dans un ordre précis, comme un texte en morse à 4 lettres au lieu de 2.
Les messages ainsi codés par les gènes dépendent de cet ordre, et commandent en aval l'ordre des acides aminés, et donc la forme et la fonction des protéines.
Les poisons de l'ADN changent ces structures chimiques et modifient les messages génétiques, conduisant à la mort des cellules.

1. Oxydants de l'ADN

1968-1975

Molécule	**Spécialité**	Laboratoire	AMM	**Efficacité**	**Risque**	Prix/ jour	Taux de rembour-sement
Bléomycine (hyperoxydation et rupture de l'ADN) (cancers testicule ; ovaire ; plèvre ; Hodgkin) (1973)	**Bléomycine Bellon** (IV)	Sanofi	1975	**faible**	**important**	30 €/j	100 %
Hydroxyurée (1966) (bloque la conversion ribo vers désoxyribonucléotides) (leucémie myéloïde chronique ; thrombocytémie ; polyglobulie ; cancers ORL et du col ; thalassémie)	**Hydréa** (*per os*)	BMS	1968	**faible**	**important**	0,80 €/j	100 %

2. Inhibiteurs de la synthèse des nucléotides de l'ADN

Antifoliques, 1962-2004

Molécule	**Spécialité**	Laboratoire	AMM	**Efficacité**	**Risque**	Prix/ jour	Taux de rembour-sement
Méthotrexate (1948) (lymphomes cutanés ; mésothéliome ; cancers ovaire et poumon)	**Méthotrexate Bellon** (*per os*, IV)	Sanofi	1962	**grande**	**important**	0,30 €/j	100 %
Fluorouracile (cancer côlon) (1971)	**Fluorouracile** (IV)	Gé : Mylan ; Teva	1978	**grande**	**important**		100 %
Pémétrexed (cancer poumon ; mésothéliome)	**Alimta** (IV)	Lilly	2004	**grande**	**important**	0,40 €/j	Hôp.

3. Altération des nucléotides par les « alkylants »

- **Moutardes azotées (1946-1994)**

	Molécule	**Spécialité**	Laboratoire	AMM	**Efficacité**	**Risque**	Prix/jour	Taux de rembour-sement
	Chlorméthine (Hodgkin) (1972)	**Caryolysine** (IV)	Primius Lab	1949	**moyenne**	**important**		100 %
	Chlorambucil (1962) (leucémie lymphoïde chronique : LLC)	**Chlora-minophène** (*per os*)	Techni-Pharma	1956	**grande**	**important**	1,60 €/j	100 %
	Melphalan (myélomes) (1970)	**Alkeran** (*per os* et IV)	Aspen Pharma	1966	**moyenne**	**important**	1,40 €/j	100 %
	Cyclophosphamide (1970) (lymphomes, LLC, cancers ovaire, sein, poumon)	**Endoxan** (*per os*, IV, IM)	Baxter	1960	**moyenne**	**important**	0,60 €/j	100 %
◉	**Ifosfamide** (sarcomes ; cancer testicule)	**Holoxan** (IV)	Baxter	1994	**moyenne**	**important**		Hôp.

- **Nitroso-urées (1981-1989)**

	Molécule	**Spécialité**	Laboratoire	AMM	**Efficacité**	**Risque**	Prix/jour	Taux de rembour-sement
	Carmustine (gliomes cérébraux) (1971)	**Bicnu** (IV)	Emcure Pharma	1981	**faible**	**important**		Hôp.
◉	**Fotémustine** (gliomes, mélanomes)	**Muphoran** (IV)	Servier	1989	**faible**	**important**	équiv. 40 €/j (3 IV en 15 j)	NR

- **Autres alkylants (1965-2001)**

	Molécule	**Spécialité**	Laboratoire	AMM	**Efficacité**	**Risque**	Prix/jour	Taux de rembour-sement
	Busulfan (1969) (leucémie myéloïde chronique)	**Myléran** (*per os*)	Aspen Pharma	1997	**faible**	**important**		100 %
	Procarbazine (1965) (Hodgkin ; lymphomes ; tumeurs cérébrales ; cancer poumon à petites cellules)	**Natulan** (*per os*)	Sigma-Tau	1965	**moyenne**	**important**		100 %
◉	**Dacarbazine** (Hodgkin ; sarcomes ; mélanome)	**Deticene** (IV)	Sanofi	1975	**moyenne**	**important**		Hôp.

	Témozolomide (gliomes, astrocytomes)	**Temodal** (*per os*)	MSD	2001	**faible**	**important**		Hôp.
	Estramustine (prostate)	**Estracyt** (*per os*)	Keocyt	1979	**faible**	**important**		100%
	Thiotépa (ovaire, sein, vessie et leucémies de l'enfant) (1953)	**Thiotépa Genopharm** (IV)	Genopharm[1]	1994	**moyenne**	**important**		Hôp.
	Pipobroman (polyglobulie)	**Vercyte** (*per os*)	Delbert	1983	**faible**	**important**	0,90 €/j	100%
	Trabectédine (sarcomes, cancers ovaire et pancréas)	**Yondelis** (IV)	Pharma Mar	2001	**faible**	**important**		Hôp.

4. Insertion d'analogues des nucléotides dans l'ADN

• Analogues des purines (1965-2007)

Nobel pour Gertrude Elion et Georges H. Hitchings. Leur travail magnifique, commencé en 1942, a donné des anticancéreux, des immunosuppresseurs – l'azathioprine –, des antiviraux – l'aciclovir – et le 1er anti-VIH, l'AZT (zidovudine) !

Molécule	**Spécialité**	Laboratoire	AMM	**Efficacité**	**Risque**	Prix/ jour	Taux de rembour-sement
Mercaptopurine (1967) (leucémie aiguë lymphoblastique)	**Purinéthol** (*per os*)	Aspen Pharma	1965	**moyenne**	**important**		100%
Cladribine (LLC ; Hairy Cell Leukemia ; lymphomes de bas grade)	**Leustatine** (IV)	Janssen-Cilag	1994	**moyenne**	**important**		Hôp.
	Litak (SC)	Lipomed	2001	**moyenne**	**important**		Hôp.
Thioguanine (1962) (leucémies aiguës myéloïdes)	**Lanvis** (*per os*)	Aspen Pharma	1999	**moyenne**	**important**		Hôp.
Nélarabine (leucémies aiguës T)	**Atriance** (IV)	Novartis	2007	**moyenne**	**important**		Hôp.

1. Pendant un an, Genopharm a vendu 30000 lots de produits périmés, en falsifiant les dates de péremption. Le fabricant allemand, Riemser, en a averti l'AFSSAPS en mars 2011. Perquisitions immédiates en Suisse, mais aucune réaction de l'AFSSAPS (l'AFSSAPS est devenue l'ANSM en 2012). L'affaire éclate en novembre 2011, quand le fabricant allemand porte plainte contre Genopharm.

• **Analogues des pyrimidines (1972-2004)**

	Molécule	Spécialité	Laboratoire	AMM	Efficacité	Risque	Prix/jour	Taux de remboursement
	Cytarabine ou **Cytosine arabinoside** (1973) (leucémie myéloïde aigue)	**Aracytine** (IV)	Pfizer	1972	**faible**	**important**		Hôp.
	Cytarabine (idem)	**Depocyte** (IV)	Pacira	2004	**moyenne**	**important**		Hôp.
	Gemcitabine difluorodéoxycytidine (cancers poumon, pancréas, vessie)	**Gemzar** (IV)	Lilly	1996	**moyenne**	**important**		Hôp.
	Azacitidine (effet différenciateur dans myélodysplasies)	**Vidaza** (IV)	Celgene	2008	**moyenne**	**important**		Hôp.
◉	**Capécitabine** (cancer colorectal et sein)	**Xeloda** (*per os*)	Roche	2000	**moyenne**	**important**	14 €/j	100 %
	Tégafur – Uracile (cancer colorectal)	**Uft** (*per os*)	Merck Santé	2001	**moyenne**	**important**		Hôp.
◉	**Décitabine** (active gènes suppesseurs par déméthylation)	**Dacogen**	Janssen-Cilag	*	**nulle**	**important**		

5. Bloquants de l'ADN par adduction électrostatique du platine

Ces agents se « collent » sur l'ADN et le paralysent.

Composés organiques simples liés à un platine tétravalent, très électropositif et avide d'électrons. Découverts en 1965 par B. Rosenberg en faisant passer un courant entre 2 électrodes de platine, courant qui tuait les colonies bactériennes en formant des composés platinés avec le NH4 ou le chlore. Ces molécules jouent un rôle d'électrodes moléculaires extrêmement avides d'électrons, et se fixent sur les molécules qui en sont riches, comme les guanines de l'ADN.

(Poumon, côlon, ORL, œsophage, ovaire, vessie, estomac, testicule.)

	Molécule	Spécialité	Laboratoire	AMM	Efficacité	Risque	Prix/jour	Taux de remboursement
	Cisplatine	**Cisplatyl** (IV)	Sanofi		**grande**	**important**	70 €/j	Hôp.
◉	**Carboplatine**	**Carboplatine Hospira** (IV) (générique)	Hospira		**grande**	**important**		Hôp.
◉	**Oxaliplatine** (avec cycle quadrioxygéné) (spécifique des cancers du côlon et de l'estomac)	**Eloxatine** (IV)	Sanofi	2004	**grande**	**important**		Hôp.

6. Antitopoisomérases

Inhibiteurs des ressoudures de l'ADN après réplication ou transcription par les topoisomérases (TI). Les TI sont des protéines de nos cellules qui créent des ruptures transitoires sur un (TI-I) ou les deux (TI-II) brins de l'ADN hyperenroulés et les relaxent, permettant l'accès des ADN et ARN polymérases. Ces dernières assurent, pour les premières, la duplication ou réplication, c'est-à-dire l'autocopie de l'ADN avant la division cellulaire, les secondes, sa transcription en ARN messager (qui va sortir du noyau, passer dans le cytoplasme et commander la synthèse des nouvelles protéines nécessaires à la cellule par les ribosomes). Après quoi, les TI rescellent les ruptures. Les antitopoisomérases I et II se lient à l'ADN, empêchent la ressoudure du ou des brins, et entraînent la mort cellulaire.

- **Antitopoisomérases I (ou camptothécines)**

Molécule	**Spécialité**	Laboratoire	AMM	**Efficacité**	**Risque**	Prix/jour	Taux de remboursement
Irinotécan (cancer colorectal)	**Campto** (IV)	Pfizer	1995	**moyenne**	**majeur**	équiv. 53 €/j	100%
Topotécane (ovaire; poumon «à petites cellules»)	**Hycamtin** (*per os*, IV)	Novartis	1996	**moyenne**	**majeur**	équiv. 80 €/j	100%[1]

- **Antitopoisomérases II (rubicines ou anthracyclines, 1963-1969)**

Molécule	**Spécialité**	Laboratoire	AMM	**Efficacité**	**Risque**	Prix/jour	Taux de remboursement
Daunorubicine (leucémies aiguës)	**Cerubidine** (IV)	Sanofi	1967	**moyenne**	**majeur**		Hôp.
Doxorubicine (myélome; Kaposi; lymphomes; cancer sein; sarcomes de l'enfant)	**Adriblastine** (IV)	Pfizer	1991	**moyenne**	**majeur**		100%
	Myocet (IV)	Cephalon	2000	**moyenne**	**majeur**		Hôp.
	Caelyx (IV)	Schering-Plough	1996	**moyenne**	**majeur**		Hôp.
Idarubicine (leucémies aiguës)	**Zavedos** (*per os*)	Pfizer	1998	**moyenne**	**majeur**	50 €/j	100%
Pirarubicine	**Théprubicine** (IV)	Sanofi	1990	**moyenne**	**majeur**	équiv. 8 €/j	100%
Mitoxantrone (cancer prostate)	**Novantrone** (IV)	Meda Pharma	1985	**moyenne**	**majeur**		Hôp.
Pixantrone	**Pixuvri**	CTI Life Sciences	2012				Hôp.

1. Hôp. pour la forme IV.

7. Autres

Molécule	**Spécialité**	Laboratoire	AMM	**Efficacité**	**Risque**	Prix/jour	Taux de rembour-sement
Éribuline (analogue de synthèse de l'halichondrine des éponges ; cancer du sein avancé)	**Halaven**	Eisai	2011	**faible**	**majeur**		Hôp.
Mitotane (cancers corticosurrénaux)	**Lysodren** (*per os*)	HRA Pharma	2001	**moyenne**	**majeur**		Hôp.
Anagrélide (thrombocytémies essentielles)	**Xagrid** (*per os*)	Shire	2004	**moyenne**	**majeur**	9,50 €/j	100 %

II. Antimicrotubules bloquant la division cellulaire

Ils agissent par désorganisation ou immobilisation des microtubules nécessaires à la formation du fuseau et à la division cellulaire.

1. Alcaloïdes de la pervenche ou vincalcaloïdes (1963-1973)

	Molécule	**Spécialité**	Laboratoire	AMM	**Efficacité**	**Risque**	Prix/jour	Taux de rembour-sement
	Vinblastine (Hodgkin ; cancers testicule, sein ; chorio-carcinome ; Kaposi ; neuroblastome)	**Velbé** (IV)	Lilly	1963	**moyenne**	**important**	18 €/7 j équiv. : 2,60 €/j	100 %
◉	**Vincristine** (sarcomes et leucémies de l'enfant)	**Oncovin** (IV)	EG Labo	1963	**moyenne**	**important**	26 €/7 j équiv. : 3,70 €/j	100 %
◉	**Vindésine** (leucémie aiguë lympho-blastique ; lymphomes ; cancers sein, ORL, œsophage)	**Eldisine** (IV)	EG Labo	1982	**moyenne**	**important**		Hôp.
◉	**Vinorelbine** (cancer poumon, sein) (Brevet P. Joly – CNRS)	**Navelbine** (*per os*, IV)	Pierre Fabre	1989	**moyenne**	**important**		100 % Hôp.

2. Taxanes

(Poumon, ORL, œsophage, estomac, côlon, sein, ovaire, prostate, rein, vessie.)

Gary Strobel, professeur à l'université du Montana, à la frontière du Saskatchewan. Brillantissime et séducteurissime marginal, *a maverick*, un peu mormon. Son estime pour la plupart de ses collègues est limitée et ils le lui rendent bien. Globe-trotteur, il fuit séminaires et congrès, et parcourt le monde, seul, à pied, sac de naturaliste au dos : Patagonie, Chine, Brésil, bush aborigène d'Australie.

Spécialiste des endophytes, des champignons qui vivent entre les cellules des végétaux. De loin en loin, il revient dans son labo, crible les métabolites de ces étranges bêtes et analyse leurs effets. Gary aime le contact avec les différentes populations, Indiens, Chinois ou aborigènes d'Australie, s'en fait des amis, vit comme et avec eux, apprend leur médecine des plantes et leur reverse une part de ses brevets. Il en a pris une trentaine, antibiotiques, antipaludéens ou anticancéreux, dont le Taxol, un blockbuster à 1 milliard d'euros. Il a découvert en 1993 et extrait la molécule qui le compose d'un champignon vivant sous l'écorce des ifs du Montana. Belle vie. La science n'est pas que publications.

Elle est aussi parole et actions. Le Taxol a ensuite été semi-synthétisé, puis synthétisé. Il est très peu soluble et entraîne beaucoup de réactions d'hypersensibilité.

Le Taxotère a été synthétisé par P. Potier à l'Institut des sciences du végétal de Gif-sur-Yvette. Son brevet est le principal du CNRS et représente à lui seul les 4/5 des revenus du CNRS-biologie. Il est plus soluble et donne moins de réactions allergiques, moins de neuropathies périphériques, mais plus de leucopénies que le Taxol.

	Molécule	**Spécialité**	Laboratoire	AMM	**Efficacité**	**Risque**	Prix/ jour	Taux de rembour-sement
	Paclitaxel (IV) (1993)	**Taxol** (IV)	BMS	1993	**grande**	**important**		Hôp.
◉	**Docétaxel** (1995)	**Taxotère** (IV)	Aventis Pharma	1995	**grande**	**important**		Hôp.
◉	**Cabazitaxel** (IV) (prostate)	**Jevtana** (IV)	Sanofi	2010	**grande**	**important**		Hôp.

III. Redifférenciateurs venus de Chine

Ils visent à redifférencier les cellules cancéreuses ou cellules dédifférenciées et revenues à l'état de cellules souches. Ces agents ne sont donc pas « cytotoxiques ». Ils ne tuent pas les cellules cancéreuses, mais tentent de les « rééduquer », de les « normaliser ». Lire aussi « Rétinoïdes ».
Appliqués dans les leucémies aiguës promyélocytaires avec translocation 13-17.

1. Rétinoïdes

Voir aussi « Dermatologie » et « Rétinoïdes ».

Molécule	**Spécialité**	Laboratoire	AMM	**Efficacité**	**Risque**	Prix/jour	Taux de remboursement
Ac. « tout » – transrétinoïque (trétinoïne) (leucémie aiguë promyélocytaire) (« tout » car se lie aux dimères RAR-RXR)	**Vesanoïd** (*per os*)	Cheplapharm Arzneimittel	1996	**grande**	**modéré**		Hôp.
Bexarotène ou **Rexinoïde** (actif sur les seuls RX récepteurs) (lymphomes cutanés)	**Targretin** (*per os*)	Eisai	2001	**grande**	**modéré**		Hôp.

2. Trioxyde d'arsenic

Molécule	**Spécialité**	Laboratoire	AMM	**Efficacité**	**Risque**	Prix/jour	Taux de remboursement
	Trisenox (IV)	Teva[1]	2002	**grande**	**modéré**		Hôp.

1. Inventé en Chine, mais breveté par Novartis et vendu des milliers de fois son prix de fabrication. Lire « Une double aventure chinoise ».

IV. Thérapeutiques réparatrices de la toxicité hématologique des chimiothérapies

La plupart des chimiothérapies touchent la moelle osseuse et entraînent anémie, leucopénies, et parfois chute des plaquettes. Toutes peuvent entraîner nausées et vomissements.

1. Érythropoïétines (EPO) recombinantes, facteurs de croissance des globules rouges

Dépenses 2015 remboursées : 300 millions d'euros.

L'érythropoïétine (EPO), hormone sécrétée par les glomérules du rein en cas d'hypoxémie tissulaire par anémie[1], est découverte par E. Goldwasser à l'université de Chicago. Il ne la brevette pas, mais son université le fait et vend la licence à une petite société de biotechnologie, Amgen, qui réalise sa synthèse par technique « recombinante » de génie génétique. Son extraordinaire efficacité est démontrée, non seulement dans les anémies de l'insuffisance rénale, mais aussi dans celles des cancers. Le laboratoire la commercialise donc sous le nom d'Epogen. Mais, manquant de fonds au départ, Amgen en vend l'exploitation aux États-Unis à Johnson & Johnson, pour les anémies des chimiothérapies des cancers et pour toutes les anémies en Europe, où il le licencie à Janssen-Cilag et Roche. Amgen reprend la main en sortant une EPO d'action prolongée (Aranesp) et devient la 1re société de biotechnologie avec un chiffre d'affaires de 20 milliards de dollars. Grâce au marché de Medicare – l'organisme d'État qui a la charge de tous les dialysés et insuffisants rénaux des États-Unis –, cela l'amène, comme Gilead, au niveau des grandes firmes.

Aujourd'hui, marche arrière : il y a des récepteurs à l'EPO sur les cellules de certains cancers, et il faut restreindre et surveiller l'utilisation de l'EPO. Sans compter le dopage des sportifs « à l'insu de leur plein gré ».

1. Anémies des insuffisances rénales et des chimiothérapies. Efficacité identique des 4 médicaments du tableau, qui se disputent un marché de 5 G$ par an. Risque de cancer accru dans l'insuffisance rénale et d'aggravation des cancers portant des récepteurs à l'EPO.

Cocasserie : les numéros du *New England Journal of Medicine* qui rapportent les risques cancérigènes et les prescriptions excessives d'EPO consacrent leur 2e de couverture à une publicité qui en vante les effets !

	Molécule	Spécialité	Laboratoire	AMM	Efficacité	Risque	Prix/jour	Taux de rembour-sement
	Époétine β (T1/2 : 8 h)	**Neorecormon** (SC, IV)	Roche	1997	**excellente**	**important**	90 €/sem.	65 % Hôp.
◉	**Époétine β pégylée** (T1/2 : 140 h)	**Mircera** (SC, IV)	Roche	2007	**excellente**	**important**	90 €/sem.	65 % Hôp.
◉	**Darbépoétine α** (T1/2 : 20 h)	**Aranesp** (SC, IV)	Amgen	2001	**excellente**	**important**	80 €/sem.	65 % Hôp.
◉	**Époétine α** (T1/2 : 6 h)	**Eprex** (IV, SC)	Janssen-Cilag	2007	**excellente**	**important**	280 €/sem.	65 % Hôp.
		Binocrit (IV)	Sandoz	2007	**excellente**	**important**	90 €/sem.	65 % Hôp.

2. Facteurs de croissance des recombinants polynucléaires : G-CSF

Neutropénies des chimiothérapies. Tous d'efficacité identique. 1 500 euros par cure.

	Molécule	Spécialité	Laboratoire	AMM	Efficacité	Risque	Prix/jour	Taux de rembour-sement
	Filgrastim	**Neupogen** (SC, IV)	Amgen	1991	**grande**	**modéré**	187 €/j	Hôp. 100 %
		Tevagrastim (SC, IV)	Teva	2008	**grande**	**modéré**	96 €/j	Hôp. 100 %
		Zarzio (SC, IV)	Sandoz	2008	**grande**	**modéré**	150 €/j	Hôp. 100 %
◉	**Pegfilgrastim**	**Neulasta** (SC)	Amgen	2001	**grande**	**modéré**	1 130 € pour 1 seringue par cure	Hôp. 100 %
◉	**Lénograstim**	**Granocyte** (SC, IV)	Chugai Pharma	1997	**grande**	**modéré**	150 €/j	Hôp. 100 %

3. L'hypoplaquettose

Traitée par concentrés plaquettaires quand les plaquettes tombent en dessous de 20 000.

4. Antinauséeux, antiémétiques

• Antidopaminergiques

Molécule	Spécialité	Laboratoire	AMM	Efficacité	Risque	Prix/jour	Taux de remboursement
Benzamides	**Primpéran** (*per os*)	Sanofi	1967	**moyenne**	**mineur**	0,50 €/j	30%
Benzamides	**Plitican** (IM, IV)	Sanofi	1981	**moyenne**	**mineur**	0,90 €/j	65%
Butyrophénone (Voir « Psychoses ».) (attention aux fausses routes chez les pers. âgées)	**Haldol** (*per os*, IV)	Janssen-Cilag	1983	**moyenne**	**modéré**	0,50 €/j	30%
Dérivés des phénothiazines	**Vogalène** (*per os*)	Teva	1966	**nulle**	**modéré**	0,60 €/j	30%

• Antagonistes des sérotonine-récepteurs STR3

Prix exorbitants et injustifiables, 20 à 40 fois supérieurs à ceux de la classe précédente.

Molécule	Spécialité	Laboratoire	AMM	Efficacité	Risque	Prix/jour	Taux de remboursement
Granisétron	**Kytril** (*per os*)	Roche	1994	**moyenne**	**modéré**	21 €/j	65%
Ondansétron	**Zophren** (*per os*)	Novartis	1990	**moyenne**	**modéré**	15 €/j	65%
Tropisétron	**Navoban** (*per os*)	Primius Lab	1995	**moyenne**	**modéré**	20 €/j	65%

• Antagonistes des récepteurs de la neurokinine 1 substance P

Médiateurs des fibres parasympathiques afférentes, d'autres étant la substance Y, le VIP, la somatostatine et le NO.

Molécule	Spécialité	Laboratoire	AMM	Efficacité	Risque	Prix/jour	Taux de remboursement
Aprépitant (molécule tétracyclique complexe trifluorée)	**Emend** (*per os*)	MSD	2002	**moyenne**	**modéré**	26 €/j	65% Hôp.
Fosaprépitant (prodrogue du précédent)	**Ivemend** (IV)	MSD	2001	**moyenne**	**modéré**		Hôp.

B. THÉRAPEUTIQUES CIBLÉES

1. Anti-CD-3 des lymphocytes T

Molécule	**Spécialité**	Laboratoire	AMM	**Efficacité**	**Risque**	Prix/ jour	Taux de rembour-sement
Catumaxomab (anti-CD-3) (anti-ECAM)	**Removab** (IV)	Neovii Biotech	2009	**nulle**	**important**		Hôp.

2. Anti-CD-20 des lymphocytes B

CD20 est une molécule des membranes cellulaires des seuls lymphocytes B producteurs d'anticorps et des lymphomes qui en dérivent.

Molécule	**Spécialité**	Laboratoire	AMM	**Efficacité**	**Risque**	Prix/ jour	Taux de rembour-sement
Rituximab (anti-CD-20 des lymphocytes B) (lymphomes, LLC, polyarthrite)	**Mabthera** (IV)	Roche	1998	**moyenne**	**important**		Hôp.
Ibritumomab tiuxétan (anti-CD-20 couplé à un radio-isotope) (Yt90) (lymphome folliculaire)	**Zevalin** (IV)	Spectrum Pharma-ceuticals	2003	**faible**	**important**		Hôp.
Obinutuzumab (anti-CD-20)	**Gazyvaro** (dans les LLC[1])	Roche	*	**faible**	**important**		Hôp.

3. Anticorps conjugués anti-CD

Ils associent un monoclonal ciblé et une molécule cytotoxique apportée aux seules cellules ciblées et non à toutes, réduisant ainsi la toxicité.

Molécule	**Spécialité**	Laboratoire	AMM	**Efficacité**	**Risque**	Prix/ jour	Taux de rembour-sement
Brentuximab + Vedotine antimicrotubules	**Adcetris** (dans le Hodgkin)	Takeda	*	**moyenne**	**modéré**		Hôp.
Trastuzumab (anti-HER-2) **+ Emtansine**	**Kadcyla** (cancer du sein)	Roche	*	**faible**	**modéré**		Hôp.

1. Leucémies lymphoïdes chroniques.

4. Anti-EGF-R-1 (bronches) et anti-HER-1 (seins)

Récepteur[s] de l'*epidermal growth factor*, facteur de croissance des cellules épithéliales.

Molécule	**Spécialité**	Laboratoire	AMM	**Efficacité**	**Risque**	Prix/ jour	Taux de rembour-sement
Cétuximab (anti-EGF-R, Erβ B1 ou HER1) (cancers ORL ; côlon si échec de l'irinotécan)	**Erbitux** (IV)	Merck KGaA	2003	**moyenne**	**important**		Hôp. (1 cure = 1 000 €)
Panitumumab (anti-EGF-R, Erβ B1 ou HER1) (cancer côlon)	**Vectibix** (IV)	Amgen	2007	**moyenne**	**important**		Hôp.
Géfitinib 2e victoire (adénocarcinome du poumon avec micro-délétion et mutation des exons 19 et 21 de l'EGF-R)	**Iressa** (*per os*)	AstraZeneca	2002	**moyenne**	**modéré**		100 %
Erlotinib (même cible et pancréas)	**Tarceva** (*per os*)	Roche	2001	**moyenne**	**modéré**	63 €/j	100 %
Lapatinib (sein, métastases cérébrales)	**Tyverb** (*per os*)	Novartis	2008	**nulle**	**important**		100 %
Osimertinib (anti-HER-1)	**Tagrisso** (cancer du poumon)	AstraZeneca	*	**nulle**	**important**		Hôp.
Afatinib (anti-HER-1)	**Giotrif** (cancer du poumon)	Boehringer	*	**nulle**	**important**		100 %
Trastuzumab[1] (anti-EGF-R, Erβ B2 ou HER2 ou Neu) (en 1re ligne dans 25 % des cancers du sein avancés surexprimant HER2+)	**Herceptin** (IV et SC)	Roche	2000	**grande**	**important**	équiv. 90 €/j	Hôp.
Pertuzumab (anti-HER-2)	**Perjeta** (cancer du sein)	Roche	*	**faible**	**important**		Hôp.

1. Proposé aussi en 1re ligne dans les cancers du sein précoces HER-2+. Mais un article essentiel sur l'Herceptin a été truqué et reconnu comme tel (*New England Journal of Medicine*, 17/05/2008).

5. Antiprotéines-kinases cellulaires[1]

Ciblent les protéines de signalisation intracellulaire : Janus ALK, PI3-K, MFK, Bruton Tyrosine Kinase.

Molécule	**Spécialité**	Laboratoire	AMM	**Efficacité**	**Risque**	Prix/ jour	Taux de rembour-sement
Crizotinib (anti-ALK)	**Xalkori** (poumons)	Pfizer	*	**nulle**	**important**		100 %
Céritinib (anti-ALK)	**Zykadia** (poumons)	Novartis	*	**nulle**	**important**		Hôp.
Idelalisib (anti-PI3-K)	**Zydelig** (LLC)	Gilead	*	**moyenne**	**important**		Hôp.
Ibrutinib (anti-Bruton TK)	**Imbruvica** (LLC)	Janssen-Cilag	*	**moyenne**	**important**		Hôp.
Cobimetinib (anti-MEK)	**Cotellic** (mélanome)	Roche	*	**faible**	**important**		Hôp.
Ruxolitinib (anti-Janus kinase)	**Jakavi** (myélofibrose, polyglobulie)	Novartis	*	**moyenne**	**important**		100 %
Dabrafénib (anti-B-RAF)	**Tafinlar**	Novartis	*	**nulle**	**important**		100 %
Vémurafénib (anti-B-RAF)	**Zelboraf** (mélanome)	Roche	*	**faible**	**important**		100 %

1. 500 molécules différentes, intracellulaires (enzymes). Elles activent des radicaux tyrosine des molécules clés des circuits de signalisation cellulaires. Elles sont ainsi des relais, en aval, des récepteurs membranaires et jouent le rôle de « commutateurs » d'allumage ou d'extinction des réseaux de transmission cellulaires. Elles participent ainsi à de multiples fonctions, telles la croissance et la prolifération cellulaires. Leurs mutations fréquentes dans les cancers jouent un rôle majeur dans la cancérisation.

6. Antiprotéines-kinases membranaires[1]

Antirécepteurs du VEGF (*vascular endothelial growth factor*), du PDGF (*platelet derived growth factor*), du FGF (*fibroblast growth factor*).

	Molécule	**Spécialité**	Laboratoire	AMM	**Efficacité**	**Risque**	Prix/ jour	Taux de rembour-sement
	Bévacizumab (anti-VEGF-R) (cancers rein, côlon, poumon, sein, glioblastome)	**Avastin** (IV)	Roche	2001	**faible**	**majeur**		Hôp.
	Sunitinib (cancer du rein et tumeurs neuroendocrines du pancréas)	**Sutent**[2] (*per os*)	Pfizer	2004	**faible**	**important**	135 €/j	100 %
	Sorafénib (cancer du foie et du rein)	**Nexavar** (*per os*)	Bayer	2001	**moyenne**	**important**	139 €/j	100 %
	Pazopanib (myélomes, cancers rein)	**Votrient** (*per os*)	Novartis	2010				100 %[3]
	Axitinib (anti-VEGF-R)	**Inlyta** (rein)	Pfizer	*	**faible**	**important**		100 %
	Ramucirumab (anti-VEGF-R)	**Cyramza** (estomac)	Lilly	*	**faible**	**important**		Hôp.
	Aflibercept (anti-VEGF-R)	**Zaltrap** (côlon)	Sanofi	*	**faible**	**important**		Hôp.
	Régorafénib (anti-VEGF-R et anti-B-RAF, KIT, RET, PDGF-R, FGF-R)	**Stivarga** (côlon)	Bayer	*	**faible**	**important**		100 %[4]

1. Nombreuses molécules transmembranaires (récepteurs) se lient chacune spécifiquement à des hormones ou des « médiateurs », qui leur transmettent des « signaux » ou des « ordres d'action ». Elles activent alors, en les phosphorylant avec l'ATP des radicaux tyrosine, des molécules intracellulaires clés des circuits de signalisation cellulaires. Elles commandent donc de multiples fonctions, telles la croissance et la prolifération cellulaires. Leurs mutations fréquentes dans les cancers jouent un rôle majeur.

2. Voir *Prescrire*, nov. 2011.

3. Dans le cancer du rein avancé et le sarcome des tissus mous avancé.

4. Dans certaines indications.

7. Inhibiteurs des translocations bcr-abl (chromosome Philadelphie)

Lire aussi : « L'histoire du Glivec ».

Molécule	**Spécialité**	Laboratoire	AMM	**Efficacité**	**Risque**	Prix/ jour	Taux de rembour-sement
Imatinib (1re molécule ciblée. LMC, L myélomonocytaire ; tumeurs stromales digestives ; leucémie à éosinophiles ; dermatofibrome)	**Glivec** (*per os*)	Novartis	2001	**grande**	**modéré**	115 €/j	100 %
Dasatinib (2e génération. Résistance à l'imatinib)	**Sprycel** (*per os*)	BMS	2006	**moyenne**	**modéré**	150 €/j	100 %
Nilotinib (2e génération. Résistance à l'imatinib)	**Tasigna** (*per os*)	Novartis	2007	**moyenne**	**modéré**	150 €/j	100 %
Bosutinib (anti-bcr-abl)	**Bosulif** (dans les LMC)	Pfizer	-	**grande**	**important**		100 %
Ponatinib (anti-bcr-abl)	**Iclusig** (dans les LMC)	Ariad Phama		**faible**	**important**		100 %

8. Traitements ciblés divers

Molécule	**Spécialité**	Laboratoire	AMM	**Efficacité**	**Risque**	Prix/ jour	Taux de rembour-sement
Vismodégib (anti-hedgehog)	**Erivedge** (peau)	Roche	*	**faible**	**important**		100 %
Olaparib[1] (anti-PARP)	**Lynparza** (ovaires)	AstraZeneca	*	**nulle**	**important**		Hôp.

1. La réparation correcte (on dit « homologue ») des mutations apparaissant au cours de l'évolution des cancers est assurée par les gènes BRCA 1 et 2. Ces gènes sont mutés dans les cancers du sein et de l'ovaire héréditaires (5 % des cancers du sein). La réparation est assurée par les PARP (poly-ADN-ribose-polymérases), mais de façon approximative. Cependant, le blocage des PARP accroît théoriquement l'instabilité du génome et la mort cellulaire. En pratique, les anti-PARP présentés triomphalement comme un immense progrès au congrès de l'ASCO 2010 se sont révélés sans intérêt pour les patients. Ça a été un des grands échecs de ces dernières années.

9. Traitements du myélome : thalidomide et inhibiteurs du protéasome

• Thalidomide et analogues

Molécule	**Spécialité**	Laboratoire	AMM	**Efficacité**	**Risque**	Prix/ jour	Taux de rembour-sement
Thalidomide	**Thalidomide Celgene** (myélome)	Celgene	2007	**moyenne**	**modéré**		Hôp.
Lénalidomide	**Revlimid** (*per os*) (myélome)	Celgene	2007	**moyenne**	**modéré**		Hôp.
Pomalidomide	**Imnovid** (myélome)	Celgene	*	**moyenne**	**modéré**		Hôp.

• Inhibiteurs du protéasome (P) : double action

– Le protéasome est un corpuscule cellulaire qui détruit les protéines lésées non protégées par un « chapeau », dit « chaperon », dont la protéine iκB, qui bloque le NFκB, activateur des gènes de survie cellulaire. L'inhibition du protéasome bloque la libération du NFκB et fragilise les cellules.

– Le protéasome assure la destruction des masses de protéines sécrétées par les plasmocytes malins du myélome. Cette dégradation est bloquée par le bortézomib et d'autres, et les cellules sont étouffées par leur propre sécrétion de globulines.

Molécule	**Spécialité**	Laboratoire	AMM	**Efficacité**	**Risque**	Prix/ jour	Taux de rembour-sement
Bortézomib (myélome) (Traitement de 1re ligne en association avec les corticoïdes et éventuellement le lénalidomide. Le traitement rivalise avec la greffe de moelle.)	**Velcade** (IV)	Janssen-Cilag	2004	**moyenne**	**important**		Hôp.
Carfilzomib (antiprotéasome)	**Kyprolis** (myélome)	Amgen	*	**faible**	**important**		Hôp.

- Autres

Molécule	**Spécialité**	Laboratoire	AMM	**Efficacité**	**Risque**	Prix/ jour	Taux de rembour-sement
Panobinostat (anti-histone désacétylase)	**Farydak** (myélome)	Novartis	*	**nulle**	**important**		Hôp.

C. IMMUNOTHÉRAPIES

I. Checkpoints inhibiteurs dans les mélanomes métastasés et cancers bronchiques[1]

Voir plus haut « Traitements ciblés et immunothérapies des cancers ».

Molécule	**Spécialité**	Laboratoire	AMM	**Efficacité**	**Risque**	Prix/ jour	Taux de rembour-sement
Ipilimumab (anti CTLA-4)	**Yervoy** (mélanome)	BMS	*	**faible**	**important**		Hôp.
Nivolumab (anti-PD-1)	**Opdivo** (mélanome, poumons)	BMS	*	**faible**	**important**		Hôp.
Pembrolizumab (anti-PD-1)	**Keytruda** (mélanome)	MSD	*	**faible**	**important**		Hôp.

II. Anticorps monoclonaux bispécifiques

1. Anticorps bispécifiques liant cible et lymphocyte effecteur T8K

Molécule	**Spécialité**	Laboratoire	AMM	**Efficacité**	**Risque**	Prix/ jour	Taux de rembour-sement
Blinatumomab (anti-CD-19 des lymphocites B et anti-CD-3 des T8K)	**Blincyto** (dans les LAL[2])	Amgen	*	**faible**	**important**		Hôp.

1. Triomphe à l'ASCO 2013. Fiasco 2016.
2. Leucémies aiguës lymphoblastiques.

D. TRAITEMENTS HORMONAUX

Corticostéroïdes (LAL ; LLC ; lymphomes ; Hodgkin ; myélome) – E3 – efficacité moyenne

Voir « Anti-inflammatoires ».

Progestines

Voir « Gynécologie ».

Antiœstrogènes (cancer du sein)

Voir « Gynécologie ».

- Tamoxifène
- Aromatases

Œstrogènes (cancer de la prostate)

Voir « Uro-néphrologie ».

Androgènes (cancer du sein)

Voir « Endocrinologie » et « Uro-néphrologie ».

Antiandrogènes (cancer de la prostate)

Voir « Uro-néphrologie ».

GnRH analogues (cancer de la prostate)

Voir « Uro-néphrologie ».

E. ANTIPROLIFÉRATEURS mTOR[1]

La survie et la prolifération cellulaires dépendent en partie d'une voie de signalisation majeure, récemment identifiée et partant du récepteur de l'IGF-1[2], relais de l'hormone de croissance hypophysaire. Cette voie est contrôlée par 2 molécules dites « mTOR-1 » et « mTOR-2 » agissant en sens opposé. La rapamycine (ou sirolimus), utilisée comme immunosuppresseur en transplantation, bloque le complexe 1 et tend à réduire la prolifération cellulaire, le développement vasculaire et les réponses immunitaires, mais elle ne touche pas le complexe mTOR-2, qui agit en sens inverse, d'où des effets pas toujours prévisibles. Évérolimus et temsirolimus agissent de la même façon et sont aussi utilisés comme des immunosuppresseurs dans les maladies auto-immunes, en transplantation pour éviter les rejets de greffe et en cardiologie[3].

Molécule	**Spécialité**	Laboratoire	AMM	**Efficacité**	**Risque**	Prix/ jour	Taux de rembour-sement
Sirolimus	**Rapamune**	Wyeth	2001	**faible**	**important**		Hôp.
Évérolimus (cancer rein et lymphome du manteau)	**Afinitor** (*per os*)	Novartis	2001	**moyenne**	**important**		100 %
Temsirolimus	**Torisel** (IV)	Pfizer	2001	**moyenne**	**important**		Hôp.

1. *Mammalian target of rapamycin.*
2. *Insulin-like growth factor*, commandé par l'hormone de croissance de l'hypophyse.
3. Pour enrober les stents coronaires et réduire l'inflammation artérielle et les sténoses coronaires.

Dermatologie

RÉTINOÏDES : RÉTINE, VISION, PSORIASIS, ACNÉ, TUMEURS ET LEUCÉMIES

Rétine. Rétinoïdes. Les rétinoïdes sont des dérivés de la vitamine A, indispensable à la vision nocturne. Les biologistes connaissent bien les rétinoïdes, mais la plupart des médecins ne pourraient en dire deux mots. Ils constituent pourtant l'une des grandes percées de la biologie moderne, et leur place en médecine ne cesse de croître.

Les rétinoïdes sont des dérivés du rétinol, ou vitamine A (elle-même dérivée du carotène des carottes, ou provitamine A). Ils sont présents dans les tissus végétaux et animaux, spécialement le foie et particulièrement le foie de poisson, et abondants dans les huiles, le beurre et le jaune d'œuf.

On sait depuis longtemps que la carence en vitamine A réduit la vision nocturne et que le rétinal (aldéhyde de la vitamine A) se lie à l'opsine pour former la rhodopsine, le pigment de la rétine assurant la vision nocturne. Cela n'est pas nouveau.

Ce qui l'est beaucoup plus concerne les autres rétinoïdes, qui sont des « facteurs de transcription » (molécules « starters » de la machinerie génomique, ils se fixent à l'ADN et déclenchent la transcription de certains gènes en ARN-messagers, qui vont à leur tour guider la synthèse des protéines correspondant à ces gènes). Ils agissent comme les hormones thyroïdiennes et stéroïdes (corticoïdes, hormones sexuelles), et comme la vitamine D. Ils se lient comme elles, dans le cytoplasme des cellules, à des récepteurs, qui pénètrent avec eux dans le noyau et les lient pour les activer à des séquences d'ADN spécifiques. Ces récepteurs des rétinoïdes sont de deux types (RAR et RXR).

Par leur intermédiaire, les rétinoïdes peuvent exercer trois actions :

• croissance, prolifération et différenciation à la fois épithéliales et osseuses (RAR), ou, à l'inverse, mort cellulaire (RXR) ;

• développement des tissus et organes (d'où un risque tératogénique majeur, qui interdit leur utilisation chez la femme potentiellement ou déjà enceinte, ou allaitante, et chez l'homme cherchant à être père) ;

• développement de certaines tumeurs (leucémie aiguë promyélocytaire, sarcomes de Kaposi, mycosis fongoïde).

Les rétinoïdes qui se lient aux RAR (trétinoïne, tazarotène, adapalène) agissent en faveur de la différenciation épithéliale et sont utilisés en dermatologie (psoriasis, acné, photovieillissement).

Ceux qui se lient aux RXR (bexarotène et alitrétinoïne ou acide 9-cis-rétinoïque) limitent les proliférations cellulaires et sont utilisés en cancérologie, dans le Kaposi et les lymphomes T cutanés, tel le mycosis fongoïde.

À part, l'acide « tout-trans rétinoïque », ou trétinoïne (Vésanoïd, Roche) se lie aux deux récepteurs. Il est le plus puissant agent « redifférenciateur », normalisant les cellules malignes de certaines leucémies aiguës hémorragiques, dites « promyélocytaires », qu'il met en rémission complète dans 90 % des cas. Son isomère, l'acide 13-cis-rétinoïque, ou isotrétinoïne, moins actif à cet égard, est utilisé dans le traitement de l'acné sévère (Roaccutane, Contracné).

Leur toxicité est dose- et durée-dépendante. Par voie locale, érythème, desquamation, sécheresse de la peau. Par voie générale, chéilite, blépharite, conjonctivite, photosensibilité, photophobie, alopécie, myalgies, arthralgies, hyperostose, soudures osseuses prématurées. Suicides et dépressions ont été rapportés chez les adolescents traités pour acné avec de l'isotrétinoïne, et ont soulevé beaucoup d'émotion et d'inquiétude, mais cela n'a pas été confirmé dans les grandes études qui leur ont été consacrées, car les suicides sont exactement aussi fréquents chez les jeunes souffrant d'acné sévère et ne recevant pas de rétinoïdes.

DERMATOLOGIE

Dépenses de la CNAM en 2015 : 310 millions d'euros

240 spécialités et associations
101 spécialités et associations inutiles
(efficacité faible ou nulle), soit 42 %
26 spécialités et associations à risque
(important ou majeur), soit 11 %

En dermatologie, les lésions se voient, donc moins d'effet placebo ! Les échecs sont patents. Il faut alors proposer d'autres médicaments. C'est pourquoi la dermatologie est la discipline médicale qui compte le plus grand nombre de spécialités : 224, soit 10 % du total à elle seule !

A. ACNÉ

I. Traitements locaux

1. Antibactériens

	Molécule	Spécialité	Laboratoire	AMM	Efficacité	Risque	Prix/ jour	Taux de rembour-sement
	Érythromycine	**Eryacné**	Galderma	1997	**faible**	**mineur**		
◉		**Eryfluid**	Pierre Fabre	1983	**faible**	**mineur**		15 %
◉		**Stimycine**	Stiefel	1992	**faible**	**mineur**		
	Clindamycine	**Dalacine T Topic**	Pfizer	1972	**faible**	**mineur**		NR
◉		**Zindacline**	Crawford	2003	**faible**	**mineur**		NR
	Peroxyde de benzoyle[1] (POB) (antipropionibacterium)	**Brevoxyl**	Stiefel	1998	**faible**	**mineur**		
◉		**Cutacnyl**	Galderma	1985	**faible**	**mineur**		30%
		Eclaran	Pierre Fabre	1983	**faible**	**mineur**		30%
◉		**Effacné**	La Roche-Posay	1983	**faible**	**mineur**		NR
◉		**Pannogel**	Sinclair	1983	**faible**	**mineur**		30%
◉		**Panoxyl**	Stiefel	1981	**faible**	**mineur**		
	Acide azélaïque[2]	**Finacea**	Bayer	2003	**faible**	**mineur**		NR
◉		**Skinoren**	Bayer	1989	**faible**	**mineur**		NR

2. Rétinoïdes (seuls ou associés)

(Voir « Rétinoïdes ».)

	Molécule	Spécialité	Laboratoire	AMM	Efficacité	Risque	Prix/ jour	Taux de rembour-sement
◉	Trétinoïne	**Effederm**	Bailleul	1974	**grande**	**mineur**		30%
		Locacid	Pierre Fabre	1980	**grande**	**mineur**		30%
◉		**Retacnyl**	Galderma	1989	**grande**	**mineur**		NR
		Retin A	Janssen-Cilag	1975	**grande**	**mineur**		
◉		**Erylik** (+ érythromycine)	Bailleul	1997	**grande**	**mineur**		NR
◉	Isotrétinoïne	**Antibiotrex** (+ érythromycine)	Stiefel	1999	**grande**	**mineur**		NR
		Roaccutane	SERP	1992	**grande**	**mineur**		NR

1. Antimicrobien et kératolytique.
2. Agent de 1re ligne des acnés non inflammatoires.

	Adapalène	**Différine**	Galderma	1995	**grande**	**mineur**		30%
		Epiduo (+ POB)	Galderma	2008	**grande**	**mineur**		NR
	Trétinoïne + Clindamycine	**Zanea**	Meda	*	**grande**	**mineur**		NR

3. Autres (acné et rosacée)

	Molécule	**Spécialité**	Laboratoire	AMM	**Efficacité**	**Risque**	Prix/jour	Taux de rembour-sement
	Sels de S, CU et ZN	**Dermo Sulfuryl**	Legras	1977	**nulle**	**mineur**		NR
	Brimonidine[1]	**Mirvaso** (gel)	Galderma	*	**moyenne**	**nul**		NR
	Ivermectine[2]	**Soolantra** (crème)	Galderma	*	**moyenne**	**mineur**		NR

II. Traitements généraux

1. Rétinoïdes

(Voir « Rétinoïdes ».)

	Molécule	**Spécialité**	Laboratoire	AMM	**Efficacité**	**Risque**	Prix/jour	Taux de rembour-sement
	Isotrétinoïne	**Contracné**	Bailleul	2001	**grande**	**important**	2 €/j	65%
		Curacné	Pierre Fabre	2001	**grande**	**important**	2 €/j	65%
		Procuta	Expanscience	2001	**grande**	**important**	2 €/j	65%
		Roaccutane	SERP	1999	**grande**	**important**		

1. Agoniste des récepteurs α2-adrénergiques.
2. Inhibiteur de cytokines induites par LPS.

2. Antibactériens

	Molécule	**Spécialité**	Laboratoire	AMM	**Efficacité**	**Risque**	Prix/ jour	Taux de rembour-sement
◉	**Doxycycline**	**Doxy**	Elerté	1982	**faible**	**mineur**	0,25 €/j	65%
◉		**Doxylis**	Expanscience	2004	**faible**	**mineur**	0,50 €/j	65%
◉		**Granudoxy**	Pierre Fabre	1997	**faible**	**mineur**	0,35 €/j	65%
◉		**Tolexine**	Bailleul	1995	**faible**	**mineur**	0,30 €/j	65%
		Vibramycine	Sinclair	1982	**faible**	**mineur**	0,30 €/j	65%
	Minocycline	**Mynocine**	Tonipharm	1973	**faible**	**mineur**	0,45 €/j	65%
◉		**Mestacine**	Tonipharm	1987	**faible**	**mineur**		
◉		**Minolis**	Expanscience	1995	**faible**	**mineur**		
🗑	**Métacycline**	**Physiomycine**	Dexo	1978	**faible**	**mineur**	0,45 €/j	65%
🗑	**Lymécycline**	**Tetralysal**	Galderma	1992	**faible**	**mineur**	0,40 €/j	65%
◉	**Érythromycine**	**Abboticine**	Amdipharm	1966	**faible**	**mineur**		
		Erythrocine	Amdipharm	1976	**faible**	**mineur**		
◉		**Egery**	Bailleul	1993	**faible**	**mineur**		65%

3. Œstrogènes et œstroprogestatifs contraceptifs prétendument anti-acné[1]

(Voir aussi « Gynécologie ».)

	Molécule	**Spécialité**	Laboratoire	AMM	**Efficacité**	**Risque**	Prix/ jour	Taux de rembour-sement
	Éthinylestradiol	**Triafemi**	Effik	2002	**moyenne**	**mineur**		NR
🗑	**Éthinylestradiol + Cyprotérone** (progestatif de synthèse, antitestostérone)	**Holgyème**	Effik	2002	**moyenne**	**modéré**		
🗑		**Lumalia**	Pierre Fabre	2003	**moyenne**	**modéré**		
🗑		**Diane 35**	Bayer	*	**moyenne**	**important**		NR
🗑		**Evépar**	Mylan	*	**moyenne**	**modéré**		NR
🗑		**Minerva**	Bayer	*	**moyenne**	**modéré**		NR
	Éthinylestradiol + Chlormadinone	**Belara**	Gedeon Richter	2005	**moyenne**	**modéré**		NR

1. Risques de thromboembolies veineuses, pulmonaires et cérébrales.

4. Zinc

	Molécule	Spécialité	Laboratoire	AMM	Efficacité	Risque	Prix/ jour	Taux de rembour-sement
	Gluconate de zinc	**Effizinc**	Expanscience	2005	**nulle**	**mineur**		30 %
		Granions de zinc	Laboratoire des Granions	1992	**nulle**	**mineur**		30 %
		Rubozinc	Labcatal	1988	**nulle**	**mineur**		30 %

B. PSORIASIS

Maladie auto-immune cellulaire souvent associée à une polyarthrite[1].

I. Traitements locaux

1. Dermocorticoïdes « forts[2] »

Crèmes, pommades, gels.

	Molécule	Spécialité	Laboratoire	AMM	Efficacité	Risque	Prix/ jour	Taux de rembour-sement
	Hydrocortisone	**Efficort**	Galderma	1991	**moyenne**	**mineur**		65 %
		Locoïd	Astellas	1978	**moyenne**	**mineur**		65 %
	Bétaméthasone	**Célestoderm**	Schering-Plough	1966	**moyenne**	**mineur**		
		Bétésil	Genévrier	2007	**moyenne**	**mineur**		NR
		Diprosone	MSD	2007	**moyenne**	**mineur**		65 %
		Diprostène	MSD	1994	**moyenne**	**mineur**		65 %
		Diprosalic (+ salicylate)	MSD	1977	**moyenne**	**mineur**		15 %
		Betneval	GSK	1964	**moyenne**	**mineur**		65 %
	Désonide	**Locapred**	Pierre Fabre	1975	**moyenne**	**mineur**		65 %
		Tridésonit	Sinclair	1973	**moyenne**	**mineur**		65 %
	Fluticasone	**Flixovate**	GSK	1993	**moyenne**	**mineur**		65 %

1. Traitements d'abord locaux, puis, en cas d'échec, photothérapie ultraviolette (PUVA). Traitement général dans les formes étendues et graves.
2. Risques : atrophie cutanée, glaucome.

	Fluméthasone	**Alkosalen** (+ salicylate)	Primius Lab	1997	**moyenne**	**mineur**		
		Alkotar (idem + goudron)	Primius Lab	1997	**moyenne**	**mineur**		
	Difluprednate	**Epitopic**	Gerda	1975	**moyenne**	**mineur**		65%
	Diflucortolone	**Nérisone**	Bayer	1978	**moyenne**	**mineur**		65%
		Nérisalic (+ salicylate + acide salicylique)	Bayer	1991	**moyenne**	**mineur**		15%
	Clobétasol	**Clobex**	Galderma	2007	**moyenne**	**mineur**		65%
		Dermoval	GSK	1976	**moyenne**	**mineur**		65%

2. Cytotoxiques

Molécule	**Spécialité**	Laboratoire	AMM	**Efficacité**	**Risque**	Prix/ jour	Taux de rembour-sement
Chlorméthine	**Caryolysine**	Genopharm	1949	**faible**	**modéré**		

3. Rétinoïdes

(Voir « Rétinoïdes ».)

Molécule	**Spécialité**	Laboratoire	AMM	**Efficacité**	**Risque**	Prix/ jour	Taux de rembour-sement
Tazarotène	**Zorac**	Pierre Fabre	1997	**faible**	**modéré**		30%

4. Dérivés de la vitamine D

Molécule	**Spécialité**	Laboratoire	AMM	**Efficacité**	**Risque**	Prix/ jour	Taux de rembour-sement
Calcitriol (1-25-OH-VIT.D3)	**Silkis**	Galderma	1999	**moyenne**	**mineur**		30%
Calcipotriol[2]	**Daivonex**	Léo	1995	**moyenne**	**mineur**		65%[1]
	Daivobet (+ bétaméthasone)	Léo	2003	**moyenne**	**mineur**		65%
	Xamiol (+ corticoïde)	Léo	2008	**moyenne**	**mineur**		65%

1. Pour la crème. La pommade est NR.
2. Quoiqu'il ne soit pas un rétinoïde, il agit par des voies parallèles et similaires aux rétinoïdes.

5. Psoralènes

Furanocoumariniques végétaux *per os* très photosensibilisants, utilisés en PUVA-thérapie à 330 nm dans le psoriasis, le vitiligo, etc.

Molécule	**Spécialité**	Laboratoire	AMM	**Efficacité**	**Risque**	Prix/ jour	Taux de rembour-sement
Méthoxsalène (ou étrétinate) (PUVA-thérapie)	**Méladinine** (local et *per os*)	CLS Pharma	1953	**moyenne**	**mineur**	1 €/ séance UV	65 %
Tacalcitol	**Apsor**	Merck	2006	**moyenne**	**mineur**		65 %

6. Réducteurs

	Molécule	**Spécialité**	Laboratoire	AMM	**Efficacité**	**Risque**	Prix/ jour	Taux de rembour-sement
	Huile de cade	**Caditar**	Pharma-Recherche	1959	**nulle**	**nul**		15 %

II. Traitements généraux

1. Rétinoïdes

(Voir « Rétinoïdes ».)

Molécule	**Spécialité**	Laboratoire	AMM	**Efficacité**	**Risque**	Prix/ jour	Taux de rembour-sement
Acitrétine	**Soriatane**	Arrow Génériques	1988	**moyenne**	**important**	3 €/j	65 %
Étrétinate	**Tigason**	DB Pharma	1953	**moyenne**	**important**	1 €/j	

2. Cytotoxiques

Molécule	**Spécialité**	Laboratoire	AMM	**Efficacité**	**Risque**	Prix/ jour	Taux de rembour-sement
Méthotrexate	Voir « Cancérologie »						

3. Immunosuppresseurs

Voir plus loin « Immunosuppresseurs en dermatologie ».

C. ALLERGIES : DERMATITE ATOPIQUE ET URTICAIRES

Maladies hyperimmunes de plus en plus fréquentes (10 % des moins de 5 ans), dans 1/3 des cas chroniques ou récidivantes toute la vie, et souvent associées aux autres maladies allergiques, rhinites et asthme, avec éosinophilie et hyper-IgE. Le plus souvent mineures ou modérées, parfois majeures et invalidantes.

I. Traitements locaux (gels, crèmes)

1. Anti-inflammatoires

	Molécule	**Spécialité**	Laboratoire	AMM	**Efficacité**	**Risque**	Prix/ jour	Taux de rembour-sement
	Ains	**Parfenac** (bufexamac)	Wyeth	1974	**faible**	**mineur**		
	Autres antiprurigineux	**PAPS** (zinc, bismuth, salicylate, borate, etc.)	Richard	1964	**nulle**	**nul**		
		Synthol (salicylate, menthol, résorcinol, etc.)	GSK	1952	**nulle**	**nul**		NR

2. Antihistaminiques

	Molécule	**Spécialité**	Laboratoire	AMM	**Efficacité**	**Risque**	Prix/ jour	Taux de rembour-sement
	Antihistaminiques H1	**Butix**	Pierre Fabre	1987	**faible**	**nul**		NR
		Phénergan	Famel	1950	**faible**	**nul**		NR
		Borostyrol (borate, thymol, benjoin, etc.)	Mayoly-Spindler	1943	**faible**	**nul**		
		Eurax (crotamiton)	GSK	1975	**faible**	**nul**		NR

3. Dermocorticoïdes légers anti-démangeaisons

Moins concentrés que les dermocorticoïdes vus pour le psoriasis.

	Molécule	Spécialité	Laboratoire	AMM	Efficacité	Risque	Prix/jour	Taux de remboursement
	Hydrocortisone 0,5%	Aphilan démangeaisons	Pierre Fabre	2002	grande	mineur	0,20 €/j	NR
		Calmicort	Oméga Pharma	1999	grande	mineur	0,20 €/j	
		Dermaspraid démangeaison	Bayer	1999	grande	mineur	0,20 €/j	
◉		Hydracort	Galderma	1997	grande	mineur	0,20 €/j	NR
◉		Hydrocortisone Kerapharm	Ameis Pharma	1959	grande	mineur	0,20 €/j	NR
		Cortisédermyl	CPF	-	grande	mineur	0,20 €/j	NR

II. Traitements généraux

1. Corticoïdes

(Voir « Anti-inflammatoires ».)

2. Antihistaminiques généraux

(Voir « Allergies ».)

3. Immunosuppresseurs

(Voir ci-dessous.)

D. IMMUNOSUPPRESSEURS EN DERMATOLOGIE

Utilisés dans les dermopathologies hyperimmunes sévères suivantes :
- psoriasis ;
- dermatites atopiques sévères ; urticaire chronique sévère ; angio-œdèmes du visage et des lèvres ;
- rosacées sévères ;
- pemphigus bulleux, vulgaires, foliacés ;
- épidermolyse bulleuse ;
- lichen plan ;
- alopécie primitive ;
- vitiligo.

I. Inhibiteurs de la calcineurine ou de la mTOR (*mammalian target of rapamycin*)

Les lymphocytes T et les mastocytes activés libèrent des chémokines et des cytokines inflammatoires, telle l'IL-2, sous l'influence du facteur de transcription nucléaire NFAT. Celui-ci est normalement activé par la calcineurine, mais cette dernière est elle-même inhibée par des mécanismes distincts, par la ciclosporine d'une part et par le tacrolimus (ou FK506) et le pimécrolimus d'autre part, d'où leur emploi comme immunosuppresseurs en transplantation d'organes et dans les maladies hyperimmunes, avec des risques rares, mais réels, de maladies malignes (lymphomes surtout). Les risques principaux sont l'HTA et la néphrotoxicité, s'ils sont donnés longtemps par voie générale. L'avantage sur les corticoïdes est l'absence d'atrophie cutanée, mais les risques tumoraux sont tels qu'ils ne peuvent être utilisés en 1re ligne.

Molécule	**Spécialité**	Laboratoire	AMM	**Efficacité**	**Risque**	Prix/ jour	Taux de rembour- sement
Ciclosporine	**Sandimmun**	Novartis	1983	grande	important	6 à 30 €/j	100 %
	Néoral	Novartis	1995	grande	important	6 à 30 €/j	100 %
Tacrolimus (pommade)	**Protopic**	Astellas	2001	grande	important	1 tube : 35 €	15 %[1]
Pimécrolimus (local)[2]	**Elidel**	Novartis	2003	grande	important		
Mycophénolate mofétil[3]	**Cellcept**	Roche	1996	grande	important	8 à 11 €/j	100 %

1. Dans le traitement des poussées de dermatite atopique sévère chez l'adulte et l'adolescent (16 ans et plus).
2. Peu d'absorption systémique.
3. Inhibiteur des ADN et ARN-synthases par inhibition d'une enzyme conduisant à une déplétion des guanosylnucléotides, très particulièrement dans les lymphocytes T et B. Largement utilisé contre les rejets de greffe et dans les maladies dermatologiques hyperimmunes. Le risque majeur est celui d'une leuco-encéphalopathie sévère par réactivation du virus JC.

II. Anticorps monoclonaux anticytokines

Molécule	**Spécialité**	Laboratoire	AMM	**Efficacité**	**Risque**	Prix/ jour	Taux de rembour-sement
Ustékinumab (anti-IL-12 et 23)	**Stelara**[1]	Janssen-Cilag	2008	**moyenne**	**majeur**		65 %
Infliximab (anti-TNFα)	**Remicade**	Janssen-Cilag	1999	**moyenne**	**majeur**		Hôp.
Adalimumab (anti-TNFα) (voir « Polyarthrites »)	**Humira**	AbbVie	2003	**moyenne**	**majeur**	40 €/j	65 %
Omalizumab anti-IGE (Voir « Asthme »)	**Xolair** (SC)	Novartis	*	**moyenne**	**important**		65 %

III. Molécules recombinantes

Molécule	**Spécialité**	Laboratoire	AMM	**Efficacité**	**Risque**	Prix/ jour	Taux de rembour-sement
Étanercept (fusion du site de liaison du TNF-R au TNF avec FC-IGG)	**Enbrel** (SC)	Pfizer	2003	**moyenne**	**important**	40 €/j	65 %
Abatacept (anti-CTLA-4)	**Orencia** (IV)	BMS	2011	**moyenne**	**important**	400 €/3 sem.	65 %
Aprémilast (inhib. phosphodies-térase 4)	**Otezla** (*per os*)	Celgene	*	**moyenne**	**important**		30 %

1. Inhibiteur des interleukines 12 et 23, le Stelara, remboursé et utilisé à l'hôpital en 2009, a été étendu en ville en 2011, sous réserve d'une prescription initiale à l'hôpital, renouvelée en ville par un dermatologue. À 3 300 euros la seringue préremplie de 40 mg, prise en charge à 65 % et à n'utiliser qu'en 3e ligne, en cas d'échec du méthotrexate, de la photothérapie, de la ciclosporine ou d'un anti-TNFα, dans les psoriasis en plaques sévères et dans les rhumatismes psoriasiques résistants. Les effets secondaires sont importants : immunodépression, infections, troubles neuropsychiques, arthralgies, nausées, infections dentaires, paralysies faciales, anaphylaxies, poussées pustuleuses, troubles cardiaques et respiratoires, et même décès, cancers cutanés et mélanomes, plus un Hodgkin : 100 complications très graves en 4 ans en France, selon l'ANSM.

E. PHOTODERMATOSES

I. Photosensibilisants pour PUVA-thérapie[1]

Molécule	Spécialité	Laboratoire	AMM	Efficacité	Risque	Prix/ jour	Taux de remboursement
Méthoxsalène (un psoralène vu plus haut) (voir « Psoriasis »)	**Méladinine** (*per os* et locale)	CLS Pharma	1953	moyenne	mineur		65 %
	Uvadex (voie extracorporelle)[2]	Therakos	2006	moyenne	nul		Hôp.

II. Photodynamique = photorenforçateur

Molécule	Spécialité	Laboratoire	AMM	Efficacité	Risque	Prix/ jour	Taux de remboursement
Méthyl aminolévulinate[3]	**Metvixia**	Galderma	2006	moyenne	mineur		65 %

III. Éclaircissants

Molécule	Spécialité	Laboratoire	AMM	Efficacité	Risque	Prix/ jour	Taux de remboursement
Méquinol (méthylhydroquinone)	**Leucodinine B**	CLS Pharma	1962	faible	important		NR

Mais aussi hydroquinone et autres, en fin de chapitre (cosmétiques éclaircissants).

1. De nombreux médicaments ont un effet photosensibilisant plus ou moins marqué : Cordarone, phénothiazine, tétracyclines, thiazides, sulfonamides, sulfonylurées, benzodiazépines.
2. Entraîne l'apoptose des lymphocytes T. Utilisé dans lymphomes T cutanés, GNH, rejet de greffe, sclérodermie, diabète 1.
3. Inhibe la synthèse de la mélanine.

IV. Kératose actinique

Molécule	Spécialité	Laboratoire	AMM	Efficacité	Risque	Prix/jour	Taux de remboursement
Diclofénac (anti-PGE_2)	**Solaraze** (gel)	Almirall	1998	**moyenne**	**mineur**		NR
Mébutate d'ingénol	**Picato** (kératoses act. légères)	Leo	*	**moyenne**	**modéré**[1]		30%

V. Photodermatoses[2] et photoprotecteurs

	Molécule	Spécialité	Laboratoire	AMM	Efficacité	Risque	Prix/jour	Taux de remboursement
	Acide para-aminobenzoïque (lucites seulement[3])	**Pabasun**	Flexpharma	1987	**faible**	**nul**		NR
		Paraminan	Laphal	1975	**faible**	**nul**		NR
	Chloroquine (voir « Paludisme ou malaria » et « Rhumatologie[4] »)	**Nivaquine**[5]	Sanofi	1947	**moyenne**	**important**		65%
	Hydroxy-chloroquine (voir « Rhumatologie[6] »)	**Plaquenil**	Sanofi	2004	**moyenne**	**important**		65%

1. Très irritant.
2. Lupus, dermatomyosite, lucites, porphyrie cutanée, sarcoïdose.
3. Prévention et traitement.
4. Convertie en protoporphyrine, qui produit des radicaux libres oxygène sous la lumière à 420 et 600 nm.
5. Également indiquée dans les lucites.
6. L'amélioration éventuelle demande des mois. Mécanismes invoqués, mais non démontrés, multiples.

F. KÉRATOSES, CORS, VERRUES ET CONDYLOMES ; ICHTYOSE

I. Cosmétiques kératolytiques

- Multiples α-hydroxy-acides (lactique, citrique, glycolique, etc.).
- Acide salicylique.
- Médicaments soufrés et sulfhydrilés.

II. Antiséborrhéiques

	Molécule	**Spécialité**	Laboratoire	AMM	**Efficacité**	**Risque**	Prix/jour	Taux de rembour-sement
	Sulfure de sélénium	**Selsun**	Pharma Développement	1997	**nulle**	**nul**		NR
	Gluconate de lithium	**Lithioderm**	Labcatal	2002	**nulle**	**nul**		30 %
	Huile de cade	**Caditar**	Pharma-Recherche	1959	**nulle**	**nul**		15 %

III. Acide acétylsalicylique

	Molécule	**Spécialité**	Laboratoire	AMM	**Efficacité**	**Risque**	Prix/jour	Taux de rembour-sement
	Acide acétylsalicylique	**Feuille de saule Tout prêt**	Gilbert	1969	**faible**	**mineur**		NR
		Coricide Le Diable	Sodia	1976	**faible**	**mineur**		NR
		Duofilm (+ ac. lactique)	Stiefel	1981	**faible**	**mineur**		NR
		Kerafilm	Ducray	1959	**faible**	**mineur**		NR
		Pommade M.O. Cochon	Tradiphar	1973	**faible**	**mineur**		NR
		Transvercid	Ducray	1994	**faible**	**mineur**		NR

IV. Pseudo-traitements généraux des verrues

Molécule	**Spécialité**	Laboratoire	AMM	**Efficacité**	**Risque**	Prix/jour	Taux de rembour-sement
Nitrate, antimoine, thuya	**Verrulia**	Boiron	2000	**nulle**	**mineur**		NR
Méthionine, MG, MN, FE, CA	**Verrulyse-Méthionine**	Sinclair	1970	**nulle**	**mineur**		

V. Condylomes acuminés – Verrues génitales

Molécule	**Spécialité**	Laboratoire	AMM	**Efficacité**	**Risque**	Prix/jour	Taux de rembour-sement
Fluorouracile (crème)	**Efudix**	Meda Pharma	1978	**faible**	**modéré**	1 €/j	65 %
Podophyllotoxine (sol.)	**Condyline**	Astellas	1998	**faible**	**modéré**	0,60 €/j	65 %
Imiquimod (crème)[1]	**Aldara**	Meda Pharma	1978	**faible**	**modéré**	3,40 €/j	65 %
	Zyclara	Meda AB	*	**faible**	**modéré**		

G. ANTICANCÉREUX DERMATOLOGIQUES

I. Rétinoïdes généraux

(Voir « Rétinoïdes ».)

Molécule	**Spécialité**	Laboratoire	AMM	**Efficacité**	**Risque**	Prix/jour	Taux de rembour-sement
Bexarotène (*per os*) (lymphomes cutanés)	**Targretin**	Eisai	2001	**moyenne**	**modéré**		Hôp.
Alitrétinoïne (sarcome de Kaposi)	**Panretin** (gel)	Eisai	2000	**moyenne**	**modéré**		Hôp.

1. Se lie aux Toll-récepteurs induisant la sécrétion de TNF-α et IL-1, 6, 8, 10 et 12. Aussi dans les petits cancers basocellulaires de la peau et dans la kératose actinique.

II. Antitumoraux locaux

Molécule	**Spécialité**	Laboratoire	AMM	**Efficacité**	**Risque**	Prix/ jour	Taux de rembour-sement
Chlorméthine (lymphomes cutanés)	**Caryolysine**	Primius Lab	1949	**faible**	**mineur**		
Fluorouracile (Bowen, kératoses précancéreuses)	**Efudix**	Meda Pharma	1978	**faible**	**mineur**		65 %
Miltéfosine (métastases des cancers du sein)	**Miltex**	Baxter	1996	**faible**	**mineur**		

H. ANTI-INFECTIEUX LOCAUX

I. Antibactériens locaux

Molécule	**Spécialité**	Laboratoire	AMM	**Efficacité**	**Risque**	Prix/ jour	Taux de rembour-sement
Cycline	**Auréomycine Evans** (chlortétracycline)	CLS Pharma	1974	**moyenne**	**mineur**		NR
Acide fusidique	**Diacutis**	Pierre Fabre	2008	**moyenne**	**mineur**		35 %
	Fucidine	Léo	1964	**moyenne**	**mineur**		30 %
Antibactériens iodés	**Bétadine**	Meda Pharma	1973	**faible**	**mineur**		30 %[1]
Mupirocine	**Mupiderm**	Almirall	1988	**faible**	**mineur**		30 %
Autres	**Cetavlon** (cétrimide)	Pierre Fabre	1974	**faible**	**mineur**		NR
	Hexomédine (hexamidine)	Sanofi	1955	**faible**	**mineur**		15 %

1. La forme gel n'est pas remboursée.

II. Antiherpétiques locaux

	Molécule	**Spécialité**	Laboratoire	AMM	**Efficacité**	**Risque**	Prix/ jour	Taux de rembour-sement
	Aciclovir (inhibiteur de la polymérase ADN virale)	**Herpevir**	Omega Pharma	1979	**moyenne**	**mineur**		
		Activir	GSK	2007	**moyenne**	**mineur**		NR
		Remex	Genevrier	2003	**moyenne**	**mineur**		NR
		Zovirax (aussi *per os*, IV, ophtalmo.)	GSK	1986	**moyenne**	**mineur**		15 %
	Autres	**Cuterpes** (ibacitabine)	Chauvin	1973	**faible**	**mineur**		NR

III. Antiparasitaires locaux

1. Gale

Due à un sarcopte, acarien parasite, dit « scabium ».

Molécule	**Spécialité**	Laboratoire	AMM	**Efficacité**	**Risque**	Prix/ jour	Taux de rembour-sement
Benzoate de benzyle	**Ascabiol** (émulsion)	Zambon	1945	**moyenne**	**nul**		65%
Esdépalléthrine + Butoxyde de pipéronyle	**Sprégal**	Oméga Pharma	1989	**moyenne**	**nul**		NR
Perméthrine	**Topiscab**[1] (crème)	Codexial	*	**grande**	**nul**	2 €/j	65%

1. Traitement de référence, de 1re ligne, utilisable chez l'enfant dès le 2e mois.

2. Poux

Molécule	Spécialité	Laboratoire	AMM	Efficacité	Risque	Prix/jour	Taux de remboursement
Malathion (lotion)	**Prioderm**	Meda Pharma	1982	**grande**	**mineur**		NR
Pyréthrines	**Itax** (shampoing)	Ducray	1990	**grande**	**mineur**		NR
	Para Spécial Poux (shampoing)	Oméga Pharma	1989	**grande**	**mineur**		NR
	Parasidose (shampoing)	Gilbert	1988	**grande**	**mineur**		NR
	Pyréflor (shampoing)	Leurquin	1986	**grande**	**mineur**		NR
	Spray Pax (solution pour pulvérisation cutanée)	Oméga Pharma		**grande**	**mineur**		NR
Pyréthrines + Malathion	**Para Plus**	Oméga Pharma	1987	**grande**	**mineur**		NR
Diméticone	**Pouxit**	Cooper	*	**grande**	**mineur**		

IV. Antifongiques locaux

Dermatophytes, candidoses, etc.

	Molécule	Spécialité	Laboratoire	AMM	Efficacité	Risque	Prix/jour	Taux de remboursement
	Imidazoles[1]	**Amycor** (bifonazole)	Merck	1984	**moyenne**	**mineur**		30%
		Daktarin (miconazole)	Janssen-Cilag	1976	**moyenne**	**mineur**		65% ou 30%[2]
◉		**Fazol** (isoconazole)	Sinclair	1978	**moyenne**	**mineur**		30%
◉		**Fongamil** (omoconazole)	Bailleul	1987	**moyenne**	**mineur**		30%[3]
		Fonx (oxiconazole)	Astellas	1991	**moyenne**	**mineur**		30%
◉		**Kétoderm** (kétoconazole)	Janssen-Cilag	1985	**moyenne**	**mineur**		30%
		Lomexin (fenticonazole)	Effik	1991	**moyenne**	**mineur**		30%
		Monazol (sertaconazole)	Ferrer	1998	**moyenne**	**mineur**		30%
◉		**Pevaryl** (éconazole)	Johnson & Johnson	1975	**moyenne**	**mineur**		30%
◉		**Trosyd** (tioconazole)	Pfizer	1983	**moyenne**	**mineur**		30%

1. Bloquent la synthèse des ergostérols des membranes cellulaires fongiques.
2. Gel buccal : 65 %. Poudre pour application locale : 30 %.
3. Pour la crème uniquement.

	Terbinafine	**Lamisil**	Novartis	1992 et 1999	**moyenne**	**mineur**		30%
		Lamisilate	GSK	1992 et 2006	**moyenne**	**mineur**		NR
	Amorolfine	**LocerylPro**	Galderma	2009	**moyenne**	**mineur**		NR
◉		**Loceryl**	Galderma	1992	**moyenne**	**mineur**		30%
	Ciclopirox	**Mycoster**	Pierre Fabre	1991	**moyenne**	**mineur**		30%
		Sebiprox	Stiefel	1999	**moyenne**	**mineur**		30%

V. Antiseptiques locaux

	Molécule	**Spécialité**	Laboratoire	AMM	**Efficacité**	**Risque**	Prix/jour	Taux de rembour-sement
	Ammoniums quaternaires	**Stérilène** (cétrimide)	Gifrer	1988	**moyenne**	**mineur**		NR
		Sterlane (butans, miristal-konium)	Pharma Développement	1966	**moyenne**	**mineur**		NR
	Chlorhexidine	**Baséal**	Pierre Fabre	2005	**moyenne**	**mineur**		
		Cetavlex aqueux	Pierre Fabre	2005	**moyenne**	**mineur**		NR
◉		**Chlor-hexidines alcoolique et aqueuse stérile**	Gilbert	1997	**moyenne**	**mineur**		NR
◉		**Cytéal** (+ hexamidine + chlorocrésol)	Pierre Fabre	1976	**moyenne**	**mineur**		15%
		Diaseptyl	Ducray	2005	**moyenne**	**mineur**		15%[1]
◉		**Dosiseptine**	Gifrer	1993	**moyenne**	**mineur**		15%[2]
		Euraxsepti	Novartis	1993	**moyenne**	**mineur**		
◉		**Plurexid**	Jolly-Jatel	1976	**moyenne**	**mineur**		15%
◉		**Septeal**	Pierre Fabre	1986	**moyenne**	**mineur**		15%
◉		**Septivon**	Oméga Pharma	2004	**moyenne**	**mineur**		15%
◉	Chlorhexidine + Benzal-konium	**Biseptine**	Bayer	1987	**moyenne**	**mineur**		30%
◉		**Dermaspraid antiseptique**	Bayer	1993	**moyenne**	**mineur**		
◉		**Dermobacter**	Innotech	1998	**moyenne**	**mineur**		15%
		Mercryl	Menarini	2000	**moyenne**	**mineur**		NR

1. Pour la présentation en flacon de 15 ml.
2. Pour la présentation en récipients unidoses, boîte de 20.

	Povidone (iode)	**Bétadine** (compresses, sol. alcoolique, gel dermique, vaginal, oculaire)	Meda Pharma	1967	**moyenne**	**mineur**		NR
	Hypochlorite de sodium	**Amukine**	Gifrer	1993	**moyenne**	**mineur**		NR
		Dakin Cooper	Cooper	1988	**moyenne**	**mineur**		30%
	Dérivés anioniques	**Dermacide solution moussante** (tartrate, salicylate, laurylsulfate, chinosol)	Sinclair	1953	**faible**	**mineur**		NR
	Hexamidine	**Hexomédine**	Sanofi	1955	**faible**	**mineur**		15%
	Triclocarban	**Cutisan**	Lisapharm	1960	**faible**	**mineur**		NR
		Solubacter	Laboratoire du Solubacter	1970	**faible**	**mineur**		NR
	Colorants (acriflavine, oxyquinol)	**Chromargon**	Richard	1963	**faible**	**mineur**		

I. DIVERS

I. Dermoprotecteurs

Crèmes, pommades, pâtes, solutions, émulsions, bâtons...

	Molécule	Spécialité	Laboratoire	AMM	Efficacité	Risque	Prix/ jour	Taux de rembour-sement
	Oxyde de zinc	**Baume Agathol** (oxyde Zn, Ti)	D&A Pharma	1947	**nulle**	**nul**		NR
		Aloplastine (oxyde Zn, talc)	Johnson & Johnson	1965	**nulle**	**nul**		15%
		Bioxyol (oxyde Zn, Ti)	Richard	1969	**nulle**	**nul**		NR
		Déflamol (oxyde Zn, Ti)	Sofibel	1996	**nulle**	**nul**		NR
		Dermocuivre (oxyde Zn, sulfate Cu)	Chauvin	1956	**nulle**	**nul**		NR
		Mitosyl irritations (oxyde Zn + huile de foie de poisson)	Sanofi	1945	**nulle**	**nul**		NR
		Oxyplastine (oxyde Zn)	Sinclair	1955	**nulle**	**nul**		NR
		Oxythyol (oxyde Zn, ichthyolammonium)	Richard	1974	**nulle**	**nul**		NR

	Trolamine	**Biafine**	Johnson & Johnson	1976	**moyenne**	**mineur**		NR
		Lamiderm	Gifrer	2000	**moyenne**	**mineur**		NR
	Divers	**Dexeryl** (paraffine, vaseline, glycérol)	Pierre Fabre	1991	**nulle**	**mineur**		NR
🗑		**Camphrice du Canada** (camphre)	Homme de fer	1992	**nulle**	**mineur**		NR
🗑		**Cicatryl** (chlorocrésol, toco-phérol, etc.)	Pierre Fabre	1987	**nulle**	**mineur**		NR
🗑		**Avibon** (rétinol = vit. A)	Sanofi	1985	**nulle**	**mineur**		NR
🗑		**Bepanthen** (dexpanthénol)	Bayer	1951	**nulle**	**mineur**		NR
🗑		**HEC** (tannate, hamamélis, phénazone)	Chauvin	1997	**nulle**	**mineur**		NR
		Jonctum (oxacéprol)	Sinclair	1975	**nulle**	**mineur**		
🗑		**Madécassol** (hydrocotyle)	Bayer	1958	**nulle**	**mineur**		NR
		Oligoderm (Cu, Mn)	Labcatal	1990	**nulle**	**mineur**		
		Plastenan (acéxamate)	Aneis Pharma	1976	**nulle**	**mineur**		
🗑		**PO 12** (énoxolone)	Boehringer	1958	**nulle**	**mineur**		NR
		Veraskin (aloès des Barbades)	Pharma 2000	2000	**nulle**	**mineur**		
🗑		**Vita-Dermacide** (nicotinamide, tryptophane, ac. glutamique)	Sinclair		**nulle**	**mineur**		NR
	Molécules recombinantes (PGDF des plaquettes) (ulcères diabétiques)	**Regranex** (bécaplermine)	Janssen-Cilag	1999	**faible**	**mineur**		

SOULAGER

II. Fragilité des ongles ; chute des cheveux (alopécie)

	Molécule	**Spécialité**	Laboratoire	AMM	**Efficacité**	**Risque**	Prix/ jour	Taux de rembour-sement
		Bépanthène (dexpanthénol) (*per os*, IM)	Bayer	1951	**nulle**	**nul**		NR
		Biotine Bayer (vit. H) (*per os*, IM)	Bayer	1957	**nulle**	**nul**		NR
		Cystine B6	Bailleul	1974	**nulle**	**nul**		NR
		Gel Phan (gélatine)	Pierre Fabre	1974	**nulle**	**nul**		
		Gélucystine (cystine)	Jolly-Jatel	1977	**nulle**	**nul**		NR
		Lobamine Cystéine (+ méthionine)	Pierre Fabre	1975	**nulle**	**nul**		NR
	Minoxidil (local)	**Alostil**	Johnson et Johnson	*	**faible**	**nul**		NR

Le minoxidil a d'abord été utilisé *per os* comme hypotenseur. En application locale, il est utilisé pour la repousse des cheveux depuis 30 ans. Nombreux génériques des laboratoires Bailleul, Cooper, Mylan, Sandoz, etc. L'Alostil n'en est qu'un de plus.

GUÉRIR

III. Hémangiome de l'enfant

Tumeur bénigne en relief (différente des hémangiomes plans, ou « taches de vin »). Touche 3 % des nouveau-nés, s'accroît les premiers mois de la vie, atteint plusieurs centimètres, puis régresse avant 5 ans. Parfois gênes fonctionnelles (paupières), et même vitales (bronches).

Molécule	**Spécialité**	Laboratoire	AMM	**Efficacité**	**Risque**	Prix/ jour	Taux de rembour-sement
Propranolol	**Hémangiol** (sol. buvable)	Pierre Fabre	*	**grande**	**modéré**	6 €/j	65 %

Traitement radical (3 mg/kg par jour, de la 5ᵉ semaine au 5ᵉ mois), découvert fortuitement à Bordeaux en 2015, très supérieur aux corticoïdes et beaucoup mieux supporté ; mais requiert surveillance et contrôle des doses. Complications : bronchospasme, bradycardie, hypotension, hypoglycémie (toutes très rares).

IV. Hirsutisme féminin

Molécule	**Spécialité**	Laboratoire	AMM	**Efficacité**	**Risque**	Prix/jour	Taux de rembour-sement
Éflornithine (antienzyme)	**Vaniqa** (crème)	Almirall	2001	**nulle**	**mineur**		NR

V. Rides et spasmes musculaires faciaux et cervicaux ; céphalées

Molécule		**Spécialité**	Laboratoire	AMM	**Efficacité**	**Risque**	Prix/jour	Taux de rembour-sement
Botuliques (A et B)	a) rides cutanées	**Azzalure**	Ipsen	2009	**moyenne**	**important**		NR
		Vistabel	Allergan	2004	**moyenne**	**important**		NR
	b) indica-tions plus larges	**Botox**	Allergan	2000	**moyenne**	**important**		Hôp.
		Dysport	Ipsen	1993	**moyenne**	**important**		Hôp.
		Neurobloc (torticolis)	Eisai	2000	**moyenne**	**important**		Hôp.

Les botuliques : marché mondial à 10 milliards de dollars par an, dominé par Allergan et, loin derrière, le Français Ipsen et l'Israélien Eisai.
Injections intramusculaires locales en de multiples points de la face, du cou et/ou du crâne, en plusieurs séances à 2-3 mois d'intervalle. Le Botox a fait la fortune de la firme irlandaise Allergan, rachetée en 2016 pour 30 milliards de dollars par le géant américain Pfizer, devenu ainsi, par fusion, société irlandaise, pour échapper au fisc américain. Les toxines botuliques bloquent la libération d'acétylcholine à la jonction neuromusculaire, paralysant le muscle injecté.
Deux indications, l'une acceptable et l'autre non.
1. Efficacité moyenne dans le traitement des dystonies de la face et du cou, et l'effacement des rides. Parfois utilisé dans le strabisme, les blépharospasmes, les paralysies oculomotrices, le spasme hémifacial, le torticolis spasmodique, l'hyperhidrose axillaire, la myotonie thyroïdienne, la spasticité des membres, le pied équin de l'enfant.
2. Efficacité faible ou nulle dans la prévention des migraines.
Dans tous les cas, complications fréquentes, notables dans 5 % des cas, 2 à 10 fois plus fréquentes qu'avec un placebo : dysplasie,

ptosis, dysphonie, dysphagie, dysarthrie maxillaire, faiblesses musculaires, parésies faciales, dysurie, recrudescences de céphalées et de migraines, et même décès (18 en 2010 aux États-Unis, avec 300 effets indésidables graves et nécessitant l'hospitalisation).

VI. Cosmétiques éclaircissants

Bien qu'il ne s'agisse pas de « médicaments », il nous a semblé utile de rappeler les risques de ces produits.
Très utilisés dans le monde entier pour éclaircir les peaux noires ou sombres, il en existe des centaines de préparations, souvent artisanales et mal définies, associant à doses variables de multiples composés : dermocorticoïdes (bétaméthasone, clobétasol), hydroquinone, méquinol, monobenzone, sels de mercure, trétinoïne, acides salicylique, glycolique, azélaïque et ascorbique (vitamine C), eau oxygénée, eau de Javel, jus de citron.
Tous agissent en bloquant la synthèse, en accélérant la dégradation de la mélanine ou en inhibant la synthèse de la kératine.
Leur efficacité est incertaine, variable et inégale, et les complications très fréquentes (et parfois sévères) : hyper- et hypopigmentations inhomogènes, atrophies cutanées, infections, carcinomes cutanés basocellulaires et mélanomes (exceptionnels), insuffisances surrénales, troubles neurologiques et oculaires, accidents d'hypersensibilité, anaphylaxie, risques tératogènes chez les femmes enceintes (*Prescrire*, mai 2011).

VII. Anti-infectieux par voie générale

Beaucoup d'antibiotiques peuvent être utilisés par voie générale dans les infections de la peau et des tissus mous (voir « Antibiotiques »). S'y ajoute un antibiotique récent par voie orale ou IV dans les infections à Gram +.

Molécule	**Spécialité**	Laboratoire	AMM	**Efficacité**	**Risque**	Prix/ jour	Taux de rembour-sement
Tédizolid	**Sivextro**	MSD	*	**grande**	**mineur**		Hôp.

Diabètes

DIABÈTES

Le diabète est depuis quelques années en plein bouleversement. Tout est superlatif.

Il serait le fléau du siècle, il menacerait l'humanité tout entière, comme le réchauffement climatique. Le voilà, il arrive, il est là, nous allons tous en mourir, courons chez un diabétologue, « notre » diabétologue. Tel est le discours des médecins, de l'industrie, de la presse, des médias.

Une pandémie explosive que rien n'arrête : 100 millions de diabétiques dans le monde en 1980, 400 millions aujourd'hui (dont 2 à 3 millions en France), le double en 2040, la moitié de la planète en 2100. Heureusement, les diabétologues sont là pour le surveiller de près, tous les mois, et le traiter avec 4 ou 5 des nouveaux et puissants médicaments sortis depuis 15 ans et qui ont offert aux « big pharmas » un marché annuel de 50 milliards de dollars.

Sextuple bouleversement dans la définition, l'épidémiologie, les causes, les risques réels, les nouveaux traitements et le chiffre d'affaires des firmes.

Questions trop importantes, trop complexes, trop graves pour être traitées en quelques pages. Elles le seront dans notre prochain livre à paraître au cherche midi éditeur.

Nous ne dirons rien non plus, ici, sur le grave diabète 1, dit « maigre », de l'enfant et de l'adulte jeune (5 % des diabètes), lié à la destruction auto-immune progressive des îlots β du pancréas, avec réduction de la sécrétion de l'insuline qu'ils fabriquent.

Parlons donc, ici, seulement des diabètes 2, dits « gras », des adultes de plus de 40-50 ans, qui sont 2 millions en France (95 % des diabètes). Il est LA maladie de la vie elle-même, une maladie qui en touche l'essence même puisqu'il s'agit de la structure, du stockage et de l'utilisation de l'énergie biochimique indispensable pour assurer les grandes fonctions vitales : croissance, reproduction, renouvellement quotidien des tissus, production de chaleur, mouvement, activité cérébrale, pensée.

Le diabète 2 est lié à une mystérieuse « résistance » des tissus à la plus importante de nos hormones : l'insuline. Cette dernière est sécrétée par les petits îlots cellulaires β du pancréas, d'où son nom[1],

1. Du latin classique, *insula*, « île ».

mais n'est pas sujette à une carence de production, comme dans le diabète 1.

La vie, c'est d'abord l'énergie biochimique dégagée par la combustion des sucres, des graisses. Mais le diabète touche tout le système de production et d'utilisation de l'énergie, énergie nécessaire à la vie et qui dépend de l'absorption, du stockage et de l'utilisation des deux aliments énergétiques principaux, sucres et graisses, soit pour les oxyder – c'est-à-dire les brûler avec l'oxygène en libérant l'énergie nécessaire aux mouvements et à la production de chaleur qui nous permet de maintenir notre température à 37 °C –, soit pour les utiliser pour construire ou reconstruire en permanence nos tissus. Le «métabolisme», ce sont tous ces changements moléculaires (μετα: «parmi, entre»; βαλλειν: «danser, échanger», μεταβολη: «ensemble de changements»).

En désorganisant ces multiples fonctions, le diabète 2 est une maladie générale qui touche tous les organes impliqués dans le métabolisme des sucres et des graisses: tissus adipeux, muscles, foie, reins et système artériel. Sa sévérité tient en particulier au dépôt de sucre – on dit «glycation» – dans tous les tissus, nerfs, petites artères, et même globules rouges (le sucre se dépose alors sur l'hémoglobine, on parle d'hémoglobine «glyquée»), créant ainsi des lésions microartérielles des coronaires, des artères cérébrales, de celles des membres inférieurs et de la rétine, qui font du diabète 2 le responsable de 20% des amputations des membres inférieurs et de cécité, et de loin la première cause d'insuffisance rénale grave en dialyse ou à greffer.

Pour mieux comprendre ce que signifie le métabolisme, revenons à l'énergie dont nous avons besoin, comme toute machine, pour agir, nous mouvoir, assurer notre croissance et le renouvellement de nos tissus. Cette énergie vient de l'oxydation, c'est-à-dire la combustion des aliments, exactement comme le bois, le gaz ou le pétrole qui brûlent dans nos cheminées, nos chaudières, nos machines et nos usines. Plus nous faisons d'exercice, plus nous brûlons. D'ailleurs, cela donne chaud.

Loi de la chimie, jeu de l'affinité des atomes entre eux, de leur faim d'«électrons», qu'ils partagent ou s'arrachent, la combinaison avec l'oxygène dégage bien plus d'énergie et de chaleur qu'avec tout autre corps, parce qu'il est le plus avide d'électrons, et c'est ainsi que nos aliments, riches en carbone, sont transformés en gaz carbonique (CO_2), comme le sont le bois, le charbon, le pétrole.

Pour vivre, nous brûlons, donc nous oxydons, nos aliments. Brûler et oxyder, c'est la même chose. Oxyder, c'est brûler à bas bruit, comme rouiller ou rancir. L'oxygène est nécessaire à la vie, comme il l'est au feu.

Toute notre production d'énergie vient de l'oxydation des aliments, qui se transforment les uns dans les autres, d'un sucre à un acide gras, et vice versa. Cela s'appelle le « métabolisme ». Le stockage des aliments (graisses, glycogène du foie) et la construction de nouveaux tissus, c'est l'« anabolisme ». La destruction et la production d'énergie, c'est le « catabolisme ». L'énergie dégagée par le catabolisme permet l'anabolisme.

L'insuline contrôle tout le métabolisme général. D'autres le modulent, mais aucune n'a la même importance. C'est une hormone anabolique, agissant dans tous les tissus et surtout dans le foie, les muscles, le tissu graisseux, et régulant la captation, l'épargne, le stockage, la reconstitution de nos ressources énergétiques. Elle stimule la mise en réserve du glucose et des acides gras, sous forme de glycogène et de graisses, et, à l'inverse, inhibe le catabolisme de ces composés, réduisant la production de glucose par le foie. Elle épargne. L'insuline, c'est Harpagon.

Sa sécrétion est pilotée par la glycémie : la hausse des sucres dans le sang et le pancréas entraîne la sécrétion d'insuline, qui est en outre accrue par la sécrétion d'hormones intestinales, les « incrétines ». L'insuline parvient au foie, où elle favorise la fabrication de lipides, de protéines et du glycogène, sucre lourd et lent. Et elle bloque en même temps la dégradation du glycogène en glucose. C'est donc une hormone hypoglycémiante, mais aussi hyperlipémiante, car elle augmente le stockage graisseux, la lipémie, et le LDL-cholestérol. Elle favorise aussi la synthèse des protéines et, comme telle, intervient dans la croissance et la prolifération cellulaires (rappelons que l'hormone de croissance hypophysaire agit sur la croissance de l'organisme par l'intermédiaire de l'*insulin-like growth factor 1*, IGF-1).

Comme toutes les hormones, l'insuline exerce ses actions en interagissant avec des récepteurs spécifiques des membranes cellulaires, qui activent dans les cellules de multiples circuits métaboliques complexes.

Dix points chauds

1. La fréquence du diabète a quadruplé en 40 ans :

• en partie en raison de l'expansion parallèle de l'obésité, conduisant à la résistance à l'insuline du tissu graisseux, et donc au diabète, passé aux États-Unis, en Angleterre et au Canada de 25 à 50 % en 30 ans (mais seulement de 15 à 25 % en France) ;

• mais, pour l'essentiel cette augmentation explosive est mécaniquement liée :

– à l'augmentation de 25 % de la population mondiale,

– au vieillissement moyen de 10 ans de ces populations,

– et surtout au changement de définition du diabète, changement imposé par les diabétologues et l'industrie pour quadrupler le marché des médicaments (et le nombre des consultations ?),

Le diabète a été ainsi successivement défini par une glycémie :

– à jeun ;

– supérieure à 1,40 g/l (OMS, 1980) ;

– supérieure à 1,25 g/l (American Diabetes Association, 1997) ;

– puis est venu le « prédiabète », de 1,1 à 1,25 g/l ;

– et enfin l'« intolérance au glucose » du « syndrome métabolique », de 1,01 à 1,10 g/l.

À chaque étape, le nombre de patients a ainsi été accru de 50 %. Comme l'hypertension, le diabète est le prototype des maladies *inflatable*, des maladies « gonflables » et gonflées. Un noyau dur et réel, et quelques halos pour élargir les ventes. Knock le faisait dès 1923.

2. Selon une étude américaine (*New England Journal of Medicine*, 2014, 370 : 1514) comparant 180 millions d'adultes en 1990 et 230 millions en 2010, la fréquence du diabète a triplé en 20 ans, passant de 6 à 21 millions, soit de 1 Américain sur 30 à 1 sur 11, tandis que la fréquence relative de ses complications cardiovasculaires ne touche plus aujourd'hui que 1 diabétique sur 49 (430 000), au lieu de, 20 ans auparavant, 1 sur 18 (340 000), soit en valeur relative 2,7 fois moins. Autrement dit, 3 fois plus de diabétiques, mais sous des formes 3 fois moins graves, une réduction massive dont les progrès thérapeutiques limités et ceux de la prise en charge ne peuvent rendre compte. La vérité est que les diabétologues ont entre-temps changé la définition du diabète et multiplié les diabétiques et qu'il ne s'agit plus des mêmes malades.

3. La fréquence des complications propres au diabète est d'ailleurs difficile à établir. D'abord, ces complications sont tardives. Elles apparaissent 10 à 30 ans après la découverte du diabète et, surtout, le diabète est associé dans au moins 30 % des cas à des pathologies qui entraînent des accidents cardio-vasculaires similaires : infarctus et AVC. Cela rend la part de chaque maladie dans ces accidents impossible à dénombrer.

Avec ces réserves, le diabète 2 est une pathologie réellement sérieuse à surveiller. Elle est à traiter de très près. C'est non seulement environ 50000 accidents macrovasculaires par an, soit 1 pour 50 patients, des infarctus (14000 par an), des AVC (17000 par an), des amputations des membres inférieurs (8000 par an), mais aussi des pathologies microvasculaires, comme les insuffisances rénales sévères (5000 par an), les troubles de la vue, les neuropathies périphériques et les troubles rétiniens.

Parallèlement à ces graves, brutales et tardives complications, le diabétique souffre souvent de symptômes précoces pénibles ou gênants, symptômes que le traitement peut souvent écarter : fatigue extrême, troubles de l'attention, pertes de mémoire et d'énergie, anxiété, dépression, impuissance, polyurie acido-cétone, coma hyper-glycémique (rare : 500 par an), et beaucoup plus souvent subcoma hypoglycémique lié aux traitements prescrits de manière excessive.

4. En revanche, selon les analyses exhaustives de la revue *Prescrire* et les nôtres, si tous les antidiabétiques peuvent souvent et longtemps suffire, sans insuline, à normaliser la glycémie et à ramener l'hémoglobine glyquée (HbA1c) en dessous de 7 %, AUCUN antidiabétique – pas même l'insuline – n'a démontré par des essais rigoureux une réduction sensible et significative des accidents vasculaires.

5. Parmi les antidiabétiques oraux, la metformine de 1956 n'est pas plus efficace que les autres mais mieux supportée, avec un minimum d'accidents hypoglycémiques et, derrière elle, en 2e ligne, les sulfamides (1959).

Les 19 nouveaux antidiabétiques oraux ou sous-cutanés (les NADO) apparus en rafales depuis 2000 sur ce marché en pleine expansion (1,2 milliard d'euros en 2010, 3,5 en 2015) ont tous été de très passionnantes percées biologiques fondamentales contribuant à mieux comprendre le diabète et les régulations métaboliques. Mais ces molécules se sont toutes révélées de graves échecs de la « médecine translationnelle » accélérée et de la thérapeutique, car nettement moins efficaces que la metformine, et même que les sulfamides. Elles sont aussi 3 à 15 fois plus chères et avec des effets indésirables multiples et parfois sévères, qui ont conduit à les retirer de la vente (dans le cas des glitazones), et qui ont amené la revue *Prescrire*, comme nous l'avons fait nous-mêmes, à demander, évidemment en vain, leur retrait ou leur déremboursement (d'autant plus qu'elles sont remboursées à 100 %, puisque le diabète est une affection de longue durée). C'est 1 milliard d'euros perdus par an, sans aucun bénéfice pour les malades et des complications plus fréquentes et plus graves, ce qui n'empêche pas les diabétologues de les prescrire par 3 ou 4 à la fois...

Ce sont les :

- 5 glitazones (*per os*) en 2000 ;
- 5 incrétines (sous-cutanées) en 2005 ;
- 6 gliptines (*per os*) en 2007.
- 3 glifozines (*per os*) en 2016.

6. Parallèlement, les firmes ayant implicitement reconnu la supériorité de la metformine, et même des sulfamides, ont commercialisé de nouveaux NADO « mixtes » (metformine ou sulfamide + NADO)... Mais en les vendant évidemment au prix des NADO, qui sont beaucoup plus chers que la metformine, de sorte que ces molécules mixtes (Glucovance, Janumet, Velmetia, Eucreas – 2001-2008), qui sont en pratique toujours de la metformine, sont vendues 10 fois plus cher, avec, en prime, les risques des NADO ! Et, comme d'habitude, ni l'ANSM, ni la HAS, ni les CEPS, ni le ministère, ni même la Cour des comptes ne bougent. Seraient-ils diabétologues, de ceux qui n'ont pas vu les risques du Mediator pendant 33 ans ?

7. Nous verrons dans notre prochain livre l'histoire pittoresque des insulines dites « humaines », en réalité bactériennes, et recombinantes. Nous aborderons aussi les rivalités au couteau entre les leaders Sanofi, Novo-Nordisk et Lilly.

8. Traitement intensif ou pas ?

Stupéfaction des diabétologues quand paraît l'essai Accord, l'essai maudit qui les dérange (2008, 16000 patients). Il compare deux traitements ramenant l'HbA1c à 7-8 % dans l'un, à moins de 6 % dans l'autre. Contre tous leurs espoirs et attentes, la mortalité et les accidents vasculaires sont plus fréquents en cas de traitement intensif ! Panique dans l'industrie et la diabétologie. L'essai est donc réanalysé, et sa deuxième version en 2014 conclut que l'excès de morts n'avait été observé que chez ceux qui n'avaient pas abaissé leur HbA1c en dessous de 7 %, malgré un traitement intensif pas assez intensif.

S'ensuit une cascade de commentaires contradictoires, et c'est un généraliste de Lyon, Rémy Boussageon, qui tranche la controverse (*British Medical Journal*, 2011, 343), en reprenant 11 essais sur 35 000 patients – dont la moitié avaient déjà fait un accident – et suivis en moyenne 5 ans : le traitement intensif n'a aucune supériorité pour réduire aucun des accidents macro- ou microvasculaires... La mortalité cardio-vasculaire est accrue de 43 %, et le nombre d'hypoglycémies sévères est 3 fois plus élevé !

Conclusion : arrêt des traitements intensifs, et se limiter à ramener l'HbA1c à 7 % et 8 % chez les plus de 75 ans, et surtout pas à 6 % ou en dessous.

9. Surveillance ou traitement du prédiabète

Prescrire a revu 9 essais, sur 7 000 patients de 33 à 55 ans avec une glycémie à jeun de 1,07 en moyenne, comparant surveillance, régime et metformine : aucune différence sur les accidents et le passage au diabète (8 % par an), donc aucun médicament n'est justifié.

Pédale douce sur le diabète...

10. Reste, dans les cas les plus sérieux associés à la grande obésité, à faire place à la chirurgie excluant les 2/3 de l'estomac et un long segment de l'intestin grêle. Avec 5 et 10 ans de recul, c'est la guérison totale de l'obésité et du diabète dans 80 à 90 % des cas, au point que l'American Diabetes Association place désormais la chirurgie parmi les traitements standard du diabète.

Les insulines

Découverte de génie. La première hormone isolée, 30 ans avant la cortisone, et aussitôt appliquée à un jeune diabétique qui allait mourir et qu'elle sauve. Elle est nobélisée quelques mois plus tard.

Extraite de pancréas de porcs, elle sauve en un siècle des millions de vies, relayée en 1956 et 1959 par les sulfamides et la metformine, oraux, pour les diabètes moins graves.

À partir de 1980, révolution: l'insuline humaine est produite industriellement par génie génétique à partir de cultures bactériennes dans de gigantesques laboratoires-usines, par trois firmes qui tiennent tout le marché mondial. L'Américaine Lilly, d'abord, en Alsace, où est implanté le plus grand laboratoire de France, puis Novo Nordisk (NN) au Danemark, et enfin Sanofi, à l'*insulin-city*... de Francfort. L'insuline produite est vendue 10 fois plus cher (20000 euros par an et par malade) que l'insuline extraite des pancréas de porcs, offrant un marché mondial de 40 milliards de dollars par an, sans aucune preuve de la moindre supériorité sur les anciennes insulines animales utilisées de 1923 à 1980. Mais pourtant, l'insuline humaine est un vrai progrès, car elle modifie la molécule et permet de produire des insulines adaptées aux besoins des malades.

• Insulines rapides à prendre 40 minutes avant les repas: Umuline de Lilly (1992), Insuman de Sanofi (1997), et Actrarapid de Novo Nordisk (2002).

• Insulines hyperrapides à prendre en sous-cutané 10 minutes avant les repas: Humalog, Lilly (1996), NovoRapid, NN, 1999, et Apidra de Sanofi, en 2004.

• Insulines semi-lentes, actives 12 heures, utilisées en association avec les antidiabétiques oraux quand ceux-ci ne sont plus suffisants pour équilibrer le malade: Levemir de Novo-Nordisk en 2004, et plusieurs insulines protamine-zinc ou isophanes (NPH), comme Umuline Profil, Lilly (1996), Insuman Comb, Sanofi (1997), Insuline Mixtard et Insulatard, les Novo Nordisk (2002).

• Après 2000, un vrai progrès, les insulines lentes couvrant 24 heures, devenues le marché n° 1, marché dominé jusqu'en 2016 par Sanofi avec Lantus (insuline glargine), qui lui a rapporté 35 milliards en 10 ans, dont 6 dans la seule année 2014, et qui est devenu le 5e médicament le plus cher au monde. Mais son brevet se termine en 2016 dans un combat homérique avec Lilly, qui a tenté dès 2015 de commercialiser aux USA sa copie du Lantus, l'Abasaglar (anciennement Abasria), fabriqué en Alsace. Bataille de titans et 200 avocats en piste, car une année, c'est 3 milliards de dollars.

• De son côté, Novo Nordisk a lancé sa propre insuline lente, Tresiba (insuline dégludec), en 2012, et tente de profiter de cette rivalité, tandis que Sanofi essaie de lancer le Toujeo (insuline glargine), insuline concentrée et hyperlente, active 30 heures.

• À l'opposé apparaissent les insulines hyper-ultra-rapides, instantanément actives, destinées à équiper les pompes à insuline autonomes régulées en temps réel par la mesure de la glycémie en continu. Déjà utilisées par 40 % des diabétiques américains, ces pompes, triomphe de la médecine connectée, n'apportent rien au malade. De plus, leur sécurité à grande échelle reste à évaluer. Mais elles rapportent. Beaucoup. D'ailleurs, Google et divers smartphones sont en piste. Pour ces pompes se développent Novo ultra-rapide, de Novo Nordisk, et Lilly ultra-rapide, en coopération avec une start-up française, Adocia, tandis que sur ce créneau, Sanofi paraît hors course.

LE QUADRUPLE SCANDALE DU MEDIATOR

Le 1er a été décrit dans la première édition de ce guide, et l'était déjà sous le titre « La triple saga meurtrière des laboratoires Servier » en 2009, dans *La Recherche biomédicale*, au cherche midi, paru 3 mois après la révélation de l'affaire par Irène Frachon.

Notre texte a été validé par la justice, puisque Jacques Servier, qui l'avait attaqué en correctionnelle, a été débouté en première instance, puis en appel.

2e scandale : le procès du laboratoire Servier n'a toujours pas eu lieu, 7 ans après la révélation de l'affaire, et Jacques Servier est mort depuis quatre ans.

3e scandale : le déni des accidents cardiaques par les cardiologues. Une grande étude des maladies valvulaires cardiaques a été publiée en 2005 par deux professeurs parisiens dans une très grande revue de cardiologie américaine, sans un seul mot sur les valvulopathies médicamenteuses, provoquées par l'ergot de seigle, et surtout le Mediator.

4e scandale : depuis des années, Irène Frachon se bat avec une exceptionnelle ténacité pour obtenir l'indemnisation de milliers de patients victimes du Mediator, pratiquement sans résultats, puisque les laboratoires Servier – qui ont gagné 720 millions avec les ventes du Mediator, qui a tué 2 000 malades et entraîné de graves complications chez 5 000 autres – n'ont toujours déboursé qu'une vingtaine de millions pour les indemniser.

DIABÈTES

Dépenses de la CNAM en 2015 : 3,5 milliards d'euros

52 spécialités et associations
19 spécialités et associations inutiles
(efficacité faible ou nulle), soit 36 %
30 spécialités et associations à risque
(important et majeur), soit 58 %

A. INSULINES

On savait, depuis Langerhans (1869), Minkowski et von Mering (1889), qu'il y a 2 pancréas, celui qui déverse des enzymes dans l'intestin par le canal pancréatique, dit « pancréas externe », et l'autre, formé d'une multitude de petits îlots cellulaires, qui sécrètent, les uns, dits α, le glucagon, et les autres, dits β, l'insuline qui passe dans le sang, où elle abaisse la glycémie, mais on ne parvenait pas à extraire l'insuline du pancréas, car elle était détruite pendant l'extraction. F. Banting, chirurgien de 30 ans à Toronto, et un étudiant en médecine de 4e année, C. Best, s'y attaquent en juin 1921 dans le laboratoire de physiologie du Pr J. J. R. Macleod, peu enthousiaste face à ce programme, et qui d'ailleurs part en vacances et les laisse travailler seuls.
Les deux chercheurs ont l'idée de lier le canal pancréatique, ce qui entraîne la dégénérescence du pancréas externe, et parviennent alors à extraire l'insuline. À son retour, Macleod, étonné, recrute J. B. Collip, spécialiste de la purification des extraits, et, quelques semaines après, un jeune malade de 14 ans (avec un diabète à 5 g/l!) est traité et guéri. Nobel pour Macleod (qui n'y est pour rien) et Banting en 1923. Best et Collip restent sur la touche, à la grande colère de Banting. Probablement la plus grande découverte du siècle.

I. Action rapide (SC, IM, IV) et hyperrapide

Novo Nordisk et Lilly préparent des ultra-rapides, immédiatement actives *via* la pompe à insuline.

Molécule	**Spécialité**	Laboratoire	AMM	**Efficacité**	**Risque**	Prix/ jour	Taux de rembour-sement
Insulines rapides (rec.) (SC 40 min avant les repas)	**Insuman Rapid**	Sanofi	1997	**excellente**	**majeur**	10 à 51 €/j	65 %
	Umuline	Lilly	1992	**excellente**	**majeur**	20 à 40 €/j	65 %
	Actrapid	Novo Nordisk	2002	**excellente**	**majeur**	20 à 42 €/j	65 %
Analogues hyperrapides (SC 10-15 min avant les repas)	**Apidra**	Sanofi	2004	**excellente**	**majeur**	22 à 43 €/j	65 %
	Humalog	Lilly	1996	**excellente**	**majeur**	22 à 40 €/j	65 %
	Novorapid	Novo Nordisk	1999	**excellente**	**majeur**	21 à 43 €/j	65 %

II. Action lente et très lente

Molécule	Spécialité	Laboratoire	AMM	Efficacité	Risque	Prix/jour	Taux de rembour-sement
Insuline glargine (insuline + protamine et zinc)	**Lantus**	Sanofi	2000	**excellente**	**important**	47 à 67 €/j	65 %
Insuline glargine	**Abasaglar 24 h**	Lilly	*	**excellente**	**important**		65 %
Insuline dégludec	**Tresiba**	Lilly	*	**excellente**	**important**		65 %
Insuline glargine concentrée	**Toujeo**	Sanofi	en cours	**excellente**	**important**		65 %

III. Action semi-lente

Molécule	Spécialité	Laboratoire	AMM	Efficacité	Risque	Prix/jour	Taux de rembour-sement
Insuline (rec.)	**Insuman Comb**	Sanofi	1997	**excellente**	**majeur**	10 à 41 €/j	65 %
	Umuline Profil	Lilly	1996	**excellente**	**majeur**	21 à 41 €/j	65 %
	Mixtard	Novo Nordisk	2002	**excellente**	**majeur**	17 €/j	65 %
	Insulatard	Novo Nordisk	2002	**excellente**	**majeur**	19 à 42 €/j	65 %
Insuline détémir (insuline + ac. gras saturé)	**Levemir**	Novo Nordisk	2004	**excellente**	**majeur**	67 €/j	65 %
Analogues	**Humalog Mix**	Lilly	1996	**excellente**	**majeur**	43 €/j	65 %
	Novomix	Novo Nordisk	2000	**excellente**	**majeur**	43 €/j	65 %

B. ANTIDIABÉTIQUES ORAUX

I. Antidiabétiques anciens de référence

Notez ici que les 2 familles les plus anciennes et de loin les plus efficaces et les mieux tolérées (biguanides et sulfamides), qui doivent être le traitement de base, sont 3 à 10 fois moins coûteuses que les « nouveaux » traitements, lesquels sont par ailleurs plus dangereux (au point que des glitazones ont dû être retirées d'un marché où elles n'auraient jamais dû être acceptées).
Pour la CNAM, ces nouvelles molécules représentent 70 % du marché total du diabète, le 6e marché français, avec 1,1 milliard d'euros, et elles coûtent en moyenne 8 fois les anciennes, qui restent la référence.

1. Biguanides : renforçateurs de l'insuline

	Molécule	**Spécialité**	Laboratoire	AMM	**Efficacité**	**Risque**	Prix/ jour	Taux de rembour-sement
	Metformine (moyenne, 0,30 €/j)[1]	**Glucophage**	Merck Santé	1959	**grande**	**mineur**	0,33 €/j	65 %
◉		**Metformine Biogaran**	Biogaran (Servier)	1997	**grande**	**mineur**	0,30 €/j	65 %
◉		**Stagid**	Merck Santé	1975	**grande**	**mineur**	0,38 €/j	65 %

2. Sulfamides hypoglycémiants

Renforcent la sécrétion d'insuline.

	Molécule	**Spécialité**	Laboratoire	AMM	**Efficacité**	**Risque**	Prix/ jour	Taux de rembour-sement
◉	**Carbutamide**	**Glucidoral**	Servier	1956	**moyenne**	**modéré**	0,07 €/j	65 %
	Glibenclamide	**Daonil**	Sanofi	1969	**moyenne**	**modéré**	0,19 €/j	65 %
	Gliclazide	**Diamicron**	Servier	1971	**moyenne**	**modéré**	0,64 €/j	65 %
	Glimépiride	**Amarel**	Sanofi	1996	**moyenne**	**modéré**	0,38 €/j	65 %
	Glipizide	**Glibenese**	Laphal	2001	**moyenne**	**modéré**	0,31 €/j	65 %
		Ozidia	Pfizer	1995	**moyenne**	**modéré**	0,54 €/j	65 %

1. Découverte de Merck Serono, 1958. Agit par la voie de AMPD-PK : augmente la captation du glucose, réduit la production hépatique de glucose et la lipogenèse.

II. Nouveaux antidiabétiques oraux à éviter

1. Glitazones (ou thiazolidinediones)

Découvertes en 1996; ligands des PPAR-γ, récepteurs nucléaires se liant à l'ADN et activant la transcription d'une centaine de gènes, spécialement du tissu adipeux. Elles augmentent la captation du glucose induite par l'insuline et réduisent le taux des acides gras. Une catastrophe.

Les évaluations d'efficacité sont fondées sur l'analyse de plus de 50 essais, ainsi que sur les évaluations de la revue *Prescrire*.

Molécule	**Spécialité**	Laboratoire	AMM	**Efficacité**	**Risque**	Prix/ jour	Taux de rembour-sement
Troglitazone retirée du marché							
Rosiglitazone[1]	**Avandia**	GSK	2000	**faible**	**majeur**	0,74 €/j	65%
Pioglitazone[2]	**Actos**	Takeda	2000	**faible**	**majeur**	1 €/j	65%

2. Agonistes des récepteurs du GLP1[3] ou pro-incrétines[4]

Molécule	**Spécialité**	Laboratoire	AMM	**Efficacité**	**Risque**	Prix/ jour	Taux de rembour-sement
Exénatide	**Byetta**	Lilly	2006	**faible**	**important**	3,67 €/j	65%
Liraglutide	**Victoza**	Novo Nordisk	2009	**faible**	**important**		NR
Lixisétanide	**Lyxumia**	Sanofi	en cours	**faible**	**important**		
Exénatide	**Bydureon**	Lilly	*	**faible**	**important**		
Dulaglutide	**Trulicity**	Lilly	en cours	**faible**	**important**		

1. Retirée du marché en juillet 2010, mais maintenue aux États-Unis.
2. Retirée du marché en juin 2011.
3. Glucagon-like peptide-1: stimule la sécrétion d'insuline et renforce les effets des incrétines, hormones digestives libérées par les repas.
4. Voie sous-cutanée.

3. Gliptines

Protectrices du GLP1 en inhibant la dipeptidyl-peptidase-4.

	Molécule	Spécialité	Laboratoire	AMM	Efficacité	Risque	Prix/jour	Taux de remboursement
	Sitagliptine	**Januvia**	MSD	2007	**faible**	**important**	1,80 €/j	65%
		Xelevia	MSD	2007	**faible**	**important**	1,80 €/j	65%
	Vildagliptine	**Galvus**	Novartis	2007	**faible**	**important**	1,43 €/j	65%
	Saxagliptine	**Onglyza**	BMS et A-Z	*	**faible**	**important**		
	Saxagliptine + Metformine	**Komboglyse**	BMS	*	**grande**	**important**		
	Linagliptine	**Trajenta**	Boehringer	*	**faible**	**important**		
	Alogliptine	**Vipidia**	Takeda	*	**faible**	**important**		

4. Glifozines

La dernière trouvaille. Une publicité d'enfer. Ruée sur un marché s'appuyant sur une idée simple : accroître les fuites urinaires de sucre ! Risques marqués pour un médicament destiné à bloquer le transporteur tubulaire rénal du glucose filtré, entraînant polyurie et glycosurie.

Molécule	Spécialité	Laboratoire	AMM	Efficacité	Risque	Prix/jour	Taux de remboursement
Dapaglifozine	**Forxiga**	AstraZeneca	en cours	**faible**	**important**		
Canaglifozine	**Invokana**	Janssen-Cilag	en cours	**faible**	**important**		
Empagliflozine	**Jardiance**	Lilly-Boehringer	en cours	**faible**	**important**		

5. Inhibiteurs de l'absorption des sucres

Molécule	Spécialité	Laboratoire	AMM	Efficacité	Risque	Prix/jour	Taux de remboursement
Acarbose	**Glucor**	Bayer	1994	**nulle**	**nul**	0,70 €/j	65%
Miglitol	**Diastabol**	Sanofi	1997	**nulle**	**nul**	0,62 €/j	65%

6. Glinides

Molécule	**Spécialité**	Laboratoire	AMM	**Efficacité**	**Risque**	Prix/ jour	Taux de rembour-sement
Répaglinide	**Novonorm**	Novo Nordisk	1998	**nulle**	**mineur**	0,50 €/j	65 %

III. Associations

	Molécule	**Spécialité**	Laboratoire	AMM	**Efficacité**	**Risque**	Prix/ jour	Taux de rembour-sement
	Metformine + Glibenclamide	**Glucovance**	Merck Santé	2001	**grande**	**modéré**	0,60 €/j	NR
	Metformine + Pioglitazone	**Competact** (commercialisation suspendue)	Takeda	2006	**grande**	**majeur**	1,25 €/j	65 %
	Metformine + Rosiglitazone	**Avandamet** (suspendue en 2010)	SmithKline Beecham	2003	**grande**	**majeur**	0,95 €/j	30 %
	Metformine + Sitagliptine	**Janumet**	MSD	2008	**grande**	**important**	1,79 €/j	65 %
		Velmetia	MSD	2008	**grande**	**important**	1,79 €/j	65 %
	Metformine + Vildagliptine	**Eucreas**	Novartis	2007	**grande**	**important**	1,77 €/j	65 %
	Saxagliptine + Metformine	**Komboglyse**	BMS	*	**grande**	**important**		

Endocrinologie

ENDOCRINOLOGIE
HORS DIABÈTE, GYNÉCOLOGIE ET GLUCOCORTICOÏDES (TRAITÉS AILLEURS)

Dépenses de la CNAM en 2015 : 500 millions d'euros

48 spécialités et associations
6 spécialités et associations inutiles (efficacité faible ou nulle), soit 12 %
9 spécialités et associations à risque (important ou majeur), soit 18 %

A. MALADIE DE L'HYPOPHYSE ET DE LA CROISSANCE – NANISME – ACROMÉGALIE

La sécrétion des hormones est régie par un système à 3 étages autorégulé en feed-back.

• En périphérie, les hormones sécrétées par les glandes endocrines agissent sur les récepteurs de leurs cibles cellulaires. Ce sont les corticostéroïdes, les hormones thyroïdiennes, les hormones sexuelles, la testostérone, les œstrogènes ou folliculines, la progestérone ainsi que l'*insulin-like growth factor 1* (IGF-1), qui contrôle la croissance, mais aussi les réparations tissulaires, les cicatrisations et le poids.

• L'antéhypophyse régule la sécrétion de ces hormones périphériques par différents facteurs : ACTH (*adreno-cortico-trophic hormone*, ou corticotropine), TSH (*thyroid-stimulating hormone*, ou thyrotropine), FSH et LH (gonadotrophine, ou hormone folliculostimulante, et *luteinizing hormone*), GH (*growth hormone*) ou STH (somathormone hypophysaire), contrôlant l'IGF-1. Le pegvisomant (Somavert) s'oppose à l'action de la GH, qui est aussi réduite par les β2-adrénergiques et les acides gras.

• En amont, la région sous-thalamique du cerveau contrôle la sécrétion des hormones hypophysaires par des *releasing hormones* (RH), CRH (cortico-RH), contrôlant la sécrétion d'ACTH, TRH (thyroïde RH), GHRH (*growth hormone* RH) et GnRH (gonadotrophine RH), avec ses analogues de synthèse, les « rélines » (busé-, gosé-, leupro-, nafa-, triptoréline).

• En rétroaction, les taux des hormones périphériques, corticoïdes, hormones sexuelles, et ceux des médicaments homologues régulent la synthèse et la libération des facteurs hypothalamiques : les taux sanguins élevés freinent les centres hypothalamiques, et vice versa.

• La prolactine antéhypophysaire et les hormones posthypophysaires (ADH, ocytocine) sont les seules à agir directement sur leurs récepteurs tissulaires périphériques, seins et reins. La sécrétion de prolactine est inhibée par la dopamine et les médicaments dopaminergiques : bromocriptine, lisuride, pergolide et cabergoline.

• La somatostatine hypothalamique et ses analogues, octréotide, lanréotide, séglitide, etc., inhibent la TRH et la GHRH (et sont utilisés, par exemple, dans l'acromégalie).

• La GH est aussi stimulée par la ghréline, une hormone gastrique, et par la sérotonine, la dopamine, les α2-adrénergiques, l'hypoglycémie et l'exercice.

I. Hormones de croissance (GH ou STH) recombinantes et analogues

Retards de croissance liés à un déficit de STH ; syndrome de Turner ; retard de croissance lié à une insuffisance rénale.

Molécule	**Spécialité**	Laboratoire	AMM	**Efficacité**	**Risque**	Prix/jour	Taux de remboursement
Somatotropines (STH) (SC) (prix calculés pour patients de 30 kg)	**Genotonorm**	Pfizer	1991	**grande**	**important**	20 à 600 €	100 %
	Maxomat	Sanofi	1988	**grande**	**important**	30 €/j	100 %
	Norditropine	Novo Nordisk	2000	**grande**	**important**	50 €/j	100 %
	Nutropinaq	Ipsen	2003	**grande**	**important**	30 €/j	100 %
	Omnitrope	Sandoz	2004	**grande**	**important**	24 €/j	100 %
	Saizen	Merck	1988	**grande**	**important**	30 €/j	100 %
	Umatrope	Lilly	1995	**grande**	**important**	30 €/j	100 %
	Zomacton	Ferring	1992	**grande**	**important**	30 €/j	100 %
Somatomédine ou **Mécasermine** (IGF-1. rec. num.)	**Increlex**	Ipsen	2001	**grande**	**majeur**	2,80 €/j	100 %

II. Antagoniste de l'hormone de croissance (anti-STH-récepteur)

Acromégalie.

Molécule	**Spécialité**	Laboratoire	AMM	**Efficacité**	**Risque**	Prix/jour	Taux de remboursement
Pegvisomant	**Somavert** (STH rec. modifiée)	Pfizer	2001	**moyenne**	**modéré**	120 €/j	100 %

III. Analogues de la somatostatine diencéphalique[1]

Inhibitrices de multiples sécrétions endocrines, STH ou GH, TSH, etc., et exocrines.

Molécule	Spécialité	Laboratoire	AMM	Efficacité	Risque	Prix/ jour	Taux de rembour-sement
Octréotide (analogue de la somatostatine)	**Sandostatine**	Novartis	1989	**moyenne**	**mineur**		Hôp.
Lanréotide	**Somatuline**	Ipsen	1994	**moyenne**	**mineur**	55 €/j	100%
Pasiréotide	**Signifor**	Novartis	*	**moyenne**	**mineur**		

IV. Posthypophyse

Molécule	Spécialité	Laboratoire	AMM	Efficacité	Risque	Prix/ jour	Taux de rembour-sement
Desmopressine (analogue de synthèse de l'ADH, hormone anti-diurétique) (diabète insipide)	**Minirin** (*per os*, IV, endonasal)	Ferring	1980	**grande**	**mineur**	3,40 €/j	65%
Déméclocycline (antagoniste de l'ADH) (syndrome d'hyper-ADH)	**Alkonatrem**	Primius	1996	**moyenne**	**mineur**	29 €/j	65%

V. Antihyperprolactinémie

Agonistes des dopamine-récepteurs (bromocriptine, cabergoline, lisuride, pergolide), tous dérivés de l'ergot de seigle et vus dans le traitement de Parkinson.

1. Hormone à double action:
– hypothalamique, inhibant la sécrétion de GH et TSH;
– pancréatique, inhibitrice des sécrétions digestives endocrines (insuline, glucagon, sécrétine, gastrine, VIP, motiline, cholécystokinine, etc.) et exocrines (estomac, pancréas).
Indications: acromégalie; carcinoïdes; adénomes hyperthyroïdiens; tumeurs endocrines digestives.

VI. Gonadotrophines (FSH, LH) et analogues

1. Gonadotrophines chorioniques humaines

Molécule	**Spécialité**	Laboratoire	AMM	**Efficacité**	**Risque**	Prix/ jour	Taux de rembour-sement
	Gonadotrophine chorionique Endo (extraite d'urines de femmes enceintes : les effets sont ceux de la LH)	MSD	1997	**moyenne**	**mineur**	6 €/j	65%

2. Analogues de synthèse de la GnRH[1] (ou LH-RH) (octa- ou nonapeptides)

(Voir « Urologie ».)

Effet à double détente : d'abord stimulation de la sécrétion de LH, puis de la testostérone, avec parfois quelques rares manifestations cliniques d'hypersexualité, suivie après 3 semaines d'un épuisement et d'une véritable castration chimique.

Molécule	**Spécialité**	Laboratoire	AMM	**Efficacité**	**Risque**	Prix/ jour	Taux de rembour-sement
Leuproréline	**Enantone LP**	Takeda	2008	**grande**	**modéré**	4,50 €/j	65%
	Eligard	Astellas	2005	**grande**	**modéré**	3,80 €/j	100%
Triptoréline	**Décapeptyl**	Ipsen	1986	**grande**	**modéré**	6 €/j	100%
	Gonapeptyl	Ferring	2001	**grande**	**modéré**	4,30 €/j	65%[2]
Buséréline	**Bigonist** (implant)	Sanofi	1993	**grande**	**modéré**	4 €/j	100%
	Suprefact	Sanofi	1986	**grande**	**modéré**	3,50 €/j	100%[3]
Goséréline	**Zoladex**	AstraZeneca	1987	**grande**	**modéré**	5 €/j	100%
Nafaréline	**Synarel**	Pfizer	1990	**grande**	**modéré**	4,60 €/j	65%

1. Cancer de la prostate – Endométriose – Contrôle de l'ovulation.
2. 100 % pour le dosage 0,1 mg poudre et solvant pour solution injectable, et 65 % pour les autres dosages.
3. La forme nasale est NR.

B. ANDROGÈNES ET ANTIANDROGÈNES

I. Androgènes

Hypogonadisme masculin.

	Molécule	**Spécialité**	Laboratoire	AMM	**Efficacité**	**Risque**	Prix/jour	Taux de remboursement
	Andro-stanolone (dihydrotestostérone)	**Andractim** (gel cutané)	Besins	1981	**moyenne**	**mineur**	1,80 €/j	30%
	Testostérone (déficit gonadique masculin démontré par les taux de testostérone)	**Androtardyl** (IM)	Bayer	1953	**faible**	**mineur**		65%
		Pantestone (*per os*)	MSD	1984	**faible**	**mineur**	0,90 €/j	65%
		Androgel (gel cutané)	Besins	2001	**faible**	**mineur**		NR
		Nebido (IM)	Bayer	2005	**faible**	**mineur**		NR
		Intrinsa (baisse de la libido féminine)[1]	Warner Chilcott	2002	**faible**	**modéré**		NR
		Testopatch	Pierre Fabre	2006	**faible**	**mineur**		NR

II. Antiandrogènes

Cancer de la prostate et réduction des pulsions sexuelles type *Orange mécanique*.

	Molécule	**Spécialité**	Laboratoire	AMM	**Efficacité**	**Risque**	Prix/jour	Taux de remboursement
	Bicalutamide	**Casodex**	AstraZeneca	1995	**grande**	**modéré**	8 €/j	100%
		Ormandyl	Pierre Fabre	2008	**grande**	**modéré**	5,20 €/j	100%
	Cyprotérone	**Androcur**	Bayer	1996	**grande**	**modéré**	0,60 €/j	100%
	Flutamide	**Eulexine**	MSD	1986	**grande**	**modéré**	2,90 €/j	100%
	Nilutamide	**Anandron**	Sanofi	1986	**grande**	**modéré**	6,90 €/j	100%

1. Scandale relevant du vaudeville. Il est bien connu que les femmes à barbe sont de dévorantes hypersexuelles à la féminité explosive. Mais NR, la CNAM se refusant à rembourser l'orgasme !

C. THYROÏDE

I. Hormones thyroïdiennes

Molécule	Spécialité	Laboratoire	AMM	Efficacité	Risque	Prix/jour	Taux de rembour-sement
Thyroxine = tétraiodothyronine = LT4 (t1/2 : 18 h)	**Levothyrox**	Merck	1982	**excellente**	**modéré**		65 %
	L-Thyroxine SERB	SERB	1974	**excellente**	**modéré**		65 %
Liothyronine = triiodothyronine = LT3 (t1/2 : 7 jours)	**Cynomel**	Sanofi	1961	**excellente**	**modéré**		65 %
Tiratricol (analogue de la LT3)	**Téatrois**	Théranol Deglaude	1974	**moyenne**	**modéré**		NR
Association LT3-LT4	**Euthyral**	Merck	1976	**excellente**	**modéré**	0,30 €/j	15 %

II. Antithyroïdiens (dérivés imidazolés soufrés)

Molécule	Spécialité	Laboratoire	AMM	Efficacité	Risque	Prix/jour	Taux de rembour-sement
Carbimazole	**Néo-Mercazole**	Amdipharm	1974	**grande**	**mineur**		65 %
Thiamazole	**Thyrozol**	Merck	1999	**grande**	**mineur**		65 %
Thiouraciles	**Basdène**	Bouchara	1956	**grande**	**mineur**		65 %

D. PARATHYROÏDE

I. Inhibiteur de la PTH (Parathormone)

Traitement des hypercalcémies et des hyperparathyroïdies primaires et secondaires des dialysés en insuffisance rénale.

Molécule	Spécialité	Laboratoire	AMM	Efficacité	Risque	Prix/jour	Taux de rembour-sement
Cinacalcet[1]	**Mimpara**	Amgen	2002	**moyenne**	**modéré**	24 €/j	65 %

1. Augmente la sensibilité des récepteurs du calcium des cellules parathyroïdiennes, entraînant une diminution de la sécrétion de la PTH (voir « Ostéoporose, le nouveau marché »).

E. CORTICOSURRÉNALES

I. Cortisol et dérivés

(Voir « Dans les flammes de l'inflammation ».)

II. Minéralocorticoïdes

Insuffisance surrénale aiguë.

Molécule	**Spécialité**	Laboratoire	AMM	**Efficacité**	**Risque**	Prix/ jour	Taux de rembour-sement
Désoxycortone	**Syncortyl** (IM)	Sanofi	1957	**grande**	**mineur**		65 %

III. Inhibiteurs de la synthèse du cortisol

Molécule	**Spécialité**	Laboratoire	AMM	**Efficacité**	**Risque**	Prix/ jour	Taux de rembour-sement
Métyrapone (tumeurs surrénales : syndrome de Cushing)	**Métopirone**	Novartis	1996	**moyenne**	**modéré**		Hôp.

IV. Antagonistes de l'aldostérone

(Voir « Diurétiques ».)

- Aldactone.
- Soludactone.

Gastro-entérologie

ACIDITÉ, BRÛLURES, REFLUX ET ULCÈRES GASTRIQUES
LES INHIBITEURS DE LA POMPE À PROTONS (IPP)

Ils sont parmi les médicaments les plus remarquablement efficaces, les moins toxiques et les plus consommés en France, un immense marché où les firmes se concurrencent au couteau, qui pèse 1,3 milliard d'euros remboursés à 65 % par la CNAM, soit 900 millions d'euros par an (4 % des dépenses totales).

La sécrétion d'acide chlorhydrique (ClH) par l'estomac, destinée à disloquer les aliments dans un bain acide, est déclenchée par l'ingestion, la vue, l'odeur des aliments, et l'heure et l'idée des repas. Elle a donc une double source, mécanique – le remplissage gastrique – et cérébrale – la sensation de faim.

Les ions H +, les protons, sont sécrétés activement par une grosse molécule membranaire, dite « pompe à protons » (PP) des cellules gastriques. Les ions chlore sont sécrétés passivement.

Les rameaux parasympathiques du nerf vague déclenchent la sécrétion par un double mécanisme. Ils activent directement la PP et ils stimulent indirectement des cellules « neuroendocrines » de la paroi gastrique, qui libèrent alors de l'histamine (HST), qui elle-même agit sur des récepteurs gastriques à l'HST de type « H2 » (bien différents des récepteurs H1 impliqués dans les réponses allergiques). Stimulés, ceux-ci activent à leur tour la PP.

La prostaglandine PGE_2 active aussi ses récepteurs gastriques et inhibe l'action de l'HST. Les AINS antiprostaglandines ont l'effet inverse : un effet prosécréteur ulcérogène. Deux hormones sont aussi sécrétées par certaines cellules de l'estomac, la gastrine, qui active les cellules neuroendocrines et, par elles, la PP, et la somatostatine, qui a les effets inverses.

Les inhibiteurs de la PP la bloquent en agissant directement sur elle. Les IPP sont une très grande découverte des chercheurs d'AstraZeneca (des inhibiteurs des récepteurs H2 à l'HST avaient été découverts quelques années avant, chez GSK, par J. Black, qui reçut le Nobel pour cela et pour les bêtabloquants ; ils sont presque aussi efficaces que les IPP, mais, dépassés, n'ont plus d'indications).

Les IPP sont très surprescrits, très surconsommés, à la moindre brûlure gastrique, et, à considérer les chiffres de vente, tous les Français souffrent de brûlures d'estomac et de reflux œsophagiens, réels ou non, mais qui font la fortune des laboratoires et des endoscopistes. Ils sont notamment donnés systématiquement avec les AINS, pour en limiter les effets secondaires digestifs, avant même de vérifier qu'ils existent et à un prix 2 à 3 fois plus élevé que les tampons antiacides, qui pourraient souvent suffire.

L'Inexium (ésoméprazole), le dernier venu, est juste un isomère du Mopral (oméprazole de 1996 ; il arrive que 2 isomères aient une activité très différente, mais ce n'est pas le cas ici), simple copie lancée par AstraZeneca en 2000, pour le relayer au moment où son brevet arrivait à expiration et qu'il s'apprêtait à être (et d'ailleurs il l'est) largement génériqué (mais les génériques sont en France vendus 11 fois plus cher qu'en Angleterre). Un « modèle » d'opération commerciale, et ça a marché, l'Inexium souffre à peine chez nous des génériques du Mopral (en Angleterre, il a disparu). Une fois de plus, notre Comité économique des produits de santé (CEPS) n'a pas joué en faveur des patients et de la CNAM, mais a privilégié les industriels.

GASTRO-ENTÉROLOGIE

Dépenses de la CNAM en 2015 : 1,7 milliard d'euros

182 spécialités et associations
113 spécialités et associations inutiles
(efficacité faible ou nulle), soit 62 %
6 spécialités et associations à risque
(important ou majeur), soit 3 %

A. GASTROLOGIE

GUÉRIR

I. Ulcère gastrique

Des dizaines de milliers de gastrectomies totales ou partielles dans les années 1960-1970. Dans les années 1980, B. Warren découvre que l'ulcère est dû à une bactérie, *Helicobacter pylori*. Nobel. Guérison en 3 semaines d'antibiotiques, des macrolides ou des cyclines. On n'en parle plus. La plus radicale percée de la médecine depuis un siècle, mais la chirurgie gastrique perd 90% de ses malades.

Molécule	**Spécialité**	Laboratoire	AMM	**Efficacité**	**Risque**	Prix/jour	Taux de remboursement
Tétracycline + Métronidazole	**Pylera**	Aptalis	*	grande	mineur		

SOULAGER

II. Acidité, brûlures, douleurs gastriques et reflux œsophagiens

Beaucoup de patients croient souffrir d'un reflux, une maladie dont personne ne parlait il y a 30 ans, et qui aujourd'hui fait tourner à plein les cabinets d'endoscopie et les salles d'opération, surtout en clinique privée.

Il y a les reflux fonctionnels occasionnels souvent déclenchés par tel ou tel aliment, vin, alcool, et qui sont parfois psychosomatiques; les reflux anatomiques vrais par hernie hiatale – l'estomac remonte dans le thorax vers l'œsophage – sont à opérer ou non, selon la gravité et le terrain. Le reflux peut à la longue contribuer au cancer de l'œsophage.

1. Antisécrétoires gastriques

• Inhibiteurs de la «pompe à protons» (ions H+)

Tous sont multigénériqués.

	Molécule	Spécialité	Laboratoire	AMM	Efficacité	Risque	Prix/jour	Taux de rembour-sement
	Oméprazole	**Mopral**	AstraZeneca	1990	**excellente**	**mineur**	1,25 €/j	65 %
	Ésoméprazole	**Inexium**	AstraZeneca	2000	**excellente**	**mineur**	1,10 €/j	65 %
	Lansoprazole	**Lanzor**	Sanofi	1992	**excellente**	**mineur**	0,90 €/j	65 %
		Ogast Ogastoro	Takeda Pharma Lab	1996, 2005	**excellente**	**mineur**	1,30 €/j	65 %
	Pantoprazole	**Eupantol**	Takeda	1999	**excellente**	**mineur**	0,70 €/j	65 %
		Pantozol Control	Takeda	2009	**excellente**	**mineur**		NR
		Inipomp	Takeda	1995	**excellente**	**mineur**	1,90 €/j	65 %
	Rabéprazole	**Pariet**	Janssen-Cilag	1998	**excellente**	**mineur**	1,10 €/j	65 %

• Antihistaminiques H2

Balayés du marché par les précédents, qui leur sont à peine supérieurs.

	Molécule	Spécialité	Laboratoire	AMM	Efficacité	Risque	Prix/jour	Taux de rembour-sement
	Ranitidine	**Azantac**	GSK	1981	**grande**	**mineur**	1 €/j	15 %
		Raniplex	Solvay	1989	**grande**	**mineur**	0,80 €/j	35 %
	Cimétidine	**Tagamet**	Axcan	1989	**grande**	**mineur**	1,70 €/j	35 %
	Famotidine	**Pepdine**	MSD	1987	**grande**	**mineur**	1,50 €/j	35 %

• Prostaglandines anti-HTS-H2 (PGE_2)

	Molécule	Spécialité	Laboratoire	AMM	Efficacité	Risque	Prix/jour	Taux de rembour-sement
	Misoprostol	**Cytotec**	Pfizer	1986	**grande**	**modéré**	0,95 €/j	15 %
		Artotec	Pfizer	1993	**grande**	**modéré**	1,10 €/j	15 %
		Gymiso	Linepharma	2003	**grande**	**modéré**		NR

• **Agoniste des sérotonines 4-récepteurs (ST4)**

Molécule	Spécialité	Laboratoire	AMM	Efficacité	Risque	Prix/jour	Taux de remboursement
Cisapride	**Prepulsid** (nouveau-né, enfant)	Janssen-Cilag	1988	**faible**	**important**		Hôp.

2. Mucoprotecteurs

Molécule	Spécialité	Laboratoire	AMM	Efficacité	Risque	Prix/jour	Taux de remboursement
Sucralfate[1]	**Kéal**	EG Labo	1991	**faible**	**nul**	0,80 €/j	15 %
	Ulcar	Sanofi	1973	**faible**	**nul**		NR

3. Tampons antiacides

3 à 4 fois moins chers que les antisécrétoires et souvent suffisants.

Molécule	Spécialité	Laboratoire	AMM	Efficacité	Risque	Prix/jour	Taux de remboursement
Alginates-Bicarbonates	**Gaviscon**	Reckitt-Benckiser	1979	**moyenne**	**mineur**	0,30 €/j	15 %
	Gavisconell	Reckitt-Benckiser	2005	**moyenne**	**mineur**		NR
	Topaal	Pierre Fabre	1978	**moyenne**	**mineur**	0,70 €/j	35 %
	Topalkan	Pierre Fabre	1999	**moyenne**	**mineur**		NR
Hydroxydes d'aluminium et de magnésium	**Maalox**	Sanofi	1971	**moyenne**	**mineur**		NR
	Moxydar	Grimberg	1988	**moyenne**	**mineur**	0,35 €/j	15 %
	Phosphalugel	Astellas	1947	**moyenne**	**mineur**	0,55 €/j	15 %
	Xolaam	Ranbaxy	1996	**moyenne**	**mineur**	0,40 €/j	15 %
	Rocgel	Serb	1976	**moyenne**	**mineur**	0,60 €/j	15 %
	Riopan	Takeda	1998	**moyenne**	**mineur**		NR
Carbonates de CA et MG	**Rennie**	Bayer	1993	**moyenne**	**mineur**		NR

1. Double action : 1/ inhibition de la pepsine gastrique qui peut autoléser la muqueuse ; 2/ formation d'un gel protecteur adhérent. À prendre 2 heures après d'autres médicaments éventuels pour ne pas inhiber leur absorption. Ne pas associer à l'aluminium.

III. Nausées et vomissements

1. Anti-dopamine périphérique (neuroleptique caché)

	Molécule	Spécialité	Laboratoire	AMM	Efficacité	Risque	Prix/ jour	Taux de rembour-sement
	Métoclopramide	**Primpéran**[1]	Sanofi	1967	**moyenne**	**mineur**	0,30 €/j	30%
	Alizapride	**Plitican**	Sanofi	1981	**moyenne**	**modéré**		NR
	Dompéridone	**Motilium**	Janssen-Cilag	1980	**faible**	**majeur**	0,80 €/j	35%
		Péridys	Pierre Fabre	1986	**faible**	**majeur**	0,85 €/j	35%
		Bipéridys	Pierre Fabre	2003	**faible**	**majeur**	0,50 €/j	35%
		Oropéridys	Pierre Fabre	2006	**faible**	**majeur**	0,60 €/j	35%

La dompéridone est utilisée depuis 35 ans chez l'adulte et l'enfant contre les nausées et vomissements banals ou associés à des pathologies graves, ou à des traitements lourds. 3 millions de consommateurs adultes (7 %) et 18 % d'enfants, soit 10 millions de boîtes vendues. Il s'agit, là encore, d'un « neuroleptique caché » (proche de la rispéridone), avec une efficacité faible, mais des risques de troubles cardiaques, d'un allongement du Q-T et de morts subites, presque 3 fois plus fréquentes que sans dompéridone. Elle aurait été responsable de 25 à 120, voire 200 morts subites en France en 2012 (C. Hill, Ph. Nicot, B. Toussaint, 2015). *Prescrire* y a consacré 15 articles depuis 2011, répercutés par *Le Point* et *Le Parisien*, avant d'obtenir enfin le retrait.

2. Antihistaminiques H1

	Molécule	Spécialité	Laboratoire	AMM	Efficacité	Risque	Prix/ jour	Taux de rembour-sement
	Métopimazine	**Vogalène**	Teva	1973	**faible**	**modéré**	0,65 €/j	30%
		Vogalib	Teva	2004	**faible**	**modéré**		NR
	Méclozine	**Agyrax**	Terali	1992	**faible**	**modéré**	0,40 €/j	30%
	Dimén-hydrinate	**Mercalm** (+ caféine)	Hepatoum	1996	**faible**	**modéré**		NR
		Nausicalm	Nogues	1984	**faible**	**modéré**		NR
	Diphén-hydramine	**Nautamine**	Sanofi	1974	**faible**	**modéré**		NR

1. Suspendu chez les enfants (dystonies, dyskinésies extrapyramidales, convulsions, choc anaphylactiques).

B. ENTÉROLOGIE

I. Laxatifs

1. Antagonistes des opiacés

Molécule	**Spécialité**	Laboratoire	AMM	**Efficacité**	**Risque**	Prix/ jour	Taux de rembour-sement
Bromure de méthylnaltrexone	**Relistor** (SC)	Pharmaswiss	2003	**moyenne**	**modéré**	0,30 €/j	65 %

2. Laxatifs de lest

	Molécule	**Spécialité**	Laboratoire	AMM	**Efficacité**	**Risque**	Prix/ jour	Taux de rembour-sement
🗑	**Mucilages**	**Karayal**	Erempharma	1979	**moyenne**	**nul**		NR
		Normacol	Norgine Pharma	1969	**moyenne**	**nul**	0,85 €/j	15 %
🗑		**Psylia**	Techni-Pharma	1988	**moyenne**	**nul**		30 %
		Spagulax	Almirall	1955	**moyenne**	**nul**		30 %
		Transilane	Innotech	1961	**moyenne**	**nul**	0,30 €/j	30 %
🗑		**Kaologeais**[1] (+ Méprobamate)	Erempharma	1977	**moyenne**	**nul**		NR

3. Laxatifs lubrifiants ou de contact

	Molécule	**Spécialité**	Laboratoire	AMM	**Efficacité**	**Risque**	Prix/ jour	Taux de rembour-sement
	Huile de paraffine	**Lansoyl**	Johnson & Johnson	1958	**faible**	**nul**	NR	NR
		Lubentyl	Sanofi	1953	**faible**	**nul**	0,10 €/j	15 %
🗑	**Huile de paraffine + Mucilages** ou **Lactulose**	**Melaxose**	Biocodex	1996	**faible**	**nul**	0,30 €/j	30 %
🗑		**Parapsyllium**	Biocodex	1988	**faible**	**nul**	0,35 €/j	NR
🗑		**Transulose**	Axcan	1995	**faible**	**nul**	0,30 €/j	30 %
🗑	**Huile de paraffine + Sel alcalin**	**Lubentyl à la magnésie**	Sanofi	1953	**faible**	**nul**	0,10 €/j	NR

1. AMM suspendue.

4. Laxatifs moteurs (« stimulants »)

	Molécule	Spécialité	Laboratoire	AMM	Efficacité	Risque	Prix/ jour	Taux de rembour-sement
	Pyridostigmine (anticholinestérasique)	**Mestinon**	Meda Pharma	1954	**faible**	**modéré**		65 %
	Prucalopride (agoniste sérotoninergique, neuroleptique caché)	**Resolor**	Shire	2011	**faible**	**modéré**		NR

5. Laxatifs osmotiques

	Molécule	Spécialité	Laboratoire	AMM	Efficacité	Risque	Prix/ jour	Taux de rembour-sement
	Laxatifs salins	**Carbonex**	Legras	1976	**moyenne**	**nul**		NR
		Chlorumagene	SERP	1975	**moyenne**	**nul**		NR
	Polyéthylène glycol	**Forlax**	Ipsen	1995	**moyenne**	**nul**	0,30 €/j	30 %
		Movicol	Norgine Pharma	1995	**moyenne**	**nul**	1 €/j	30 %
		Transipeg	Bayer	1993	**moyenne**	**nul**	0,50 €/j	30 %
	Lactitol	**Importal**	Acraf	1988	**moyenne**	**nul**		30 %
	Lactulose	**Duphalac**	Solvay	1986	**moyenne**	**nul**	0,80 €/j	30 %
		Lactulose Biphar	Mylan	1983	**moyenne**	**nul**	0,75 €/j	30 %
		Melaxose	Biocodex	1996	**moyenne**	**nul**	0,30 €/j	30 %
		Transulose	Aptalis	1995	**moyenne**	**nul**	0,30 €/j	30 %
	Sorbitol	**Hépagrume**	EG Labo	1962	**moyenne**	**nul**		NR
		Hépargitol	Elerté	1964	**moyenne**	**nul**		NR
		Sorbitol Delalande	Sanofi	1956	**moyenne**	**nul**		NR
	Sulfates Na, Mg	**Izinova**	Ipsen	*	**moyenne**	**nul**		65 %
	Lactulose	**Floralac Laevolac**	Fresenius	*	**moyenne**	**nul**		NR
	Macrogol 4000	**Casenlax**	Casen	*	**moyenne**	**nul**		NR

6. Laxatifs par voie rectale

	Molécule	**Spécialité**	Laboratoire	AMM	**Efficacité**	**Risque**	Prix/jour	Taux de rembour-sement
	Bisacodyl	**Dulcolax** (Bisacodyl)	Boehringer	1963	**moyenne**	**nul**		NR
	Minéraux	**Éductyl** (sels minéraux)	Techni-Pharma	1951	**moyenne**	**nul**		30%
	Sorbitol	**Microlax** (sorbitol)	Johnson & Johnson	1964	**moyenne**	**nul**		NR
		Normacol	Norgine Pharma	2004	**moyenne**	**nul**		65%

7. Laxatifs irritants

	Molécule	**Spécialité**	Laboratoire	AMM	**Efficacité**	**Risque**	Prix/jour	Taux de rembour-sement
	Bisacodyl	**Dulcolax**	Boehringer	1983	**moyenne**	**nul**		NR
		Contalax	Oméga Pharma	1959	**faible**	**nul**		NR
	Sennosides	**Agiolax** (ispaghul, séné)	Madaus	1974	**nulle**	**nul**		NR
		Grains de Vals (boldo, séné)	Nogues	1975	**nulle**	**nul**		NR
		Herbesan (séné, anis)	Super Diet	2004	**nulle**	**nul**		NR
		Ideolaxyl (aloès, séné)	Omega pharma	1974	**nulle**	**nul**		NR
		Modane (séné)	Cooper	1964	**nulle**	**nul**		NR
		Mucinum à l'extrait de cascara	Innotech	1976	**nulle**	**nul**		NR
		Péristaltine	Novartis	1944	**nulle**	**nul**		NR
		Petites pilules Carters[1]	Sofibel	1935	**nulle**	**nul**		NR
		Pursennide (séné)	GSK	1977	**nulle**	**nul**		NR
		Senokot (séné)	Meda Pharma	1974	**nulle**	**nul**		NR
		Tamarine (séné, tamarin)	GSK	1975	**nulle**	**nul**		NR
	Picosulfate de sodium	**Fructines au PS**	DB Pharma	1973	**nulle**	**nul**		NR

1. Pendant trente ans, dès avant 1939, vendues sur toutes les chaînes de radio comme les « petites pilules Carters... pour le foie ».

SOULAGER

II. Antidiarrhéiques

1. Ralentisseurs du transit

	Molécule	Spécialité	Laboratoire	AMM	Efficacité	Risque	Prix/jour	Taux de remboursement
	Lopéramide (opioïde)	**Imodium**	Janssen-Cilag	1975	moyenne	mineur	0,70 €/j	30%
◉		**Arestal**	Janssen-Cilag	1996	moyenne	mineur	1 €/j	30%
◉		**Dyspagon**	Pierre Fabre	1995	moyenne	mineur		NR
◉		**Ercéstop**	Sanofi	1998	moyenne	mineur		NR
	Opium	**Parégorique Lafran**	Lafran	1968	faible	mineur		NR

2. Antisécrétoires intestinaux

	Molécule	Spécialité	Laboratoire	AMM	Efficacité	Risque	Prix/jour	Taux de remboursement
◉	Racécadotril[1]	**Tiorfan**	Bioprojet Pharma	1992	faible	mineur	1,40 €/j	30%
		Tiorfanor	Bioprojet Pharma	2007	faible	mineur	1,10 €/j	30%

3. Antibactériens intestinaux

	Molécule	Spécialité	Laboratoire	AMM	Efficacité	Risque	Prix/jour	Taux de remboursement
🗑	Nitrofuranes	**Bifix**	Bayer	1984	nulle	modéré		NR
		Ediston	Pierre Fabre	2002	nulle	modéré		NR
		Ercéfuryl	Sanofi	1980	nulle	modéré		NR
		Imoseptyl	Johnson & Johnson	2000	nulle	modéré		NR
	Colistine	**Colimycine**	Sanofi	1958	nulle	modéré	1,70 €/j	30%

1. Inhibiteur des enképhalinases digestives protégeant les enképhalines inhibitrices des sécrétions intestinales.

4. Immunosuppresseurs venus du microbiome[1]

	Molécule	Spécialité	Laboratoire	AMM	Efficacité	Risque	Prix/jour	Taux de remboursement
		Bacilor	Biose	1965	nulle	modéré		NR
		Lactéol	Axcan	2000	nulle	modéré		NR
		Lyo Bifidus	Lallemand	1973	nulle	modéré		NR
		Ultra Levure	Biocodex	1997	nulle	modéré		NR

Le microbiome: notre alter ego. Des centaines de milliards de bactéries, de 250 espèces différentes, avec 270 000 gènes. Ces bactéries sont si variées que chaque individu vit avec un microbiome différent, qui contribue à la digestion, contrôle le système immunitaire digestif et envoie de multiples messages des cellules digestives jusqu'au cerveau, pouvant modifier l'appétit, et parfois le poids. Un immense champ de recherche, ouvert il y a 10 ans, qui bouleverse la physiologie, la génétique, l'immunologie, l'allergie, l'évolution et l'intensité de l'obésité et du diabète, et qui ouvre de grandes perspectives thérapeutiques. Il est encore trop tôt pour détailler cela dans un *Guide des médicaments*.

5. Autres antidiarrhéiques

	Molécule	Spécialité	Laboratoire	AMM	Efficacité	Risque	Prix/jour	Taux de remboursement
		Sacolène	DB Pharma	1976	nulle	nul		NR
		Salicairine	Legras	1973	nulle	nul		NR

1. Bacilles lactiques, ou bifidus.

III. Maladies inflammatoires de l'intestin – Maladie de Crohn

1. Anticorps monoclonaux

(Voir aussi « Rhumatologie ».)

Molécule	**Spécialité**	Laboratoire	AMM	**Efficacité**	**Risque**	Prix/ jour	Taux de rembour-sement
Adalimumab (anti-TNF)	**Humira** (SC) (PAR, SPA, psoriasis, Crohn)	AbbVie	2003	**grande**	**majeur**	4 à 8 €/j	65 %
Infliximab (anticorps souris humanisé rec. anti-TNF-α, mais non TNF-β)	**Remicade** (IV) (PAR, psoriasis, Crohn, RCH)	Janssen-Cilag	1999	**grande**	**majeur**		Hôp.
Védolizumab (Crohn ; RCH)	**Entyvio**	Takeda	*	**faible**	**important**		

2. Corticoïdes locaux

	Molécule	**Spécialité**	Laboratoire	AMM	**Efficacité**	**Risque**	Prix/ jour	Taux de rembour-sement
	Budésonide (*per os*)	**Entocort**	AstraZeneca	1996	**grande**	**mineur**	3 €/j	65 %
◉		**Rafton**	Mayoly Spindler	2002	**grande**	**mineur**	3,40 €/j	65 %
	Bétaméthasone (lavement)	**Betnesol**	Sigma-Tau	1964	**faible**	**mineur**	3,20 €/j	65 %
	Hydrocortisone (en mousse pressurisée)	**Colofoam**	Meda Pharma	1986	**faible**	**mineur**	3,30 €/j	65 %

3. Dérivés de l'acide aminosalicylique[1]

Per os ou voie rectale.

	Molécule	**Spécialité**	Laboratoire	AMM	**Efficacité**	**Risque**	Prix/ jour	Taux de rembour-sement
◉	**Mésalazine** (non admise pour la prévention des cancers du côlon)	**Fivasa**	Norgine Pharma	1998	**moyenne**	**modéré**	2,40 €/j	65 %
◉		**Pentasa**	Ferring	1987	**moyenne**	**modéré**	2,30 €/j	65 %
		Rowasa	Teofarma	1991	**moyenne**	**modéré**	2,40 €/j	65 %

1. N'agissent pas comme l'aspirine sur la synthèse des prostaglandines, mais sur la lipoxygénase et la synthèse des leucotriènes, et contre l'IL-1, le TNF-α et les radicaux libres.

Olsalazine	**Dipentum**	Atnahs Pharma	1990	**moyenne**	**modéré**	2,40 €/j	65%
Sulfasalazine	**Salazopyrine**	Pfizer	1975	**moyenne**	**important**	1,20 €/j	65%
Amino-salicylate de sodium	**Quadrasa**	Norgine Pharma	1996	**moyenne**	**mineur**		65%

IV. Colopathies fonctionnelles

1. Antispasmodiques atropiniques

Molécule	**Spécialité**	Laboratoire	AMM	**Efficacité**	**Risque**	Prix/ jour	Taux de rembour-sement
Atropine	**Atropine Lavoisier** (SC, IM, IV)	Chaix et du Marais	1991	**moyenne**	**modéré**		NR
Scopolamine	**Scopoderm** (patch)	GSK	1985	**moyenne**	**modéré**		NR
	Scoburen (IV)	Renaudin	1999	**moyenne**	**modéré**		30%

2. Antispasmodiques nonatropiniques

Molécule	**Spécialité**	Laboratoire	AMM	**Efficacité**	**Risque**	Prix/ jour	Taux de rembour-sement
Phloroglucinol[1]	**Spasfon**	Teva	1963	**faible**	**mineur**	0,70 €/j	15%
	Météoxane (+ Siméticone)	Alfa Wassermann Pharma	1996	**faible**	**mineur**	0,40 €/j	15%
Pinavérium	**Dicetel**	Mylan	1995	**nulle**	**mineur**	0,55 €/j	15%
	Pinavérium Biphar	Mylan	1995	**nulle**	**mineur**	0,50 €/j	15%
Mébévérine	**Duspatalin**	Solvay	1973	**nulle**	**mineur**	0,40 €/j	35%
	Colopriv	Expanscience	1977	**nulle**	**mineur**	0,40 €/j	15%
Papavérine	**Acticarbine**	Elerté	1952	**nulle**	**mineur**		NR
	Papavérine	SERB	1998	**nulle**	**mineur**		NR
Alvérine	**Météospasmyl** (+ Siméticone)	Mayoly-Spindler	1990	**nulle**	**mineur**	0,45 €/j	15%
Trimébutine[2] (enképhalinergique)	**Débridat**	Pfizer	1974	**nulle**	**modéré**	0,60 €/j	15%

1. Simple triphénol (trihydroxybenzène). Agirait sur le muscle lisse digestif. Très apprécié des patients.
2. Dépendance et quelques intoxications volontaires graves (*Prescrire*, juin 2013).

3. Charbons

	Molécule	Spécialité	Laboratoire	AMM	Efficacité	Risque	Prix/jour	Taux de remboursement
	Thé vert	**Arkogélules Thé vert**	Arkopharma	1997	**faible**	**nul**		NR
	Charbon végétal	**Carbophos**	Tradiphar	1956	**faible**	**nul**		NR
	Charbon «activé»	**Charbon de Belloc**	Super Diet	1999	**faible**	**nul**		NR
	Charbon et levure	**Carbolevure**	Pierre Fabre	1974	**faible**	**nul**		NR
	Charbon et **Siméticone**	**Carbosylane**	Grimberg	1981	**faible**	**nul**		NR
	Charbon, Magnésium et **Siméticone**	**Carbosymag** (+ Ox. Mg)	Grimberg	1998	**faible**	**nul**	0,40 €/j	15 %
	Charbon «activé»	**Carbomix**	Cabot Norit	1987	**faible**	**nul**		NR

4. Autres pansements gastro-intestinaux

	Molécule	Spécialité	Laboratoire	AMM	Efficacité	Risque	Prix/jour	Taux de remboursement
	Argiles et apparentés (attapulgite, montmorillonite, etc.)	**Actapulgite**	Ipsen	1962	**faible**	**nul**		NR
		Bedelix	Ipsen	1979	**faible**	**nul**		NR
		Smecta	Ipsen	1975	**faible**	**nul**		30 %
		Gastropulgite	Ipsen	1967	**faible**	**nul**		NR
		Gelopectose	Cedepharm	1954	**faible**	**nul**		NR
		Gelox	Ipsen	1981	**faible**	**nul**		15 %
		Acidrine	Teofarma	1967	**faible**	**nul**		NR
	Polyvinyl-pyrrolidone	**Bolinan**	Sam Promédical	1970	**faible**	**nul**		NR
		Poly-Karaya	Chelapharm-Arzneimittel	1979	**faible**	**nul**		NR
	Silicone	**Imonogas**	Johnson & Johnson	2005	**faible**	**nul**		NR
		Pepsane	Rosa-Phytopharma	1991	**faible**	**nul**		NR
		Polysilane	Sanofi	1993	**faible**	**nul**		NR
		Siligaz	Arkopharma	1977	**faible**	**nul**		NR
		Polysilane Delalande	Sanofi	1960	**faible**	**nul**		NR
	Autres	**Mutésa**	Primius Lab	1964	**faible**	**nul**		NR
		Neutroses	DB Pharma	1975	**faible**	**nul**		NR

V. Cancer du côlon

1. Prévention

Malgré beaucoup de bruit médiatique, aucun médicament n'a malheureusement démontré la moindre efficacité dans la prévention des cancers du côlon : ni l'aspirine, ni la mésalazine, ni les coxibs (Onsenal, version digestive du Celebrex ou du Célécoxib). Seule sécurité, la coloscopie tous les 5 ans à partir de 50 ans, coloscopie qui pourrait éviter 10000 à 20000 décès par an.

2. Traitement : voir « Cancérologie ».

C. PROCTOLOGIE

GUÉRIR

I. Cancers de l'anus

(Voir « Cancérologie ».)

GUÉRIR

II. Condylomes

(Voir « Dermatologie ».)

SOULAGER

III. Hémorroïdes

1. Topiques (crèmes et suppositoires)

- **Avec corticoïde et anesthésique local**

	Molécule	**Spécialité**	Laboratoire	AMM	**Efficacité**	**Risque**	Prix/jour	Taux de remboursement
	Ruscoside, Vit. A et E, héparine + CS + lidocaïne (6 molécules !)	**Cirkan à la prednacinolone**	Pierre Fabre	1979	**faible**	**nul**		NR
	Cinchocaïne, Prednisolone	**Déliproct**	Bayer	1963	**faible**	**nul**		NR
	Cinchocaïne, Fluocortolone	**Ultraproct**	Bayer	1988	**faible**	**nul**		NR

• Sans corticoïde, avec anesthésique local

Molécule	Spécialité	Laboratoire	AMM	Efficacité	Risque	Prix/jour	Taux de remboursement
Benzocaïne, Énoxolone, Esculoside	**Sédorrhoïde**	Cooper	1975	**faible**	**nul**		NR
Titane, ZN, Carraghénates	**Titanoréïne Lidocaïne**	Johnson & Johnson	1980	**faible**	**nul**		NR
Pramocaïne	**Tronothane**	Lisapharm	1956	**faible**	**nul**		NR

• Sans corticoïde et sans anesthésique local

Molécule	Spécialité	Laboratoire	AMM	Efficacité	Risque	Prix/jour	Taux de remboursement
Extrait de sangsue	**Hirucrème**	Bayer	1973	**nulle**	**nul**		NR
Trimébutine	**Proctolog**	Pfizer	1973	**nulle**	**nul**	0,50 €/j	NR
Titane, ZN	**Titanoréïne**	Johnson & Johnson	1998	**nulle**	**nul**		NR

2. Voie générale (*per os*)

Tous d'efficacité nulle. Et notez le nom assorti du prometteur adjectif « fort » !

Molécule	Spécialité	Laboratoire	AMM	Efficacité	Risque	Prix/jour	Taux de remboursement
Adénosine phosphate d'heptaminol	**Ampecyclal**	Erempharma	1993	**nulle**	**nul**		NR
Hamamélis, Esculoside, etc.	**Aphloine P**	DB Pharma	1959	**nulle**	**nul**		NR
	Histofluine P	Richard	1973	**nulle**	**nul**		NR
Extrait d'écorce de marronnier	**Arkogélules Marronnier d'Inde**	Arkopharma	1987	**nulle**	**nul**		NR
	Fluon	Dissolvurol	1996	**nulle**	**nul**		NR
Ac. ascorbique, Houx, Hespéridine, Ruscus ou **Cassis**	**Bicirkan**	Pierre Fabre	2003	**nulle**	**nul**		NR
	Cyclo 3 Fort	Pierre Fabre	1974	**nulle**	**nul**		NR
	Veinobiase	Mylan	1975	**nulle**	**nul**		NR
	Véliten	Zambon	1974	**nulle**	**nul**		NR

	Flavonoïdes	**Daflon**	Servier	1986	nulle	nul		NR
		Intercyton	Neitum	1991	nulle	nul		NR
	Diosmine	**Dio**	Sciencex	1991	nulle	nul		NR
		Diovenor	Innothera	1994	nulle	nul		NR
		Médiveine	Elerté	1992	nulle	nul		NR
		Titanoral	Johnson & Johnson	2004	nulle	nul		NR
		Vénirène	Sanofi	1991	nulle	nul		NR
	Héparine, Mélilot	**Esberiven Fort**	Amdipharm	1972	nulle	nul		NR
	Leucocianidol	**Flavan**	Berkem développement	1991	nulle	nul		NR
	Ginkgo, Heptaminol, Rutine	**Ginkor Fort**	Tonipharm	1988	nulle	nul		NR
	Troxérutine	**Rhéoflux**	Niverpharm	2000	nulle	nul		NR
		Veinamitol	Negma	1990	nulle	nul		NR

Gynécologie

HORMONES SEXUELLES FÉMININES

Une cascade à trois étages: cerveau (thalamus), hypophyse, ovaires.

Les hormones sexuelles féminines sont les œstrogènes et la progestérone. Ce sont des stérols proches des corticoïdes surrénaux et dérivés du cholestérol, comme la DHEA inerte. DHEA et progestérone sont les précurseurs de la testostérone, qu'une aromatase transforme en œstrogènes, œstradiols, puis œstriols. Les hormones féminines contrôlent toutes les étapes de la reproduction: cycle menstruel, fécondation, nidation, gestation, lactation.

Les œstrogènes sont sécrétés surtout les 14 premiers jours du cycle menstruel, et la progestérone surtout du 14 au 28e jour.

L'objectif des œstrogènes est de préparer l'ovulation du 1er au 14e jour du cycle, et celui de la progestérone, de préparer la gestation, d'où son nom, du 14e au 28e jour.

Les œstrogènes comportent l'œstradiol (OE), l'œstrone et l'œstriol. Parmi les dérivés de synthèse, l'éthinylestradiol (EE) est d'une puissance équivalente à l'OE, mais échappe à l'inactivation du premier passage hépatique, ce qui lui donne une plus grande puissance par voie orale.

De nombreux stérols végétaux et composés non stéroïdes de synthèse industrielle – plastiques, pesticides, etc. – ont une activité hormonale ou antihormonale potentiellement dangereuse. Il s'agit, en particulier, des chlorophényls, mais aussi du célèbre bisphénol A des plastiques et des biberons, en passe d'être interdit en France… depuis 15 ans. Mais l'Agence européenne de sécurité des aliments, très influencée par les lobbies industriels, estime qu'il n'y a pas de preuves directes, seulement indirectes. Elle tend, comme souvent, à considérer, *de facto*, que le doute doit profiter aux industriels, plutôt qu'aux citoyens. Elle s'oppose donc à l'ANSES française et souhaite le maintenir, d'où une très vive controverse, à propos de laquelle un grand nombre de spécialistes américains soutiennent l'agence française.

Les œstrogènes sont produits dans les ovaires par transformation de la testostérone, grâce à une aromatase. Après la ménopause, ils sont encore produits par le tissu adipeux. Chez l'homme, ils sont synthétisés par le testicule.

Les œstrogènes sont responsables de la puberté : appareil génital féminin, caractères sexuels secondaires, formation du squelette. Chez l'adulte, pendant le cycle menstruel, ils entraînent dans la première partie l'ovulation et la prolifération de la muqueuse utérine, ou « endomètre ». Ils exercent également de multiples effets sur tous les tissus (vaisseaux, foie, système nerveux central, cœur) et sur la construction de la masse osseuse.

Les progestines sont plus nombreuses encore : progestérone naturelle, synthétisée par le corps jaune ovarien, nortestostérone, norgestrel, lévonorgestrel, et beaucoup d'autres de synthèse.

La sécrétion des œstrogènes et celle de la progestérone sont régulées par 2 hormones, dites « gonadotrophines », sécrétées par l'hypophyse à la base du cerveau, la FSH (*follicle-stimulating hormone*), déclenchant la sécrétion des œstrogènes, et la LH (*luteinizing hormone*), déclenchant celle de la progestérone.

Le rythme alternatif de la sécrétion est déterminé par des hormones dites *gonadotropin-releasing hormones* (GnRH), ou hormones de libération, sécrétées par la base du cerveau, dans la région sous-thalamique, et dirigées vers l'hypophyse sous-jacente. On ne sait pas ce qui détermine le rythme intermittent et régulier de la sécrétion des GnRH, qui détermine finalement celui des cycles menstruels.

On sait seulement que le système est régulé par rétroaction (feed-back). L'élévation des taux sanguins d'œstrogènes et de progestérone bloque la libération des GnRH, et donc celle de FSH et de LH.

Ce feed-back est la base de la contraception. Les pilules augmentent les taux sanguins d'œstrogènes seuls, ou d'œstrogènes et de progestérone. L'effet freine les GnRH en bloquant la production de FSH et de LH, et donc celle des œstrogènes et de la progestérone, inhibant l'ovulation, sans répercussion sur l'endomètre, qui reste stimulé par les stéroïdes mêmes de la pilule. À l'arrêt du traitement, au 21e jour, la muqueuse utérine se détache et produit des règles artificielles, 3 jours après l'arrêt de la pilule.

La fécondation, qui se fait dans les trompes, où sont descendus les ovocytes et où sont remontées seulement quelques centaines des 400 millions de spermatozoïdes éjaculés, se produit du 14e au

24e jour. Dans la 2e partie du cycle, la muqueuse utérine continue de proliférer, sa vascularisation se développe et ses sécrétions de mucus s'amplifient. Ces modifications sont maximales au 20e jour. Au 28e jour, ou bien la fécondation n'a pas eu lieu et la muqueuse utérine se détache, ce qui déclenche les saignements menstruels, ou bien l'œuf, l'ovocyte fécondé, s'implante dans les replis de la muqueuse et se développe.

Il va alors sécréter lui-même diverses hormones pour son propre développement : corticoïdes, œstrogènes, progestérone et gonadotrophines, dites « chorioniques », FSH et LH, qui vont stimuler le corps jaune ovarien pour qu'il continue à sécréter la progestérone, jusqu'au moment où le relais sera pris par le placenta, vers la 10e semaine de gestation, après quoi les ovaires ne jouent plus aucun rôle.

L'embryon naît de la fécondation des ovocytes ovariens par les spermatozoïdes. L'ovaire contient environ 2 millions d'ovocytes à la naissance, dont seulement 300 000 survivront à l'âge de 10 ans, et, normalement, sauf stimulation ovarienne artificielle, 400 seulement seront libérés par l'ovaire dans les trompes, pour être fécondés, au cours des 13 cycles menstruels annuels de 28 jours, pendant trente à quarante ans. Ce schéma vient d'être contesté : certaines cellules de l'ovaire pourraient, à l'âge adulte, se transformer en ovocytes fécondables. La maîtrise de ce processus devrait résoudre certaines infertilités.

Dans l'ovaire, les ovocytes sont contenus dans des vésicules nourricières, sécrétant les œstrogènes : les « follicules ». Après l'ovulation, le follicule se transforme en « corps jaune », véritable glande endocrine, qui sécrète la progestérone.

CONTRACEPTION
LES 220 000 AVORTEMENTS, L'AFFAIRE DIANE 35/BAYER ET GOLDMAN SACHS

C'est un marché géant : 500 millions de femmes dans le monde prennent une pilule contraceptive, chaque jour, depuis des années.

Découverte aux États-Unis en 1956 par Gregory Pincus (1903-1967), professeur à Harvard, la contraception orale ne peut y être fabriquée et doit l'être au Mexique.

Elle est finalement autorisée aux États-Unis comme contraceptif grâce à l'intervention de deux grandes militantes féministes, Margaret Sanger et la multimilliardaire Katharine McCormick, malgré l'opposition de puissants groupes conservateurs. Il faudra 6 ans encore pour qu'elle soit autorisée en France, un an avant la mort de Pincus.

C'est le début de la fin pour les faiseuses d'anges, leurs avortements dans la cuisine, à la tringle à rideau ou à la tige de poireau. La fin des peurs, des douleurs, des septicémies parfois mortelles. Mais il faudra 10 ans encore en France pour que Lucien Neuwirth et Valéry Giscard d'Estaing mettent en place la légalisation de l'avortement dans une loi portée par Simone Veil, qui déchaînera contre elle les passions les plus méprisables à l'Assemblée. Avec les mouvements féministes, quelques universitaires l'avaient soutenue : P. Milliez, grand catholique et résistant, au procès de Bobigny, A. Minkowski, tous les jours, et trois médecins universitaires seulement, pas un de plus, avaient signé le manifeste pour l'avortement. Trois, plus le jeune professeur de thérapeutique à peine nommé que j'étais : interne, j'avais vécu en garde la souffrance de ces jeunes filles et avais moi-même fait les voyages de Zurich et Londres pour mettre un terme en toute sécurité à deux grossesses non désirées.

Élu d'opposition en 1970 au Conseil de la faculté Necker, alors gouvernée par le syndicat de droite, dit « autonome », je fus convoqué par le doyen H. Jérôme, élève du trop célèbre

Jérôme Lejeune, dernier représentant terrestre de la Très Sainte et Universelle Inquisition dominicaine (trop célèbre pour ses positions radicales et pour s'être attribué tout le mérite d'une découverte qu'il n'avait pas faite seul). H. Jérôme me demanda donc de démissionner du Conseil pour avoir signé ce texte sur l'avortement, qui trahissait, pensait-il, le serment d'Hippocrate que le Conseil de l'Ordre des médecins avait d'ailleurs condamné. Il n'insista pas longtemps.

1985 : 220000 avortements ; 2015 : on en compte toujours 220000, 600 par jour, soit 28 % des grossesses.

Les taux d'avortements ont pourtant beaucoup changé dans le monde en 20 ans, ce qui reflète la diffusion des pilules et des politiques de libération de la femme. Seule la Pologne a tenté un retour en arrière mais c'était compter sans la mobilisation des femmes.

Le taux mondial d'avortements est ainsi passé de 23 à 25 % (+10 %) entre 1999 et 2012, soit de 50 à 56 millions, mais de façon très inégale, avec des augmentations de 15 % en Afrique, 25 % en Asie, avec un maximum de 31 à 34 % en Asie, de 23 à 32 % en Amérique latine, mais diminuant dans les pays développés, de 23 à 17 % en Amérique du Nord, de 54 à 38 % en Europe de l'Est, de 38 à 29 % en Europe du Sud, de 22 à 20 % en Europe du Nord. Seule exception dans les pays développés, il a, à l'inverse, augmenté de 17 à 22 % (+29 %) en Europe de l'Ouest, dont 220000 en France. C'est 1,65 fois celui des États-Unis et 1,4 fois celui de l'Europe du Nord, ce qui place la France en tête des pays développés pour le nombre et le pourcentage d'avortements (*The Lancet*, 16 juillet 2016). C'est un record dont nous n'avons pas lieu d'être fiers. Il est le reflet de blocages multiples : carence de l'éducation sexuelle familiale et scolaire, abandonnée à Internet, discours revenant sans cesse sur les soi-disant risques de la pilule, obligation de passer par les infirmières scolaires, vente et gratuité pour les mineures, mais seulement sur ordonnance, quasi-disparition des plannings familiaux, diffusion des pilules les plus récentes et les plus chères malgré leurs risques, freinage sur les pilules du lendemain et du surlendemain, difficulté des IVG médicales qui devraient être les plus précoces possible, centres d'IVG interventionnelles de plus en plus rares.

La pilule ne représente plus ainsi que 40 % des contraceptions en 2013, contre 50 % en 2010, mais elle atteint 80 % pour les jeunes filles de moins de 20 ans.

Malheureusement, près de 40% des femmes de 20 à 30 ans l'oublient au moins une fois par mois et songent à la remplacer par un implant d'étonogestrel, bâtonnet plus petit qu'une allumette, posé en 5 minutes sur la peau du bras et absolument invisible. Immédiatement actif, il est posé dans les premiers jours du cycle et bloque l'ovulation. Il est efficace à 99% pendant 3 ans, mais doit être retiré dans 10% des cas à cause de saignements irréguliers pendant le cycle.

Un freinage latent

Malgré ces 80% d'utilisation de la pilule par des jeunes Françaises, contre 90% des Hollandaises, mais seulement 50% des Anglaises et des Américaines, et 20% des Espagnoles du même âge, pour qui le préservatif reste le moyen anticonceptionnel le plus répandu, 15000 jeunes Françaises accouchent chaque année d'enfants finalement acceptés, mais initialement non désirés, 130000 recourent à une IVG médicale (60% des 220000 IVG) ou encore trop souvent interventionnelle (90000), parce que décidée trop tardivement, après la 8e semaine, et qu'elles ne peuvent parfois réaliser qu'à l'étranger, faute de capacités, donc de volonté d'accueil, en France, où 100 centres de prise en charge ont été fermés en 10 ans, et où, chaque année, des centres hospitaliers publics renoncent aux IVG, par manque de personnel, tandis que les cliniques privées y renoncent pour des raisons de tarification évidemment voulues.

La première cause de cette situation bloquée est l'incapacité – et dans beaucoup de cas la volonté – à donner aux enfants et adolescents une éducation sexuelle claire, vraie, ouverte sur les réalités de la vie des hommes et des femmes, faisant place aux données anatomiques et fonctionnelles, aux instincts, aux pulsions, aux déviances, aux sentiments qui les accompagnent et aux émotions fusionnelles de la vie amoureuse, qui ne peut s'épanouir que débarrassée de l'anxiété et des interdits, dans la liberté, la sienne et celle de l'autre. Pour cela, il faudrait d'abord que les parents et les enseignants soient eux-mêmes plus ouverts, informés et libérés qu'ils ne le sont souvent.

Échec très lourd, où beaucoup croient, probablement à juste titre, voir le poids des dogmes de toutes les religions et celui d'une certaine bourgeoisie, qui au lieu de nous rapprocher des pays du Nord, où l'IVG chirurgicale a pratiquement disparu, nous en éloigne.

Les pseudo-dangers de la pilule

Pour des raisons plus socioculturelles que scientifiques, une partie de la société et de la profession médicale a cautionné pendant 30 ans l'idée que la pilule était le diable, qu'elle faisait, en vrac, le lit des cancers du sein, de l'ovaire, de l'endomètre, qu'elle était la cause de nombreuses thromboses et embolies pulmonaires, et qu'elle accentuait le risque ultérieur de maladies coronaires et d'accidents vasculaires cérébraux, spécialement si elle avait été prise avant 20 ans et pendant de longues années, et que le risque de cancer du sein persistait, même 5 ans après son arrêt.

Ce n'est que dans les années 2000 que l'on a pu lire, enfin, qu'il n'y avait aucune augmentation du risque de cancer du sein, mais cela n'a pas empêché le fameux CIRC (Centre international [prétendu] de recherche sur le cancer), basé à Lyon, de classer en 2005 la pilule, prise par 500 millions de femmes dans le monde, parmi les substances cancérigènes, et d'affirmer qu'elle était à l'origine de milliers de cas de cancers du sein, du col et même du foie, alors que ce CIRC, appendice de l'OMS de Genève, ne mène rigoureusement aucune recherche propre, se bornant à réunir des « experts » internationaux bien choisis, pour leur faire émettre les avis politiquement corrects.

Cette prise de position non scientifique a provoqué de très vives réactions de la part de la quasi-totalité des gynécologues et, en France, du Collège national de la spécialité.

Mais il a fallu attendre 2010 pour que la vérité s'impose enfin, en particulier grâce à une grande étude anglaise portant sur 46000 femmes suivies durant près de 40 ans avec un traitement moyen sur 26 années, d'où il ressort d'extraordinaires différences en faveur de la pilule : la mortalité globale sous pilule est inférieure de 12 % à celle des autres femmes, les cancers sont 15 % moins fréquents, en particulier le cancer du côlon (– 38 %) et de l'ovaire (– 17 % et – 20 % dans une autre étude rassemblant les résultats de 45 publications de 21 pays), tandis que la fréquence des cancers du sein n'était pas modifiée, les accidents cardiaques étant de leur côté 14 % plus rares. Plus frappant encore, ces énormes diminutions étaient d'autant plus importantes que la pilule avait été prise longtemps!

Pilule, phlébites et embolies

Le vrai problème de la pilule, ce sont les phlébites – 1 fois sur 10 compliquées par une embolie pulmonaire –, très rarement mortelles, et quelques cas exceptionnels d'accidents vasculaires cérébraux. On comprend les réactions des familles et de l'association qu'elles ont fondée: elles s'alarment de recenser 600 à 1600 cas par an sur 6 millions de femmes sous pilule, soit 1 à 3 sur 10000.

Ce risque n'est cependant pas le même pour toutes les pilules. Il est surtout engendré par les pilules dites de « 3e ou 4e génération », qui provoquent la ruée des laboratoires producteurs depuis 15 ans à coups de promotion forcenée avec un prix doublé, sous prétexte qu'elles seraient plus efficaces – ce que rien n'a jamais démontré, toutes étant efficaces à 98 % – qu'elles auraient moins d'effets secondaires mineurs immédiats et qu'elles amélioreraient l'« état de la peau ». On s'interroge.

Concernant les risques de phlébites et d'embolies, voici ce que l'on peut dire.

- Les pilules progestatives sans œstrogènes, telle la Cerazette (désogestrel, 1999), sont efficaces et sans risque.
- Les pilules œstroprogestatives, dites de « 1re génération », à haute dose d'éthinylestradiol (EE, 600 à 3000 mcg), comme Qlaira (2008) et Evra (2002), sont à retirer du marché.
- Les pilules dites de « 2e génération » à faible dosage d'EE (15 à 30 mcg) sont les seules à prescrire: Leeloo, Lovavulo, Daily, Ludéal. Ce sont les seules à être remboursées à 65 % et à être prises par 4 millions de femmes.
- Et il faut au contraire écarter absolument les pilules dites de « 3e génération », à faible dose d'EE, mais associées à de nouveaux dérivés progestatifs sans supériorité sur le lévonorgestrel: désogestrel, gestodène, norgestimate (Cycléane, Varnoline, Minesse, Carlin, Felixita [!], Mélodia [!], Belara, etc.), des années 1982 à 2006, de chez Schering, Bayer, Effix, Wyeth.
- Rejeter plus encore les pilules de 4e génération et les pilules prétendument « anti-acné », avec de nouveaux progestatifs miracles, toutes des années 2000-2008:

– EE et drospirénone – Jasmine, Jasminelle et Yaz (Bayer encore, 2001 et 2008) ;

– EE et cyprotérone – Diane 35 (encore Bayer), Lumalia (P. Fabre), Minerva (!) de Biogaran-Servier, Evépar (Mylan), etc. ;

– EE et chlormadinone – Belara (Grünenthal).

Malgré l'avis prudent de l'HAS, qui ne les conseille qu'en 2e ligne si les pilules de 2e génération sont mal tolérées (c'est-à-dire jamais), ces nouvelles pilules ont conquis 40 % du marché, publicité, marketing et gynécologues mondains aidant.

Pourtant, de nombreuses études, et en particulier une enquête danoise portant sur 8 millions de femmes (oct. 2011) ont montré :

• que les phlébites sont certes 1,5 fois plus fréquentes que sous placebo avec les pilules de 2e génération ;

• mais 3 à 6 fois plus fréquentes avec les pilules de 3e et 4e générations.

Les gynécologues en ont finalement pris conscience avec des accidents dramatiques – embolie cérébrale ou pulmonaire de plusieurs jeunes filles –, qui ont enfin alerté les médias à propos de Diane 35. L'histoire est emblématique :

• plusieurs gynécologues sont venus à la télévision nier la réalité de ces accidents ;

• le ministère de la Santé a aussitôt déclenché ses célèbres « enquêtes internes », qui ne servent qu'à se disculper et à minimiser les faits.

Des experts, choisis par le ministère, ont demandé à son agence interne, l'ANSM, d'interroger ses données de pharmacovigilance et celles du SNIIRAM de la CNAM, qui a fini par accepter de les communiquer de façon lacunaire comme d'habitude. L'ANSM a donc conclu à seulement 20 cas d'embolie en 7 ans, alors que toutes les statistiques mondiales portant sur des millions de femmes indiquent que, compte tenu du nombre de femmes ayant avalé ces pilules, ce sont 100 à 200 embolies qui auraient dû être déclarées sur cette période. Affaire enterrée.

Diane 35 est alors suspendue, puis aussitôt réintroduite par Bruxelles comme « anti-acnéique » et, non « anticonceptionnel »... Mais Bayer, dans la fiche CRP de Diane 35 :

– réserve Diane 35 à l'acné des jeunes filles, mais pas des garçons ;

– conseille sa prise 21 jours par mois, comme la pilule, et non 30, comme les autres anti-acnéiques ;

– et indique, parmi les effets secondaires, l'effet anticonceptionnel puissant.

Il faut le lire pour le croire. Humour allemand ? Mais humour noir.

Il faut retirer immédiatement toutes ces pilules de 3e et 4e générations, anti-acnéiques ou pas, car, évidemment, les accidents continuent, au même rythme, 1000 phlébites par an, 100 embolies, 10 décès ou accidents graves irréversibles... Mais qui se souvient encore en 2017 de Diane 35 de 2013 ? Biotrial et Dépakine ont pris la place. De nouvelles enquêtes internes vont être diligentées, où, comme toujours, le ministère sera juge et partie, et le Parquet, qui pourrait se saisir, demeurera immobile, silencieux, coupable.

Tel est le bilan des pilules en France :
– 220000 avortements pour en avoir restreint l'accès ;
– 150 embolies par an pour ne pas avoir donné les bonnes.

Les pilules du lendemain : mifépristone, Norlevo, ulipristal

Oubli, chaleur, alcool, yeux qui brillent, surprise des beaux soirs d'été ou des fêtes hivernales, pulsions explosives du désir des femmes fontaines, charme des casanovas de la nuit ou révélation d'un amour partagé exigent la pilule du lendemain. Il ne peut y avoir d'enfant que voulu et d'amour que libre.

L'histoire des pilules dites « d'urgence », c'est celle du long refus de 3 pilules progestatives de synthèse qui inhibent la nidification des ovules fécondés et stoppent la grossesse, même prises plusieurs jours après un rapport non protégé : pilule du lendemain (1 à 3 jours après) et du surlendemain (3 à 5 jours après). Mais attention, leur activité diminue avec ce délai : 10 % d'échec après le 1er jour, 30 % après le 3e.

Quelles pilules?

• 1981, le Pr Émile-Étienne Baulieu, déjà brillant chercheur, aujourd'hui endocrinologue, professeur au Collège de France et qui fut président de l'Académie des sciences, met au point un progestatif de synthèse avec D. Philibert et G. Teutsch, deux chercheurs du laboratoire français Roussel-Uclaf: la mifépristone, aussi baptisée RU-486, la première pilule du lendemain. Le «plan B». Blocage socio-politique instantané. Roussef-Uclaf ne la brevette même pas et ne demande pas l'AMM, qui aurait été sans doute refusée, même si la gauche venait d'arriver au pouvoir. Long silence pendant presque 20 ans chez nous, alors qu'elle est diffusée depuis 1990 en Chine, en Asie, en Inde et en Europe de l'Est, à 1 ou 2 euros. Découverte française vendue dans le monde entier, sauf en France.

• En 1999, nouveau progestatif de synthèse, le lévonorgestrel (Norlevo), développé par le petit laboratoire français HRA et aussitôt autorisé... aux États-Unis, où il déclenche de violentes oppositions socio-culturelles. Susan Wood, commissaire de la FDA pour la santé des femmes, démissionne bruyamment en 2005, lorsque, contre l'avis de ses commissions scientifiques, la FDA refuse que le Norlevo soit vendu sans ordonnance, ce qui conduit J. Drazen, éditeur en chef du *New England Journal of Medicine*, à écrire un éditorial fracassant pour la soutenir. La pilule «Plan B» est maintenant en vente libre sans ordonnance aux États-Unis, mais seulement pour les plus de 18 ans, et pas gratuitement. Et voilà pourquoi 6% des 50% de jeunes Américaines qui ne prennent pas la pilule sont enceintes sans l'avoir voulu, et le tiers contraintes à une IVG. En France, le Norlevo est aussi autorisé en 1999, 18 ans après la découverte de Baulieu, dans un contexte un peu plus ouvert qu'en 1981, d'abord seulement avec l'accord écrit des parents et sur ordonnance, bien difficile à obtenir en 24 heures, puis dispensé sous forme de «pass santé-contraception» par les infirmières des 470 lycées parisiens, en violant le droit à la vie privée des jeunes élèves, qui préfèrent souvent passer par les centres de planning familial extérieurs, lesquels disparaissent malheureusement rapidement, même dans les grandes villes.

• En 2008 arrive en fanfare – toute la presse en parle – l'ulipristal (elleOne), également de HRA. Cette pilule dite «du surlendemain» étend le délai jusqu'au 5e jour, mais à 24 euros la pilule, contre 6 pour le Norlevo et 1 pour la mifépristone de 1981... L'affaire rapporte et HRA est racheté par... Goldman Sachs. Le scandale, une fois de plus, est majeur et masqué. Le Norlevo et l'ulipristal sont de simples dérivés de la mifépristone 10 mg, qui est :

- plus sûre qu'eux ;
- avec moins d'effets secondaires ;
- 24 fois moins chère que l'ulipristal, et 6 fois moins chère que le Norlevo !

Chez nous, la mifépristone 10 mg n'a toujours pas sa place. Elle reste cantonnée au dosage de 600 mg (Mifegyne, Nordic Pharma) en milieu hospitalier pour les IVG médicales. Une seule nation résiste à ses propres découvertes en payant Goldman Sachs et Barroso 25 fois plus cher depuis 35 ans. « Un seul petit village peuplé d'irréductibles Gaulois résiste toujours et encore à l'envahisseur. »

Une exception française de plus.

SOULAGER OU PRÉVENIR ? LE TRAITEMENT HORMONAL DE LA MÉNOPAUSE

ENTHOUSIASME INJUSTIFIÉ, CONDAMNATION EXCESSIVE, VÉRITÉ MÉDIANE

On pensait il y a 25 ans que le THM non seulement calmait les symptômes souvent pénibles de la ménopause, mais qu'il constituait aussi un traitement préventif remarquable des pathologies cardio-vasculaires et tumorales, ainsi que de l'ostéoporose.

Virage brutal dans les années 2003-2005, et qui laisse encore des traces profondes.

Quatre grandes enquêtes exaltent à grand bruit les dangers des THM : Women Health Initiative (WHI), américaine, sur 16 000 femmes en 2002 ; Million Women Study (MWS), britannique, en 2003, méthodologiquement conduite à la va-vite ; enquête de la Mutuelle générale de l'éducation nationale et de l'institut Gustave-Roussy en France sur 100 000 femmes, en 2004 ; enfin, rapport de l'AFSSAPS en 2005.

Leurs conclusions brutales ont conduit à l'arrêt d'une 5ᵉ grande étude anglaise, qui venait d'être engagée (l'enquête WISDOM, sur 32 millions de femmes), et à la condamnation à peu près générale du THM, mis en œuvre il y a 30 ans. Depuis 2003, la consommation de médicaments destinés à traiter la ménopause a diminué de 3/4, tant les médias ont affolé l'opinion publique en évoquant des milliers de cas de cancers, d'infarctus ou d'embolies liés à ces traitements.

Pourtant, les études WHI et MWS ne sont pas transposables en France, car elles concernent des traitements qui ont été appliqués à des femmes plus âgées (50 à 70 ans, 63 ans en moyenne), souvent avec une forte surcharge pondérale, sur des durées très supérieures de 5 ou 10 ans. Ces traitements comprenaient des molécules *per os* peu utilisées en France, à base d'œstrogènes de jument et de dérivés synthétiques de la progestérone, comme la médroxyprogestérone, alors qu'on se sert ici de l'œstradiol et de la progestérone naturelle, souvent par voie cutanée, évitant ainsi la surcharge hépatique des médicaments *per os*.

Surtout, ces enquêtes privilégient les résultats relatifs, beaucoup plus spectaculaires que les résultats absolus. Parler d'excès de 26 % des cancers du sein, de 29 % des maladies coronaires, et idem pour les phlébites, les embolies et les accidents vasculaires cérébraux, laisse croire à des milliers d'accidents graves.

Mais, en termes absolus, ces différences sont infiniment moins remarquables. Par exemple, dans l'étude WHI, pour 8 000 femmes dans chaque groupe traité et non traité, les nombres respectifs de cancers du sein, d'infarctus, d'AVC, de phlébites et d'embolies pulmonaires sont de 31 contre 24, 30 contre 24, 40 contre 20, soit 7 cas, 6 cas et 20 cas de plus chez les femmes traitées, un excès total de 33 cas pour 8 000 malades. À l'inverse, les cancers du côlon et les fractures ostéoporotiques sont moins fréquentes chez les femmes traitées, respectivement 8 contre 13 et 118 contre 153, soit 40 de moins… Cela fait 33 contre 40. Bilan nul !

À titre d'exemple encore, le risque de cancer du sein était présenté comme accru de 27 %. Soit. Mais, dans la réalité, il s'agissait de risques relatifs de 3,3 % contre 2,6 %, soit une différence infime de 0,7 %. On aurait pu tout aussi bien dire que 96,7 % des femmes traitées ne faisaient pas de cancer, contre 97,4 % des non traitées, une différence qui apparaît cette fois comme infime.

Ajoutons que ces études ne montraient aucune augmentation des cancers de l'ovaire et de l'endomètre, et que la mortalité totale à 5 ans était la même dans les 2 groupes. *Much ado about nothing.*

De même encore, le surcroît de cancers du sein, de maladies coronaires et d'accidents vasculaires cérébraux était seulement, après 5 ans, de 8 cas pour 10 000 femmes traitées, pour chacune de ces 3 pathologies (par exemple, pour le cancer du sein, 458 sur 10 000 femmes traitées contre 450 chez les 10 000 autres non traitées), des chiffres non statistiquement significatifs et qui laissent rêveur quand on sait à quel point le recueil de telles données sur des dizaines de milliers de cas par des centaines de médecins est de qualité inégale.

Mais il y a pire encore. L'extrapolation de ces résultats à l'ensemble de la population traitée (2 millions de femmes en France et 10 millions aux États-Unis) a conduit à affoler la population : le chiffre de 8 cas sur 10 000, correspondant au surcroît de cancers du sein, était présenté comme un excès annuel de 8 000 cancers du sein. De même, en France, l'AFSSAPS, toujours pertinente, a conclu en 2005, que sur l'ensemble de plus de 2 millions de femmes traitées, ces chiffres indiquaient un excès de 1 000 à 1 200 cancers du sein, soit 5 % de l'ensemble de ces cancers (22 000).

Ces chiffres, répercutés à l'envi par la grande presse, ont soulevé d'innombrables protestations de la part d'un grand nombre de gynécologues médicaux et de leurs associations scientifiques.

Le rôle cancérigène du THM était d'autant plus incertain que les cancers du sein découverts chez les femmes traitées l'étaient très tôt, dès la première année, et qu'ils étaient plus volumineux et plus disséminés que ceux du groupe non traité. Cela suggère que le THM pourrait bien avoir accéléré l'évolution de cancers préexistants (qu'on aurait dû repérer avant de commencer le traitement), plutôt qu'il ne les a induits.

Reste enfin que le surcroît de cancers du sein n'apparaît que chez les femmes traitées par une association d'œstrogènes et de progestatifs de synthèse, mais non chez celles qui ne reçoivent que des œstrogènes, ni chez celles qui n'utilisent que de la progestérone naturelle micronisée (Estima, Utrogestan, Progestogel).

À force de rechercher le risque zéro, les femmes pourraient bien se retrouver ramenées 30 ans en arrière. Il faut, nous semble-t-il, raison garder, et, puisque le bilan des inconvénients égale à peu près celui des avantages, décider de traiter seulement lorsque les femmes, au moment de la ménopause, ressentent vraiment des gênes sérieuses, et à condition qu'elles n'aient pas d'antécédent de cancer du sein ou de pathologies cardiaques, artérielles ou thrombosantes, et seulement après avoir examiné les seins au moyen d'une mammographie, ou mieux, d'une échographie.

Il vaudrait mieux traiter pour soulager, et non pour prévenir le risque de cancer du côlon ou de fractures, puisque d'autres traitements moins risqués existent pour prévenir l'ostéoporose.

L'AROMASINE
UNE DÉRIVE PRÉVENTIVE

L'aromatase synthétise des œstrogènes dans tous les tissus à partir de la testostérone.

Elle est la seule source d'œstrogènes chez l'homme et chez la femme ménopausée, dont les ovaires ne produisent plus. Les anti-aromatases lancées en 1996 bloquent cette synthèse. Les premières, Arimidex et sa quasi-copie Femara, ne sont pas des stéroïdes, la troisième, l'Aromasine de Pfizer, est un stéroïde (exémestane). Elles sont équivalentes. Elles ont d'abord été utilisées dans les cancers du sein, en 2e ou 3e ligne, puis proposées en 1re ligne dans les petits cancers de la femme ménopausée, cancers porteurs de récepteurs aux œstrogènes, avec des résultats de 15 à 20 % supérieurs à ceux obtenus auparavant par le tamoxifène (antagoniste des récepteurs des œstrogènes). Le laboratoire Pfizer fait alors le pari d'utiliser l'Aromasine, non plus pour traiter, mais pour prévenir le cancer du sein après la ménopause, nouvel exemple d'acharnement préventif, avec un marché 50 fois plus vaste que celui du traitement curatif, le marché de TOUTES les femmes ménopausées !

C'est d'abord dans le *New England Journal of Medicine*, depuis 2005, une série de *comments* ou d'éditoriaux accrocheurs, « *Switching to aromatase inhibitors* », « *Beyond tamoxifen* », « *A triumph of translations oncology* », « *New stars in the sky* ». Puis, c'est dans le même journal, en juin 2011, une étude unique, sur 4 500 femmes ménopausées, suivies 3 ans seulement (bien court pour évaluer la prévention des cancers). Le travail est présenté à coups de cymbales au congrès de l'ASCO, le grand barnum commercial annuel de l'American Society of Clinical Oncology, qui attire 10 000 cancérologues du monde entier (le professeur D. Khayat lui-même était présent avec son *charter of cancer*). *Le Parisien* décrit l'impact comme le plus spectaculaire du congrès : « L'Aromasine a réduit des 2/3 les risques de cancers. »

Cinq commentaires :

• Le professeur Khayat applaudit cette percée, « d'autant – dit-il – qu'il n'existait pas de médicaments équivalents ». Il sait pourtant, autant que quiconque, qu'il existe depuis 1996 deux anti-aromatases, sorties plusieurs années avant la molécule de Pfizer, aux effets rigoureusement similaires (Arimidex et Femara).

• Ce travail unique devra être confirmé par d'autres sur une plus longue durée. Rien ne justifie d'en faire la grande percée de l'année.

• Les nombres de cancers apparus en 3 ans sont de 33 sur 2 300 femmes non traitées et de 11 sur 2 300 femmes traitées (0,5 % contre 1,4 %), soit 22 cancers en moins en 3 ans, soit 7 de moins par an pour 2 300 femmes traitées, soit 0,3 %. Il faut donc traiter 315 femmes pour éviter, si l'essai n'est pas biaisé, comme ils le sont tous, 1 cancer par an, à 5 euros par jour, soit 57 000 euros par an et par cas.

• Si l'on s'engage dans cette prévention, c'est en France un marché de 6-8 millions de femmes ménopausées qui prendraient le médicament pendant des années, alors que l'Aromasine ne permettrait d'éviter 1 cancer par an que chez 0,3 % de femmes traitées... Même si on ne traitait qu'1 femme ménopausée sur 10, cela ferait encore 1,2 milliard d'euros par an pour Pfizer France.

Jackpot ! Cela ne justifie pas de présenter le travail de Pfizer, non confirmé par d'autres, comme une grande percée.

• Enfin, il s'agit d'une molécule « proménopausante », avec des effets secondaires, qu'on peut négliger s'il s'agit du traitement curatif d'un cancer, parce que le jeu en vaut la chandelle, mais peu acceptables pour un traitement préventif de masse sur des années (bouffées de chaleur, insomnies, nausées, céphalées, dépressions, beaucoup d'arthralgies et de myalgies, etc.). On ne peut accepter les mêmes risques en préventif qu'en curatif.

2016 : nouvelle tentative d'extension du marché.

N'y aurait-il pas intérêt à prolonger de 5 à 10 ans le traitement antiœstrogènes des cancers du sein ?

Mais nouvel échec (*New England Journal of Medicine* 2016, 375 : 209). 2 000 cancers du sein traités suivis 6 ans, 1 000 traités suivis 5 ans, 1 000 traités suivis 10 ans. Résultats comparés : survie globale de 5 ans, 93 contre 94 % ; survie de 5 ans sans symptômes, 65 contre 91 % ; mortalité : 5 % contre 5 % ; seules les récidives controlatérales ponctuelles immédiatement réséquées sont réduites de moitié 67 contre 98, 31 cas de moins en 6 ans sur 1 000 traitées, soit −3 %. En revanche, la fréquence de l'ostéoporose est doublée, et celle des fractures multipliée par 1,5 (133 contre 88, soit 45 de plus).

Conclusion des auteurs, comme d'habitude, à l'inverse des faits: «Le traitement de 10 ans entraîne une augmentation significative de la survie sans symptômes» (non), mais, reconnaissent-ils, «sans augmentation de la survie globale». Pas un mot au sujet des complications...

L'article est évidemment suivi d'un éditorial enthousiaste s'appuyant sur la réduction des récidives controlatérales de 3%, pour relancer l'idée de traitements préventifs par les antiaromatases. Et naturellement, l'article est signé de 17 auteurs, dont les 6 seniors sont sous 20 contrats financiers avec... AstraZeneca et les firmes produisant les autres anti-aromatase, Novartis et Pfizer.

GYNÉCOLOGIE

Dépenses de la CNAM en 2015 : 500 millions d'euros

125 spécialités et associations
10 spécialités et associations inutiles (efficacité faible ou nulle), soit 8 %
30 spécialités et associations à risque (important ou majeur), soit 24 %

A. GYNÉCOLOGIE GÉNÉRALE

I. Œstrogènes

Insuffisance ovarienne ; traitement hormonal de la ménopause.

1. Oraux

	Molécule	Spécialité	Laboratoire	AMM	Efficacité	Risque	Prix/ jour	Taux de remboursement
	Estradiol	**Estreva**	Teva	1995	**moyenne**	**mineur**	0,08 €/j	65 %
◉	Estradiol	**Estrofem**	Novo Nordisk	1982	**moyenne**	**mineur**		NR
◉	Estradiol	**Oromone**	Mylan	1992	**moyenne**	**mineur**	0,08 €/j	65 %
	Estradiol	**Provames**	Merus Labs Luxco	1994	**moyenne**	**mineur**	0,08 €/j	65 %
	Éthinylestradiol (50 µg)	**Éthinyl-œstradiol Effik**	Effik	1949	**moyenne**	**mineur**		NR
	Estriol	**Physiogine**	Aspen pharma	1995	**moyenne**	**mineur**	0,18 €/j	30 %

2. Percutanés (gels, patchs)

	Molécule	Spécialité	Laboratoire	AMM	Efficacité	Risque	Prix/ jour	Taux de remboursement
	Estradiol	**Delidose**	Orion	1996	**moyenne**	**mineur**		65 %
◉	Estradiol	**Dermestril**	Rottapharm	1996	**moyenne**	**mineur**	0,27 €/j	65 %
	Estradiol	**Estraderm**	Novartis	1987	**moyenne**	**mineur**	0,27 €/j	65 %
	Estradiol	**Estrapatch**	Pierre Fabre	2001	**moyenne**	**mineur**	0,27 €/j	65 %
◉	Estradiol	**Estreva**	Teva	1995	**moyenne**	**mineur**	0,17 €/j	65 %
◉	Estradiol	**Femsept**	Teva	1998	**moyenne**	**mineur**	0,27 €/j	65 %
◉	Estradiol	**Oesclim**	Mylan	1994	**moyenne**	**mineur**	0,27 €/j	65 %
◉	Estradiol	**Oestrodose**	Besins	1990	**moyenne**	**mineur**	0,18 €/j	65 %
◉	Estradiol	**Oestrogel**	Besins	1974	**moyenne**	**mineur**	0,11 €/j	65 %
◉	Estradiol	**Thaïssept** (transdermique)	Besins	1996	**moyenne**	**mineur**	3,70 €/j	65 %
	Estradiol	**Vivelledot**	Novartis	2002	**moyenne**	**mineur**	0,27 €/j	65 %

3. Vaginaux

	Molécule	Spécialité	Laboratoire	AMM	Efficacité	Risque	Prix/ jour	Taux de rembour-sement
	Promestriène + Chlorquinaldol (antiseptique)	**Colposeptine**	Teva	1977	**faible**	**mineur**	0,24 €/j	30%
◉		**Colpotrophine**	Teva	1974	**faible**	**mineur**	0,23 €/j	30%
	Estriol + Progestérone + Lactobacillus casei	**Florgynal**	Biose	1998	**faible**	**mineur**	0,35 €/j	30%
◉		**Trophigil**	Besins	1971	**faible**	**mineur**	0,49 €/j	30%

II. Progestatifs[1]

1. Progestérone naturelle (orale et vaginale)

	Molécule	Spécialité	Laboratoire	AMM	Efficacité	Risque	Prix/ jour	Taux de rembour-sement
		Estima	Effik	1999	**grande**	**mineur**	0,40 €/j	65%
		Ménaelle	Teva	2000	**grande**	**mineur**	0,46 €/j	65%
◉		**Utrogestan**	Besins	1980	**grande**	**mineur**	0,64 €/j	65%
	Progestérone (inj.)	**Progiron**	Genevrier	*	**grande**	**mineur**		NR
	Progestérone (gel vagin.)	**Crinone**	Merck Santé	*	**moyenne**	**mineur**		NR

2. Progestérone percutanée

Molécule	Spécialité	Laboratoire	AMM	Efficacité	Risque	Prix/ jour	Taux de rembour-sement
	Progestogel	Besins	1971	**moyenne**	**mineur**		30%

1. Dysménorrhées; insuffisance lutéale; syndrome prémenstruel; mastopathies; THM; endométrioses.

3. Progestines

Dérivés de la progestérone.

	Molécule	**Spécialité**	Laboratoire	AMM	**Efficacité**	**Risque**	Prix/jour	Taux de remboursement
🗑	**Médroxy-progestérone + Méprobamate + Bendroflumé-thiazide**	**Précyclan**	Lisapharm	1965	**moyenne**	**modéré**	0,08 €/j	65%
🗑	**Dihydrogestérone**	**Duphaston**	Mylan	1979	**faible**	**modéré**	0,72 €/j	65%
🗑	**Chlormadinone**	**Lutéran**	Sanofi	1965	**faible**	**modéré**	0,08 €/j	65%
	Médrogestone	**Colprone**	Biodim	1976	**moyenne**	**modéré**	0,44 €/j	65%
	Normégestrol	**Lutenyl**	Teva	1983	**moyenne**	**modéré**	0,44 €/j	65%
	Promégestone	**Surgestone**	Merus Labs Luxco	1981	**moyenne**	**modéré**	0,44 €/j	65%

III. Œstroprogestatifs

Estradiol [E] + progestatifs.

	Molécule	**Spécialité**	Laboratoire	AMM	**Efficacité**	**Risque**	Prix/jour	Taux de remboursement
	E + Lévonor-gestrel (Transderm.)	**Femsept-combi** et **Femseptevo**	Teva	2000	**moyenne**	**modéré**	9 €/j	65%
◉	**E + Médroxy-progestérone**	**Divina**	Orion	1991	**moyenne**	**modéré**	0,38 €/j	65%
		Duova	Orion	2001	**moyenne**	**modéré**	0,28 €/j	65%
	E + Dihydro-gestérone	**Climaston**	Mylan	1997	**moyenne**	**modéré**	0,27 €/j	65%
	E + Drospirénone	**Angeliq**	Bayer	2004	**moyenne**	**modéré**	0,28 €/j	NR
◉	**E + Noréthistérone**	**Activelle**	Novo Nordisk	1998	**moyenne**	**modéré**	0,28 €/j	65%
◉		**Kliogest**	Novo Nordisk	1988	**moyenne**	**modéré**	0,28 €/j	65%
		Novofemme	Novo Nordisk	2002	**moyenne**	**modéré**	0,33 €/j	65%
◉		**Trisequens**	Novo Nordisk	1982	**moyenne**	**modéré**	0,33 €/j	65%
	E + Nomégestrol	**Naemis**	Teva	2002	**moyenne**	**modéré**	0,33 €/j	65%

B. CANCÉROLOGIE GYNÉCOLOGIQUE

(Sein, ovaires, utérus, col.)

I. Progestatifs (cancer du sein)

Molécule	Spécialité	Laboratoire	AMM	Efficacité	Risque	Prix/jour	Taux de remboursement
Médroxy-progestérone	**Farlutal**	Pfizer	1983	**faible**	**mineur**	4,10 €/j	100 %
	Dépo-Prodasone	Pfizer	1970	**faible**	**mineur**		100 %
Mégestrol	**Megace**	Pharmaswiss	1993	**faible**	**mineur**	2,80 €/j	100 %

II. Antiœstrogènes (cancer du sein)

1. Antagonistes des récepteurs des œstrogènes[1]

Molécule	Spécialité	Laboratoire	AMM	Efficacité	Risque	Prix/jour	Taux de remboursement
Tamoxifène[2]	**Nolvadex** (12 génériques)	AstraZeneca	1976	**moyenne**	**mineur**	1,20 €/j	100 %
Fulvestrant	**Faslodex** (IM)	AstraZeneca	2001	**moyenne**	**mineur**	15 €/j	100 %

2. Inhibiteurs de l'aromatase

Molécule	Spécialité	Laboratoire	AMM	Efficacité	Risque	Prix/jour	Taux de remboursement
Anastrozole (non stéroïde)	**Arimidex**	AstraZeneca	1996	**moyenne**	**modéré**	4,30 €/j	100 %
Létrozole (non stéroïde)	**Femara**	Novartis	1997	**moyenne**	**modéré**	4,60 €/j	100 %
Exémestane (stéroïde)	**Aromasine**	Pfizer	1999	**moyenne**	**modéré**	4,80 €/j	100 %

1. Antagonistes dans le sein et l'utérus, mais agonistes dans l'os.
2. Le raloxifène, sa presque exacte copie, est utilisé dans l'ostéoporose. Le tamoxifène réduit de 50 % le nombre de cancers invasifs et, en prévention, de 40 % le nombre de cancers en valeur relative. Mais, en valeur absolue, il faut traiter 500 patientes pour éviter 1 cancer par an. Il accroît légèrement les cancers de l'endomètre.

C. CONTRACEPTION

I. Contraception préventive

Ne prescrire que les pilules de 2e génération.
Écarter :
– les pilules avec plus de 30 µg d'EE ;
– les pilules avec les « nouveaux » progestatifs, pilules dites de « 3e et 4e générations ».

1. Progestatifs

Molécule	**Spécialité**	Laboratoire	AMM	**Efficacité**	**Risque**	Prix/ jour	Taux de rembour-sement
Désogestrel (*per os*)	**Cérazette**	MSD	1999	**grande**	**nul**		NR
Médroxy-Progestérone (IM)	**Provera**	Pfizer	1980	**grande**	**nul**		65 %
Étonogestrel (implant)	**Nexplanon**	MSD	1999	**grande**	**nul**	125 €	65 %

2. Œstroprogestatifs[1]

- **Fortes doses d'éthinylestradiol (EE)**

À proscrire : 1re génération.

	Molécule	**Spécialité**	Laboratoire	AMM	**Efficacité**	**Risque**	Prix/ jour	Taux de rembour-sement
	EE + Diénogest	**Qlaira** (EE : 1 - 3000 µg)	Bayer	1908	**grande**	**important**		NR
	EE + Étonogestrel (anneau vaginal)	**Nuvaring**	MSD	2003	**grande**	**important**		NR
	EE + Norel-gestromine	**Evra** (EE : 600 µg)	Janssen-Cilag	2002	**grande**	**important**		NR

1. Liste complète : *Prescrire*, déc. 2012.

• 2e génération : les seules à utiliser

Éthinylestradiol (EE) microdosé (≤ 50 µg) + lévonorgestrel ou noréthistérone.

	Molécule	Spécialité	Laboratoire	AMM	Efficacité	Risque	Prix/jour	Taux de rembour-sement
	EE + Lévonorgestrel (génériques) (seules remboursées)	**Minidril** (EE : 30 µg) (Ge)	Pfizer		**excellente**	**mineur**	0,10 €/j	65 %
		Daily (EE : 30 et 40 µg)	Pierre Fabre	2002	**excellente**	**mineur**	0,10 €/j	65 %
		Ludéal (EE : 30 µg)	Pierre Fabre	2001	**excellente**	**mineur**	0,10 €/j	65 %
		Leeloo (EE : 20 µg)	Teva		**excellente**	**mineur**	0,12 €/j	65 %
		Adepal (EE : 40 µg)	Pfizer		**excellente**	**mineur**	0,12 €/j	65 %
		Lovavulo (EE : 20 µg)	Majorelle		**excellente**	**mineur**	0,12 €/j	65 %
		Trinordiol (EE : 30 µg)	Pfizer		**excellente**	**mineur**	0,10 €/j	65 %
		Lovapharm	Majorelle	*	**excellente**	**mineur**		
		Optidril	Majorelle	*	**excellente**	**mineur**		
		Optilova	Majorelle	*	**excellente**	**mineur**		
		Seasonique	Teva	*	**excellente**	**mineur**		
		Amarance (EE : 30 µg)	Pfizer		**excellente**	**mineur**	0,08 €/j	65 %
		Stediril (EE : 50 µg) (Ge)	Pfizer		**excellente**	**mineur**	0,08 €/j	65 %
	EE + Noréthistérone (3 doses : 0,5, 0,75 ET 1 MG)	**Triella** (EE : 35 µg)	Janssen-Cilag	2004	**excellente**	**mineur**	0,08 €/j	65 %

• 3e génération : 19 à éviter

Éthinylestradiol (EE) microdosé + progestatifs 3e génération.

	Molécule	Spécialité	Laboratoire	AMM	Efficacité	Risque	Prix/jour	Taux de rembour-sement
	EE + Désogestrel[1]	**Cycléane** (EE : 30 µg)	MSD	1991	**excellente**	**important**		NR
		Mercilon (EE : 20 µg)	MSD	1988	**excellente**	**important**		NR
		Varnoline (EE : 30 µg)	MSD	1982	**excellente**	**important**		NR

1. Aussi : Desobel.

	EE + Gestodène[1]	**Minesse** (EE : 15 µg)	Pfizer	1999	**excellente**	**important**		NR
		Carlin (EE : 20 µg)	Effik	2006	**excellente**	**important**		65 %
		Felixita (EE : 20 µg)	Teva	2006	**excellente**	**important**		65 %
		Melodia (EE : 15 µg)	Bayer	1999	**excellente**	**important**		65 %
	EE + Norgestimate[2]	**Triafemi** (EE : 35 µg)	Effik	2002	**excellente**	**important**		NR

• **4e génération : à éviter**

Éthinylestradiol EE microdosé + progestatifs 4e génération.

	Molécule	**Spécialité**	Laboratoire	AMM	**Efficacité**	**Risque**	Prix/jour	Taux de rembour-sement
	EE + Drospirénone[3]	**Jasmine Jasminelle** (EE : 30 µg)	Bayer	2001	**excellente**	**important**		NR
		Yaz (EE : 20 µg)	Bayer	2008	**excellente**	**important**		NR

• **5e génération : à interdire**

Pilules prétendument antiacné. Argument de vente pour attirer les jeunes filles ? Et pourtant, aucune n'est remboursée. Au moins 100, voire 200 embolies cérébrales et pulmonaires en 10 ans. En 2013, l'ANSM suspend ces molécules ; l'Agence européenne les réintroduit en 2014 pour le seul traitement de l'acné. Et c'est la farce. Voici Diane 35 qui réapparaît pour l'acné, mais... en préconisant un traitement de 21 jours par mois, calé sur les règles, comme toutes les pilules ! Et en indiquant l'effet contraceptif dans les effets indésirables. Achetez une boîte et lisez. Humour ou culot de la part de Bayer ?

1. Aussi : Harmonet, Efezial, Méliane, Minulet, Moneva, Edenelle, Sylviane, Optinesse, Lisvy.
2. Aussi : Cilest et Effiprev.
3. Aussi Belanette et Drospibel, toutes avec excès de thromboses veineuses et d'hyperkaliémies (*Prescrire*, mai 2011).

Molécule	Spécialité	Laboratoire	AMM	Efficacité	Risque	Prix/jour	Taux de rembour-sement
EE (20-30 µg) **+ Cyprotérone** (progestatif de synthèse)	**Diane 35**	Bayer		**excellente**	**majeur**		NR
	Holgyème	Effik		**excellente**	**majeur**		NR
	Lumalia	Pierre Fabre		**excellente**	**majeur**		NR
	Evépar	Mylan		**excellente**	**majeur**		NR
	Minerva	Bayer		**excellente**	**majeur**		NR
EE + Chlormadinone	**Belara** (EE : 30 µg)	Gedeon	2005	**excellente**	**majeur**		NR

II. Contraceptifs locaux

Molécule	Spécialité	Laboratoire	AMM	Efficacité	Risque	Prix/jour	Taux de rembour-sement
Lévonorgestrel (en dispositif intra-utérin)	**Mirena**	Bayer	1995	**excellente**	**mineur**		65 %
Spermicides (benzalkonium, miristalkonium...)	**Alpagelle**	CAG Pharma	1980	**moyenne**	**mineur**		NR
	Pharmatex	Innotech	1970	**moyenne**	**mineur**		NR

III. Contraception en urgence (active jusqu'au 5e jour)

Molécule	Spécialité	Laboratoire	AMM	Efficacité	Risque	Prix/jour	Taux de rembour-sement
Lévonorgestrel (pilule du lendemain, dite « Plan B »)	**Norlevo**	HRA Pharma	1999	**excellente**	**modéré**	7,60 €	65 %
Ulipristal (du 5e jour)	**EllaOne**	HRA Pharma	2009	**excellente**	**modéré**	24,15 €	65 %
Ulipristal	**Esmya**	Gedeon	*	**excellente**	**modéré**		65 %

D. INTERRUPTION VOLONTAIRE DE GROSSESSE[1]

Interruption de grossesse jusqu'au 63e jour, ou pour raison médicale après le 3e mois.
Utilisation séquentielle :
- d'antagonistes des récepteurs de la progestérone ;
- de prostaglandines PGE_2, ou analogues.

I. Antiprogestérones

Molécule	**Spécialité**	Laboratoire	AMM	**Efficacité**	**Risque**	Prix/ jour	Taux de rembour-sement
Mifépristone (RU-486)	**Mifegyne**	Exelgyn	1981	**excellente**	**important**	76 €	NR
	Miffee	Linepharma	*	**excellente**	**important**		NR

1. Forfait de 192 euros pris en charge par la CNAM, remboursé à 70 %, complété éventuellement par les mutuelles. Dispense d'avance de frais en AME et en CMU. Tarif fixe en cabinet. Ce forfait comprend 4 consultations et la fourniture des médicaments. Ce forfait ne comprend pas l'échographie de datation et les examens biologiques (taux de bêta-hCG et détermination du groupe sanguin, notamment).

• Étapes de l'IVG :

– au cabinet : 1re consultation. Présentation de l'IVG et de son déroulement. Démarches administratives. Signature de la fiche de consentement. Examen clinique ;

– au cabinet : 2e consultation après une semaine pour confirmation de la volonté d'IVG. Rédaction de la fiche de liaison cabinet/hôpital. Prise de la Mifégyne au cabinet. Remise des comprimés de misoprostol. Le misoprostol est pris 36 à 48 heures après la Mifégyne et il est nécessaire de rester à la maison avec une tierce personne de confiance, le jour de la prise du misoprostol ;

– au cabinet : dans les 14 à 21 jours après la prise de la Mifégyne, consultation de contrôle avec présentation d'une prise de sang prouvant la réussite de l'IVG ;

– tout au long de cette période, le médecin est joignable et prêt à recevoir la patiente.

• Documents et examens nécessaires :

– taux de bêta-hCG confirmant la grossesse ;

– échographie de datation (permet de respecter les 7 semaines d'aménorrhée) ;

– carte de groupe sanguin-rhésus ;

– fiche d'information remise à la patiente et signée pour accord sur l'IVG et ses conséquences.

II. Prostaglandines et analogues

	Molécule	Spécialité	Laboratoire	AMM	Efficacité	Risque	Prix/jour	Taux de rembour-sement
◉	Dinoprostone (PGE)	**Prostine E2**	Pfizer	1984	**grande**	**modéré**		Hôp.
		Prepidil Intracervical	Pfizer	1987	**grande**	**modéré**		Hôp.
		Propess	Ferring	1999	**grande**	**modéré**		Hôp.
	Misoprostol (analogue de la PGE)	**Cytotec**	Voir « Ulcère gastrique ».					
		Artotec						
◉		**Gymiso**						
	Géméprost (analogue de la PGE)	**Cervagème**	Sanofi	1984	**grande**	**modéré**		Hôp.
	Sulprostone (analogue de la PGE)	**Nalador**	Bayer	1985	**grande**	**modéré**		Hôp.

E. STÉRILITÉ[1] – FIV

I. Clomiphène

Antiœstrogène inhibant le freinage des œstrogènes sur l'hypothalamus et induisant une augmentation de FSH, d'estradiol, de LH, ainsi que l'ovulation (avec 10 % de gémellarité et 0,3 % de triplés). Le taux d'ovulation est de 75 %, et 50 % de ceux-ci aboutissent à une grossesse, soit 1 cas sur 3.

Molécule	Spécialité	Laboratoire	AMM	Efficacité	Risque	Prix/jour	Taux de rembour-sement
	Clomid	Sanofi	1967	**grande**	**important**	0,34 €/j	65 %
	Pergotime	Merck	1985	**grande**	**important**	1,10 €/j	65 %

1. Féminine (anovulation) et masculine (spermatogénèse insuffisante). La principale complication du clomiphène et des gonadotrophines est le syndrome d'hyperstimulation ovarienne, avec hyperperméabilité vasculaire généralisée et épanchements multiples : choc, détresse respiratoire.

II. Gonadotrophines (GNT) : FSH ET LH

En cas d'échec du clomiphène.

1. GNT extractives (urinaires ou chorioniques)

Molécule	Spécialité	Laboratoire	AMM	Efficacité	Risque	Prix/jour	Taux de rembour-sement
Gonadotrophine chorionique	**Gonadotrophine chorionique Endo** (IM)	MSD	1997	**moyenne**	**important**	8 €/j	65 %
FSH : Urofollitropine[1] E	**Fostimonkit** (SC)	Genevrier	2006	**moyenne**	**important**	19 €/j	100 %
FSH-LH : Ménotropine[2]	**Menopur** (IM ou SC)	Ferring	1999	**moyenne**	**important**	33 €/j	100 %

2. Gonadotrophines recombinantes (SC)

Molécule	Spécialité	Laboratoire	AMM	Efficacité	Risque	Prix/jour	Taux de rembour-sement
Chorionique	**Ovitrelle**	Merck	2007	**grande**	**important**	41 €/j	100 %
LH : Lutropine	**Luvéris**	Serono	2004	**grande**	**important**	64 €/j	100 %
FSH : Follitropine	**Gonal-F**	Merck	1995	**grande**	**important**	36 à 360 €/j	100 %
	Puregon	MSD	1999	**grande**	**important**	30 à 360 €/j	100 %
Follitropine	**Bemfola**	Finox	*	**grande**	**important**		
FSH-LH : Follitropine + Lutropine	**Pergoveris**	Merck Serono	2007	**grande**	**important**	102 €/j	100 %

III. Analogues de la GnRH

La GnRH thalamique contrôle la sécrétion des gonadotrophines hypophysaires (FSH et LH), qui elles-mêmes contrôlent les sécrétions d'œstrogènes et de progestérone par l'ovaire.
Les analogues de la GnRH sont utilisés comme agonistes ou antagonistes des récepteurs hypophysaires de la GnRH thalamique.

1. Extraite de l'urine de femme enceinte.
2. Extraite de l'urine de femme ménopausée.

1. Agonistes

Pour déclencher l'ovulation avant une FIV.

Molécule	Spécialité	Laboratoire	AMM	Efficacité	Risque	Prix/jour	Taux de remboursement
Gonadoréline (induction de l'ovulation pour traitement de la stérilité)	**Lutrelef** (SC, IV)	Ferring	1985	**moyenne**	**mineur**		100%
Triptoréline	**Décapeptyl** (SC)	Ipsen	1986	**moyenne**	**mineur**	6 €/j	100%
Nafaréline (inducteur de l'ovulation ; traitement de l'endométriose)	**Synarel** (pulv. nas.)	Pfizer	1990	**moyenne**	**mineur**	4,60 €/j	65%

2. Antagonistes

Pour prévenir une ovulation prématurée, après stimulation ovarienne.

Molécule	Spécialité	Laboratoire	AMM	Efficacité	Risque	Prix/jour	Taux de remboursement
Cétrorélix (anti-LH-R)	**Cetrotide** (SC)	Merck Serono	1999	**grande**	**modéré**	54 €	100%
Ganirélix (anti-GnRH = LH-RH)	**Orgalutran** (SC)	MSD	2001	**grande**	**modéré**	54 €	100%

SOULAGER

F. ACCOUCHEMENT

I. Ocytociques (utérotoniques)

Déclenchement du travail.

1. Dérivés de l'ergotamine

Molécule	Spécialité	Laboratoire	AMM	Efficacité	Risque	Prix/jour	Taux de remboursement
Méthylergométrine	**Methergin** (IM)	Novartis	1952	**grande**	**important**	0,70 €/j	65%

2. Ocytocine et analogues

Molécule	**Spécialité**	Laboratoire	AMM	**Efficacité**	**Risque**	Prix/ jour	Taux de rembour-sement
Ocytocine	**Syntocinon** (IV)	Sigma-Tau	1997	**grande**	**modéré**		NR
Carbétocine	**Pabal** (IV)	Ferring	2006	**grande**	**modéré**		Hôp.

3. Prostaglandines (PGE_2)

Molécule	**Spécialité**	Laboratoire	AMM	**Efficacité**	**Risque**	Prix/ jour	Taux de rembour-sement
Dinoprostone	**Prépidil Intracervical**	Voir « Interruption volontaire de grossesse ».					
	Propess						
	Prostine E2						

II. Relaxants utérins

En cas de menace d'accouchement prématuré.

1. β2-stimulants

Molécule	**Spécialité**	Laboratoire	AMM	**Efficacité**	**Risque**	Prix/ jour	Taux de rembour-sement
Salbutamol (IV)	**Salbumol**	GSK	1973	**grande**	**mineur**	1 €/j	30 %

2. Antagonistes de l'ocytocine

Molécule	**Spécialité**	Laboratoire	AMM	**Efficacité**	**Risque**	Prix/ jour	Taux de rembour-sement
Atosiban	**Tractocile** (IV)	Ferring	1999	**grande**	**mineur**		Hôp.

G. ALLAITEMENT[1]

I. Amplificateur (extrait de plantes)

	Molécule	Spécialité	Laboratoire	AMM	Efficacité	Risque	Prix/jour	Taux de remboursement
🗑		**Galactogil**	Iprad Pharma	1997	**nulle**	**nul**		NR

II. Inhibiteurs dopaminergiques de la prolactine

Stimulation des dopamines-R.

Molécule	Spécialité	Laboratoire	AMM	Efficacité	Risque	Prix/jour	Taux de remboursement
Bromocriptine (un dérivé de l'ergot)	**Parlodel**	Meda Pharma	1976	**moyenne**	**modéré**	0,26 €/j	65%
Cabergoline	**Dostinex**	Pfizer	1996	**moyenne**	**modéré**	1,14 €/j	65%
Quinagolide	**Norprolac**	Ferring	1995	**moyenne**	**modéré**	1,40 €/j	65%
Lisuride	**Arolac**	Laboratoire de l'Arolac	1992	**moyenne**	**modéré**	0,67 €/j	65%

1. Éviter la dompéridone proposée pour accroître la lactation à cause de multiples effets indésirables (*Prescrire*, mars 2011).

Hématologie

HÉMATOLOGIE

22 spécialités et associations
1 spécialité et association inutile
(efficacité faible ou nulle), soit 4,5 %
16 spécialités et associations à risque
(important et majeur), soit 72 %

Presque entièrement placée en cancérologie et cardiologie pour les antiagrégants et les anticoagulants.

I. Facteurs de la coagulation et hémostatiques

Depuis l'affaire du sang contaminé, aucun domaine thérapeutique n'est aussi bien contrôlé et sûr. Les scientifiques et les associations veillent.

	Molécule	**Spécialité**	Laboratoire	AMM	**Efficacité**	**Risque**	Prix/ jour	Taux de rembour-sement
	Facteurs II, VII, IX, X (complexe prothrombique humain)	**Kaskadil**	LFB	1999	**grande**	**important**		Hôp.
	Facteurs II, VII, IX, X + Protéine C humaine + Protéine S	**Octaplex**	Octapharma	2004	**grande**	**important**		Hôp.
	Facteurs VII (eptacog α)	**Novoseven**	Novo Nordisk	1996	**grande**	**important**		Hôp.
	Facteur VIII (hémophilie A)	**Advate** (octocog ou f. VIII recombinant)	Baxter	2003	**grande**	**important**		Hôp.
		Factane (facteur VIII humain)	LFB	1994	**grande**	**important**		Hôp.
		ReFacto AF (moroctocog α)	Pfizer	1999	**grande**	**important**		Hôp.
		Octanate (facteur VIII humain)	Octapharma	2006	**grande**	**important**		Hôp.
	Facteur VIII + Facteur Willebrand (maladie de vW)	**Wilstart**	LFB	2003	**grande**	**important**		Hôp.
	Facteur IX humain (hémophilie B)	**Octafix**	Octapharma	2003	**grande**	**important**		Hôp.
		Betafact	LFB	1994	**grande**	**important**		Hôp.
		Benefix (nonacog α)	Pfizer	1997	**grande**	**important**		Hôp.
	Facteur XI humain (déficit congénital en F. XI)	**Hémoleven**	LFB	1998	**grande**	**important**		Hôp.
	Facteur Willebrand (maladie de vW)	**Wilfactin**	LFB	2003	**grande**	**important**		Hôp.

	Facteurs VIIa, IXa, Xa (hémorragies post-chirurgicales ; hémophilies A et B avec anticorps anti-facteurs VIII ou IX)	**Feiba**	Baxter	2000	**grande**	**important**		Hôp.
	Fibrinogène humain (hypo- ou dysfibrinogénémies)	**Clottafact**	LFB	2009	**grande**	**important**		Hôp.
	Sulfate de protamine (antihéparine)	**Protamine Choay**	Sanofi	1955	**grande**	**mineur**		65 %
	Romiplostim (agoniste du récepteur de la thrombopoïétine activant la formation des plaquettes)	**Nplate** (SC)	Amgen	2001	**grande**	**important**	350 €/sem.	65 %
	Vitamine K1 (phytoménadione)	**Vitamine K1 Roche** (*per os*, IV)	Roche	1986	**moyenne**	**modéré**	2 €/j	65 %
	Étamsylate (« fragilité capillaire »... = 0)	**Dicynone**	Sanofi	1965	**nulle**	**nul**		NR

II. Hémoglobinopathies

Molécule	**Spécialité**	Laboratoire	AMM	**Efficacité**	**Risque**	Prix/jour	Taux de remboursement
Hydroxycarbamide (*per os*) (prévention des crises d'obstruction vasculaire des drépanocytoses)	**Siklos**	Addmedica	2007	**moyenne**	**important**		65 %
Éculizumab (IV) (hémoglobinurie paroxystique ; Voir « Immunologie », « Anticorps monoclonaux »)	**Soliris**	Alexion Pharma	2007	**moyenne**	**modéré**		Hôp.

III. Porphyrie hépatique

Molécule	**Spécialité**	Laboratoire	AMM	**Efficacité**	**Risque**	Prix/jour	Taux de remboursement
Hémine (IV)	**Normosang**	Orphan Europe	1995	**moyenne**	**modéré**		Hôp.

Immunothérapies

IMMUNOTHÉRAPIES
(HORS VACCINS)

Dépenses de la CNAM en 2015 (avec vaccins) :
3 milliards d'euros

56 spécialités et associations
5 spécialités et associations inutiles
(efficacité faible ou nulle), soit 9 %
37 spécialités et associations à risque
(important ou majeur), soit 66 %

A. IMMUNORENFORÇATEURS

I. Immunosubstituants

1. Immunoglobulines humaines IV non spécifiques polyvalentes[1]

Appliquées aux déficits d'anticorps et agammaglobulinémies, aux infections bactériennes ou virales sévères, telle la rougeole des femmes enceintes et des nouveau-nés non immunisés, dont le nombre est en recrudescence avec le recul de la vaccination depuis cinq ans. Contiennent aussi des anticorps anti-HBA et B, anti-CMV, anti-zona et anti-varicelle. Elles sont inefficaces sur les septicémies néonatales. Proposées aussi dans les maladies inflammatoires auto-immunes, tels le Guillain-Barré ou les purpuras thrombocytémiques (autrefois traités par splénectomie, avec tous les aléas infectieux graves des splénectomies).
L'efficacité notée comme « moyenne » pourrait être aussi bien « faible ».

Molécule	**Spécialité**	Laboratoire	AMM	**Efficacité**	**Risque**	Prix/jour	Taux de remboursement
	Gammagard	Baxalta	1994	**moyenne**	**modéré**		Hôp.
	Tégéline	LFB Biomédicaments	1996	**moyenne**	**modéré**		Hôp.
	Kiovig	Baxter	2005	**moyenne**	**modéré**		Hôp.
	Subcuvia	Baxter	2005	**moyenne**	**modéré**		Hôp.
	Gammanorm	Octapharma	2005	**moyenne**	**modéré**		Hôp.
	Sandoglobuline	CSL Behring	2005	**moyenne**	**modéré**		Hôp.
	Clairyg	LFB	2005	**moyenne**	**modéré**		Hôp.
	Octagam	Octapharma	2005	**moyenne**	**modéré**		Hôp.
	Privigen	CSL Behring	2005	**moyenne**	**modéré**		Hôp.

1. Essentiellement IgG obtenues par éthanolofractionnement d'environ 10000-20000 plasmas poolés. Coût élevé. La Tégéline est sur la liste des 25 médicaments les plus coûteux pour la CNAM.

2. Immunoglobulines spécifiques

Immunisation passive, ex-sérothérapie.

Molécule	Spécialité	Laboratoire	AMM	Efficacité	Risque	Prix/jour	Taux de rembourse-ment
Immunoglobulines anti-hépatite B[1]	**IVheBex**	LFB	2001	**grande**	**modéré**		Hôp.
Immunoglobulines anti-tétaniques	**Gammatetanos** (d'autres pourraient être accessibles contre la rage, la rougeole, la varicelle, le CMV, le VRS, le botulisme, l'incompatibilité Rh)	LFB	2005	**grande**	**modéré**		65%

II. Immunostimulants

1. Interleukine-2 recombinante

Dans le cancer du rein. Voir aussi « B. Immunosuppresseurs ».

Molécule	Spécialité	Laboratoire	AMM	Efficacité	Risque	Prix/jour	Taux de rembour-sement
Aldesleukine (SC, IV)	**Proleukin**	Chiron	1989	**moyenne**	**important**		Hôp.

2. Interférons (IFN) recombinants[2]

Molécule	Spécialité	Laboratoire	AMM	Efficacité	Risque	Prix/jour	Taux de rembour-sement
IFN-α2 (SC) (vus aussi en hépatologie)	**Introna** (α-2b)[3]	MSD + Schering-Plough	1989	**grande**	**important**	14 €/j	65%
	Roféron-A (α-2a)[4]	Roche	1999	**grande**	**important**	22 €/j	65%
	Pégasys (Peg-IFN-α-2a)[5]	Roche	2005	**grande**	**important**	26 €/j	65%
	Viraféronpeg (Peg-IFN-α-2b)[6]	MSD	2000	**grande**	**important**	27 €/j	65%

1. Prévention chez les transplantés du foie.
2. Mécanismes d'action moléculaire mal connus.
3. Hépatites chroniques B et C ; LMC ; leucémies à tricholeucocytes ; lymphome folliculaire ; myélome ; mélanome ; carcinoïde.
4. Idem + cancer du rein. Kaposi chez VIH + ; lymphomes T cutanés.
5. Hépatites B et C.
6. Hépatite C.

IFN-γ-1b	**Imukin**[1]	Boehringer	1992	**moyenne**	**important**		Hôp.
IFN-β-1a et b (voir aussi « Neurologie », SEP)	**Avonex** (IFN-β-1a) (IM)	Biogen Idec	2003	**moyenne**	**important**	33 €/j	65 %
	Rebif (IFN-β-1a) (SC)	Merck Serono	2002	**moyenne**	**important**	28 €/j	65 %
	Betaferon (IFN-β-1b)	Bayer	2005	**moyenne**	**important**	33 €/j	65 %
	Extavia (IFN-β-1b)	Novartis	2002	**moyenne**	**important**	28 €/j	65 %

3. Vaccins

Non abordés dans cet ouvrage.

4. Immunomodulateurs[2]

Voir aussi « Cancérologie ».

Molécule	**Spécialité**	Laboratoire	AMM	**Efficacité**	**Risque**	Prix/jour	Taux de remboursement
Thalidomide	**Thalidomide Celgene**	Celgene	2007	**moyenne**	**important**		Hôp.
Lénalidomide	**Revlimid** (*per os*)	Celgene	2007	**moyenne**	**important**		Hôp.

B. IMMUNOSUPPRESSEURS

Nécessaires dans :

• la transplantation d'organe (rejet de greffe et réaction du greffon contre le receveur, ou GVHD) ;

• les maladies auto-immunes et inflammatoires.

I. Immunosuppresseurs généraux

L'intensité des réponses immunes dépend de la prolifération des lymphocytes T (LT), qui dépend elle-même de l'interleukine-2 (IL-2) sécrétée par les LT eux-mêmes. Les fortes doses d'IL-2 stimuleraient les LT-4 activateurs, et donc les LT-8 et les réponses immunes.

1. Granulomatose septique chronique ; ostéopétrose maligne.

2. Terme qui ne veut rien dire. Les mécanismes d'action sont mal compris et parfois opposés, stimulants ou inhibiteurs, et également antiangiogéniques. Indications rares : myélome ; lymphome du manteau ; Kaposi ; lèpre ; GVHD. Interdits en cas de grossesse à cause du risque de malformations graves.

Les faibles doses activeraient les LT-4 régulateurs et seraient immunosuppressives (D. Klatzmann, *New England Journal of Medicine*, novembre 2011). Si ce dernier point se confirme, ce serait une révolution.

- **Corticostéroïdes**

Voir aussi « Dans les flammes de l'inflammation ».

- **Interleukine-2 (IL-2) à faible dose**

1. Inhibiteurs de la calcineurine ou de la mTOR

Les médicaments de ce groupe exercent un effet immunosuppresseur T, par deux voies différentes.
1. L'expression des gènes de l'IL-2, d'autres interleukines et de différents facteurs de croissance, est contrôlée par le NFAT (facteur nucléaire d'activation des LT). Ce facteur cytoplasmique ne peut entrer dans le noyau qu'après activation par la « calcineurine » et la « calmoduline », mais la ciclosporine se lie à ces protéines et inhibe leur action sur le NFAT. La ciclosporine réduit ainsi la sécrétion de l'IL-2, la prolifération des LT et l'intensité des réponses immunes.
2. Le tacrolimus et le sirolimus agissent en aval : l'IL-2 libérée se lie à son récepteur à la surface des LT et déclenche une prolifération des LT, qui dépend également d'une protéine dite *mammalian target of rapamycin* – mTOR. L'intensité de la réponse est très réduite par l'intervention du complexe que forment tacro- ou sirolimus avec une protéine dite « FK506 », complexe qui se lie et inactive la mTOR, et réprime ainsi la prolifération des LT et la réponse immunitaire.
Voir aussi « Dermatologie ».

Molécule	**Spécialité**	Laboratoire	AMM	**Efficacité**	**Risque**	Prix/ jour	Taux de remboursement
Ciclosporine[1] (*per os* et IV)	**Sandimmun**	Novartis	1983	**grande**	**majeur**	18 €/j	Hôp.
	Néoral	Novartis	1995	**grande**	**majeur**	18 €/j	100 %
Sirolimus (rapamycine)	**Rapamune** (*per os*)	Pfizer	2001	**grande**	**important**	17 €/j	100 %

1. Ces 2 ciclosporines ne sont pas bioéquivalentes et leurs doses ne sont pas interchangeables ; une molécule dérivée est à l'étude, plus active et moins toxique : TSATX 247.

Tacrolimus	**Advagraf** (*per os*)	Astellas	2007	**grande**	**important**	40 €/j	100%
	Prograf (*per os*, IV)	Astellas	1995	**grande**	**important**	36 €/j	100%[1]
	Modigraf (*per os*)	Astellas	2009	**grande**	**important**		100%
Temsirolimus[2]	**Torisel**	Pfizer	2001	**grande**	**important**	Hôp. (Voir « Cancérologie ».)	
Évérolimus (IV) (cancer du rein avancé)	**Afinitor**	Novartis	2001	**grande**	**important**	Hôp. (Voir « Cancérologie ».)	

2. Inhibiteur de la synthèse des guanino-nucléosides

Molécule	**Spécialité**	Laboratoire	AMM	**Efficacité**	**Risque**	Prix/jour	Taux de remboursement
Mycophénolate mofétil (transplantation ; dermatologie)[3]	**Cellcept** (*per os*, IV)	Roche	1996	**grande**	**important**	10 €/j	100%

3. Inhibiteur de la prolifération lympho- et leucocytaire

Molécule	**Spécialité**	Laboratoire	AMM	**Efficacité**	**Risque**	Prix/jour	Taux de remboursement
Azathioprine (s'insère dans l'ADN) ou **Imuran**	**Imurel** (*per os*, IV)	Aspen Pharma	1961	**grande**	**important**	10 €/j	100%[4]

4. Inhibiteur lymphopéniant de la circulation des lymphocytes

Fingolimod.

1. Forme IV, hôp.
2. Seulement indiqué dans le cancer du rein et les lymphomes.
3. Inhibiteur réversible de la synthèse des guanino-nucléosides nécessaires aux fonctions des récepteurs couplés aux G-protéines, voie métabolique cruciale pour l'activation des lymphocytes T et B (les autres cellules peuvent utiliser des voies alternatives). Thérapeutique préventive majeure des rejets de greffe, utilisée en association avec les corticoïdes, et éventuellement le sirolimus (risque d'aplasie, d'infections par le CMV et leucoencéphalopathie multifocale, par réactivation de polyomavirus dormants : JC, BK).
4. Forme IV, hôp.

5. Cytotoxiques

Voir « Cancérologie ».

6. Janus kinase inhibiteurs

Voir « Cancérologie ».

II. Immunosuppresseurs spécifiques

Anticorps monoclonaux et petites molécules de synthèse ou recombinantes (rec.).

1. Anticorps monoclonaux (AMC)

• Anticorps monoclonaux murins

Molécule	Spécialité	Laboratoire	AMM	Efficacité	Risque	Prix/jour	Taux de rembour-sement
Murumonab CD3 (Anti-CD3 murin)	**Orthoclone OKT3**	Janssen-Cilag	1986	**moyenne**	**important**	10 €/j	100 %

• Anticorps chimériques ou humanisés

- ANTI-CD-3

En cours d'évaluation dans le diabète auto-immun sans réponse nette, mais appliqué à dose « homéopathique ».

- Antirécepteur de l'interleukine-2 (IL-2-R) ou anti-CD-25 des lymphocytes T activés

Molécule	Spécialité	Laboratoire	AMM	Efficacité	Risque	Prix/jour	Taux de rembour-sement
Basiliximab	**Simulect**	Novartis	1998	**grande**	**important**	10 €/j	Hôp.
Ustékinumab (anti-IL-2 et IL-23)	**Stelara**	Janssen-Cilag	2008	**grande**	**important**	10 €/j	Hôp.[1]
Daclizumab	**Zenapax**	Roche	en cours				

1. Remboursé à 65 % dans le traitement du psoriasis en plaques sévères chez l'adulte, pour lequel il n'est pas possible d'utiliser au moins 2 des traitements systémiques existants, dont la ciclosporine, le méthotrexate et la PUVA-thérapie (psoralène et UVA).

Également utilisé pour traiter le rhumatisme psoriasique actif chez l'adulte, lorsque la réponse à un précédent traitement de fond antirhumatismal non biologique n'a pas été satisfaisante.

– Anti-CD-52 (protéine lymphomonocytaire)

Molécule	Spécialité	Laboratoire	AMM	Efficacité	Risque	Prix/jour	Taux de remboursement
Alemtuzumab (LLC ; transplantation)	**Mabcampath**	Genzyme	2001	**faible**	**important**		

– Anti-TNF-α (*tumor necrosis factor*)

Essentiellement dans les polyarthrites et, loin derrière, les maladies auto-immunes de la peau et la maladie de Crohn.

Dépenses 2015 de la CNAM (avec l'Enbrel, qui figure plus loin) : 600 millions d'euros.

Molécule	Spécialité	Laboratoire	AMM	Efficacité	Risque	Prix/jour	Taux de remboursement
Infliximab (IV)	**Remicade**	Janssen Biologics	1999	**grande**	**important**		Hôp.
Adalimumab (SC)	**Humira**	AbbVie	2003	**grande**	**important**	éq. 80 €/j	65 %
Golimumab (SC)	**Simponi**	Janssen Biologics	2011	**moyenne**	**important**		65 %
Certolizumab	**Cimzia**	UCB Pharma	en cours				65 %

– Anti-CD-20 (protéine de membrane des lymphocytes B et des lymphomes)

Molécule	Spécialité	Laboratoire	AMM	Efficacité	Risque	Prix/jour	Taux de remboursement
Rituximab (lymphomes et maladies auto-immunes)	**Mabthera** (IV)	Roche	1998	**grande**	**important**		Hôp.
Ofatumumab	**Arzerra**	Novartis	2010				Hôp.

– Antirécepteur de l'interleukine-1 (IL-1-R) (rec.)

Molécule	Spécialité	Laboratoire	AMM	Efficacité	Risque	Prix/jour	Taux de remboursement
Anakinra	**Kineret**	Swedish Orphan Biovitrum International (SOBI)	2009	**moyenne**	**important**		65 %[1]

1. Ce médicament peut être pris en charge ou remboursé par l'assurance maladie dans les cas suivants :

– traitement de dernier recours de la polyarthrite rhumatoïde, chez un patient pour lequel un traitement au méthotrexate (à la dose maximale tolérée) pendant au moins 3 mois n'a pas été assez efficace, et ayant une contre-indication ou une intolérance aux autres biothérapies ;

– traitement des syndromes périodiques associés à la cryopyrine chez les adultes, les adolescents, les enfants et les bébés à partir de 8 mois et pesant au moins 10 kg.

– Anti-IL-1α

Molécule	Spécialité	Laboratoire	AMM	Efficacité	Risque	Prix/ jour	Taux de rembour-sement
Canakinumab	**Ilaris**	Novartis	2009				100 %[1]

– Antirécepteur de l'interleukine-6 (IL-6-R)

Molécule	Spécialité	Laboratoire	AMM	Efficacité	Risque	Prix/ jour	Taux de rembour-sement
Tocilizumab (arthrite juvénile)	**RoActemra** (IV)	Roche	2001	**faible**	**important**		65 %

– Immunoglobuline E (IgE)

Molécule	Spécialité	Laboratoire	AMM	Efficacité	Risque	Prix/ jour	Taux de rembour-sement
Omalizumab (SC) (voir « Asthme »)	**Xolair**	Novartis	2005	**faible**	**important**		65 %

– Antiadhésines (cadhérines, intégrines, sélectines)

Molécule	Spécialité	Laboratoire	AMM	Efficacité	Risque	Prix/ jour	Taux de rembour-sement
Natalizumab[2]	**Tysabri** (Voir « SEP », « Neurologie ».)	Biogen Idec	2006	**faible**	**majeur**		Hôp.
Efalizumab (SC)[3]	**Raptiva**	Serono	2005	**faible**	**majeur**	32 €/j	65 %
Edrécolomab[4] (cancer côlon)	**Panorex**	GSK	en cours				

1. Ce médicament peut être pris en charge ou remboursé par l'assurance maladie dans les cas suivants : traitement des syndromes périodiques associés à la cryopyrine, chez les patients à partir de 2 ans et pesant plus de 7,5 kg, incluant :
– le syndrome de Muckle-Wells,
– le syndrome chronique infantile neurologique, cutané et articulaire ; la maladie systémique inflammatoire à début néonatal,
– les formes sévères du syndrome familial auto-inflammatoire au froid, ou urticaire familiale au froid.

2. Anti-intégrine α-4 bloquant le passage des LT vers le cerveau. Risque de leucoencéphalopathie.

3. Inhibe la liaison LFA-1 des LT/ICAM-1 des cellules endothéliales, des macrophages et des cellules épidermiques. Risque de leucoencéphalopathie (CAM pour *cell adhesion molecules*).

4. Anti-CAM épithélial.

– Anti-IL-5 (syndrome hyperéosinophilique)

Molécule	**Spécialité**	Laboratoire	AMM	**Efficacité**	**Risque**	Prix/ jour	Taux de rembour-sement
Mépolizumab	**Nucala**	GSK	2015				Hôp.

– Antirécepteurs du *Neuro-Growth-Factor*

Molécule	**Spécialité**	Laboratoire	AMM	**Efficacité**	**Risque**	Prix/ jour	Taux de rembour-sement
Tanézumab (ostéoarthrite du genou)		Pfizer	en cours				

– Antiprotéine C5 du complément

Molécule	**Spécialité**	Laboratoire	AMM	**Efficacité**	**Risque**	Prix/ jour	Taux de rembour-sement
Éculizumab (hémoglobinurie paroxystique)	**Soliris** (IV)	Alexion Pharma	2007	**moyenne**	**important**		Hôp.

– Anticytokine stimulatrice des lymphocytes B (BLYS)

Molécule	**Spécialité**	Laboratoire	AMM	**Efficacité**	**Risque**	Prix/ jour	Taux de rembour-sement
Bélimumab (lupus érythémateux disséminé)	**Benlysta**	GSK, HGS	2011				Hôp.

• **Immunosuppresseurs spécifiques de synthèse**

– Anti-CD-2 (protéine de fusion IgG-LFA-3)

Molécule	**Spécialité**	Laboratoire	AMM	**Efficacité**	**Risque**	Prix/ jour	Taux de rembour-sement
Aléfacept (psoriasis)	**Amevive**	Biogen Idec	en cours				

– Anti-TNF-α (protéine de fusion IgG-portion du TNF-α-récepteur)

Molécule	Spécialité	Laboratoire	AMM	Efficacité	Risque	Prix/ jour	Taux de rembour-sement
Étanercept (polyarthrites ; Crohn)	**Enbrel** (SC)	Pfizer	1999	**grande**	**majeur**	éq. 40 €/j	65 %

– Anti-B7 (récepteur de CTLA-4 des LT)

Molécule	Spécialité	Laboratoire	AMM	Efficacité	Risque	Prix/ jour	Taux de rembour-sement
Abatacept	**Orencia**	BMS	2007				

Maladies cardio-vasculaires

L'HYPERTENSION ARTÉRIELLE
MYTHES ET RÉALITÉS

Introduction

Comme le diabète, l'HTA est le prototype exaspérant des maladies bien réelles et à risque sérieux, mais amplifiées, fabriquées au-delà de toute mesure : des maladies *« inflatable »* ou *« expandable »*, des *« swelling diseases »*. Des maladies « gonflables » et gonflées à volonté, en abaissant les seuils de normalité à 16, 15, 14 et même 12. Pour faire du chiffre. Les firmes, les hypertensinologues et cardiologues qui les suivent, les sociétés d'hypertension qui en vivent et les ministres de la Santé, naïfs et toujours aussi péremptoires qu'incompétents tout en croyant servir « la santé des Français », s'en occupent. Soyons clairs :

• aujourd'hui, 3 soi-disant hypertendus sur 4 ont une TA non traitée inférieure à 16 et ne courent qu'un risque, celui d'être traités par des médicaments à risque ;

• 1 hypertendu sur 4 a une TA non traitée en permanence de 16 à 20 ou plus et court des risques importants d'infarctus, AVC et insuffisance cardiaque, surtout après 70, 75 ou 80 ans, et doivent être suivis et traités pour normaliser leur TA, c'est-à-dire la ramener à 13 ou 14, mais sûrement pas à 12, voire 11, comme le préconisent tant de recommandations téléguidées par l'industrie, relayées par ceux qui font carrière dans l'HTA.

Comment ne pas se révolter de tous ces bien portants bourrés de 3, 4, 5 médicaments hypotenseurs et suivis de près, de très près par leur cardiologue ou, plus chic, leur hypertensinologue ?

Étrange maladie, dont on a éclairé quelques mécanismes biologiques intermédiaires, mais dont on ignore toujours la ou les causes premières. Et dont on tente de nous persuader qu'il faut la traiter dès que la TA dépasse 11 ou 12, ce qui est le cas de 80 %

des Français. On nous dit aussi de la traiter intensivement pour la ramener précisément à 12.

Cela mérite que l'on s'y intéresse de plus près.

La maladie serait aujourd'hui la plus fréquente du monde, touchant 1 milliard d'hommes et de femmes (15 %, 1 sur 6 ou 7, 1 sur 4 après 50 ans), contre 600 millions en 1980, 65 % de plus en 30 ans : près de 2 % de plus par an. 75 millions d'Américains et 10 millions de Français (certains disent 12 à 14 !) : c'est 1 sur 6, et même 1 sur 4 après 35-40 ans, au 1er rang des affections de longue durée, tout en en tuant chez nous, elle-même ou l'athérome et le diabète qui lui sont souvent associés, environ 0,5 % par an en moyenne, mais surtout après 75-80 ans, soit 1/200, soit 50000 à 70000, 12 % de la mortalité annuelle totale, par infarctus (35000), AVC (40000), insuffisances cardiaque et rénale.

Comme le diabète, c'est une maladie « gonflable », qui explose, doublant tous les 20 ans, menaçant la terre entière. Gigantesque arnaque sous couvert de santé publique, de prévention aberrante, guidée par notre principe de précaution constitutionnel dévoyé. Oui, c'est une maladie sévère et parfois grave, mais 1 fois sur 3 au plus, et pour le reste une cash-machine. Ce n'est pas moi qui le dis. Ce sont les chiffres.

Immense problème de santé publique, oui ! Immense marché pharmaceutique, plus encore : 150 spécialités en vente, 300 avec les génériques et les associations des cinq seules molécules actives, dont une ou deux suffisent dans tous les cas. Concurrence effrénée sur ce marché ! 60 copies ou associations d'une même classe de molécules actives, qui n'ont aucune supériorité les unes sur les autres. Immense réservoir de clientèle très lucratif. Dans son ouvrage *Némésis médicale – L'expropriation de la santé*, Ivan Illich parlait déjà, il y a 40 ans, du « négoce » de l'hypertension artérielle et, depuis, il n'a cessé et ne cesse de s'étendre. Tremblez, consultez, soignez-vous, pour 2,3 milliards de médicaments par an en France et presque autant en consultations et examens, 60 milliards dans le monde. Tel est le discours des « hypertensinologues » – ça existe, ils sont les spécialistes très pointus mais quelque peu contemplatifs d'une maladie unique sans symptômes et de cause inconnue qu'ils n'ont pas su élucider, dont les traitements diurétiques et artério-dilatateurs divers n'ont pas changé depuis 40 ans. Et des sociétés « savantes » américaine, européenne et française d'« hypertension » leur emboîtent le pas.

Tout n'est malheureusement pas faux. Au degré près, par sa fréquence, sa gravité et l'efficacité des traitements. Six grandes questions :

- À quoi est-elle due ?
- Comment définir l'HTA et mesurer sa fréquence réelle ?
- Quels sont ses risques propres et ceux des facteurs ou pathologies souvent associés (athérome, diabète, vieillissement, obésité, stress et style de vie) ?
- Qui traiter ?
- Comment traiter ?
- Pour quels résultats ?

La (ou les) cause(s) de l'HTA

On n'en sait rien. Malgré des milliers de publications scientifiques, sa cause reste obstinément inconnue. Il est probable que le système rénine-angiotensine vasoconstricteur à point de départ rénal y joue le rôle central, mais sans que l'on sache pourquoi il est activé – sauf dans quelques cas de pathologie rénale avérée.

Sans entrer dans une question aussi complexe, mais pour comprendre dans les grandes lignes les mécanismes d'action des médicaments, disons que la rénine, une hormone sécrétée par les glomérules rénaux, clive un précurseur circulant de l'angiotensine (AT) venu du foie, et produit l'AT-I inactive. Celle-ci est ensuite raccourcie dans les poumons en AT-II, puissant vasoconstricteur qui agit sur des récepteurs spécifiques des muscles lisses artériels (les AT.II-R1), entraînant une vasoconstriction marquée. Il augmente aussi la force de la contraction cardiaque et la synthèse d'aldostérone, l'hormone corticosurrénale qui retient le sel, augmente le volume sanguin et contribue à élever encore la pression artérielle.

Il existe aussi des AT.IIR-2 de réponse inverse qui s'expriment quand les AT.II-R1 sont bloqués par des médicaments.

Les autres vasoconstricteurs, endothéline et prostaglandines, n'y jouent aucun rôle. Les neuromédiateurs adrénergiques peuvent occasionnellement créer une HTA transitoire ou moduler une HTA permanente, mais ils ne jouent aucun rôle direct dans la maladie.

L'HTA est aussi une maladie dont l'origine génétique est probable, mais elle est certainement si polygénique qu'elle devient en pratique « zérogénique », car on n'a jusqu'ici pas pu identifier d'anomalie génétique déterminante. Ce qu'on a pu faire, par des études très lourdes de l'ensemble du génome et de l'exome, c'est observer une trentaine de mutations souvent associées à l'HTA, variables d'un patient à l'autre et ne laissant aucun espoir de solution thérapeutique. D'autant que, derrière les gènes, il y a l'« épigénétique » et des dizaines d'ARN, de protéines, de méthylations et d'acétylations qui commandent leur expression.

Quand on ne connaît pas les causes d'une maladie, ce sont les gènes, le sel, l'alcool ou le tabac. Il y a un siècle, c'était la vérole. La morale n'est jamais loin.

Définition et fréquence de l'HTA, une « *inflatable disease* », une maladie gonflable, une maladie logarithmique

L'OMS et la Société internationale d'hypertension artérielle ont défini l'HTA par des pressions artérielles maxima et minima égales ou supérieures à 14/9 cmHg. Elle peut atteindre 30/15. La maxima, ou systolique, est produite par la contraction du cœur, qui éjecte 60 à 80 ml de sang à chaque contraction (10 tonnes par jour). La minima, ou diastolique, correspond au repos du cœur, qui est une pompe pulsatile.

Ces deux grands organismes officiels ont ensuite distingué trois niveaux, repris par les sociétés européennes d'hypertension et de cardiologie : degré 1, de 14 à 16 ; degré 2, de 16 à 18 ; degré 3, supérieur à 18, avec des risques cardio-vasculaires croissants à chaque stade : mineur, modéré et marqué.

Ces définitions raisonnables avaient l'agrément de tous les médecins, mais pas celui de l'industrie qui a financé à hauteur de centaines de millions de livres sterling le trop célèbre centre privé de statistiques d'Oxford (Center of Trials Services Unit, CTSU), dirigé alors par le trop célèbre Richard Peto, aujourd'hui sir Richard Peto, successeur du très célèbre sir Richard Doll, compromis avec Monsanto et l'agent orange.

Ces statisticiens sans scrupules ont, en 1997, lissé la courbe reliant accidents et chiffres de la TA, par « régression logistique linéaire » de base logarithmique, et concluent à une augmentation régulière du risque avec la TA, de 10 (5 % de risques) à 12 (6 % de risques), 14 (7 % de risques), 16 (11 % de risques), 18 (16 % de risques) et 20 (20 % de risques), autrement dit le danger commence à 11. Cette manipulation des chiffres a été dénoncée dès 2000 par différentes études montrant l'absence de risque en dessous de 16.

Cette manipulation, qui suggérait un risque dès 11/7, donc chez 70 % des gens (!), a conduit à considérer que la majorité de la population était hypertendue, puisqu'elle vit avec une TA supérieure à 12.

Deux nouveaux concepts sont alors apparus, celui de pression artérielle « optimale », fixée à 12/7 ou même 11/5, de sorte que les TA de 12 à 13 sont classées normales « hautes », puis celui de la « pré-hypertension artérielle » né en fanfare pour les TA de 13 à 14.

Avec de tels concepts, l'HTA et la pré-HTA touchent désormais le quart de la population adulte mondiale et le nombre des hypertendus devrait atteindre 1,6 milliard et 30 % de la population, tous âges confondus, soit 60 % en 2025, créant du même coup le plus grand marché du monde. Knock, qui alitait seulement la moitié de son village, est bien dépassé.

Reste la vraie question : évaluer les risques réels de l'hypertension artérielle. En 1931, les plus grands cardiologues du monde écrivaient que « l'HTA était peut-être un mécanisme compensateur important auquel il ne fallait pas toucher » et que « le plus grand danger qui menace un hypertendu était la découverte de son hypertension » (Pr P. Dudley-White). En dessous de 15/9, cela reste vrai. Mal utilisés, le brassard à tension de Vaquez et le tensosphygmonanomètre de Paxton menacent le monde.

L'HTA est-elle une maladie grave ?

Oui et non.

• S'il s'agit de « préhypertensions » de 12,5 à 14, certainement pas. Elles doivent être surveillées, mais pas traitées. Les traitements comportent des risques et AUCUN avantage.

• S'il s'agit d'HTA isolées, sans pathologie associée, de 14 à 16, on doit se borner à les surveiller et utiliser des prescriptions diététiques avec apports caloriques limités et pas plus de 5 g de sel par jour.

Mais les risques sont plus importants pour les HTA supérieures à 16 ou surtout 18, mais il est malheureusement impossible de prédire la gravité d'une HTA sur les seuls chiffres de la TA, car les risques dépendent :

– du niveau et de l'instabilité de l'HTA ;

– de l'âge, la moitié des accidents mortels ne survenant qu'après 80 ans ;

– des maladies et facteurs associés, car dans 70 % des cas l'HTA est associée à d'autres pathologies fréquentes et qui entraînent les mêmes accidents vasculaires coronaires et cérébraux : le diabète dans 20 % des cas, l'athérome dans 50 % et souvent les deux, et ils sont généralement aggravés par le surpoids, l'obésité et le tabagisme actif.

On ne dispose ainsi que de données brutes associant HTA et accidents vasculaires, sans pouvoir déterminer avec certitude s'il s'agit de causalité ou de coïncidence, et comme presque tous les malades sont traités, plus ou moins activement, les données sur l'HTA non traitée sont rares, anciennes et peu fiables.

Disons seulement que dans une vingtaine de grandes études portant sur des dizaines de milliers de patients de plus de 50 ans avec des TA supérieures à 14 et traitées plus ou moins activement, la fréquence des accidents coronaires est de l'ordre de 2 % sur 4 ans, en moyenne 0,5 % par an (1 accident sur 200 malades par an) ; celle des AVC plus élevée, de 1 à 2 % par an ; celle de l'ensemble des accidents cardio-vasculaires majeurs de près de 1,5 % par an, soit en moyenne 1 patient sur 70 par an, beaucoup moins avant 65 ans, beaucoup plus après 80.

En extrapolant ces études menées sur 3 à 5 ans, on peut craindre en 30 ans d'évolution, de 50 à 80 ans, 45 % d'accidents.

Même si l'athérome et le diabète associés sont autant – ou plus – qu'elle responsables de ces accidents, il s'agit bien d'une maladie à prendre très au sérieux si la TA dépasse 16 ou 17.

Traitement et dérives thérapeutiques en 2016

Malheureusement, l'industrie et ceux des « hypertensinologues » qui la servent ont développé une tout autre politique fondée sur le célèbre *« the lower, the better »*, et les agences de santé ont suivi. En France, la CNAM elle-même en arrive à offrir des primes aux médecins qui traitent dès que la pression artérielle dépasse 13, amplifiant elle-même les factures qu'elle devra régler !

Pour aller plus loin encore, une nouvelle politique se déchaîne depuis 18 mois. Gigantesque arnaque. Il s'agit de doubler ou tripler le marché des antihypertenseurs. C'est de dizaines de milliards supplémentaires par an qu'il s'agit, en généralisant des médicaments à tous les prétendus hypertendus, qui justement ne risquaient rien sans traitement. Un scandale égal à celui des statines, un de ces scandales dont la cardiologie s'est fait le moteur bien rétribué et toujours la complice, fondé sur deux principes :

- traiter dès que la pression dépasse 13 ;
- traiter les HTA « vraies », supérieures à 14, par 2, 3, 4, 5 médicaments, jusqu'à ramener la pression à 12, la nouvelle cible, *« the new target »*.

Cascade d'études 2016 à l'appui comparant traitement intensif et traitement standard, financées par Merck, Pfizer, Johnson, Lilly, BMS, AstraZeneca, Novartis, et... Servier, toutes cosignées par A. Rodgers (George Institute, Sidney), un « *Servier man* ».

Tout médecin intéressé à l'HTA doit les lire pour mesurer le degré des mensonges, avec des conclusions totalement en contradiction avec les données chiffrées :

1. *Lancet* (30 janvier 2016). Analyse et synthèse de 19 études (1950-2015) sur 45 000 patients. Ils comparent traitement intensif et traitement standard :

• TA: 13,3 avec le traitement «intensif» contre 14%... Différence... 0,7 mmHg.

• accidents cardio-vasculaires majeurs: 5,8 contre 5,7%!

• infarctus: 2,2 contre 2,0%... Plus élevés sous traitement intensif!

• AVC: 2,4 contre 2,6%... – 0,2 %... Réduction non significative (p = 0,3);

• insuffisance cardiaque: 1,4 contre 1,1%... Augmentation de 27%!

• mortalité cardiaque identique: 2% contre 2%...;

• mortalité totale identique (4%).

La conclusion, à savourer, est anthologique:

«Le traitement intensif permet une meilleure protection vasculaire même chez les patients avec une pression inférieure à 14.» C'est écrit noir sur blanc!

Le *Lancet* accepte cela! Et nos «hypertensinologues» aussi, qui n'ont pas de temps à perdre à lire les articles. Les conclusions leur suffisent. Tant pis pour leurs patients.

2. 2 mois plus tard, une autre équipe remet le couvert, toujours avec A. Rodgers (*Lancet*, 5 mars 2016), mais cette fois renforcée par le célèbre et funeste CTSU d'Oxford. Cet organisme était déjà stigmatisé fin 2014 par 20 grands universitaires anglais, dont K. Chand, vice-président de la British Medical Association, et sir Richard Thomson, président du Royal College of Physicians (médecins), qui écrivait dans le *Lancet*: «Nous craignons que le CTSU soit [...] dans une situation de conflit d'intérêts majeur.»

Cela représente 130 études (1966-2015) sur 613000 patients plus ou moins hypertendus de 12,5 à plus de 16.

Les réductions relatives des accidents cardio-vasculaires majeurs sont en moyenne de 20%, plus marquées, et de façon non significative, avec les traitements intensifs visant une TA à 12 plutôt qu'à 14.

Mais les réductions absolues sont ridicules et non significatives: environ un accident de plus évité par an pour 200 à 300 traités.

Et c'est pareil pour tous les accidents: infarctus, AVC, décès et insuffisances rénales.

Vient la conclusion triomphaliste: «Les réductions de la TA obtenues par traitement intensif diminuent significativement les accidents vasculaires quel que soit le niveau initial de l'HTA. Nos résultats justifient de réduire la TA en dessous de 13. »

3. Déjà 6 mois avant, l'étude SPRINT (*New England Journal of Medicine*, 2015, 373 : 2103), fondée sur des essais réalisés par l'industrie, concluait à de plus grandes réductions de tous les types d'accidents vasculaires, y compris mortels, avec des traitements intensifs visant à abaisser la TA en dessous de 12.

Fort heureusement, les critiques ont été quasi immédiates.

• L'essai SPRINT avait été arrêté prématurément au prétexte d'un plus petit nombre de décès sous traitement intensif, et le bénéfice observé nécessitait de traiter 61 patients pour éviter un accident, mais en déclenchant des accidents thérapeutiques sérieux chez 1 146 patients (8 lettres au *New England Journal of Medicine* du 9 juin 2016, venues de Harvard, Bethesda, Amsterdam, Ottawa, Leeds, Liège, New York et de Chine, mais de France, rien).

• La première étude du *Lancet* est réduite en cendres pour des raisons méthodologiques (*Lancet*, 4 juin 2016) et la seconde, quoique soutenue par un groupe de Rochester, plus encore (*Lancet*, 9 juillet 2016), pour n'avoir donné aucune information sur les complications comparées des traitements intensifs et standards, empêchant d'apprécier le bénéfice net (éventuel) des surtraitements et parce que les chiffres montrent qu'aucun bénéfice supplémentaire n'est obtenu en réduisant la TA de 15 à 25 mmHg plutôt que de 10 seulement et avec des risques de complications plus élevés (Oxford, Amsterdam, Leeds).

Conclusion : il n'y a aucun intérêt à traiter les HTA inférieures à 16 et aucun intérêt à réduire la TA à 12 plutôt qu'à 14.

(Une métanalyse de la Cochrane Association avait conclu identiquement il y a 4 ans en reprenant 4 grandes études des années 1970-1990. On peut aussi lire sur ce sujet *Prescrire*, avril 2014.)

Comment traiter ?
Quels médicaments et combien ?

Depuis 1980, pour ranimer un marché qui s'endormait sur de vieilles molécules qui ne rapportaient plus rien, les grandes firmes se sont engagées dans une course folle, multipliant les copies de copie des 5 molécules princeps, utilisées contre l'HTA: diurétiques, bêtabloquants, inhibiteurs calciques, prils (inhibiteurs de l'enzyme de conversion de l'angiotensine, IEC) et antagonistes des récepteurs de l'angiotensine ou sartans. Ainsi, le même laboratoire commercialise successivement 1, 2, 3, voire 4 molécules similaires (*me too*), pour prolonger ses brevets et contrer les génériques. Aujourd'hui, en incluant les génériques, près de 200 molécules commercialisées rivalisent sur le marché: toutes quasi-copies, facsimilés des 5 molécules princeps citées plus haut. Chacune d'elles est recopiée en moyenne 20 fois.

Pour lancer ces différentes copies, l'industrie a dû se livrer à une critique des plus vieilles familles de médicaments, en place depuis plus de 30 ans – diurétiques, bêtabloquants et inhibiteurs calciques –, qui ne lui rapportaient plus rien et qu'elles ont alors déclarées peu actives et associées à des effets secondaires devenus graves, depuis qu'elles sont génériquées. Il fallait donc les remplacer par de nouvelles molécules, prétendument supérieures, avec moins d'effets secondaires, mais vendues 2 à 4 fois plus cher: les prils et les sartans.

Les dépenses de médicaments hypotenseurs ont alors atteint partout dans le monde des chiffres exorbitants (en France, 2,7 milliards d'euros par an), au point que les NIH, organismes publics de santé aux États-Unis, ont lancé de grandes études, telles ALLHAT et NHLBI, en 2000, 2002, 2003 et 2004, qui montraient que les nouvelles molécules n'avaient aucune supériorité sur les anciennes et que le traitement de première ligne devait rester celui des diurétiques.

Tollé immédiat des grandes firmes (Pfizer, Merck, AstraZeneca, Bayer, BMS), qui ont aussitôt financé des dizaines d'études (ASCOT, CAPP, STOP, INSIGHT, NORDIL, SANABP) de très pauvre qualité: absence de tirage au sort, réduction des doses des médicaments comparateurs, critères d'évaluation flous composites, pour tenter de démontrer que les traitements rois devaient être désormais les prils, après 1985, puis les sartans, après 1990. Pour ceux qui ne nous croient pas, qu'ils lisent ces études. Ils ne seront pas déçus.

La conclusion, reconnue aujourd'hui, est que ces molécules se valent. On peut commencer le traitement par n'importe laquelle d'entre elles et, dès lors, la logique serait de commencer par les mieux tolérées et les moins chères, les diurétiques. Mais, marketing et illusions aidant, les plus récentes (sartans) sont de loin les plus prescrites, toujours associées à un diurétique.

Mais tous les hypertendus que nous voyons sont sous 3 médicaments, voire 4 avec les nouvelles associations sartan + calcinhibiteur + diurétique + un autre, qui ne devraient être utilisées qu'en cas d'HTA sévère et résistant au traitement. À quoi s'ajoutent les traitements des pathologies associées : anticholestérol (1 ou 2), antidiabétiques (2 à 4), antiagrégant, des ordonnances de 6 à 12 médicaments à 5 ou 10 euros par jour, 2000 euros par an, 2,7 milliards par an pour 6 millions de malades, et surtout avec de nombreuses intolérances et des complications sérieuses, cardiaques, digestives, hépatiques et psychiques.

Sel et hypertension artérielle

50 ans de controverses violentes.

Trois grandes études récentes (2011 à 2016), portant chacune sur plus de 100000 sujets, reprises dans le *Lancet* (2016, 388 : 439 et 465) permettent de faire le point. Conclusions d'aujourd'hui :

- le sel n'est ni la cause, ni une cause de l'HTA ;
- à dose faible, inférieure à 3 g par jour, il accroît même sensiblement la fréquence des accidents cardio-vasculaires mortels ou non (de 0,5 à 0,9 % par an chez les hypertendus) ;
- à dose élevée, supérieure à 7 g par jour, il n'a aucun effet sur les accidents cardio-vasculaires chez les normotendus, cardiaques ou non, mais il les accroît chez les hypertendus, de 30 % à 9 g par jour et 60 % à 12 g par jour, atteignant dès 7 g par jour un taux de 3,7 % par an, contre 2,5 % par an à 5 g par jour.

Dès lors :

- un régime sans sel strict, inférieur à 3 g par jour, comporte des risques cardiaques et n'a aucune indication en cardiologie en cas d'HTA inférieure à 15 ou 16 ;
- en cas d'HTA supérieure à 15, les régimes sans sel stricts (< 3 g par jour) et les régimes salés supérieurs à 7 g par jour sont dangereux, et on doit prescrire des régimes modérément salés, autour de 5 g par jour.

Résultats des traitements

Réels, mais pas spectaculaires et difficiles à chiffrer avec précision, car :

- le pourcentage des maladies associées (athérome, diabète et obésité), l'âge des patients, leur mode de vie varient d'un pays et d'une étude à l'autre ;
- la durée des études est souvent courte et varie de 1 à 10 ans, en moyenne 4 ans ;
- les résultats des études sont très différents selon qu'il s'agit de prévention primaire ou secondaire ;
- les HTA traitées sont aussi de sévérité très inégale, incluant ou excluant les HTA inférieures à 16.

En prévention secondaire, les données des grandes métanalyses, telles les deux BPLTTC 2003 et 2014, sur 160000 patients de 22 essais, suivis 4 ans en moyenne (*Lancet* 2003 et 2014), indiquent :

- une fréquence des accidents (décès cardio-vasculaires, accidents coronariens majeurs, AVC et insuffisances cardiaques) d'environ 0,5 à 1,8 % sur 4 ans, soit 0,12 à 0,45 % par an, soit 1 accident par an pour 200 à 800 patients ; ce qui paraît très faible, mais extrapolé à 30 ans de vie d'un hypertendu, correspond à 3 à 14 % de risque d'accidents et cela suggère aussi pour 2 millions de Français hypertendus ayant déjà fait un premier accident de 2400 à 9000 accidents par an ;
- les réductions du nombre d'accidents d'environ 20 % et même 30 % pour les AVC. Spectaculaire, mais comme les accidents sans traitement sont rares, les réductions effectives, dites « absolues », exprimées par rapport au nombre de patients traités, sont seulement dans ces grandes études d'à peine 0,2 % par an en moyenne (de 0,1 % pour les décès, de 0,3 % pour les accidents cardiaques majeurs, de 0,15 % pour les AVC), soit en moyenne 1 accident évité par an pour 500 patients traités. À première vue, rien. Mais sur les 30 ans de vie moyenne d'un hypertendu, c'est un accident évité pour 1 patient sur 15, qui justifie le traitement, même si, à 5 euros par jour sur 30 ans, le traitement de 15 patients pour écarter un accident revient à 800000 euros ou 27000 euros par an.

En revanche, en prévention primaire chez les patients qui n'ont pas encore souffert d'accident cardio-vasculaire, les résultats sont décevants, comme le montre une autre métanalyse du même groupe (BPLTTC 201, *Lancet*) : sur 25 000 patients, avec des réductions relatives encore appréciables de 15 % par an (12 % pour les décès cardiaques, mais 25 % pour les AVC), mais des réductions absolues inframinuscules par rapport au nombre de patients traités, de 0,02 % à 0,08 % par an selon le type d'accident, obligeant à traiter 1 200 à 5 000 patients pour écarter un accident par an, soit une « efficacité » 2 à 10 fois moindre que celle observée en prévention secondaire et qui conduit à s'interroger sur la légitimité des traitements anti-hypertension de ces patients, qui devraient être réservés à ceux qui ont des facteurs de risque particuliers : athérome, diabète, HTA supérieure à 18.

Moindre justification encore à traiter en prévention primaire les HTA inférieures à 16, selon une métanalyse de la Cochrane Collaboration de 2012 sur 9 000 patients, signalée plus haut, et qui non seulement ne montre aucune réduction des accidents vasculaires, mais indique un nombre significativement accru de complications obligeant à arrêter ce traitement.

Ces 3 grandes métanalyses amènent à conclure :

• à une réelle utilité du traitement des HTA supérieures à 16 en prévention secondaire et à son inutilité en prévention primaire avant 65 ans ;

• à son inefficacité dans les HTA inférieures à 16 avec des risques thérapeutiques obligeant à l'arrêt du traitement chez 8 % des patients.

Contribution personnelle : nous avons repris 40 études randomisées portant sur 200 000 hypertendus de plus de 50 ans, 28 000 non traités et 172 000 traités, suivis de 2 à 8 ans, en moyenne 4 ans. Les leçons sont les suivantes :

• gravité de l'HTA supérieure à 17 non traitée, qui tue en moyenne 1 % des patients par an, mais surtout après 70 ans et même 80 ans ;

• effet minuscule et parfois surprenant des traitements sur les chiffres de pressions artérielles, lesquels sont en moyenne réduits de seulement… 5 à 10 mmHg, ce qui est à la limite du mesurable.

• accidents coronariens plus fréquents chez les patients traités que chez les non traités (4,6 contre 3,7 %) ;

• en revanche, la fréquence des AVC est fortement réduite (3,5 contre 5%), soit une diminution relative de 30%, grâce à quoi la mortalité cardio-vasculaire globale est aussi diminuée (de 4,2 à 2,9%);

• pas vraiment spectaculaire, mais ces données montrent que, grâce aux traitements, 9000 vies sont malgré tout sauvées chaque année en France.

Conclusion

Il est nécessaire:

• de traiter en prévention secondaire toutes les HTA égales ou supérieures à 16;

• de ne traiter aucune HTA en prévention primaire, sauf si la TA est très instable ou supérieure à 17 et/ou si l'HTA est associée au diabète ou à un athérome coronaire ou vasculaire cérébral;

• de surveiller sans traitement les HTA de 14 à 16;

• de ne surtout pas traiter les patients dont la TA est comprise entre 12 et 14;

• de fixer pour objectif aux traitements une TA de 14 et non de 12.

ANTIAGRÉGANTS ET ANTICOAGULANTS
L'HISTOIRE D'UN HOLD-UP

Les dérives de la cardiologie ne se comptent plus. Vous êtes 15 millions aujourd'hui à prendre des traitements. Après les statines qui ne servent à rien, après le traitement inutile et non sans risque des préhypertensions artérielles de 13 à 16, après les nouveaux antidiabétiques inactifs et dangereux, voici les nouveaux antiagrégants plaquettaires (AAP). Ils sont sans supériorité sur l'aspirine, mais 20 fois plus chers. Voici également les nouveaux anticoagulants oraux (NACO), pas plus actifs que les anciens antivitamines K (AVK), aussi dangereux mais non contrôlables, dépourvus d'antidote, déjà responsables de centaines de décès par an et, là aussi, 10 à 25 fois plus chers. Ils explosent la facture des anticoagulants de 50 millions à 1 milliard d'euros.

Antiagrégants et anticoagulants oraux sont les traitements préventifs très efficaces des thromboses, c'est-à-dire des obstructions par des caillots sanguins des artères ou des veines et des oreillettes du cœur.

Les risques des thromboses

Les thromboses comportent un double risque, celui de l'obstruction des vaisseaux atteints et celui de la rupture du caillot et de la migration de ses fragments emportés vers l'aval par le flux sanguin résiduel et produisant ainsi ce qu'on appelle des « embolies », *en-ballein* (« projeter dans »).

Sur le versant artériel se produisent surtout des occlusions et des embolies coronaires, cérébrales et rétineuses, interrompant la circulation et provoquant infarctus, AVC et cécité.

Sur le versant veineux, l'obstruction entraîne la stase sanguine en amont (œdème et phlébite) avec le risque d'embolie pulmonaire en aval si le caillot se mobilise ou se fragmente.

Un grand problème de santé publique

Antiagrégants plaquettaires (AAP) et antiagrégants oraux visent à prévenir ou réduire la gravité :

• de 120000 infarctus par an, dont 35000 mortels ;

• d'un nombre comparable d'accidents vasculaires cérébraux (AVC) et d'ischémies cérébrales transitoires ;

• de nombreuses cécités par thrombose ou embole des artères de la rétine (diabète) ;

• de 1 million de phlébites, compliquées de 10000 embolies pulmonaires, dont 10 % mortelles.

Des dizaines d'études portant sur près de 2 millions de patients hypertendus ou souffrant de fibrillation auriculaire (FA) montrent l'efficacité de ces traitements : réductions moyennes de 25 % des thromboses et embolies. Ils protègent ainsi, sur des années, 20 % des hypertendus et 50 % des FA en écartant 1 accident par an pour 100 patients traités.

Ces traitements préventifs sont actuellement appliqués en France à environ 1/3 des plus de 50 ans, soit 8 à 10 millions de personnes, dont 1,2 million pour les anticoagulants oraux et le reste par l'immense marché des AAP. C'est le premier de France, juste devant les psychotropes. Les uns et les autres sont utilisés :

• soit en prévention dite « primaire » chez les patients qui n'ont pas encore fait d'accident mais présentent des « facteurs de risque » (hypertension, diabète, athérome pour les AAP, fibrillation auriculaire, pathologies valvulaires cardiaques, immobilisation et suites de chirurgie orthopédique des membres inférieurs, hanche et genoux pour les anticoagulants) ;

• soit en prévention secondaire chez les patients qui ont déjà souffert d'accidents cardio-vasculaires, d'infarctus du myocarde (IM) ou d'accidents vasculaires cérébraux (AVC), pour tenter d'en éviter les récidives.

Efficacité des AAP et anticoagulants

Deux grandes thérapeutiques préventives qui sauvent chaque année des dizaines de milliers de vies des plus de 70 ans.

Selon 8 métanalyses sur 1,2 million de patients[1] :

Les antiagrégants plaquettaires (AAP)

– Montrent une efficacité remarquable en prévention « secondaire » c'est-à-dire chez ceux qui ont déjà eu des accidents cardio-vasculaires, infarctus du myocarde (IM) et accidents vasculaires cérébraux (AVC) :

• réduction de 30 % des IM, de 1,3 % par an, écartant 1 IM par an pour 75 patients traités ;

• réduction de 25 % des AVC, écartant 1 AVC par an pour 100 patients traités ;

• réduction de 7 % des décès cardio-vasculaires, soit, aussi, 1 écarté pour 75 patients traités.

– Mais efficacité beaucoup plus limitée et même contestable en prévention « primaire » chez ceux qui n'ont pas encore eu d'accident, mais présentent un ou plusieurs facteurs de risque, comme hypertension diabète, athérome :

• réduction de 20 % des IM non fatals mais n'écartent que 1 accident par an pour 200 malades traités ;

• aucune réduction des AVC... plutôt accrus de façon non significative ;

• ni décès cardio-vasculaires.

Anticoagulants oraux

Leur efficacité est plus difficile à définir à cause de la variété des indications, et les très grandes études sont ici plus rares. Globalement, comme on le verra plus loin, les réductions d'AVC, de phlébites, d'embolies pulmonaires et de récidives précoces d'accidents coronaires ou valvulaires cardiaques sont d'au moins

1. Voir en détail p. 546 et 547 dans *Corruptions et crédulité en médecine*, P. Even, le cherche midi éditeur, 2015.

20 à 30% sur quelques années et parfois de 50%. Mais au prix de 10 à 15% d'hémorragies cérébrales ou digestives; dont 4% graves et 1 à 2 mortelles. Des accidents qui ne se voient pas avec les AAP.

Un hold-up de l'industrie

Mais empêcher la coagulation, c'est aussi prendre le risque inverse d'hémorragies graves cérébrales et digestives responsables de milliers de morts chaque année.

Les lignes qui suivent auront donc pour thème l'histoire de grandes thérapeutiques, mais aussi celle de leurs complications, bien connues en médecine, et celle, bien moins connue, d'un hold-up, celui de la fabrication par les grandes firmes pharmaceutiques du plus grand marché mondial de médicaments sans AUCUN bénéfice pour les patients, au détriment des finances publiques.

De 1965 à 1998, il y a 3 médicaments remarquablement efficaces: 1 antiagrégant plaquettaires (AAP), l'aspirine, à 0,07 euro par jour, et 2 anticoagulants oraux, la Coumadine (1959) et le Previscan (1988), à 0,25 euro par jour. Tous deux sont des antivitamines K (AVK) – nous racontons l'histoire de leur découverte dans les prés d'Amérique un peu plus loin…

Mais alors que ces traitements remarquablement efficaces coûtent seulement 400 millions d'euros par an, en 20 ans on assiste à une explosion foudroyante des coûts, dans le seul but d'imposer de nouveaux AAP et les NACO. On n'a jamais rien vu de tel.

Le plus grand marché du monde se trouve conquis en force en très peu d'années. La validité des autres médicaments est fondée sur 1 à 3, rarement 5 essais cliniques (RCT = études cliniques contrôlées et randomisées) sur quelques milliers de malades, et même les statines ne l'ont été que sur 25 essais et 150000 patients. Pour imposer les AAP et les nouveaux anticoagulants oraux (NACO), l'industrie a lancé près de 60 études de médiocre qualité et portant sur 500000 patients, publiées en 4 à 5 ans, que nous avons toutes lues et analysées. Des coups de boutoir sans précédent, tous dénaturés, détournés, biaisés et falsifiés, portés par la même bande de deux douzaines d'universitaires américains, canadiens et européens, couverts de centaines de contrats financiers personnels avec l'industrie. Un cardiologue a ainsi non pas rédigé mais seulement cosigné, avalisé, cautionné et promu en 10 ans 78 articles sur les

AAP et 17 sur les NACO, soit 1 par mois, dans les journaux anglo-saxons de cardiologie ou dans le *New England Journal of Medicine* et le *Lancet*. Tout cela pour tenter d'accréditer l'indémontrable et tromper médecins, malades et autorités de santé au seul bénéfice de quelques grands groupes pharmaceutiques (les « nacotrafiquants », comme le dit *Le Canard enchaîné*), qui encaissent ainsi 20 à 30 milliards de dollars par an.

L'histoire a commencé avec les AAP et s'est poursuivie avec les NACO, mais rappelons d'abord les mécanismes des thromboses artérielles, auriculaires et veineuses.

Thromboses, plaquettes et coagulation

La thrombose est la formation d'un caillot de sang solide dans les artères ou les veines. Très fréquente, elle nous menace tous.

Son démarrage est différent dans ces 2 types de vaisseaux sanguins.

• Dans les artères, les plaquettes sanguines jouent le rôle essentiel. Les plaquettes sont des microvésicules nées des mégacaryocytes de la moelle osseuse. Elles sont plates (*platelets* en anglais) et « collantes » comme des Post-it. Au nombre de 200 000/mm^3 de sang, 40 fois plus nombreuses que les globules blancs, elles représentent toutes ensemble une surface totale de « collage » et de réparation vasculaire de 150 m^2. Elles circulent sans cesse à grande vitesse dans le sang, mais, en cas de microlésion artérielle, par exemple sur les microfissures d'une plaque d'athérome, elles y adhèrent aussitôt, tandis que les cellules de l'endothélium vasculaire leur envoient un signal chimique (de l'ADP) qui va aussitôt les activer.

Les plaquettes portent en effet 4 récepteurs clés (P2Y, PAR/COX-1 et GPP) dont l'activation va provoquer leur agrégation entre elles et lancer la coagulation du sang à leur surface.

L'ADP active le P2Y, qui entraîne la formation d'un amas de plaquettes agglomérées (le « caillot plaquettaire »). C'est à la surface de cette véritable plate-forme que va commencer et s'étendre la coagulation : les plaquettes ne servent qu'à cela. Pas de plaquettes, pas de coagulation. Elles sont dans les artères l'indispensable starter.

Une vingtaine de protéines du sang, dites « facteurs de coagulation » (FC), et en particulier les F V, F VII, F VIII et F IX (les 2 derniers sont les facteurs anti-hémophiliques), s'activent les unes les autres jusqu'à produire en bout de chaîne le FX activé, FXa, et c'est lui (en présence de FV activé, FVa) qui va produire le changement décisif, activer la prothrombine (facteur II) en thrombine (facteur IIa). Celle-ci dissocie alors les doubles fibres, souples et fluides, d'une abondante protéine sanguine, le fibrinogène (facteur I) (3 g/l), et en fait un gel de monofibres entrelacées et interconnectées (consolidé par le facteur XIII).

Simple, non? Mais pas surprenant. La coagulation ne peut être simple. Elle est un processus vital mais dangereux. Elle stoppe les hémorragies, mais avec un risque de thrombose et vice versa. Un équilibre sur le fil. Sans balancier.

Et c'est plus complexe encore, car les 2 processus d'agrégation et de coagulation interagissent.

• La thrombine active le récepteur PAR, qui active le COX-1, qui déclenche dans les plaquettes la synthèse de thromboxane, une puissante prostaglandine thrombogène et anti-hémorragique, opposée à la prostacycline (voir le chapitre traitant du Vioxx, «Encore un Tchernobyl français: 40000 morts»), qui va renforcer l'agrégation, entraîner la contraction des artères et réduire le débit sanguin local.

• De son côté le fibrinogène active les récepteurs plaquettaires GPP, des «intégrines» qui vont «coller» ensemble fibrine, collagène et plusieurs autres protéines formant un caillot solide. La maladie commence. Il ne s'est pas écoulé 2 minutes.

• Dans les veines et les oreillettes en FA qui ne se contractent plus, le ralentissement du débit (par insuffisance cardiaque, fibrillation auriculaire, immobilité des membres inférieurs par fractures ou après intervention chirurgicale) suffit pour provoquer l'adhérence des plaquettes ralenties à bas débit et donc la coagulation, sans qu'il soit besoin de lésion vasculaire pour les provoquer. La prévention repose ici sur la mobilité et les anticoagulants, moins sur les AAP.

Les antiagrégants plaquettaires (AAP)

Les AAP ciblent l'un et l'autre les récepteurs plaquettaires. 3 molécules originales, 20 copies très chères qui ne leur sont pas supérieures, malgré les efforts de l'industrie et des quelques cardiologues universitaires à son service[1] pour nous le faire croire.

• Un anti-Cox-1, ancien, l'aspirine, est l'AAP de référence. Avec elle plus de thromboxane et aux doses faibles utiles (75 mg par jour) pas d'hémorragies notables à craindre.

• Les inhibiteurs du récepteur P2Y (Thiénopyrimidines).

Ç'a été une grande découverte de la recherche de Sanofi, alors petit laboratoire de Lacq, filiale d'Elf-Aquitaine. À partir de dérivés du pétrole, elle conduisit à l'identification du récepteur P2Y et à la synthèse du Ticlid, son premier inhibiteur en 1976 – dernière découverte de l'industrie française. Très actif mais avec risque de neutropénies et thrombopénies graves, le Ticlid est abandonné et remplacé par un dérivé moins actif mais presque sans danger, le Plavix (Clopidogrel), d'efficacité égale à l'aspirine... mais vendu 27 fois plus cher et devenu pendant 8 ans le n° 1 mondial des ventes de médicaments, avec 20 milliards de dollars par an et 800 millions d'euros par an en France au lieu des 30 millions qu'aurait coûtés l'aspirine. Bravo Sanofi !

Il est concurrencé dès son brevet expiré par des quasi-copies, l'Efient (Prasugrel) de Lilly (2008), puis le Brilique (Ticagrelor) d'AstraZeneca (2011). (Le cangrelor IV piétine, refusé par la FDA en dépit des efforts de « The Medicine Company » et d'un éminent cardiologue parisien qui la soutient.) Mais impossible de « déboulonner » l'aspirine à quat'sous. Alors vient l'idée de génie : le double traitement AAP, avec 2 molécules de mécanisme différent, l'aspirine, inévitable, et le Plavix, l'Efient ou le Brilique. C'est alors pas moins de 9 essais prétendant démontrer, sans succès, la supériorité sur aspirine ou Plavix seul.

Cure, Charisma, Match, Chance, Commit, Current-Oasis 1 et 2, Arctic, etc., venant après déjà 11 essais, qui avaient lancé le Plavix (Caprie), l'Efient (Trilogy 1 et 2), le Brilique (Plato 1, 2, 3, 4), le Cangrelor (champion 1, 2, 3, 4), des essais tous trafiqués. Il suffit de se donner le mal de les lire pour s'en apercevoir, car

1. Voir *Corruption et crédulité en médecine*, P. Even, le cherche midi éditeur, 2015.

leurs conclusions disent toujours le contraire de ce qu'indiquent les résultats objectifs chiffrés. Comme pour les statines, tous les défauts des essais y sont concentrés: informations sélectionnées ou tenues secrètes, réalisation par des sociétés de service privées à la solde des firmes, suivi du recueil des données téléphoniques, dispersion des centres sur toute la planète, de la Mongolie à la Patagonie, critères d'évaluation subjectifs ou «composites», et même ainsi trafiqués, les résultats sont non significatifs... et n'engendrent pas des conclusions très positives en faveur des nouveaux médicaments. Comme les cardiologues ne lisent, au mieux, que les conclusions, ils ne risquent pas de s'en apercevoir (voir l'analyse détaillée essai par essai dans *Corruptions et crédulité en médecine*...) Un régal pour les amateurs. Le jeu des 7 «erreurs» à toutes les pages. Comme pour les diesels de Volkswagen. Précisons ici une fois de plus que cette appréciation concerne 80 à 90% des essais thérapeutiques actuels et qu'elle n'est pas que la nôtre mais celle de tous les experts universitaires indépendants, rapportée dans de nombreux livres et articles, tels les Prs J.-P. Kassirer (Boston, Univ. Tufts) et Marcia Angell (Harvard), membres de l'Académie des sciences des États-Unis, sir Iain Chalmers (Londres), et Peter C. Gøtzsche (Copenhague), tous deux fondateurs de la Cochrane Foundation, et John P. A. Ioannidis (Univ. Stanford, California).

Mais naturellement, la grande presse s'en mêle avec sa compétence habituelle. Ainsi *Le Monde*, notre quotidien de révérence plus que de référence, s'enthousiasme pour l'étude d'un cardiologue parisien qui a ses habitudes dans ses colonnes et qui aurait été, selon *Le Monde*, la vedette applaudie debout du Congrès mondial de cardiologie (où, à dire vrai, personne ne l'avait remarqué) et qui plaidait en faveur du traitement antiagrégant double prolongé 3 à 4 ans, après pose de stents coronaires, et cela malgré un doublement de la mortalité «probablement dû au hasard», dit l'auteur.

Mais tout cela n'est pas innocent, car les traitements doubles après pose de stents pourraient représenter 500000 traitements sur 4 ans, soit 400 millions au lieu de 12 millions avec l'aspirine seule... *Le Monde* titre «Après pose d'un stent coronaire, un double traitement prolongé s'impose»... alors qu'un autre cardiologue parisien avait publié un mois avant dans le *Lancet*: «Contre le double traitement». 3 ans après, la bulle retombe et l'accord international se fait sur des traitements doubles de 2 mois à 1 an au plus, et pas 4 ans.

Pour en terminer, lisez les conclusions de l'analyse des 11 grands essais des nouveaux AAP comparés à l'aspirine.

En reprenant l'ensemble de ces 11 essais et en regroupant les 3 ou 4 critères d'évaluation utilisés dans chacun (IM, AVC, thrombose de stent, etc.), on parvient à un total de 34 critères d'efficacité évalués, mesurant les réductions, les NTT et la significativité :

- 11 réductions relatives par rapport à l'aspirine sur 34 sont significatives, mais faibles, en moyenne de 15 % (8 à 31 %), ce qui est sans intérêt puisque les accidents sont si rares que la réduction absolue est seulement de 1 %) ;
- 15 réductions sur 34 sont plus minuscules encore et non significatives ;
- enfin, et pire encore, l'aspirine est supérieure pour 8 critères sur 34.

Donc plus de 2/3 de résultats négatifs (23 sur 3) sur les 130 000 patients de ces 11 études avec un surcroît d'hémorragies digestives de 42 % (0 à 130 %).

Mais 11 fois sur 11, des conclusions en faveur des nouveaux AAP !

Conclusion : utilisez l'aspirine et, après pose de stent, ajoutez-y éventuellement le Plavix de 1 à 6 mois. Efient et Brilique n'ont aucun intérêt. Le Cangrelor IV doit être comparé aux AAP IV et non oraux. Attendons.

Les nouveaux anticoagulants oraux (NACO)

Voyons ici, d'abord, les anciens, dont la découverte dans les années d'or de la médecine représente un des plus grands progrès de la discipline : héparines et antivitamine K (AVK). C'était entre 1955 et 1960.

Héparines et AVK

- Les héparines, utilisées seulement en phase aiguë des thromboses sur quelques heures ou jours à quelques euros par jour.
- Les anticoagulants oraux (les antivitamines K) à 0,25 euro par jour, utilisés au long cours, sur des semaines, mois ou années.

• L'héparine est utilisée par voie intraveineuse depuis 1959. Long polymère d'un poids nucléaire (PM) d'environ 800000, synthétisé dans les mastocytes et extrait de la muqueuse digestive de porc.

• Depuis 1985, 5 HBPM (héparines de bas poids moléculaire), fragments de la molécule d'héparine, de PM de 1000 à 10000, utilisés par voie sous-cutanée, Fragmine, Fraxiparine et enoxaparine ou Lovenox (1998), l'un des blockbusters de Sanofi.

• Troisième molécule, un fragment d'héparine de synthèse, dit « pentasaccharide » ou Fondaparinux (Arixtra) sous-cutané (GSK, 2013). Sans intérêt.

Tous sont des inhibiteurs du facteur Xa et les deux premiers également de la thrombine en se liant et en stimulant l'antithrombine circulante.

Toutes peuvent induire de rares thrombopénies (respectivement, dans moins de 5, 1 et 1 %).

De 1959 à 2010, les antivitamines K sont l'unique traitement anticoagulant oral au long cours, appliqué à 1 million de patients.

Trois sont utilisés en France :

• le Sintron (Acenocoumarol) de Novartis, introduit en 1959 et qui ne représente plus que 5 % des prescriptions d'AVK ;

• la Coumadine (Warfarine) de BMS, également de 1959, la plus utilisée aux États-Unis et toujours la molécule de référence ;

• le Previscan (Fluindione) de Procter & Gamble, commercialisé en 1988 et qui représente 85 % des prescriptions en France, bien qu'il n'ait aucune supériorité sur les autres, sinon d'être apparu le dernier…

L'histoire des AVK est une histoire agricole. 1939 : les troupeaux de bovins de l'Amérique profonde, du Wisconsin, de l'Illinois, de l'Iowa et du Minnesota, dans la haute vallée du Mississippi, à l'ouest du grand lac Michigan et de Chicago, broutent l'herbe et les fleurs au parfum de miel du mélilot et sont décimés par de graves hémorragies.

Deux chercheurs d'Iowa-City, un trou perdu au sud de Cedar Rapids, y découvrent le dicoumarol, produit d'une bactérie parasite du mélilot. De 1939 à 1948, divers dérivés sont synthétisés, d'abord pour la dératisation (Pindione), puis comme anticoagulant chez l'homme, et très vite l'un d'eux s'impose sur le marché américain et mondial, la Warfarine (Wisconsin Alumni Research Fund – WARF). BMS s'en empare et la commercialise.

Tous les AVK comportent des fonctions cétones capables d'oxyder et inactiver la vitamine K-réductase, qui devient incapable de régénérer la vitamine K réduite nécessaire à l'activation des facteurs de coagulation V, VII, IX et X.

L'absorption digestive des AVK est totale. Le pic de concentration sanguine est atteint en 2 à 8 heures. Leur pleine action est assez lente, et en cas de relais d'un traitement par l'héparine, il faut la poursuivre les 4 ou 5 premiers jours de vitamine K. À l'inverse, leur élimination est lente, avec une durée d'action de 2 à 5 jours. En cas d'intervention chirurgicale, il faut les interrompre 4 jours avant, comme les AAP.

Leurs effets anticoagulants sont donc irréguliers et doivent être contrôlés par un test biologique pour identifier les excès ou défauts d'activité, qui dépendent du sujet, du régime, des médicaments associés.

Ce test biologique, que tous les malades connaissent bien, doit être réalisé, selon les cas, tous les 3, 7, 30 ou 45 jours. Il a reçu le nom de test « INR », *international normalized ratio*. L'INR doit être entre 2 et 3, avec un risque d'inactivité en dessous de 2 et un risque hémorragique au-delà de 3. Toutes les études montrent que, sur le terrain et même dans les RCT, moins de 65 % des INR sont dans la fourchette 2-3 et la plupart en dessous (R. Shah, *Lancet* 2014, 384 : 24). Ils conservent une part de leur efficacité entre 1,5 et 2.

Les hémorragies sont le principal risque des AVK. En cas d'INR > 5 et d'hémorragies, même mineures ou modérées, il faut immédiatement stopper le traitement, donner la vitamine K *per os*, en sachant qu'elle ne sera active qu'après 24 ou 48 heures.

Dans les cas plus graves, il faut perfuser un litre de plasma frais, parfois à répéter, et de la vitamine K en injection IV lente.

Les indications des anticoagulants oraux

Ils sont utilisés au long cours, en médecine de ville, prescrits par les spécialistes et renouvelés, suivis et surveillés par les médecins généralistes. Ils ont 3 indications principales : fibrillation auriculaire, maladie veineuse (thromboenkylosie), chirurgie articulaire.

• Les fibrillations auriculaires (FA) persistantes (> 7 jours) et plus encore permanentes, résistant à la cardioversion, sont de loin leur principale indication. Il y a 600000 à 1 million de patients en France, dont les 2/3 de plus de 75 ans, avec une fréquence croissante, doublant tous les 10 ans, de 60 à 90 ans (environ 2, 4, 8 et 16%, une fréquence augmentée par l'hypertension artérielle et les maladies coronaires, avec un risque d'AVC qui passe de 2 à 10, 24 et 31% chez les plus de 60, 70, 80 et 90 ans).

Au total, la FA seule est responsable de 80000 hospitalisations par an et fait partie des symptômes chez 350000 autres malades.

Selon la grande métanalyse d'A. Hart (*Annals of Internal Medicine* 2007, 146: 857), regroupant 29 essais et 28000 patients, les AVK réduisent les AVC de 64% par rapport à un placebo, de 39% par rapport à l'aspirine, qui elle-même les réduit de 22% par rapport au placebo. D'autres grandes études le confirment (BAFTA, *Lancet* 2007, 370: 493; et Plichart, *Drugs & Aging 2013*, 30: 1019), des résultats pourtant obtenus alors que seulement 58% des INR étaient dans la fourchette d'efficacité de 2 à 3.

• Assez loin derrière les FA, vient la maladie veineuse thromboembolique (MVTE) avec le risque de thrombose veineuse des membres inférieurs (TVMI) et d'embolies pulmonaires (EP), environ 100000 à 200000 patients, dont la moitié de plus de 60 ans et encore beaucoup après 80 ans. Les traitements sont donnés ici pour quelques semaines.

• Les suites de la chirurgie de la hanche et du genou: 200000 par an et ici des traitements brefs.

– Les accidents des AVK:

Les accidents des AVK sont, d'après le rapport Bégaud, la cause d'au moins 18000 hospitalisations et 4000 décès par an, une évaluation que l'auteur lui-même présente comme incomplète, faute de données suffisantes disponibles. Ces accidents, dont l'expérience montre que la moitié pourrait être évitée, sont presque toujours des hémorragies gastro-intestinales, intracérébrales ou péricérébrales.

En dépit de 4000 accidents mortels par an, en dépit de 58% d'insuffisance thérapeutique mesurée par les INR, le bilan des AVK les classe dans les très grandes thérapeutiques qui ont prolongé la vie et préservé le fonctionnement cérébral de milliers de Français.

Il faudrait y regarder à deux fois avant de les remplacer du jour au lendemain.

Et c'est pourtant ce qui va se produire.

L'explosion des NACO

Depuis 2000, le marché des anticoagulants est en pleine expansion, car la population vieillit et la fréquence des pathologies vasculaires et des FA ne cesse de croître.

En 2013, le nombre des malades traités a atteint 600000 FA, 150000 maladies veineuses thromboemboliques (MVTE), 150000 interventions chirurgicales sur la hanche et le genou, est passé de 500000 à plus de 1,2 million et touche 13% des plus de 65 ans. Un doublement en 15 ans.

Les firmes ont compris qu'un véritable boulevard s'ouvrait à elles. Il était temps de s'en préoccuper: les AVK, sur le marché depuis 50 ans à 0,25 euros par jour, ne rapportaient que 90 millions d'euros.

Firmes et centres de recherche publics identifient alors plusieurs molécules capables d'inhiber directement le FXa ou la thrombine. Contrairement aux AVK, qui agissent indirectement, en amont de la thrombine, sur l'activation de plusieurs facteurs de coagulation, les nouveaux anticoagulants (NACO) inhibent directement l'un ou l'autre des 2 facteurs de coagulation qui contrôlent l'étape finale, un mécanisme aussitôt présenté comme plus direct, plus régulier que celui des AVK.

Le premier NACO commercialisé en France, l'Exanta (Ximelagatran), par AstraZeneca en 2005, avait été rejeté partout ailleurs et avait dû être retiré un an plus tard.

Mais aussitôt après se déclenche un effort promotionnel et marketing sans précédent, comme on n'en a jamais vu pour aucune classe de médicaments, par sa soudaineté, sa rapidité, son ampleur, sa concentration.

De 2007 à 2014, 32 essais cliniques sur 150000 patients pour lancer 4 molécules.

Xarelto et Pradaxa en 2008 (Bayer et Boehringer), 2 ans après l'Eliquis de BMS et, en attente, l'Edoxaban de Daiichi-Sankyo, tous *me too* du Xarelto, et le Darexaban et l'Otomixaban se préparent. Et de 6!

En 3 ans, le Xarelto et le Pradaxa vont conquérir 30% du marché global des anticoagulants oraux et progresser si vite qu'ils pourraient atteindre assez rapidement 80%, comme ils l'ont fait sur le marché américain.

Et en 3 ans, le marché va bondir comme on ne l'a jamais vu auparavant pour aucun médicament. Jamais. De loin.

Nous sommes ici devant la plus récente, la plus scandaleuse des dérives thérapeutiques des 10 dernières années.

Fournis par la CNAM et la société Celtipharm, les chiffres donnent le vertige. En 2011, les NACO ne sont encore prescrits qu'à 2 à 3% des patients, soit 10 millions de comprimés, mais en 2013, ce sont 320000 patients et 120 millions de comprimés, soit 12 fois plus. Les ventes, selon Celtipharm, s'envolent chez les plus âgés, où les NACO sont précisément les plus à risque (12% de 50 à 60 ans et 22% de 60 à 70 ans, 31% de 70 à 80 ans et 35% au-delà de 80 ans, soit 3 fois plus que chez les jeunes, alors que le CT-HAS recommande une grande prudence au-delà de 80 ans).

Mais l'explosion des coûts est bien plus spectaculaire encore. De 2011 à 2013, le coût des NACO passe de 60 à 720 M, représentant désormais 90% des dépenses d'anticoagulants, 9 fois plus que les AVK, qui représentent pourtant encore les 2/3 des prescriptions. Fin 2013, 320000 Français sont sous NACO, 15 fois plus que 2 ans auparavant, et les dépenses ont été multipliées par 16 (800/50 M). L'évolution se poursuit à la même cadence, de telle sorte que, si la France atteignait les 80% de marché pour les NACO, comme aux États-Unis, et si les prix ne sont pas réduits d'autorité, la facture sera de 2 milliards d'euros, dont 99% pour les NACO... et 1% pour les AVK.

Les moteurs de l'explosion NACO

Mais cette expansion ne s'est pas faite toute seule. Il a fallu l'intervention d'un commando de choc de quelques cardiologues universitaires anglo-saxons et d'Europe du Nord, étroitement liés financièrement à l'industrie, un commando d'élite, hyperactif et dynamique sur tous les fronts. Mais bien payé.

Comme souvent, les Français n'ont joué qu'un rôle marginal dans les publications des «grands» journaux scientifiques et n'ont cosigné que 26 publications sur les NACO, mais ils ont été en France très présents comme orateurs de tous les congrès et séminaires, entraînant derrière eux la SFC et la FFC et tentant d'inspirer les recommandations officielles, intervenant aussi dans la grande presse, y compris dans le « quotidien de référence ». Le site Transparence-Santé du ministère laisse clairement comprendre pourquoi.

Alors que les 14 autres grandes firmes multinationales présentes en France ne sont liées « que » par 130 contrats de consultants (CPC) avec des cardiologues universitaires parisiens, les 4 firmes impliquées dans les NACO (Bayer, Boehringer, BMS et Daiichi) en ont financé, à elles seules, 115 avec nos cardiologues – plus 23 contrats d'orateurs de congrès –, dont 90 contrats pour seulement 6 d'entre eux, le commando de choc, soit en moyenne 15 contrats chacun (6 à 28). Les contrats au service des NACO représentent donc aujourd'hui à eux seuls à peu près autant que tous les contrats signés avec toutes les autres firmes pour tous les autres médicaments cardiologiques.

Infériorité des NACO

Selon les firmes triomphantes, l'efficacité des NACO serait bien supérieure à celle des AVK :

- ils feraient moins saigner, en particulier les hémorragies intracrâniennes seraient 2 ou 3 fois plus rares ;
- leur action directe sur une cible unique serait plus régulière et stable que celle des AVK, rendant inutiles les contrôles biologiques.

La réalité est tout autre :

- les NACO ne sont pas plus efficaces que les AVK ;
- ils sont, selon les données du site de la FDA américaine et selon l'étude chiffrée de ces accidents en France, à l'origine de bien plus d'hémorragies que n'en décrivent les essais promotionnels de l'industrie ;
- contrairement aux AVK, il n'y a aucun antidote en cas d'hémorragie ;
- ils n'ont pas une activité suffisamment régulière pour se passer de contrôles biologiques : si on n'utilise pas de contrôle biologique, ce n'est pas parce qu'il serait inutile, c'est parce qu'on ne dispose d'aucun test fiable !

• leur élimination rénale rend leur concentration très sensible à toute insuffisance rénale, organique ou fonctionnelle, dès que la *clearance* de la créatinine est inférieure à 50 ml/min et surtout à 30 ml/min;

• rien, ni les coûts de recherche, ni la fabrication, ne justifie leur prix élevé: 6,30 euros par jour pour le Xarelto 10 mg et 5,40 à 11,10 euros par jour pour le Pradaxa 220 et 300 mg, soit en moyenne au moins 25 fois supérieur aux AVK et encore 8 à 10 fois plus, si on y inclut le coût des tests INR des AVK;

• et, surtout, 23 essais portant sur 120000 patients, publiés en rafale de 2005 à 2014 et censés fonder la supériorité des NACO sur les AVK ou les héparines SC, sont tous PROFONDÉMENT BIAISÉS OU FALSIFIÉS, avec, là encore, des conclusions à 180° des données réelles. Nous avons analysé tous les essais, en détail (voir p. 355 à 395 de *Corruptions et crédulité en médecine*), les 7 essais de l'Exanta (dont «Exult»!), les 10 du Pradaxa (dont les 4 «Rely»!), les 6 du Xarelto (dont «Rocket» et «Einstein», pas moins!), les 5 de l'Eliquis (dont «Amplify»: un aveu! et «Aristote»!), et les 2 de l'Edoxaban.

Les conclusions s'imposent à tout lecteur attentif:

• Ils ne sont pas plus efficaces que les AVK, ni pour prévenir les AVC, les IM et les décès cardio-vasculaires, ni pour prévenir les TVMI ou les accidents thrombosants postchirurgicaux.

• Leurs risques hémorragiques décrits par les RCT ne sont pas inférieurs et sont peut-être supérieurs dans la vie réelle.

• L'absence de test biologique de contrôle est un handicap et non un avantage.

• Ils n'ont pas d'antidote.

Les hémorragies des AVK et des NACO

Le 10 novembre 2011, un an après la sortie du Pradaxa en France, *Le Monde* se fait l'écho de *Der Spiegel* de Francfort, qui, se référant aux données de l'EMA, annonce 256 hémorragies mortelles en 4 ans, 5 fois plus que les 50 cas déclarés par Boehringer. Notre propre analyse des essais publiés aboutit à une fréquence 3 fois plus élevée de 0,18 % par an, soit, pour 350 000 Français actuellement traités, 500 hémorragies mortelles par an…

Le 28 novembre 2013, *Le Monde* titre : « Selon le médecin-conseil national adjoint de la CNAM, les NACO sont impliqués dans 300 décès en à peine 2 ans. »

Aux États-Unis, le site Med-watch de la FDA enregistre beaucoup plus de déclarations d'« hémorragies fatales ou sérieuses » qu'auparavant, en nombre très supérieur à ce qu'avaient laissé prévoir les essais cliniques. La FDA met en place une commission d'évaluation qui conclut (*New England Journal of Medicine* 2013, 368 : 2012) que cette recrudescence est probablement artificielle, attribuable à la nouveauté et la médiatisation de ce nouveau médicament, mais elle reconnaît que leur méthode de recensement ne permet pas une validation.

Interviewé par *Le Monde* en novembre 2013, le professeur de pharmacie F. Chast écrit : « Dans la vie réelle, chez des malades sous NACO depuis 21 mois, il y a eu 16,5 % d'hémorragies, dont un tiers nécessitant une transfusion », soit beaucoup plus que ne l'indiquent les essais, et à la même date l'ANSM rappelle que les essais cliniques sont conduits sur des populations sélectionnées, qui ne sont pas représentatives de la population générale et que dans la vie réelle les NACO sont trop largement prescrits chez les patients âgés et les insuffisants rénaux. Il annonce également que, comme la FDA, l'ANSM va mettre en place une étude pharmaco-épidémiologique pour analyser rétrospectivement la sécurité et l'efficacité des NACO, dont les résultats seront attendus en 2014. Mais comme pour la FDA, aucune réponse en 2016.

Il est malheureusement très difficile d'évaluer les risques hémorragiques tant les saignements sont décrits de façon (volontairement ?) imprécise dans les essais, mélangeant les critères GUSTO, ACUITY, OASIS, PLATO, CURE, ASSENT et TIMI ou des critères personnels, une situation particulièrement irritante à la lecture.

Il ne devrait pourtant pas être difficile de mieux évaluer les saignements, et si l'on ne le fait pas, c'est qu'on ne veut pas le faire, en masquant les faits sous un déluge d'adjectifs vagues: *mild, minor, moderate, major, severe, serious, life threatening, «clinically relevant»* (!) et les mesures de l'hémoglobine ne sont pas données ni celles des transfusions sanguines.

Tentons l'analyse, car les hémorragies sont le problème le plus préoccupant, avec leurs milliers de morts.

- Les hémorragies en général: 12 à 14% par an

Dans 11 essais sur 6 mois à 3 ans, portant sur 100000 patients, la fréquence de l'ensemble des saignements mineurs, majeurs ou fatals, de toutes localisations, a été de 11,9% par an sous NACO.

Pour 9 essais comparant NACO et AVK, sur 92000 patients, ce sont 13,6% par an sous NACO contre 14,8% par an sous AVK. Différence non significative.

- Hémorragies majeures: 1 à 5% par an

Le terme ne veut rien dire, faute de définition. (Un même essai rapporte 120, 213 et 350 hémorragies majeures, selon 3 définitions différentes.)

7 essais chiffrent les hémorragies majeures à 2,3% par an sous NACO et 2,9% par an sous Warfarine, réduction non significative dans 4 essais mais significative quoique identique (!) dans les 3 autres réunissant pourtant moins de patients (!).

- Hémorragies fatales: de 2 à 4 ‰ par an

Les hémorragies tuent plus en fonction de la gravité de la maladie traitée que de leur importance propre.

Dans 10 essais sur 98000 patients suivis de 6 mois à 3 ans, leur fréquence varie dans un rapport de 1 à 3 pour les NACO et de 1 à 7 pour la Warfarine.

Les hémorragies fatales s'observent ainsi sous NACO, sur 49000 patients, chez 1 patient pour 430, et sous Warfarine chez 1 patient pour 205, soit 2 fois plus, ce qui est probablement significatif, mais ne représente une hémorragie fatale supplémentaire que pour 1 patient sur 500 traités.

- Hémorragies intracrâniennes: 3 à 5 ‰ par an

AVC hémorragiques et hémorragies péricérébrales ont toujours été jugées comme plus fréquentes sous AVK qu'avec tout autre anticoagulant sans qu'aucune hypothèse soit avancée pour en rendre compte. Mystère.

5 essais sur 70000 patients, suivis 1,8 an en moyenne, confirment la fréquence 1,5 fois plus élevée sous AVK, en moyenne de 0,47 contre 0,30% par an pour les NACO, soit une hémorragie intracrânienne de plus pour 410 patients traités, différence non significative dans 4 essais sur 5...

• Hémorragies gastro-intestinales: 6 à 10 ‰ par an

À l'inverse, les NACO, et spécialement le Pradaxa, sont apparus comme la source d'un excès d'hémorragies gastro-intestinales par rapport aux AVK.

Mais l'un des NACO, le Pradaxa, semble plus agressif, peut-être à cause d'un enrobage d'acide tartrique susceptible d'entraîner des érosions et ulcérations digestives.

CONCLUSION GLOBALE sur l'ensemble de tous les essais: pas de différence significative dans les risques hémorragiques des NACO et des AVK au cours des essais, tandis que les analyses des données du SNIIRAM et du PMSI sur 10 mois avec 7000 patients sous AVK et 10000 sous NACO ne trouvent aucune différence dans la fréquence des hémorragies sous l'un ou l'autre (*Lancet Haematololy* 2015, 2: 250).

La farce du contrôle biologique (INR) inutile

« Les NACO, c'est simple ! »

« Leur régularité d'action rend inutiles les contrôles biologiques. »

« *There is no need for monitoring* » (publicité pour le Xarelto dans le *New England Journal of Medicine*).

L'a-t-on vue, lue, entendue, cette phrase cabalistique !

Qui n'a pas eu la chance de croiser, ne serait-ce qu'un instant, le regard extasié, presque humide, comme transporté d'un cardiologue se réjouissant de la simplicité d'emploi des NACO ne peut vraiment imaginer ce qu'est la félicité paradisiaque des bienheureux.

Coup de génie marketing des firmes: on ne sait pas mesurer l'activité biologique des NACO, alors on affirme qu'il n'y a pas besoin de la contrôler. Voilà comment transformer un handicap en atout maître.

Or, jamais aucune étude clinique ou biologique n'a même tenté de démontrer cette régularité d'action totalement hypothétique.

Un nouveau mythe : les NACO agissent identiquement au fil des jours chez tous les patients, quels que soient leur âge, leurs pathologies, leur mode de vie, leur environnement, leur ethnie et même leur niveau d'observance du traitement.

Une nouvelle constante biologique est née !

On peut donc prescrire les yeux fermés, sans surveillance ni remords, des bombes hémorragiantes qui font saigner dans 12 à 14 % des cas, sont fatales 1 fois sur 100, et déclenchent des hémorragies majeures dans 2 à 3 % des cas, et se borner à voir les malades tous les 6 mois.

La réalité est tout autre :

• aucune technique ne permet de mesurer l'activité biologique des NACO ;

• rien ne prouve que leur activité soit identique et régulière chez tous les sujets, en particulier en cas d'insuffisance rénale fonctionnelle, une situation qui peut arriver à tout moment, chez les plus de 75 ou 80 ans.

Selon S. Sharma (*New England Journal of Medicine* 2014, 370 : 381) et A. Speirs (*New England Journal of Medicine* 2014, 370 : 382), l'absence de test de contrôle représente un danger :

• à cause de l'inhibition compétitive, incomplète et réversible d'un seul facteur de coagulation par rapport à la Warfarine, qui agit sur plusieurs ;

• parce qu'il y a des inégalités d'efficacité au cours de la journée.

Le Monde interviewe à ce sujet en 2013 le président de la Commission de transparence de l'HAS, et François Chast, professeur de pharmacie et ancien président de l'Académie de pharmacie :

• G. Bouvenot : « L'argument selon lequel les anticoagulants nouveaux sont meilleurs, car ils ne nécessitent pas de suivi, nous paraît un handicap, car le médecin ne peut connaître ni le niveau d'anticoagulation, ni le niveau d'observance du patient. Ces handicaps ont pesé lourd dans l'évaluation négative de ces produits que la Commission de transparence a classés comme n'apportant aucun progrès. En outre, cette absence de contrôle a conduit à une baisse de vigilance sur le risque hémorragique. »

• F. Chast : « L'absence de suivi biologique sous NACO fait prendre des risques aux patients, qui, pour la plupart, ne font l'objet d'aucune surveillance. »

• Et A. Umelil, pharmacien hospitalier, d'ajouter : « Il y a une baisse de vigilance face au risque hémorragique des NACO. » L'absence de test de surveillance en routine est interprétée à tort comme une sécurité, et même l'Académie de médecine prend une position critique (*Le Point*, 19 juin 2014) : « Il n'existe aucun argument pour privilégier les NACO et à plus forte raison pour remplacer un AVK bien toléré. »

La faillite des « autorités » de santé

Mais comment cela a-t-il été possible ?

Comment et pourquoi dépenser plus de 1 milliard d'euros d'AAP et de NACO, 25 fois plus chers que l'aspirine ou les antivitamines K – sans compter la bivalirudine, 100 fois plus chère que l'héparine, et sans supériorité sur elle ?

Comment de pareilles incapacités sont-elles possibles, avec :

• de très éminents ministres de la Santé et leurs cabinets évidemment compétents ;

• une Direction générale de la santé dont les patrons changent tous les 2 ans, mais dont les noms ont marqué toutes les mémoires : L. Abenaim, Y. Grall, W. Dab, B. Vallet (siégeant en même temps au CA de Gilead), etc. ;

• un Comité économique interministériel des produits de santé, secret, dont chacun connaît la compétence immense et la transparence (sans médecins et sans être informée des avis de la CT HAS) ;

• une agence autonome, dite « Haute Autorité de santé », de 750 fonctionnaires, abritant la Commission de transparence ;

• l'Agence nationale de sécurité du médicament, avec 1 100 fonctionnaires ;

• une IGAS émettant des rapports, enquêtes et investigations internes, juge et partie ;

• une Caisse nationale d'assurance maladie, avec son Haut Comité médical, son médecin-conseil national, son SNIIRAM et son PMSI, qui comptabilisent toutes les activités médicales, mais qui est inaccessible.

Comment, dans ce contexte hyper-réglementé, une firme française, Sanofi, a-t-elle pu fabriquer l'immense marché du Plavix et ouvrir derrière lui ceux des autres AAP ?

Comment deux firmes allemandes, Bayer et Boehringer, ont-elles pu exploser le marché des anticoagulants en faveur de nouveaux produits sans supériorité sur les anciens, mais 25 fois plus chers ?

Comment ? C'est simple, il suffit de relais.

Les RELAIS, ce sont quelques-uns des 36 cardiologues universitaires recrutés par les firmes pour assurer 24 heures sur 24 la promotion, la diffusion, la défense et les prescriptions de leurs molécules.

Sur 170 CPC (contrats personnels de consultance) financés en cardiologie par les 25 firmes multinationales implantées en France, 125 (les 3/4) concernent les 7 compagnies impliquées dans les AAP et les NACO, 38 contrats pour les antiagrégants et surtout 87 contrats pour les NACO, lancés en 2010, avec Bayer pour le Xarelto (55 contrats) et BMS, Boehringer et Daiichi se partageant le reste, pour l'Eliquis, le Pradaxa et l'Edoxaban.

Un organisme a fait son travail et un seul, la Commission de transparence de l'HAS, qui a écarté l'Exanta et placé le Xarelto en classe 4 (efficacité faible) en septembre 2008 et finalement en classe 5 (progrès inexistant), de même pour le Pradaxa avec dans tous les cas une limitation de l'AMM à la chirurgie programmée de la hanche et du genou pour des traitements brefs.

Dans la suite, la Commission de transparence n'a placé les NACO qu'en 2e ligne dans toutes les autres indications, et en particulier dans la plus fréquente, les fibrillations auriculaires, et seulement en cas de contre-indication aux AVK ou d'instabilité de l'INR.

La CT-HAS préconisait aussi la plus grande prudence après 80 ans et en cas d'insuffisance rénale.

La route était balisée, mais les cardiologues en sont immédiatement sortis, comme le souligne le médecin consultant adjoint de la CNAM (*Le Monde*, 28 novembre 2013) : « En moins d'un an, près de la moitié des patients débutant un traitement anticoagulant ont été placés directement sous NACO, alors que la Commission de transparence ne les avait autorisés qu'en seconde ligne. »

Parallèlement, 100000 patients prenant des AVK ont vu basculer leur traitement vers un NACO, contre les recommandations de l'HAS, et en particulier 73% des cardiologues persistent à les donner en première ligne.

Dans ce contexte de dérive, *Le Monde* a ouvert ses colonnes à plusieurs responsables de la santé dès juillet 2013.

F. Van Rockeghem, directeur général de la CNAM à l'époque, se révolte : « Comment les nouveaux médicaments ont-ils pu obtenir de tels prix du CEPS, alors même que la HAS juge qu'ils n'apportent aucun progrès ? »

Le Monde interviewe ensuite Dominique Giorgi, énarque, IGAS, alors président du CEPS. Pour justifier ses prix, il proclame d'abord qu'il n'a en vue dans ses négociations avec les firmes, couvertes par le secret des affaires, que l'intérêt des patients et la volonté de mettre à leur disposition, mieux que dans tous les autres pays, tous les médicaments qui peuvent leur être nécessaires, semblant oublier que la CTHAS les a classés comme n'apportant aucun progrès.

Ensuite, D. Giorgi prend l'air fin, subtil et secret qui convient à un très, très haut fonctionnaire, grand serviteur de l'État, dans ce genre de négociations commerciales de très haut niveau, et explique, comme le dit *Le Monde*, « à mots comptés », l'extrême habileté du CEPS dans ces discussions avec les firmes, car, souligne-t-il, s'il accorde des prix aussi élevés, c'est qu'il obtient en contrepartie, mais ne le dites pas trop, des ristournes cachées, des « remises ». La CNAM paie donc « beaucoup » moins que le prix indiqué sur les boîtes. Les laboratoires lui reversent une partie des dépenses engendrées. Des ristournes, fonction du volume des ventes.

Il est toujours comique d'entendre un haut fonctionnaire raconter ses négociations avec les requins de l'industrie, autrement plus retors que lui. Pot de terre et pot de fer, le combat n'est pas égal. Il suffit de regarder D. Giorgi pour comprendre qu'il ne peut être pour l'industrie qu'un interlocuteur idéal. À croire qu'elle l'a choisi elle-même ! Un agneau au milieu des loups et qui paraît ne pas le savoir (« Il faut toujours se fier à la première impression, disait Oscar Wilde, surtout si elle est mauvaise »). Car naturellement, quand on parvient à percer le secret des négociations, on voit que ces ristournes sont au mieux de 10 à 30% des gains prévus et qu'elles ne comblent évidemment pas, et de loin, la multiplication des prix par 25 et l'extension des marchés accordées aux NACO.

Plus grave encore, on ne sait où passent ces ristournes. Certes, une partie va à la CNAM, qui participe aux négociations et d'une certaine façon les valide tout en s'en plaignant après coup, mais l'information sur l'utilisation de ces ristournes n'est jamais rendue publique. Autrement dit, les prix élevés sont une taxe de plus sur les Français, qui croient payer pour leur santé, mais paient pour autre chose qu'ils n'ont pas à connaître.

Quatre mois plus tard, en novembre 2013, *Le Monde* revient à la charge et souligne: « La croissance exponentielle des prescriptions préoccupe les autorités sanitaires. » (« Sans blague ? » disait Coluche !) Elles prévoient que l'ANSM va mettre en place prochainement (!) des mesures adaptées (?) pour faire en sorte (comment ?) que les choses se déroulent non pas mieux, mais « encore » mieux. Une commission *ad hoc* y travaille. Toute la sémantique du discours politique est là. Les médicaments sont d'ailleurs très surveillés et mis, si nécessaire, sous surveillance renforcée (comme le Vioxx, le Mediator, l'Agréal, Diane 35, la Dépakine ?). Le président de l'ANSM confie au *Monde* qu'« il n'y a pas de mésusage des NACO et que si ces médicaments sauvent de nombreuses vies (!), ils doivent être à la disposition des Français ». Il est triste qu'un médecin de sa qualité ait une si totale méconnaissance du dossier. Il a bien fait de se retirer, et il avait eu tort d'y venir.

De son côté, en novembre 2013, la CNAM annonce qu'elle « envisage » d'envoyer des délégués médicaux pour rencontrer 50000 généralistes et 3000 cardiologues libéraux, pour les informer et contrebalancer le discours des 15000 visiteurs médicaux. Rires. 18 mois après, rien n'a changé et la croissance des prescriptions se poursuit.

Comme l'écrit *Le Monde*, c'est « une VALSE-HÉSITATION LENTE ET DISPERSÉE des autorités sanitaires, qui dilue les responsabilités entre de multiples organismes (DGS, HAS, ANSM, CEPS, CNAM) et leurs innombrables commissions » (jusqu'à 108 à l'ANSM en 2013), émettant des non-avis ou des avis contradictoires, sur la base de votes anonymes et secrets, et donc irresponsables. LES

FIRMES ONT BEAU JEU DE SE FAUFILER POUR MENER LA DANSE, et le Pr F. Chast, ancien président de l'Académie de pharmacie, de commenter avec pertinence : « Trop d'organismes non décideurs, mais influents et donneurs d'avis contradictoires en matière de politique du médicament. La géométrie variable de leurs avis crée un flou qui est du pain béni pour les industriels. » Tout est dit.

Mais tout cela, c'était fin 2013, et 18 mois après, rien. Le marché continue de s'étendre, malgré toutes les mises en garde, et les cardiologues continuent de prescrire les NACO en première intention.

Alors, on voit venir l'heure des plaintes. Déjà 8, en octobre 2013, contre Boehringer, et une dizaine en préparation, indique un cabinet d'avocats.

Quant à lancer une grande enquête dans les hôpitaux pour faire un recensement, objectif et représentatif, des accidents hémorragiques observés depuis maintenant plus de 4 ans, cela reste du domaine du rêve. Pas d'enquête, et s'il y en avait une, ce serait comme d'habitude une de ces enquêtes « internes » juge et partie et toujours destinées à donner l'absolution.

Telle est la triste histoire des AAP et des NACO, emblématique des dérives de l'industrie, de la prévarication de certains universitaires, de la crédulité paresseuse et autosatisfaite des autres, des défaillances des ministères de la Santé et de leurs agences et plus généralement des politiques.

CHOLESTÉROL ET STATINES

À quand la fin du mythe ?

Encore. Déjà 4 livres de Michel de Lorgeril plus 4 de moi. Le dernier, *Corruptions et crédulité en médecine*, analysait la totalité des études anglo-saxonnes de 1994 à 2016 (il n'y en a pas une française), soit une centaine, portant sur 200 000 patients, détaillées une à une. Je n'y reviendrai pas ici. On ne peut convaincre les ignorants à coups de bâton.

Comment ne pas rire de ces croyances archaïques, prélogiques, puériles, quasi religieuses ou trafiquées, si radicalement fausses que pour tout lecteur objectif elles ne résisteraient pas à 24 heures de travail ? Une marée de mensonges, d'ignorance, et de sottise, psalmodiant depuis 40 ans les mêmes dangers inexistants du cholestérol, falsifiant les études épidémiologiques à coups de logarithmes et leur faisant dire le contraire de ce qu'elles disent. Et se référant, pour les statines, à des études falsifiées à tous les niveaux, et concluant avec conviction et sans vergogne à l'inverse de leur résultat réel.

De cette controverse qui se terminera en exécution, je ne me fatiguerai jamais, tant il m'est agréable et délassant de rosser les ignorantins et plus encore le petit gang corrompu qui viole à la fois la vérité scientifique, la santé des patients et les finances publiques – les uns, les yeux humides, tournés vers le ciel, comme transcendés, en transe, les autres crispés, aux abois parce qu'ils ont compris que le cirque, c'était fini.

Alors, voici seulement des conclusions, imparables – parce que le soleil ne tourne pas autour de la Terre.

– Il n'y a aucun lien entre le cholestérol, l'athérome et les accidents cardio-vasculaires.

– Tous les essais, sans exception, sont falsifiés à tous les niveaux : réalisés sans contrôle par les firmes ; suivi approximatif ; double aveugle brisé ; critères d'évaluation subjectifs et « composites » ; résultats publiés filtrés et optimisés ; statistiques perverties ; rédaction par les firmes ; conclusions divergeant des résultats chiffrés ; articles cosignés de dizaines d'universitaires de tous les pays, sous contrat avec les firmes et qui n'ont ni participé aux essais, ni été informés des résultats bruts et n'ont pas écrit une ligne des articles qu'ils cosignent.

– Même en prévention secondaire, chez les patients qui ont déjà eu un accident cardio-vasculaire (ACV), les récidives ne se produisent qu'assez rarement chez les patients non traités par les statines (mais tous sous aspirine et souvent hypotenseurs). Leur taux est, en moyenne, selon le type d'ACV, de 1,6% par an, soit seulement 1 patient sur 65 (1 sur 45 pour les ACV majeurs – ACVM –, 1 sur 70 pour les décès cardiaques et 1 sur 125 pour les AVC).

– Les résultats des statines en prévention secondaire sont radicalement différents sur 2 périodes.

• De 1994 à 2004, les essais sont à peine contrôlés, les statines semblent pouvoir réduire les récidives d'ACV et sont lancées à grand bruit sur cette base :

- 41 000 patients suivis 5 ans dans 6 essais ;
- 80 % statistiquement significatifs ;
- réductions relatives de 20% des ACV : ces résultats peuvent impressionner, mais les réductions absolues sont très faibles, ce qui oblige à traiter des centaines de patients pour écarter UN SEUL accident par an (300 patients dans le cas des ACVM, 400 patients pour éviter un décès par an, 800 pour les AVC).

• Après le scandale du Vioxx et ses 40 000 morts, le Congrès et la FDA imposent des contrôles un peu plus rigoureux des essais cliniques, et d'un coup, les statines perdent toute activité :

- 80 % des essais sont statistiquement non significatifs, donc négatifs ;
- les réductions relatives ne sont plus que de 5 à 10%, 2 fois inférieures à ce qu'elles étaient avant 2004. Les réductions absolues sont inframicroscopiques, obligeant à traiter 500 patients pour écarter un ACVM par an et... 1 800 pour écarter un décès cardiaque ou un AVC.

– L'efficacité des statines est 5 fois plus faible en prévention primaire, chez les malades dits à risque (hypertension, diabète) qui n'ont jamais fait d'accident cardiaque et ont 3 fois moins de risques d'en faire, obligeant à traiter 2 000 patients pour écarter un accident par an, contre 400 en prévention secondaire.

– Contrairement à ce que croient et répètent les cardiologues, cette efficacité est encore 3 fois plus faible après des accidents graves ou répétés qu'après des accidents moins graves.

– Les résultats des traitements intensifs à fortes doses sont non pas supérieurs, mais 2 à 5 fois inférieurs à ceux des doses standards, avec des risques doublés.

Et c'est cela que nos cardiologues présentent depuis des années dans tous les médias, comme « des preuves robustes, décisives, confirmées dans de multiples études, de la grande efficacité – et de l'absence de risques – des statines ». « Robustes », « décisives » et multiconfirmées ! « Il n'y a pas de controverse, la question est tranchée », écrit le Pr P.-G. Steg, dans *Le Monde*… (70 contrats avec les firmes.)

QUELQUES NOUVELLES RÉCENTES DES STATINES

Avis négatifs internationaux sur les statines

On ne les lit jamais sous la plume d'aucun cardiologue français. Ces citations appartiennent à 20 grands universitaires et chercheurs anglo-saxons :

• Pr John P.A. IOANNIDIS (université de Stanford) : les statines sont le pire désastre de la médecine : IL N'Y A AUCUNE PREUVE DE LEUR EFFICACITÉ. Les nouvelles *guidelines* conduisent à une STATINISATION DE LA PLANÈTE. Elles sont fondées sur des calculs falsifiés, sans la moindre preuve, et leurs auteurs sont liés par de multiples conflits d'intérêts avec les firmes pharmaceutiques produisant les statines (*The Lancet* 2014, 383 : 166).

• Dr E.N. CURTIS (Berkeley, Californie, 2007) : l'histoire des statines est celle des nouveaux habits de l'Empereur, une banqueroute scientifique, une théorie à jeter dans les poubelles de l'histoire de la médecine en sautant dessus à pieds joints. Il n'y a absolument aucune preuve scientifique de la théorie du CHO (cholestérol). Elle est *entirely wrong*. C'est de la *junk science*. Le cholestérol *n'a rien à voir avec les maladies coronaires*. Les patients doivent éviter les statines comme la peste (*The Cholesterol Delusion*, 2010).

• Pr Peter C. GØTZSCHE (Copenhague 2013, cofondateur de la Cochrane Collaboration) : « Toutes les études sur les statines sont falsifiées. Leurs conclusions doivent être toutes rejetées. La théorie du CHO est une pure affaire d'argent » (*Deadly Medicines and Organized Crime*, Radcliffe Pub. Londres, New York, 2013).

• Pr R. HAYWARD (université Ann Arbor) et Pr H.M. KRUMHOLZ (université Yale) : « Il n'y a aucun lien entre les LDL ou le cholestérol et les accidents cardio-vasculaires, ni aucun lien entre la réduction des LDL et celle du risque cardiaque » (*New England Journal of Medicine*, 2013).

• Dr M. KENDRICK (Berkeley) : « La statinisation de masse est le triomphe de statistiques falsifiées sur les données scientifiques objectives. Traiter des millions de gens à coups de milliards en se basant sur ces données conduira à un désastre de santé publique » (2014).

• Dr R. SMITH (Californie), chercheur (US Air Force, US Navy et département de la Santé des États-Unis) : « La théorie du CHO est entièrement fausse, fondée sur un «*perjured preaching for money*» [des parjures bien rémunérés, NDLR] et une cascade de «*misinterpretations, mistakes and statistical malpractices*» [d'erreurs d'interprétation, d'inexctitudes et de distorsions des statistiques, NDLR] (*The Cholesterol Conspiracy*, Warren H. Green, Saint Louis, 1991).

• Pr D.C. LUNDELL (*ex-chief of Cardiac Surgery*, université Yale, cofondateur du 2e plus grand centre américain de chirurgie cardiaque, le Lutheran Heart Hospital) : « Je me suis longtemps lourdement trompé. Aujourd'hui, je l'ai compris et je ne peux plus rester silencieux. L'athérome est une maladie purement inflammatoire. Le CHO ne se dépose dans les artères que secondairement, à cause de l'inflammation et de la multiplication des macrophages. Le cholestérol n'encrasse pas les artères. Il ne joue aucun rôle dans l'athérome et les maladies coronaires. C'est une escroquerie à l'échelle mondiale, qui a stérilisé les recherches sur l'athérome et rapporté 30 milliards par an à l'industrie. Les recommandations de lutte contre le CHO de la FDA, de l'American Heart Association et du National Cholesterol Education Program (NCEP) sont rédigées par des experts en majorité liés par de multiples contrats financiers personnels à l'industrie pharmaceutique.

Il s'agit d'une gigantesque escroquerie, car malgré les statines, plus d'Américains mourront encore cette année de maladies cardiaques que jamais auparavant » (D.C. Lundell et T.R. Nordstroem, *The Cure of Heart Diseases*, Heart Surgeons Health Plan, 2007).

• Pr T. HAMAZAKI (Tokyo, Japon, 2013) : « L'hypothèse que plus on abaisse le niveau de cholestérol, moins les complications cardiaques sont fréquentes est totalement erronée » (*Annals of Nutrition and Metabolism*, 2013).

• Pr K. CHAND (vice-président, British Medical Association) : « Les essais cliniques des statines sont falsifiés, amplifient les bénéfices, sous-estiment ou masquent les risques, qui surpassent les bénéfices, selon les nouvelles analyses du *British Medical Journal* » (*The Lancet,* 2014).

• Et surtout, après les nouvelles recommandations du National Institute of Health britannique (NICE) de novembre 2013, étendant encore les indications des statines, deux lettres ouvertes le 10 juin et le 21 octobre 2014 ont été adressées au secrétaire d'État à la Santé britannique et au président de la Commission Santé de la Chambre des Communes. Elles ont été reprises dans tous les médias anglais et signées par lord I. McColl, le Pr sir Richard THOMSON, président du Royal College of Physicians, le Pr K. CHAND, vice-président de la British Medical Association, les Prs C. GERADA, présidente du Collège royal des généralistes, S. CAPEWELL et D. NEWMAN (New York).

« Nous demandons le retrait des nouvelles recommandations du NICE (National Institute of Clinical Excellence), qui tendent à médicaliser des millions de gens sains, car :

• 8 des 12 experts du NICE sont liés aux firmes commercialisant les statines ;

• les complications des statines sont systématiquement cachées ;

• le rapport s'appuie exclusivement sur les analyses du CTSU d'Oxford, organisme privé financé par les mêmes firmes, qui compte de multiples biais et dissimulations des résultats sans évaluation objective des risques ;

• le CTSU a en outre reçu des centaines de millions des compagnies produisant les statines et par exemple 149 millions de dollars pour la seule étude REVEAL, sponsorisée par Merck. »

Le 1er novembre 2014, *The Lancet* s'alarmait de cette « absence de leadership », qui traduit publiquement de graves divergences et demande l'intervention urgente du Premier ministre, du gouvernement et de l'Academy of Medical Sciences.

Depuis, silence. « Le CTSU doit préparer une 4e métanalyse du CTTC... » (P. Even, août 2015).

La nouvelle étude du CTSU

Cette étude (métanalyse) paraît le 9 septembre 2016, dans le *Lancet*. Ce sont 30 pages, soit trois fois la longueur habituelle des articles, sur les statines, et c'est un copier-coller des métanalyses de 2004, 2010 et 2012.

Sans un seul fait nouveau et signé des mêmes collaborateurs du CTSU lourdement rémunérés par l'industrie, dont deux des universitaires les plus liés (et même actionnaires) des grandes firmes : P. Ridker (Harvard, États-Unis) et S. Yusuf (Canada).

28 auteurs. Aucun cardiologue clinicien interventionniste, chirurgien, biologiste, physiologiste ou biochimiste, tous statisticiens ou épidémiologistes de centres d'épidémiologie ou de médecine préventive publics ou privés, américains, anglais, canadiens ou australiens.

Sur les 28 auteurs, 5 ont une audience mineure et sont inconnus. Ils n'ont pas de lien d'intérêt déclaré avec l'industrie. 6 sont président (sir Rory Collins) ou membres du conseil d'administration du CTSU privé d'Oxford (sir R. Peto, ex-président, Prs J. Armitage, C. Baigent, G. Davey-Smith et C. Reith), et 14 servent comme consultants et/ou membres de l'Advisory Board des firmes et sont sous 35 contrats financiers personnels ou membres actifs de Health Bridge Pharmaceuticals Limited, Londres, une société privée qui distribue des médicaments directement aux patients. Leur médicament Polypill associe trois hypotenseurs, pas moins, et une statine, sous le slogan : « *Avec Polypill, vous réduisez des deux tiers* [!!!] *votre risque d'accident cardiaque ou d'AVC.* »

(Les liens avec Amgen, AbbVie et Sanofi ne concernent pas les statines, mais la commercialisation prochaine des anti-PCSK-9 destinés à les remplacer avec des biomédicaments pas plus efficaces, 100 fois plus chers et qui arrivent maintenant sur le marché.)

Un article français de juillet 2016 : graves erreurs de méthode

Un mot, il n'en vaut pas plus, de l'article français de N. Moore, J. Bezin *et coll.*, pharmacologues du département de B. Bégaud (université de Bordeaux).

Ils annoncent le risque de 9 000 décès annuels d'accidents cardio-vasculaires supplémentaires, qui « pourraient » être liés à l'interruption des statines, auxquelles les publications de M. de Lorgeril, puis de moi-même, « pourraient » les avoir conduits. D'emblée deux conditionnels.

Le texte a été publié dans les *Archives of cardiovascular diseases*, ex-*Archives des maladies cardio-vasculaires*, journal de la Société française de cardiologie, passée à l'anglais il y a quelques années, ce qui n'a pas augmenté son influence.

Il est classé au 50e rang des journaux de cardiologie mondiaux en termes d'impact et au 82e rang en termes de citations, recueillant 100 à 150 fois moins de citations que les premiers (900 contre 155 000) et 20 fois moins que la moyenne, c'est-à-dire rien.

Les Français le lisent à peine, parce qu'il est rédigé en anglais, qu'ils comprennent mal, et que, tant qu'à faire un effort, mieux vaut lire les grands journaux américains ou européens.

Il n'est pas plus lu par les Anglo-Saxons parce qu'il s'agit d'un journal écrit par des cardiologues français, dont on sait bien qu'ils publient dans les journaux anglo-saxons, quand ils ont quelque chose à dire.

De pure fiction statistique, sans la moindre valeur scientifique, cet article rétrospectif compare des groupes de patients potentiellement très différents. Il ne suffit pas d'avoir des groupes de même âge moyen avec à peu près les mêmes pourcentages d'hommes et de femmes, de diabètes, d'hypertension et de cholestérol, pour évaluer l'impact d'un traitement (ou ici d'un arrêt de traitement), sans que les malades aient été soigneusement appariés, suivis régulièrement des années sur le terrain.

Cet article ne démontre donc :

- ni le risque d'un arrêt des statines ;
- ni, et encore moins, le rôle qu'auraient pu y jouer les détracteurs (nous) des statines.

En outre, s'il y a vraiment eu un accroissement de 8,5 à 11,9 % des arrêts (soit + 40 %), cela ferait 220 000 arrêts, soit une perte de recettes pour les firmes d'au moins 150 millions d'euros par an.

Article de circonstance pour maintenir un mythe très contesté aujourd'hui, ailleurs qu'en France, un mythe scientifique risible : celui de la croyance aux dangers du cholestérol, pour maintenir les prescriptions de statines.

Update de dernière minute : mon ami Michel de Lorgeril analyse les dernières données de l'INSEE et nous révèle que la mortalité par infarctus a bien non pas augmenté, mais baissé en 2013, passant de 35 000 à 33 000 décès par an.

Serait-ce l'effet de l'arrêt des statines ?

MALADIES CARDIO-VASCULAIRES

Dépenses de la CNAM en 2015 : 5,5 milliards d'euros

283 spécialités et associations
108 spécialités et associations inutiles (efficacité faible ou nulle), soit 37 %
51 spécialités et associations à risque (important ou majeur), soit 18 %

A. HYPERTENSION ARTÉRIELLE

L'HTA étant reconnue affection de longue durée (ALD), tous les traitements sont remboursés à 100 %.

65 molécules + **31** associations
82 spécialités + **43** associations
Au total, **125** spécialités, sans compter les génériques !!! (Dans les 300 !)
8 spécialités ou associations inutiles (efficacité faible ou nulle)
0 spécialité à risque (important et majeur)

I. Molécules isolées

Tous d'égale efficacité.

1. Bêtabloquants[1]

	Molécule	**Spécialité**	Laboratoire	AMM	**Efficacité**	**Risque**	Prix/ jour	Taux de rembour-sement
	Propranolol	**Avlocardyl**	AstraZeneca	1966	**grande**	**modéré**	0,20 €/j	65 %
◉	**Timolol**	**Timacor**	Gerda	1974	**grande**	**modéré**	0,50 €/j	65 %
◉	**Oxprénolol**	**Trasicor**	Novartis	1975	**grande**	**modéré**	0,50 €/j	65 %
◉	**Acébutolol**	**Sectral**	Sanofi	1975	**grande**	**modéré**	0,60 €/j	65 %
◉	**Pindolol**	**Visken**	Phoenix Labs	1979	**grande**	**modéré**	0,40 €/j	65 %
◉	**Labétalol** (aussi A-bloquant)	**Trandate**	Aspen Pharma	1979	**grande**	**modéré**	0,40 €/j	65 %
◉	**Métoprolol**	**Lopressor**	Daiichi	1979	**grande**	**modéré**	0,15 €/j	65 %
		Seloken	AstraZeneca	1979	**grande**	**modéré**	0,20 €/j	65 %
◉	**Nadolol**	**Corgard**	Sanofi	1980	**grande**	**modéré**	0,50 €/j	65 %
◉	**Bétaxolol**	**Kerlone**	Sanofi	1982	**grande**	**modéré**	0,40 €/j	65 %
◉	**Sotalol**	**Sotalex**	BMS	1983	**grande**	**modéré**	Hôp.	65 %
◉	**Aténolol**	**Tenormine**	AstraZeneca	1985	**grande**	**modéré**	0,30 €/j	65 %
		Betatop	Alfa Wassermann Pharma	1988	**grande**	**modéré**	0,30 €/j	65 %
◉	**Céliprolol**	**Celectol**	Sanofi	1987	**grande**	**modéré**	0,70 €/j	65 %
◉	**Tertatolol**	**Artex**	Servier	1986	**grande**	**modéré**	0,40 €/j	65 %

1. Diminuent le débit cardiaque et réduisent la production de rénine.

◉	**Bisoprolol**	**Detensiel**	Merck Santé	1993	**grande**	**modéré**	0,20 €/j	65%
◉	**Nébivolol** (aussi no producteur)	**Nébilox**	Menarini	2003	**grande**	**modéré**	0,50 €/j	65%
		Temerit	Menarini	2003	**grande**	**modéré**	0,40 €/j	65%
◉	**Bisoprolol**	**Cardensiel**	Merck Santé	*	**grande**	**modéré**	-	65%

2. Calci-inhibiteurs[1]

	Molécule	**Spécialité**	Laboratoire	AMM	**Efficacité**	**Risque**	Prix/ jour	Taux de rembour-sement
	Nifédipine	**Adalate**	Bayer	1978	**grande**	**modéré**	0,30 €/j	65%
◉	**Diltiazem**	**Tildiem**	Sanofi	1979	**grande**	**modéré**	0,50 €/j	65%
◉	**Nicardipine**	**Loxen**	Novartis	1985	**grande**	**modéré**	0,70 €/j	65%
◉	**Nitrendipine**	**Nidrel**	UCB Pharma	1987	**grande**	**modéré**	0,70 €/j	65%
◉	**Amlodipine**	**Amlor**	Pfizer	1990	**grande**	**modéré**	0,40 €/j	65%
◉	**Félodipine**	**Flodil**	AstraZeneca	2005	**grande**	**modéré**	0,60 €/j	65%
◉	**Isradipine**	**Icaz**	Daiichi	1990	**grande**	**modéré**	0,50 €/j	65%
◉	**Lacidipine**	**Caldine**	Boehringer	1990	**grande**	**modéré**	0,60 €/j	65%
◉	**Lercanidipine**	**Lercan**	Pierre Fabre	1999	**grande**	**modéré**	0,40 €/j	65%
		Zanidip	Bouchara	1998	**grande**	**modéré**	0,70 €/j	65%
◉	**Clévidipine**	**Cleviprex**	The Med. Company	*	**grande**	**modéré**	-	65%

3. Rénine-inhibiteur

Molécule	**Spécialité**	Laboratoire	AMM	**Efficacité**	**Risque**	Prix/ jour	Taux de rembour-sement
Aliskirène	**Rasilez**	Novartis	2007	**moyenne**	**important**	0,80 €/j	30%
	Rasilez HCT (+ Diurétique)	Novartis		**moyenne**	**important**		30%

1. Ils bloquent l'entrée du calcium dans les muscles lisses artériels et les myocytes entraînent leur relaxation. Ils sont utilisés surtout dans l'HTA des sujets âgés. 0,50 euro par jour en moyenne.

4. Prils

Inhibiteurs de l'enzyme pulmonaire de conversion de l'angiotensine I inactive (IEC) en angiotensine II active (13 molécules équivalentes et 16 spécialités) (0,60 euro par jour).

	Molécule	**Spécialité**	Laboratoire	AMM	**Efficacité**	**Risque**	Prix/ jour	Taux de rembour-sement
	Captopril	**Lopril**	BMS	1981	**grande**	**modéré**	0,70 €/j	65%
◉	**Énalapril**	**Renitec**	MSD	1984	**grande**	**modéré**	0,50 €/j	65%
◉	**Lisinopril**	**Prinivil**	MSD	1987	**grande**	**modéré**	0,40 €/j	65%
		Zestril	AstraZeneca	2002	**grande**	**modéré**	0,70 €/j	65%
◉	**Périndopril**	**Coversyl**	Servier	1987	**grande**	**modéré**	0,80 €/j	65%
◉	**Bénazépril**	**Briem**	Pierre Fabre	1990	**grande**	**modéré**	0,60 €/j	65%
◉		**Cibacène**	Meda Pharma	2006	**grande**	**modéré**	0,50 €/j	65%
◉	**Cilazapril**	**Justor**	Chiesi	1990	**grande**	**modéré**	0,70 €/j	65%
◉	**Fosinopril**	**Fozitec**	Merck Santé	1995	**grande**	**modéré**	0,55 €/j	65%
◉	**Imidapril**	**Tanatril**	Ipsen	1998	**grande**	**modéré**	0,50 €/j	65%
◉	**Moexipril**	**Moex**	UCB Pharma	1996	**grande**	**modéré**	0,50 €/j	65%
◉	**Quinapril**	**Acuitel**	Pfizer	1989	**grande**	**modéré**	0,60 €/j	65%
		Korec	Sanofi	1989	**grande**	**modéré**	0,60 €/j	65%
◉	**Ramipril**	**Triatec**	Sanofi	2004	**grande**	**modéré**	0,80 €/j	65%
◉	**Trandolapril**	**Odrik**	Mylan	1992	**grande**	**modéré**	0,50 €/j	65%
◉	**Zofénopril**	**Zofénil**	Menarini	1989	**grande**	**modéré**	0,50 €/j	65%

5. Sartans[1]

Inhibiteurs (= antagonistes) des récepteurs de l'angiotensine II-1 dits AT-II-R-1 (7 molécules équivalentes et 11 spécialités) (0,80 euro par jour).

Deux spécialités à risque important et à éviter: entéropathies sérieuses ou sévères (*Prescrire,* février 2016).

	Molécule	**Spécialité**	Laboratoire	AMM	**Efficacité**	**Risque**	Prix/ jour	Taux de rembour-sement
	Telmisartan	**Pritor**	Bayer	1989	**grande**	**modéré**	0,80 €/j	65%
		Micardis	Boehringer	1998	**grande**	**modéré**	0,80 €/j	65%
◉	**Losartan**	**Cozaar**	MSD	1995	**grande**	**modéré**	1 €/j	65%

1. 0,80 euro par jour en moyenne, 2 fois plus que les bêtabloquants, 60% de plus que les prils. Rien ne le justifie. Pas plus que les variations de prix des sartans: de 0,60 à 1,30 euro par jour.

◉	Candésartan	**Atacand**	AstraZeneca	2005	**grande**	**modéré**	0,70 €/j	65%
		Kenzen	Takeda	2005	**grande**	**modéré**	0,70 €/j	65%
◉	Éprosartan	**Teveten**	Mylan	1998	**grande**	**modéré**	0,70 €/j	65%
◉	Irbésartan	**Aprovel**	Sanofi	1997	**grande**	**modéré**	0,80 €/j	65%
◉	Olmésartan	**Alteis**	Menarini	2003	**grande**	**important**	0,60 €/j	65%
		Olmetec	Daiichi	2003	**grande**	**important**	0,60 €/j	65%
◉	Valsartan	**Nisis**	Ipsen	2001	**grande**	**modéré**	1,30 €/j	65%
◉		**Tareg**	Novartis	2001	**grande**	**modéré**	0,80 €/j	65%

6. Diurétiques

Aussi utilisés dans l'insuffisance cardiaque.
10 molécules, 12 spécialités – 0,35 euro par jour.

• Diurétiques de l'anse (action rapide et brève)

	Molécule	Spécialité	Laboratoire	AMM	Efficacité	Risque	Prix/jour	Taux de rembour-sement
	Bumétanide	**Burinex**	Léo	1975	**excellente**	**modéré**	0,30 €/j	65%
	Furosémide	**Lasilix**	Sanofi	1977	**excellente**	**modéré**	0,30 €/j	65%
◉	**Pirétanide**	**Eurelix**	Sanofi	1989	**excellente**	**modéré**	0,30 €/j	65%

• Diurétiques thiazidiques et apparentés (action moins brève)[1]

	Molécule	Spécialité	Laboratoire	AMM	Efficacité	Risque	Prix/jour	Taux de rembour-sement
	Hydrochloro-thiazide (HCT)	**Esidrex**	Novartis	1959	**excellente**	**modéré**	0,06 €/j	65%
◉	**Indapamide**	**Fludex**	Servier	1974	**excellente**	**modéré**	0,40 €/j	65%
◉	**Ciclétanine**	**Tenstaten**	Ipsen	1986	**excellente**	**modéré**	0,45 €/j	65%
◉	**Chlortalidone**	**seulement en association** (cf. plus bas)						

1. T1/2 3-15 h plus propice au traitement de l'HTA que les diurétiques de l'anse (1 h).

- **Diurétiques anti-aldostérone (risques d'hyperkaliémie)**

	Molécule	Spécialité	Laboratoire	AMM	Efficacité	Risque	Prix/jour	Taux de rembour-sement
	Canrénone	**Soludac-tone** (IV)	Pfizer	1967	**moyenne**	**modéré**	13 €/j	NR
◉	**Amiloride**	**Modamide**	Gerda	1991	**moyenne**	**modéré**	0,25 €/j	65%
◉	**Éplérénone**	**Inspra**	Pfizer	2005	**moyenne**	**modéré**	2 €/j (8 fois la Modamide???)	65%
◉	**Spirono-lactone** (anti-aldostérone)	**Aldactone**	Pfizer	1982	**moyenne**	**modéré**	0,30 €/j	65%
◉		**Spiroctan**	Leurquin	1981	**moyenne**	**modéré**	0,30 €/j	65%
◉		**Spirono-lactone Pfizer**	Pfizer	1996	**moyenne**	**modéré**	0,30 €/j	65%
	Triamtérène	seulement en association (cf. plus bas)						

II. Associations doubles ou triples

Rien ne les justifie, sinon de nouveaux brevets et des prix accrus et la facilité de prescription pour les médecins au prix d'un manque de lisibilité des accidents.

1. Diurétiques entre eux

Molécule	Spécialité	Laboratoire	AMM	Efficacité	Risque	Prix/jour	Taux de rembour-sement
Hydrochlo-rothiazide + Amiloride	**Moduretic**	MSD	1972	**excellente**	**modéré**	0,10 €/j	65%
	Logirène	Erempharma	1987	**excellente**	**modéré**	0,50 €/j	65%
Altizide + Spironolactone	**Aldactazine**	Pfizer	1995	**excellente**	**modéré**	0,50 €/j	65%
	Spiroctazine	Leurquin	1982	**excellente**	**modéré**	0,14 €/j	65%
	Spironolactone Altizide Pfizer	Pfizer	1998	**excellente**	**modéré**	0,10 €/j	65%
Furosémide + Diurétique épargneur de potassium	**Aldalix**	Pfizer	1992	**excellente**	**modéré**	0,40 €/j	65%
Hydrochlo-rothiazide + Triamtérène	**Prestole**	Almirall	1975	**excellente**	**modéré**	0,20 €/j	65%
Méthy-clothiazide + Triamtérène	**Isobar**	Chiesi	1986	**excellente**	**modéré**	0,20 €/j	65%

2. Bêtabloquants + Hydrochlorothiazide

Molécule	Spécialité	Laboratoire	AMM	Efficacité	Risque	Prix/ jour	Taux de rembour-sement
Timolol + Amiloride	Moducren	Gerda	1978	grande	modéré	0,20 €/j	65%
Bisoprolol	Lodoz	Merck Santé	1998	grande	modéré	0,40 €/j	65%
Nébivolol	Conebilox	Menarini	2009	grande	modéré		NR
	Temeritduo	Menarini	2009	grande	modéré		NR

3. Bêtabloquants + Chlortalidone[1] (ou clopamide)

Molécule	Spécialité	Laboratoire	AMM	Efficacité	Risque	Prix/ jour	Taux de rembour-sement
Pindolol + Clopamide	Viskaldix	Novartis	1980	grande	modéré	0,30 €/j	65%
Métoprolol	Logroton	Daiichi	1983	grande	modéré	0,40 €/j	65%
Oxprénolol	Trasitensine	Novartis	1980	grande	modéré	0,50 €/j	65%
Aténolol	Tenoretic	AstraZeneca	1987	grande	modéré	0,20 €/j	65%

4. Calcinhibiteur ou PRIL + Indapamide (diurétique de l'anse)

Molécule	Spécialité	Laboratoire	AMM	Efficacité	Risque	Prix/ jour	Taux de rembour-sement
Amlodipine + Indapamide	Natrixam	Servier	*	grande	modéré		65%
Enalapril + Lercanidipine	Lercapress Zanextra	Recordati	*	grande	modéré		65%
Périndopril + Amlodipine	Coveram	Servier	*	grande	modéré		65%
Périndopril + Amlodipine + Indapamide	Triplixam	Servier	*	grande	important		65%

1. N'existe qu'en association.

5. Prils + Hydrochlorothiazide

Molécule	Spécialité	Laboratoire	AMM	Efficacité	Risque	Prix/ jour	Taux de rembour-sement
Énalapril	Co Renitec	MSD	1987	grande	modéré	0,40 €/j	65%
Captopril	Captea	Sanofi	1987	grande	modéré	0,30 €/j	65%
	Ecazide	BMS	1987	grande	modéré	0,40 €/j	65%
Ramipril	Cotriatec	Sanofi	2005	grande	modéré	0,80 €/j	65%
Bénazépril	Briazide	Meda Pharma	1992	grande	modéré	0,70 €/j	65%
	Cibadrex	Meda Pharma	1992	grande	modéré	0,70 €/j	65%
Fosinopril	Fozirétic	Merck Santé	2005	grande	modéré	0,50 €/j	65%
Lisinopril	Prinzide	MSD	1989	grande	modéré	0,50 €/j	65%
	Zestoretic	AstraZeneca	2005	grande	modéré	0,50 €/j	65%
Quinapril	Acuilix	Pfizer	1989	grande	modéré	0,40 €/j	65%
	Koretic	Sanofi	1993	grande	modéré	0,50 €/j	65%
Zofénopril	Zofénilduo	Menarini	2005	grande	modéré	0,60 €/j	65%

6. Prils + Indapamide

Molécule	Spécialité	Laboratoire	AMM	Efficacité	Risque	Prix/ jour	Taux de rembour-sement
Périndopril + Indapamide	Preterax	Servier	2007	grande	modéré	0,70 €/j	65%

7. Sartans + Hydrochlorothiazide

Molécule	Spécialité	Laboratoire	AMM	Efficacité	Risque	Prix/ jour	Taux de rembour-sement
Losartan	Fortzaar	MSD	1999	grande	modéré	0,70 €/j	65%
	Hyzaar	MSD	1995	grande	modéré	0,70 €/j	65%
Irbésartan	Coaprovel	Sanofi	1998	grande	modéré	0,70 €/j	65%
Éprosartan	Coteveten	Mylan	2006	grande	modéré	0,70 €/j	65%
Candésartan	Cokenzen	Takeda	2005	grande	modéré	0,75 €/j	65%
	Hytacand	AstraZeneca	2000	grande	modéré	0,80 €/j	65%
Olmésartan	Alteisduo	Menarini	2006	grande	modéré	0,75 €/j	65%
	Coolmetec	Daiichi	2006	grande	modéré	0,75 €/j	65%
Telmisartan	Micardisplus	Boehringer	2002	grande	modéré	0,80 €/j	65%
	Pritorplus	Bayer	2002	grande	modéré	0,80 €/j	65%
Telmisartan	Tolucombi	Krka, dd, Novomesto	*	grande	modéré	-	65%

8. Sartans – Amlodipine

Molécule	Spécialité	Laboratoire	AMM	Efficacité	Risque	Prix/jour	Taux de remboursement
Valsartan + Amlodipine	**Exforge**	Novartis	*	**grande**	**modéré**	0,60 €/j	65%

III. Hypotenseurs centraux anciens abandonnés

	Molécule	Spécialité	Laboratoire	AMM	Efficacité	Risque	Prix/jour	Taux de remboursement
	Méthyldopa	**Aldomet**	Iroko Products	1964	**moyenne**	**important**	0,50 €/j	65%
	Clonidine	**Catapressan** (CP, IV)	Boehringer	1986	**faible**	**modéré**	0,35 €/j	65%
	Moxonidine	**Physiotens**	Mylan	1994	**faible**	**mineur**	0,60 €/j	65%
	Rilménidine	**Hyperium**	Servier	1987	**faible**	**mineur**	0,60 €/j	30%
	Réserpine (+ bendroflumé-thiazide)	**Tensio-norme**	Laboratoire du Tensio-norme	1961-1988	**faible**	**modéré**		65%

α1-bloquants utiles surtout en urologie

	Molécule	Spécialité	Laboratoire	AMM	Efficacité	Risque	Prix/jour	Taux de remboursement
	Prazosine	**Alpress**	Pfizer	1988	**faible**	**modéré**		65%
		Minipress	Cutis	1981	**faible**	**modéré**		NR
	Urapidil	**Eupressyl**	Takeda	1996	**faible**	**modéré**		65%
		Mediatensyl	Takeda	1988	**faible**	**modéré**		65%

B. HYPOCHOLESTÉROLÉMIANTS ET HYPOLIPÉMIANTS

Grande efficacité biologique sur la réduction du cholestérol sanguin (grande ou moyenne selon les molécules), mais efficacité nulle sur la réduction des accidents cardio-vasculaires. C'est cette inefficacité clinique qui est notée dans la colonne «efficacité».

I. Statines : 6 molécules, 9 spécialités, 5 associations

	Molécule	Spécialité	Laboratoire	AMM	Efficacité	Risque	Prix/ jour	Taux de rembour- sement
	Simvastatine	Zocor	MSD	1988	nulle	modéré	1 €/j	65%
◉		Lodalès	Sanofi	1989	nulle	modéré	1 €/j	65%
◉	Atorvastatine	Tahor	Pfizer	1997	nulle	modéré	1,10 €/j	65%
◉	Pravastatine	Elisor	BMS	1989	nulle	modéré	0,75 €/j	65%
◉		Vasten	Sanofi	1989	nulle	modéré	0,75 €/j	65%
◉	Fluvastatine	Fractal	Pierre Fabre	1995	nulle	modéré	0,90 €/j	65%
◉		Lescol	Novartis	1995	nulle	modéré	0,90 €/j	65%
◉	Rosuvastatine	Crestor	AstraZeneca	2003	nulle	important	1 €/j	65%
◉	Pitavastatine	Trolise	Kowa Pharma-ceutical	*	nulle	modéré	1 €/j	65%
	Atorvastatine + Amlodipine	Caduet	Pfizer	2005	nulle	important	0,80 €/j	65%
	Pravastatine + Acide acétylsalicy-lique	Pravadual	BMS	2005	nulle	modéré	1 €/j	65%
	Simvastatine + Ézétimibe	Inegy	MSD	2005	nulle	modéré	2,20 €/j	65%
	Atorvastatine + Ézétimibe	Liptruzet	MSD	*	nulle	modéré	2 €/j	65%
	Atorvastatine + Amlodipine + Périndopril	Stapressial Triveram	Servier	*	nulle	majeur	-	65%

II. Fibrates

Activation des PPAR-α renforçant l'oxydation des acides gras.

	Molécule	**Spécialité**	Laboratoire	AMM	**Efficacité**	**Risque**	Prix/ jour	Taux de rembour-sement
	Fibrates (dérivés de l'acide fibrique)	**Lipur** (gemfibrozil)	Pfizer	1982	**nulle**	**modéré**	0,40 €/j	65 %
		Fegenor (fénofibrate)	Nepalm	2001	**nulle**	**modéré**	0,20 €/j	65 %
		Fénofibrate Fournier	Mylan	2000	**nulle**	**modéré**	0,25 €/j	65 %
		Lipanor (ciprofibrate)	Sanofi	1983	**nulle**	**modéré**	0,20 €/j	65 %
		Lipanthyl (fénofibrate)	Mylan	2000	**nulle**	**modéré**	0,30 €/j	65 %
		Béfizal (bézafibrate)	Arrow Génériques	1982	**nulle**	**modéré**	0,25 €/j	65 %
		Sécalip (fénofibrate)	Mylan	1987	**nulle**	**modéré**	0,20 €/j	65 %
	Simvastatine + Fénofibrate	**Cholib**	BGP	*	**nulle**	**modéré**	2 €/j	65 %

III. Inhibiteurs de l'absorption intestinale du cholestérol

Inhibition de la protéine de transport.

Molécule	**Spécialité**	Laboratoire	AMM	**Efficacité**	**Risque**	Prix/ jour	Taux de rembour-sement
Ézétimibe	**Ezétrol**	MSD	2003	**moyenne**	**mineur**	0,20 €/j	65 %

IV. Résines

Bloquent la réabsorption des acides biliaires et augmentent l'élimination du cholestérol sous forme d'acides biliaires.

Molécule	**Spécialité**	Laboratoire	AMM	**Efficacité**	**Risque**	Prix/ jour	Taux de rembour-sement
Colestyramine	**Questran**	BMS	1973	**faible**	**mineur**	0,20 €/j	65 %

V. Acides gras polyinsaturés Ω3 et Ω6

Acides eicosapentaénoïque et docosahexaénoïque.
Dépourvu de tout effet, l'Omacor est 2 à 12 fois plus cher que tous les autres hypolipémiants !!! Il n'est plus remboursé mais il y a des publicités TV toutes les semaines.

	Molécule	**Spécialité**	Laboratoire	AMM	**Efficacité**	**Risque**	Prix/ jour	Taux de rembour-sement
		Omacor	Pronova Biopharma	1995	**nulle**	**mineur**	2,40 €/j	NR
		Ysomega	Pierre Fabre	2005	**nulle**	**mineur**		NR

VI. Divers

	Molécule	**Spécialité**	Laboratoire	AMM	**Efficacité**	**Risque**	Prix/ jour	Taux de rembour-sement
	Acide nicotinique (niacine)	**Niaspan**	Abbott	2005	**nulle**	**mineur**	1,30 €/j	65 %
	Autres	**Citrate de bétaïne Upsa**	Upsa	1990	**nulle**	**mineur**		NR
		Fonlipol (tiadénol)	Sam Promedical	1972	**nulle**	**mineur**	0,50 €/j	35 %

VII. Anti-PCSK-9 : les nouveaux serpents de mer[1]

La PCSK-9 dégrade les récepteurs des LDL, bloque la réentrée du cholestérol dans le foie et augmente le cholestérol sanguin. Les anti-PCSK-9, des anticorps monoclonaux, font l'inverse.

Molécule	**Spécialité**	Laboratoire	AMM	**Efficacité**	**Risque**	Prix/ jour	Taux de rembour-sement
Alirocumab (Monoclonal anti-PCSK-9)	**Praluent** (inj.)	Sanofi	*	**nulle**	**important**	très cher[2]	
Évolucumab (Monoclonal anti-PCSK-9)	**Repatha** (inj.)	Amgen	*	**nulle**	**important**	très cher[2]	

1. Proprotéine – convertase – subtilisine – kexines. Voir *Corruptions et crédulité en médecine*, le cherche midi éditeur, 2015, p. 269-289.
2. 100 fois les statines.

C. INSUFFISANCE CARDIAQUE

Fraction d'éjection < 35 % quelle qu'en soit la cause : coronarienne, valvulaire, hypertensive ou primitive.

I. Digitaliques

Molécule	Spécialité	Laboratoire	AMM	Efficacité	Risque	Prix/ jour	Taux de rembour-sement
Digoxine et **Hémigoxine**	**Digoxine Nativelle**	Teofarma	1960	**moyenne**	**important**	0,10 €/j	65 %

II. Diurétiques

III. Bêtabloquants

IV. Calcinhibiteurs

V. Prils et sartans

Cf. « Hypertension artérielle »

VI. Ivabradine

Inhibiteur sinusal A-V, dérivé du Vérapamil, inhibiteur calcique faible, prétendument antiangineux.
Lancé lors d'une séance à grand spectacle de la Société française de cardiologie, mais n'a aucune supériorité sur les bêtabloquants et n'ajoute rien en association avec ces médicaments. Le type du médicament inutile et dangereux (torsades de pointes, bradycardie, troubles de la vue) dans la tradition Servier.

	Molécule	Spécialité	Laboratoire	AMM	Efficacité	Risque	Prix/ jour	Taux de rembour-sement
	Ivabradine	**Procoralan**	Biopharma (Servier)	2005	**nulle**	**important**	2,30 €/j	65 %

VII. Nésiritide

Peptide natriurétique sécrété par le myocarde.
Il s'oppose au système rénine-angiotensine. Jamais autorisé en France, autorisé en 1999 aux États-Unis sur un seul essai jugeant

l'effet seulement 3 heures après l'administration. Retiré du marché en 2011 après que 1 milliard de dollars ont été dépensés pour rien !!

VIII. Entresto

Molécule	Spécialité	Laboratoire	AMM	Efficacité	Risque	Prix/jour	Taux de remboursement
Valsartan + Sacubitril (inhibe le système rénine – angiotensine)	**Entresto**	Novartis	*	**moyenne**	**modéré**		65 %

D. CORONARITES – ANGINE DE POITRINE (ANGOR)

Toutes relèvent d'une coronographie souvent suivie d'angioplastie avec pose de stent ou de pontage chirurgical. Les traitements ci-dessous sont purement antalgiques.
Tous les médicaments proposés sont – ou prétendent être – des artério-dilatateurs.

I. Nitrés

Des classiques depuis Nobel, qui les découvrit par hasard et en prit lui-même à la fin de sa vie.

1. Action rapide

Molécule	Spécialité	Laboratoire	AMM	Efficacité	Risque	Prix/jour	Taux de remboursement
Trinitrine	**Trinitrine Laleuf**	Medix	1946	**grande**	**mineur**	0,10 €/j	65 %
	Nitronalspray	Pohl	2005	**grande**	**mineur**	Collectivités	NR
	Natispray	Teofarma	1997	**grande**	**mineur**	0,08 €/j	65 %
Isosorbide dinitrate	**Isocard**	Gerda	1986	**grande**	**mineur**	0,08 €/j	65 %

2. Action prolongée

Molécule	Spécialité	Laboratoire	AMM	Efficacité	Risque	Prix/ jour	Taux de rembour-sement
Voie orale (nitrates d'isosorbide)	**Risordan**	Sanofi	1980	**moyenne**	**nul**	0,20 €/j	65 %
	Monicor	Pierre Fabre	2004	**moyenne**	**nul**		65 %
	Langoran	Sanofi	1980	**moyenne**	**nul**	0,30 €/j	65 %
Voie transdermique (trinitrine)	**Cordipatch**	UCB Pharma	1988	**moyenne**	**nul**	0,75 €/j	65 %
	Diafusor	Pierre Fabre	1994	**moyenne**	**nul**	0,50 €/j	65 %
	Discotrine	Meda Pharma	1958	**moyenne**	**nul**		65 %
	Epinitril	Bouchara	2002	**moyenne**	**nul**	0,50 €/j	65 %
	Nitriderm	Novartis	1984	**moyenne**	**nul**	0,50 €/j	65 %

II. (Pseudo)-Coronaro-dilatateurs

Ils sont peu ou pas artério-dilatateurs et, quand ils le sont, ils dilatent les artères saines (avec des risques d'excès de débit ou de chute de la pression artérielle), mais sont sans aucun effet sur les artères pathologiques, rétrécies et durcies. Les maladies artérielles ne sont pas dues à des spasmes, mais à des lésions anatomiques irréversibles. Tous à retirer du marché.

Molécule	Spécialité	Laboratoire	AMM	Efficacité	Risque	Prix/ jour	Taux de rembour-sement
Molsidomine	**Corvasal**	Sanofi	1980	**nulle**	**modéré**	0,60 €/j	65 %
Nicorandil (Activateur des canaux K+ VD[1])	**Adancor**	Merck Santé	1992	**nulle**	**important**	0,80 €/j	65 %
	Ikorel	Sanofi	1992	**nulle**	**important**	0,80 €/j	65 %
Trimétazidine	**Vastarel**[2]	Servier	1978	**nulle**	**majeur**	0,50 €/j	NR
Dipyridamole (prétendument aussi antiagrégant)	**Cléridium**	Laphal	1979	**nulle**	**modéré**		NR
	Persantine	Boehringer	1969	**nulle**	**modéré**		NR
Vérapamil (inhibiteur calcique faible, non sélectif, non hypotenseur)	**Isoptine**	Mylan	1989	**nulle**	**modéré**	0,24 €/j	65 %

1. Risques d'ulcérations digestives et vaginales.
2. Facteur de thromboses, d'hépatites, de tremblements, de troubles de la marche, de syndromes parkinsoniens. Un pur produit Servier. À retirer immédiatement.

E. ANTIAGRÉGANTS PLAQUETTAIRES

Ils bloquent le stade initial de la coagulation intrartérielle.
Pour la prévention des thromboses artérielles :

- coronaires (infarctus) ;
- cérébrales (AVC) ;

et la prévention des thromboses de stents coronaires.

I. Traitements préventifs oraux au long cours

	Molécule	Spécialité	Laboratoire	AMM	Efficacité	Risque	Prix/jour	Taux de remboursement
	Acide acétyl-salicylique[1 et 2]	Aspirine Upsa 300 mg	BMS	1993	grande	modéré	0,07 €/j	65%
		Cardiosolupsan 100 mg	BMS	1998	grande	modéré	0,09 €/j	65%
		Kardegic 75 mg	Sanofi	1998	grande	modéré	0,09 €/j	65%
		Pravadual (+ Statine)	BMS	2006	grande	modéré	1 €/j	65%
	Flurbiprofène	Cebutid[3]	Almirall	1978	moyenne	modéré	0,30 €/j	65%
	Ticlopidine[4 et 5] (précurseur du clopidogrel)	Ticlid	Sanofi	1978	grande	majeur	1,80 €/j	65%
	Clopidogrel[2 et 4]	Plavix	Sanofi	1998	grande	modéré	1,90 €/j	65%
	Prasugrel[2 et 4]	Efient	Daiichi Sankyo	2008	grande	modéré	1,90 €/j	65%
	Ticagrélor[4] (analogue de l'adénosine d'action, plus rapide que le plavix)	Brilique	AstraZeneca	2011	grande	modéré		65%
	Époprosténol	Veletri[6]	Actélion	*	moyenne	mineur		Hôp.

1. L'aspirine inhibe la COX-1 et donc la synthèse du thromboxane, donc la coagulation.

2. Ni l'aspirine ni le Plavix ne sont actifs dans la prévention des thromboses veineuses, quoique l'aspirine les réduise de 30 %, mais avec des saignements (2,5 contre 1,6 %).

3. En substitut de l'aspirine lorsqu'elle est contre-indiquée.

4. Semblable à l'adénosine, il bloque le récepteur P2Y des plaquettes et le démarrage de la coagulation.

5. Prédécesseur du Plavix. Autorisé en 1978 pour éviter les thromboses dans les circuits de dialyse. Un an après, il est largement diffusé pour toutes les artérites, puis les migraines, puis les céphalées, multipliant ses ventes par 20, hors indications !

En outre, leucopénies dangereuses. Un peu moins efficace mais moins dangereux, le Plavix l'a remplacé 15 ans après.

6. Indiqué dans l'hypertension artérielle pulmonaire.

II. Traitements en période aiguë

Pose de stents coronaires par antagonistes des récepteurs plaquettaires GP IIB/IIIA.

Molécule	**Spécialité**	Laboratoire	AMM	**Efficacité**	**Risque**	Prix/ jour	Taux de remboursement
Abciximab (anticorps monoclonal)	**Réopro** (IV)	Janssen Biologics	1995	**grande**	**modéré**		Hôp.
Eptifibatide (peptide)	**Integrilin** (IV)	GSK	1999	**grande**	**modéré**		Hôp.
Tirofiban (petite molécule non peptidique)	**Agrastat** (IV)	Correno	1999	**grande**	**modéré**		Hôp.
Cangrelor	**Kengrexal**	The Med. Company	*	**grande**	**modéré**		Hôp.

F. ANTICOAGULANTS

Dépenses 2015 de la CNAM : **500** millions d'euros.

I. Héparines

D'extraction des muqueuses digestives animales ; poids moléculaire : 1 million.

1. Héparines IV et SC

Se lient par des séquences pentasaccharidiques à l'antithrombine III et la suractivent, ce qui inactive la thrombine et le facteur Xa, bloquant indirectement la coagulation.

Molécule	**Spécialité**	Laboratoire	AMM	**Efficacité**	**Risque**	Prix/ jour	Taux de remboursement
	Héparine Choay (IV)	Sanofi	1949	**excellente**	**important**	5 €/j	65 %[1]
	Calciparine (SC)	Sanofi	1975	**excellente**	**important**	6 €/j	65 %

1. Pour le dosage à 25 000 UI/5 ml.

2. Héparines de bas poids moléculaire SC

PM d'environ 5000. Demi-vie = 3 fois l'héparine.

Molécule	**Spécialité**	Laboratoire	AMM	**Efficacité**	**Risque**	Prix/ jour	Taux de rembour-sement
Énoxaparine sodique	**Lovenox**	Sanofi	1998	**excellente**	**important**	7 €/j	65%
Daltéparine	**Fragmine**	Pfizer	1987	**excellente**	**important**	6,50 €/j	65%
Nadroparine calcique	**Fraxiparine**	Aspen Pharma	1985	**excellente**	**important**	7,50 €/j	65%
	Fraxodi	Aspen Pharma	1998	**excellente**	**important**	8 €/j	65%
Tinzaparine sodique	**Innohep**	Léo	1991	**excellente**	**important**	4,50 €/j	65%
Danaparoïde extractive (mélange)	**Orgaran**	Aspen Pharma	1996	**excellente**	**important**		Hôp.

3. Pentasaccharide héparinique de synthèse

Identique au pentasaccharide actif des héparines, se liant à l'antithrombine III et potentialisant 300 fois son inhibition du facteur Xa.

Molécule	**Spécialité**	Laboratoire	AMM	**Efficacité**	**Risque**	Prix/ jour	Taux de rembour-sement
Fondaparinux	**Arixtra** (SC, IV)	Aspen Pharma	2002	**grande**	**modéré**	7,80 €/j	65%

II. Hirudines : 100 fois le coût de l'héparine et sans supériorité sur elle[1]

Dérivés de la sangsue, inhibiteurs directs de la thrombine. Seulement indiquées en cas de thrombopénies à l'héparine.

Molécule	**Spécialité**	Laboratoire	AMM	**Efficacité**	**Risque**	Prix/ jour	Taux de rembour-sement
Lépirudine (molécule recombinante)	**Refludan** (IV)	Celgene	2002	**grande**	**important**		Hôp.
Bivalirudine (synthétique)	**Angiox** (IV)	The Med. Company	2002	**grande**	**important**		Hôp.

1. Voir *Corruptions et crédulité en médecine*, le cherche midi éditeur, 2015, p. 379-382.

III. Antivitamines K

Premiers anticoagulants découverts en 1939 : la vitamine K réduit et active les précurseurs inactifs des facteurs II, VII, IX et X synthétisés par le foie.

Molécule	**Spécialité**	Laboratoire	AMM	**Efficacité**	**Risque**	Prix/jour	Taux de remboursement
Coumariniques (*per os*)	**Coumadine** (ou warfarine)	BMS	1959	**grande**	**important**	0,25 €/j	65 %
	Sintrom (acénocoumarol)	Merus Labs Luxco	1959	**grande**	**important**	0,25 €/j	65 %
Indanédiones	**Préviscan** (fluindione)	Merck Santé	1988	**grande**	**important**	0,25 €/j	65 %

IV. Inhibiteurs du facteur Xa (nouveaux anticoagulants ou NACO)

	Molécule	**Spécialité**	Laboratoire	AMM	**Efficacité**	**Risque**	Prix/jour	Taux de remboursement
	Rivaroxaban (molécule de synthèse de PM 423, dihexa-dipentacyclique chlorée et soufrée)	**Xarelto** (*per os*)	Bayer	2010	**grande**	**important**	6,30 €/j	65 %
◉	**Apixaban**	**Eliquis**	BMS-Pfizer		**grande**	**important**		65 %
◉	**Edoxaban**		Daiichi		**grande**	**important**		65 %

V. Antithrombines (nouveaux anticoagulants ou NACO)

Inhibiteur oral direct de la thrombine.

Molécule	**Spécialité**	Laboratoire	AMM	**Efficacité**	**Risque**	Prix/ jour	Taux de rembour-sement
Dabigatran (alternative aux antivitamines K dans la prévention des thromboses veineuses[1])	**Pradaxa** (*per os*)	Boehringer	2010	**grande**	**important**	5,50 €/j	30%
Antithrombine humaine (Thromboses à haut risque)	**Aclotine** (IV)	LFB	98	**grande**	**important**		Hôp.

GUÉRIR

G. FIBRINO- (OU THROMBO-)LYTIQUES

La fibrine des caillots est lysée par la plasmine, dérivée du plasminogène par l'action d'activateurs fibrinolytiques.
Traitement d'urgence des embolies pulmonaires ou artérielles cérébrales.

Molécule	**Spécialité**	Laboratoire	AMM	**Efficacité**	**Risque**	Prix/ jour	Taux de rembour-sement
Altéplase	**Actilyse**	Boehringer	1987	**grande**	**important**		Hôp.
Urokinase	**Actosolv**	Eumedica	1985	**grande**	**important**		Hôp.
Rétéplase	**Rapilysin**	Actavis	1996	**grande**	**important**		Hôp.
Ténectéplase	**Metalyse**	Boehringer	2000	**grande**	**important**		Hôp.

GUÉRIR

H. ANTIFIBRINOLYTIQUES

Ils s'opposent à l'action de la plasmine.
Acide tranexamique (analogue de la lysine se liant et inhibant la plasmine ; utilisé dans les hémorragies digestives, endométriales et

1. Le Pradaxa aurait été responsable dans le monde de 256 décès par hémorragie.

urinaires ou après un traitement fibrinolytique, avec risque de très grave thrombose veineuse et d'embolie pulmonaire).

Molécule	Spécialité	Laboratoire	AMM	Efficacité	Risque	Prix/jour	Taux de remboursement
Acide tranexamique	**Exacyl**	Sanofi	1974	**faible**	**mineur**	1,50 €/j	65%
Acide tranexamique	**Spotof**	CCD	1995	**faible**	**mineur**	1,10 €/j	30%

I. TROUBLES DU RYTHME

Arythmies. Prévention et traitement des fibrillations, flutters auriculaires (FA) et des tachycardies ventriculaires (TV).

	Molécule	Spécialité	Laboratoire	AMM	Efficacité	Risque	Prix/jour	Taux de remboursement
	Amiodarone (FA et TV)	**Cordarone** (*per os*, IV)	Sanofi	1987	**grande**	**modéré**	1,10 €/j (génériques : 0,33)	65%[1] Hôp.[2]
◉	**Dronédarone** (FA)	**Multaq**[3]	Sanofi	2009	**moyenne**	**important**		65%
	Vernakalant	**Brinavess** (inj.)	Cardiome	*	**moyenne**	**important**		Hôp.

1. Forme *per os*.
2. Forme IV.
3. Destinée à remplacer la Cordarone et à éviter ses complications thyroïdiennes, la molécule Dronédarone n'est pas iodée, et est censée être aussi efficace et moins toxique. Autorisée fin 2009, mais en mars 2011 Sanofi stoppe un essai comparatif défavorable contre placebo publié en décembre 2011 pour mortalité globale multipliée par 5 (1 contre 0,2%), mortalité cardiaque et cérébrale multipliée par 2,2 (2 contre 0,9%), augmentation des hospitalisations (+ 43%) mais seulement en cas d'insuffisance cardiaque ou de fibrillation auriculaire permanente. Dans les autres cas, la molécule réduit les accidents mortels de 30 à 45%. La FDA rapporte ensuite 487 accidents pour 300 000 patients traités, dont 24 décès, des troubles du rythme et des cas d'hépatites sévères ayant imposé la transplantation. Par ailleurs, en mars 2010, la Commission de transparence de la HAS juge le service rendu comme «modéré», ne justifiant qu'un remboursement à 35%. Sanofi fait appel et le service rendu est reclassé «important» en juin 2010, avec un remboursement à 65%. Sanofi obtient ensuite du CEPS un prix 8 fois supérieur à celui des génériques de la Cordarone et 2,5 fois à celui de la molécule originale, soit 2,80 euros par jour, soit 1 000 euros par an, pour un traitement à prendre des années par des centaines de milliers de malades, c'est-à-dire un marché potentiel d'au moins 200 millions d'euros. Mais des protestations s'élèvent et, en septembre 2011, l'Agence européenne du médicament limite sérieusement ses indications, en particulier aux cas d'échecs de la Cordarone et seulement chez les sujets n'ayant pas d'atteinte hépatique ou pulmonaire. L'AFSSAPS place la molécule « sous surveillance renforcée »... *As usual.*

	Cibenzoline (TV)	**Cipralan**	UPSA	1987	moyenne	modéré	1,30 €/j	65%
		Exacor	Erempharma	1991	moyenne	modéré	1,20 €/j	65%
	Disopyramide (FA, TV)	**Rythmodan** (*per os*)	Sanofi	1986	moyenne	modéré		30%[1]
	Flécaïnide (FA)	**Flécaïne** (*per os*, IV)	Meda Pharma	1983	grande	modéré	0,45 €/j	65%[2] Hôp.[3]
	Lidocaïne (TV)	**Xylocard** (IV)	AstraZeneca	1974	moyenne	modéré		Hôp.
	Propafénone (FA)	**Rythmol**	Mylan Medical	1983	faible	mineur	0,80 €/j	65%
	Hydroquinidine (FA, TV)	**Sérécor**	Sanofi	1980	moyenne	mineur	0,70 €/j	30%
	Adénosine (FA)	**Krenosin** (IV)	Sanofi	1993	moyenne	modéré		Hôp.
		Striadyne (IV)	Primius Lab	1950	faible	modéré		Hôp.

SOULAGER

J. DILATATEURS ARTÉRIELS

I. Injectables

	Molécule	Spécialité	Laboratoire	AMM	Efficacité	Risque	Prix/jour	Taux de remboursement
	Pentoxifylline	**Torental** (IV)	Sanofi	1979	nulle	modéré		Hôp.
	Analogue de la prostacycline : Iloprost	**Ilomédine** (IV)	Bayer	1992	moyenne	majeur		Hôp.

II. Oraux : pseudo-artério-dilatateurs

Beaucoup utilisés dans l'Alzheimer et dans les « déficits cognitifs », ils ne dilatent au mieux que les artères des oreilles de lapin ou, chez l'homme, les artères normales, avec des risques cardiaques et cérébraux d'hypotension ou d'hyperfusion parfois majeurs, mais

1. Sauf le dosage à 300 mg, remboursé à 65 %.
2. Forme *per os*.
3. Forme IV.

sans effet sur les artères malades, durcies ou obstruées par l'athérome. Tous à dérembourser et plusieurs à interdire. Ils viennent tous, sauf deux, de laboratoires français et ne sont admis dans aucun pays « sérieux » : États-Unis, Angleterre, Suisse, etc. La France se ridiculise.

Molécule	Spécialité	Laboratoire	AMM	Efficacité	Risque	Prix/ jour	Taux de rembour-sement
Moxisylyte	**Carlytène**	Meda Pharma	1964	**nulle**	**important**	0,30 €/j	NR
Cilostazol	**Pletal**	Otsuka	2008	**nulle**	**important**		
Ginkgo biloba	**Tanakan**[1]	Ipsen	1974	**nulle**	**nul**	0,50 €/j	NR
	Tramisal	Ipsen	1986	**nulle**	**important**	0,50 €/j	
	Vitalogink	Mylan	2006	**nulle**	**important**	0,40 €/j	
Ifenprodil	**Vadilex**	Sanofi	1978	**nulle**	**important**	0,50 €/j	NR
Naftidrofuryl	**Diactane**	Menarini	2005	**nulle**	**important**	0,60 €/j	15%
	Naftilux	Thérabel-Lucien	1982	**nulle**	**important**	0,60 €/j	15%
	Praxilène	Merck Santé	1975	**nulle**	**important**	0,70 €/j	15%
Nicergoline	**Sermion**	Sanofi	1973	**nulle**	**important**	0,60 €/j	
Pentoxifylline	**Torental**	Sanofi	1972	**nulle**	**important**	0,30 €/j	
Piribédil	**Trivastal**	Servier	1973	**nulle**	**important**	0,50 €/j	65%
Buflomédil	**Fonzylane**[2]	Cephalon	1974	**nulle**	**important**	0,50 €/j	
Dihydro-ergocryptine	**Vasobral**	Chiesi	1974	**nulle**	**important**	0,60 €/j	

1. Médicament le plus vendu en France jusqu'en 2005 et encore très diffusé !!

2. Retiré en 2011 après de multiples complications cérébrales et cardiaques, parfois très graves.

K. VARICES, JAMBES LOURDES

Dites « insuffisance veineuse ou veinolymphatique ».

I. Sclérosants injectables

Inutiles et non sans danger. S'il y a des varices, il faut les enlever.

Molécule	**Spécialité**	Laboratoire	AMM	**Efficacité**	**Risque**	Prix/ jour	Taux de rembour-sement
Alun de chrome	**Sclérémo**	Bailleul	1950	faible	modéré		NR
Quinine, Urée	**Kinuréa-H**	Société Alept	1964	faible	modéré		30%
Lauromacrogol	**Aetoxisclérol tamponné**	Kreussler	1996	faible	modéré		NR
Tétradécyl sulfate	**Trombovar**	Kreussler	1977	faible	modéré		30%

II. Pseudo-veinoconstricteurs ou veinotoniques

Totalement inactifs, mais sans risques.
Il n'y a pas de muscles (ou guère) dans les parois veineuses et aucune de ces molécules n'a jamais rien contracté. Le retour sanguin veineux est assuré par les contractions intermittentes des muscles du mollet à l'exercice, les valves anti-retour et l'allongement occasionnel. Toutes les molécules ont été déremboursées en 2008, après 15 ans de résistance des firmes.

1. Voie générale (*per os*) : 24, dont 19 de labos bien français

	Molécule	**Spécialité**	Laboratoire	AMM	**Efficacité**	**Risque**	Prix/ jour	Taux de rembour-sement
	Hamamélis, écorces	**Jouvence de l'Abbé Soury**	Oméga Pharma	1940	nulle	nul		NR
	Adénosine, heptaminol	**Ampecyclal**	Erempharma	1993	nulle	nul		NR
	Hamamélis, aphloïa	**Aphloine P**	DB Pharma	1959	nulle	nul		NR
	Marronnier d'Inde	**Arkogélules Marronnier d'Inde**	Arkopharma	1987	nulle	nul		NR
	Ail, Cyprès, Marron	**Artérase**	Pharmeuro	1962	nulle	nul		NR

	Houx, Hespéridine, etc.	**Bicirkan**	Pierre Fabre	2003	**nulle**	**nul**		NR
	Hamamélis, Marron, etc.	**Climaxol**	Lehning	1995	**nulle**	**nul**		NR
	Marron, Hespéridine, etc.	**Cyclo 3 Fort**	Pierre Fabre	1974	**nulle**	**nul**		NR
	Flavonoïdes	**Daflon**	Servier	1986	**nulle**	**nul**		NR
	Étamsylate	**Dicynone**	Sanofi	1965	**nulle**	**nul**		NR
	Myrtille, Tocophérol	**Difrarel**	Biocodex	1965	**nulle**	**nul**		NR
	Dihydroergotamine	**Dihydro-ergotamine Amdipharm**	Amdipharm	1986	**nulle**	**nul**		NR
	Diosmine	**Dio**	Sciencex	2001	**nulle**	**nul**		NR
	Diosmine	**Diovenor**	Innothera	1994	**nulle**	**nul**		NR
	Oligomères	**Endotélon**	Cheplapharm Arzneimittel	1988	**nulle**	**nul**		NR
	Mélilot, Héparine	**Esberiven**	Amdipharm	1989	**nulle**	**nul**		NR
	Mélilot, Rutoside	**Esberiven Fort**	Amdipharm	1992	**nulle**	**nul**		NR
	Naftazone	**Etioven**	Cheplapharm Arzneimittel	1996	**nulle**	**nul**		NR
	Leucocianidol	**Flavan**	Berkem	1991	**nulle**	**nul**		NR
	Hamamélis, Marron	**Fluon**	Dissolvurol	1996	**nulle**	**nul**		NR
	Ginkgo, Heptaminol, Rutine	**Ginkor Fort**	Tonipharm	1988	**nulle**	**nul**		NR
	Marron, Hamamélis, Vit. P	**Histofluine P**	Richard	1973	**nulle**	**nul**		NR
	Dihydroergotamine	**Ikaran**	Pierre Fabre	1977	**nulle**	**nul**		NR
	Hydrocotyle	**Madécassol**	Bayer	1969	**nulle**	**nul**		NR
	Diosmine	**Médiveine**	Elerté	1992	**nulle**	**nul**		NR
	Troxérutine	**Rhéoflux**	Niverpharm	1993	**nulle**	**nul**		NR
	Dihydroergotamine	**Tamik**	Alfa Wassermann Pharma	1979	**nulle**	**nul**		NR
	Diosmine	**Titanoral**	Johnson & Johnson	2004	**nulle**	**nul**		NR
	Marron, Hamamélis	**Homéotonyl**	LG Homéo	2006	**nulle**	**nul**		NR
	Troxérutine	**Veinamitol**	Negma	1990	**nulle**	**nul**		NR
	Houx, Ac. ascorb.	**Veinobiase**	Mylan	1975	**nulle**	**nul**		NR
	Marron, Hamamélis	**Veinosium**	Ferrier	2007	**nulle**	**nul**		NR
	Marron, Perméthol	**Veinotonyl**	SEPV	1991	**nulle**	**nul**		NR
	Vit. C, Tocophérol, Rutoside	**Véliten**	Zambon	1974	**nulle**	**nul**		NR
	Diosmine	**Vénirène**	Sanofi	1991	**nulle**	**nul**		NR

2. Voie locale (crèmes)...

... et la célèbre « Jouvence de l'Abbé Soury » !

Molécule	Spécialité	Laboratoire	AMM	Efficacité	Risque	Prix/ jour	Taux de rembour-sement
Marron, Hespéridine	**Cyclo 3**	Pierre Fabre		**nulle**	**nul**		NR
Mélilot, Héparine	**Esberiven**	Amdipharm		**nulle**	**nul**		NR
Polyester	**Hemoclar**	Sanofi	1961	**nulle**	**nul**		NR
Extrait de sangsue	**Hirucrème**	Bayer	1974	**nulle**	**nul**		NR
Hamamélis	**Jouvence de l'Abbé Soury**	Omega Pharma		**nulle**	**nul**		NR

ARTÉRIO-DILATATEURS ET VEINOCONSTRICTEURS

CONCLUSIONS

Nombre de ces molécules suscitent l'hilarité générale depuis un demi-siècle, du Cyclo 3 « Fort » (!) au Daflon, de la Dicynone au Madécassol et à l'increvable Jouvence de l'Abbé Soury.

Même hilarité avec les vasodilatateurs artériels, radicalement inefficaces, tels les dérivés du Ginkgo biloba, le Vadilex, le Sermion, le Torental, le Trivastal et le Tanakan, mais quelques-uns sont vraiment dangereux, comme le Buflomédil (Fonzylane), retiré du marché en 2011, et la Trimétazidine (Vastarel), qui y reste encore accroché. Presque tous sont de purs produits de nos laboratoires français.

Maladies du foie, des voies biliaires et du pancréas

UN TRIOMPHE, MAIS LA PLUS GRANDE ARNAQUE PHARMACEUTIQUE DE TOUS LES TEMPS
LE SOVALDI

Un contexte : les hépatites B et C

Selon le rapport officiel du Pr Daniel Dhumeaux (2014) :

L'hépatite B résulte de contaminations par le sang et le sexe ou de la mère à l'enfant (autrement dit, il n'y a aucune raison de vacciner des nourrissons ou des enfants, si leur mère n'est pas séropositive au virus HBV). L'hépatite C n'est à peu près jamais liée à une contamination sexuelle et presque uniquement par le sang ou des objets contaminés par le sang.

Pour l'HBV, il y a 6 % de séropositifs en France, soit 3 millions de personnes, et 5 fois plus d'hommes que de femmes. Mais seulement 300 000 sont porteurs d'antigènes circulant, avec une hépatite chronique, dont 1 500 en mourront, soit 1 pour 2 000 séropositifs – 1 pour 200 hépatites chroniques, soit très peu.

Ces 1 500 décès ne représentent que 0,3 % de la mortalité française totale.

La situation est différente mais assez similaire pour l'hépatite C : 370 000 séropositifs, soit près de 10 fois moins (dont 60 % de femmes), mais dont les 2/3 porteurs d'antigènes viraux circulants. On arrive donc à 230 000 personnes : il y a presque autant d'hépatites chroniques C que d'hépatites B. 3 500 décès, mais seulement 2 600 où le décès est attribué avec plus ou moins de preuves à l'hépatite (à noter des pourcentages de séropositifs plus élevés que la moyenne chez les migrants (1,7 %), les prisonniers (5 %) et surtout les drogués par voie intraveineuse (56 % !)).

L'évolution des hépatites B et C est assez mal connue :

• la guérison spontanée semble survenir chez 0 à 50% des séropositifs HVC;

• l'évolution peut rester stable, ou être très lente, mais aussi se faire rapidement vers la fibrose; et la cirrhose survient dans 10% (à 20 %?) des cas;

• cette cirrhose est la 1re cause de cancer du foie et la 2e en France derrière l'alcool qui provoque aujourd'hui 10 fois moins de cirrhoses qu'en 1960;

• seulement 1 à 5% par an des cirrhoses virales évoluent vers un cancer du foie;

• enfin, l'hépatite chronique peut être associée à des pathologies qui soulignent à quel point ces maladies sont immunologiques, et c'est bien pourquoi l'interféron α y est actif: polyarthrites, glomérulo-néphrites, purpuras, neuropathies périphériques, thyroïdites, diabètes avec insulino-résistance, lymphomes et vascularites avec cryoglobulinémie.

Les cancers du foie sont les plus redoutables des complications de l'hépatite C (et B).

En général, le cancer du foie est passé en France de 2000 à 9000, de 1980 à 2010, le plaçant au 10e rang des cancers, et l'un des plus graves, avec des survies à 5 et 10 ans de 40, 10 et 5%.

La principale cause de cette augmentation est un dépistage et un recensement plus complets, mais il n'est pas exclu que l'obésité et les hépatites y aient joué un certain rôle.

Son traitement est décevant, mais la chirurgie est dans certains cas possible, suivie parfois d'une transplantation hépatique (20% des transplantations sont réalisées dans les cancers du foie). Dans quelques cas favorables, sa destruction est possible par radiofréquence multipolaire transcutanée, s'il n'y a pas de métastases et que la tumeur est unique et de moins de 5 cm et également en présence de 2 à 3 nodules mais s'ils font moins de 3 cm. La question la plus importante est de savoir qui traiter par les nouveaux antiviraux en fonction du stade et de l'évolutivité apparente et de laisser le maximum de chances à tous les malades menacés.

Il s'agit d'abord de déterminer le stade de la maladie: foie normal, fibrose, cirrhose et cancer:

• les examens biologiques ne sont significativement perturbés que tardivement;

• la biopsie est le test le plus sûr mais invasif;

• l'élastométrie mesurant le durcissement tissulaire hépatique des fibroses et cirrhoses par fibroscan ultra-sonore ou, mieux, par IRM est le meilleur test de l'évolution de la maladie, avec ses 4 stades, F1, F2, F3, F4 pour foie normal, fibreux, cirrhotique et tumoral.

La question clé est donc: « Qui traiter parmi les HCV séropositifs ? » À quel stade: F1, F2, F3 ou F4 ?

« Ne pas se précipiter sur les nouveaux anti-HCV. Il est raisonnable d'attendre », écrit *Prescrire* en octobre 2014.

« Pas question de rationner les traitements, dit Marisol Touraine, c'est la HAS qui décidera. »

« En 2 ans, on pourrait éradiquer la maladie en traitant tous les séropositifs, mais la CNAM est conçue pour soigner les maladies chroniques, pas pour les guérir », dit Michel Joly... président de Gilead France. (Mais 200000 séropositifs fois 41000 euros, ça fait 8 milliards. Et 100000 malades, 4 milliards. 50000, encore 2 milliards.)

Si Marisol Touraine veut en traiter plus de 25000, il faut qu'elle bride les brevets Gilead et ramène le coût d'une cure à 700 euros par patient comme en Égypte et peut-être aussi que soient lancées des études indépendantes sur la durée du traitement imposé à 12 semaines par Gilead sans aucun argument. Pourtant, quelques études intermédiaires montrent que 6 semaines pourraient donner les mêmes résultats, réduisant les coûts de moitié. Mais je crains que les hépatologues rechignent à le faire, spécialement ceux sous contrat ou membres du board de Gilead.

Virus HBV et HCV et nouveaux antiviraux

Minuscules, gros de quelques dizaines ou centaines de nanomètres (1 millionième de millimètre), les virus ne sont pas des êtres vivants.

Leur cœur est fait d'ADN ou d'ARN linéaire ou circulaire, mono- ou double-brin portant 3000 à 20000 nucléotides regroupés en 3 à 5 gènes.

Ils sont tous sortis, un jour, par effraction de cellules vivantes, humaines ou animales ou non, depuis la nuit des temps, depuis 10000 à 500000 ans ou plus, en emportant un lambeau de membrane cellulaire qui leur sert de capsule protectrice.

Incapables de se reproduire seuls, la plupart se dispersent comme des poussières, dans l'air ou l'eau, et finissent par être détruits. Mais quelques-uns parviennent à pénétrer à nouveau dans d'autres cellules, où ils vont pouvoir se reproduire en utilisant les ARN ou ADN polymérases des cellules qu'ils ont envahies et qui vont les multiplier en enchaînant un à un les nucléotides codés par leurs gènes et constituer de nouveaux virus (beaucoup ont leurs propres polymérases mais insuffisantes pour assurer à elles seules la multiplication virale).

Les 2 principaux virus responsables d'hépatites sont très différents :

• le virus de l'hépatite B est un virus ADN minuscule (40 nm) venu il y a plus de 120000 ans des singes d'Afrique, apparu chez l'homme il y a au moins 30000 ans. Il compte 3000 nucléotides et une ADN polymérase pour se reconstituer, mais il ne peut être transcrit et ne peut se multiplier que par les ARN-polymérases des cellules qu'il a infectées. Il possède aussi une « reverse-transcriptase », comme le virus HIV, mais il ne peut cependant intégrer le génome des cellules infectées. Ce n'est donc pas un « rétrovirus » comme le VIH ;

• le virus de l'hépatite C (HCV) (60 nm) est fait d'un brin unique d'ARN de 9600 nucléotides en 8 gènes. Apparu récemment, il y a 200 ou 300 ans, il infecte les cellules du foie, les « hépatocytes », en s'accrochant à une protéine de leur membrane bien identifiée. Il se reproduit grâce à une ARN-polymérase virale (protéine dite « 5B ») et il « réplique », c'est-à-dire se multiplie, grâce aux transcriptases cellulaires des hépatocytes (dont chacun peut en fabriquer 50 par jour et des trillions après des années). Cette transcription aboutit à une protéine unique de 3000 acides aminés, découpée ensuite par les « protéases » en 8 protéines virales, dont 2 protéines d'enveloppe (ou capsule), 2 polymérases (NS-5A et 5B) et 3 protéases (NS-2, NS-3 et NS-4A) (NS veut dire « non structurale »), ne participant pas à structurer physiquement le virus, mais avec des fonctions biochimiques d'enzymes de polymérase allongeant la protéine et de protéase la coupant ensuite en morceaux E1, E2, SN-2, SN-3, SN-4A, SN-4B, SN-5A et SN-5B). Il comporte 7 génotypes de 1 à 7, dont le 1 est de loin le plus fréquent (60%), suivi des 2 (20%) et 3 (10%), qui sont de sensibilité différente aux traitements.

Plusieurs centaines de molécules sont à l'étude pour inhiber ces protéines ou les segments du génome viral qui les produit. Les principaux semblent les suivants dont plusieurs sont sur le marché :

• Les plus actives, les anti-polymérases, souvent capables d'éradiquer à elles seules l'HCV en inhibant sa polymérase NS-5B, sans interferon α et donc sans ses sérieuses et constantes complications :

- en 2013, le Sofosbuvir (Sovaldi) de Gilead, qui a été une révolution, un « arc de triomphe médical », dit le *Lancet* dès avril 2014 ;
- puis, non encore sur le marché et en phase d'essai 3, le Dasabuvir d'AbbVie (Exviera) et le Setrobuvir de Roche.

• Très actifs également en inhibant la NS-5A, protéine virale activant la réplication au côté de la NS-5B, le Daclatasvir (Daklinza) de BMS, le Ledispavir de Gilead (qui l'a associé au Sofosbuvir dans l'Harvoni, le composé actuellement *a priori* le plus efficace) et l'Ombitasvir d'AbbVie, utilisé seulement en association dans le Viekirax.

• 3e groupe, en termes d'efficacité, les antiprotéases ont été les premières commercialisées, mais le Sovaldi et les anti-polymérases les ont tués. Elles ne sont actives qu'en association avec d'autres anti-HCV et l'interferon α :

- Boceprevir (Victrelis) ;
- Telaprevir (Incivo) Johnson & Johnson ;
- Simeprevir (Olysio) Janssen ;
- Ritonavir (Norvir) AbbVie ;
- Asunaprevir, BMS, donné seulement en association (voir plus loin).

Plusieurs associations très actives sont aussi commercialisées :

- L'Harvoni (Sofosbuvir + Ledipasvir) ;

ou en voie de l'être (Sofosbuvir + Velpatasvir, de Gilead, pour les génotypes 2 et 3) ;

- Daclatasvir + Asunaprevir de BMS ;
- Ritonavir, Ombitasvir et Paritaprevir (Viekirax, AbbVie).

Et jusqu'à 5 molécules dans le Genvoya de Gilead (Elvitegravir, Cobisistat, Emtricitabine, Tenofovir, Alafenamide) ;

- enfin, plusieurs antiviraux actifs sur le rétrovirus VIH le sont aussi sur le virus HBV telle la Lamivudine (Epivir), ou sur le virus

HCV, soit des antiprotéines tel le Ritonavir (Norvir), soit des anti-reverse-transcriptases Ténofovir (Viread) et Emtricitabine (Emtriva), tous deux associés dans le Truvada, le traitement anti-HIV le plus utilisé en thérapeutique et en prévention.

THE KING OF THE PILLS

L'histoire du scandale du Sovaldi commence par la découverte extraordinaire de Raymond F. Schinazi, surnommé le «*king of the pills*». Interviewé par *Science*, on le voit à 65 ans, bronzé, souriant, tirant sur son Partagas cubain et chantonnant *The Yellow Submarine* en pêchant au gros, sur le pont de son yacht de 30 m, sous le soleil et le ciel bleu du golfe du Mexique.

Né en 1950 dans une famille juive d'Alexandrie, tel notre ami commun Samy Said, professeur à Dallas, il est expulsé d'Égypte à 14 ans, comme tous les Juifs, par le président Gamal Abdel Nasser. Après un an dans un camp de migrants à Naples, il obtient d'entrer en doctorat de chimie à l'université anglaise de Bath, où il survit avec des petits boulots à 100 livres...

Il est ensuite recueilli par son oncle, virologue et professeur à l'université Emory d'Atlanta, puis passe 3 ans à Yale, puis retourne à Emory, où il va s'attaquer aux virus, avec de solides bases de chimiste: il va fabriquer au hasard, à la chaîne, de courtes séquences de nucléotides modifiés pour les incorporer à l'ADN ou à l'ARN de virus, ce qui est beaucoup plus facile que de les insérer aux gènes humains mutés des cancers qui sont cachés dans le noyau (qui les protège) des petites chaînes nucléotidiques baladeuses. Nos gènes sont peu accessibles, mais les petits virus extranucléaires le sont beaucoup plus, et Schinazi le comprend le premier et se lance avec quelques autres. Mais lui, il est aussi fondamentalement un entrepreneur et n'est pas indifférent à l'argent. Il va travailler, 15 heures par jour, tous les jours, et il va gagner en coopérant successivement avec Welcome, que Glaxo rachète, Triangle et enfin Pharmasset, qu'il fonde lui-même. Et ce seront en cascade l'AZT (1986), le premier anti-VIH, qu'il synthétise indépendamment de Welcome, puis d'autres anti-HIV, Stavudine, Lamivudine (VIH et HBV, 2001), Gemcitabine (VIH et HCV), Telbivudine (HBV), puis la trinité Viread, Emtriva (2001) et leur association potentialisante, le Truvada (2004), le plus puissant des anti-VIH, non seulement pour traiter, mais pour prévenir. Il le vend, cher, très cher, à Gilead. « Speed » Schinazi a gagné et il est riche. Mais, dit *Science*, il va l'être bien plus encore avec son jackpot, le Sofosbuvir (le Sovaldi), que sa société, Pharmasset, vend 500 millions de dollars à Gilead. Mais dans l'affaire, c'est lui qui est roulé, car Gilead va le commercialiser, en brisant toutes les règles, plus cher que les anticancéreux les plus chers, à un prix qui lui rapportera tous les 15 jours les 500 millions versés pour racheter le brevet à Pharmasset et à Schinazi.

Car le prix fixé aux États-Unis sera de 90 000 dollars la cure de 3 mois, 1 000 dollars la pilule quotidienne, tandis que Schinazi finance la construction d'une synagogue à Cabo San Lucas (Mexique), un programme d'échange entre les universités de Bath et Emory, et aussi la création de nouvelles chaires dans cette université d'Atlanta.

Le Sovaldi, une vraie avancée médicale ?

Le Sovaldi – ainsi que l'Harvoni – est-il efficace ? Biologiquement aucun doute, les résultats sont spectaculaires. La presse médicale est en délire, parle de « triomphe médical », de « scénario shakespearien », de « film d'Orson Welles » (*Lancet*, 2014), de « *Treatment triumphs* » (*Nature*, 2014).

20 études 2014-2015 concluent à l'identique avec maintenant plusieurs années de recul : 3 mois de cure à une pilule par jour, c'est 93 à 99 % de stérilisation virale stable, contre les génotypes 1 et plus encore 2 et 3. Par comparaison, le taux de stérilisation était de 50 % avec les traitements antérieurs à base d'interféron + Ribavirine, et de 70 à 80 % quand on y associait une antiprotéase. 80 % aussi en associant plusieurs antiprotéases sans interféron, avec, dans tous les cas – surtout avec l'interféron – des effets secondaires constants, pénibles, souvent sérieux et parfois sévères à endurer seulement pour prévenir des complications incertaines et rares aux stades initiaux d'une maladie qui, parfois, peut guérir spontanément.

Mais, cliniquement, il reste des incertitudes, théoriques d'abord. Les virus HBV et HCV ne sont pas cytopathiques, ils ne lèsent pas les cellules qu'ils ont infectées, comme beaucoup d'autres virus, LCMV ou HIV.

Fibrose, cirrhose et cancer sont les conséquences en chaîne du conflit immunologique impliquant en particulier l'immunité innée (*Nature Medicine*, 2013) entre les particules virales antigéniques et les récepteurs cellulaires hépatocytaires et lymphocytaires qui les reconnaissent et les combattent.

Conflit qui met en jeu de multiples populations et leurs cytokines et chémokines de tous types. La question est de savoir si les particules résiduelles après traitement antiviral ne sont pas suffisantes pour que perdure le conflit.

Quelques auteurs danois s'agacent ainsi du «*trumpeting*» autour du Sovaldi alors que la guérison proclamée ne repose que sur la réponse virologique.

Les traitements antérieurs à base d'interféron n'avaient déjà pas changé la mortalité ni la fréquence des cirrhoses graves et des cancers, et il n'y a aucun recul qui permette de conclure de façon plus positive avec le Sovaldi. La stérilisation virale n'est pas un marqueur valable de prévention efficace des fibroses et des cancers.

Autrement dit, la partie n'est peut-être pas encore gagnée et il faudra 10 ou 15 ans pour le savoir.

Le cœur du scandale

Ou comment traiter 200000 patients, dont 1500 (0,75%, soit 1 sur 130) mourraient peut-être sans traitement avec un médicament biologiquement efficace, mais cliniquement non évalué, à un coût de 40000 euros, soit 8 milliards d'euros au total, ce qui est 400 fois supérieur à son prix de revient.

Il faut une Marisol Touraine au ministère pour que cela paraisse possible. Oyez! Même Roselyne Bachelot avec sa «grippette» à 1 milliard n'aurait pas fait si bien. Fixé à 90000 dollars la cure de 12 semaines aux États-Unis, soit 1000 dollars par jour, le Sovaldi est d'abord accepté en France à 56000 euros les 3 mois, la moitié du prix fixé aux États-Unis mais... 300 à 400 fois le prix de revient du médicament. Une bombe comme on n'en a jamais vu. La presse s'en mêle. 5 députés socialistes protestent avec leur efficacité habituelle (J.-L. Touraine, C. Lemorton, G. Bapt, O. Véran, B. Laclais) et les 14 ministres de la Santé européens se réunissent avec Marisol Touraine fin 2014, de sorte qu'après beaucoup de discussions le coût de la cure de 3 mois du Sovaldi est ramené à... 41 000 euros, 450 euros par jour, 2 louis d'or, remboursés à 100 %. C'est encore 250 fois le prix de revient, mais si la facture dépasse 450 millions en 2014, les firmes Gilead, Janssen et BMC devront payer une taxe jusqu'à 70 % du dépassement et, en 2015, même chose si la facture dépasse 700 millions. Et notre ministère de la Santé se félicite de ce succès remarquable à porter au crédit du gouvernement qui sait accepter de payer le prix pour préserver la santé.

Et le journal de l'industrie (*Pharmaceutiques*, novembre 2014) de se réjouir d'« une issue satisfaisante, au terme d'une négociation bien menée », mais tout de même « un signal négatif au moment où des innovations importantes se profilent ».

Guignol ou vaudeville, comme on voudra, car selon R. Schinazi le coût de la cure ne saurait dépasser 1 000 dollars ; et selon les études approfondies d'A. Hill, 100 à 250 dollars, en moyenne 175, soit 150 euros, ou 1,70 euro par jour, et non 450 : 260 fois moins.

Et comme pour confirmer ces évaluations, Gilead accepte, par charité évidemment, de vendre le Sovaldi en Égypte et en Inde, pays des grandes endémies HCV, à 700 dollars la cure, 60 fois moins qu'en France... Mais 4 fois son prix de revient, se préservant encore une marge confortable de 80 %... et probablement plus, car une enquête pointue évalue la fabrication de 90 pilules nécessaires pour 12 séances de traitement à... 72 euros !

Grâce au Sovaldi et à Harvoni, et avant eux au Viread et au Truvada dans la maladie HIV, Gilead, qui était le 40e laboratoire mondial en 2008 avec un chiffre d'affaires de 2 milliards de dollars, est aujourd'hui parmi les 10 plus grandes big pharmas mondiales avec un chiffre d'affaires de 25 milliards. Jamais l'on n'a observé une telle percée, et Gilead n'est pas seul sur le marché des nouveaux antiviraux. BMS, Merck, AbbVie (ex-Abbott), Janssen et Roche sont dans les starting-blocks ou galopent déjà derrière, avec 200 molécules à l'étude.

Alors après 2 ans d'inaction des «pouvoirs publics» qui laissent filer 1 milliard, c'est Médecins du monde qui réagit et demande à l'Office européen des brevets en février 2015 l'invalidation des brevets du Sovaldi en contestant l'inventivité du laboratoire, qui a déjà empoché 30 milliards de dollars avec un brevet acheté à Pharmasset et Schinazi beaucoup moins de 1 milliard – sans que Gilead ait mené aucune recherche sur cette molécule. L'Office des brevets européens ouvre aussitôt une instruction et, en octobre 2016, conclut à l'invalidité du brevet, ouvrant les portes à la fabrication du Sovaldi par des génériqueurs. Mais qui peut croire une seconde que les gouvernements européens s'engageront dans cette politique de vérité ?

MALADIES DU FOIE, DES VOIES BILIAIRES ET DU PANCRÉAS

38 spécialités et associations
16 spécialités et associations inutiles (efficacité faible ou nulle), soit 42%
16 spécialités et associations à risque (important ou majeur), soit 42%

A. HÉPATITES VIRALES CHRONIQUES B ET C

I. Hépatite B

La base du traitement des hépatites B est l'association peg-IFN-α/Ribavirine (50 % de réponses). D'autres se profilent (inhibiteurs de protéase ou de polymérase).
« Peg » signifie : associé au polyéthylèneglycol, qui en prolonge la durée de vie.

Molécule	**Spécialité**	Laboratoire	AMM	**Efficacité**	**Risque**	Prix/jour	Taux de rembour-sement
Lamivudine[1]	**Zeffix**	GSK	2001	**moyenne**	**important**	3,40 €/j	65 %
Telbivudine[1]	**Sebivo**	Novartis	2007	**moyenne**	**important**	14 €/j	65 %
Adéfovir dipivoxil[2]	**Hepsera**	Gilead	2009	**moyenne**	**important**	17 €/j	65 %
Entécavir[2]	**Baraclude**	BMS	2009	**moyenne**	**important**	18 €/j	65 %
Ténofovir disoproxil[3]	**Viread**	Gilead	2001	**moyenne**	**important**	12,50 €/j	100 %

II. Hépatite C

1. Traitements anciens (avant 2014)

Interféron α et Ribavirine[4].

- **Ribavirine (seule)**

Molécule	**Spécialité**	Laboratoire	AMM	**Efficacité**	**Risque**	Prix/jour	Taux de rembour-sement
Ribavirine	**Copegus**	Roche	2003	**faible**	**modéré**	20 €/j	65 %
	Rebetol	MSD	1999	**faible**	**important**	19 €/j	65 %

1. Anti-reverse-transcriptase.
2. Anti-polymérase.
3. Anti-reverse-transcriptase.
4. Obtenu par génie génétique, le gène de l'interféron (IFN) étant incorporé à des génomes bactériens et l'IFN étant produit en cultures bactériennes et extrait. Il y a 18 variétés d'IFN-α, -β et -γ. Les IFN-α et -β sont normalement produits par toutes les cellules en réponse aux agressions virales et à différentes cytokines IL-1, IL-2, TNF. Ils ont des effets antiviraux, surtout sur les virus ARN et antiprolifération

• Interférons α-2 recombinants + Ribavirine

Molécule	**Spécialité**	Laboratoire	AMM	**Efficacité**	**Risque**	Prix/jour	Taux de rembour-sement
IFN-α-2a	**Roféron-A**	Roche	1999	**moyenne**	**majeur**	22 €/j	65 %
IFN-α-2b[1]	**Introna**	Schering-Plough	1999	**moyenne**	**majeur**	15 €/j	65 %
Peg-IFN-α-2a[2]	**Pegasys**	Roche	2005	**moyenne**	**majeur**	26 €/j	65 %
	Viraféronpeg[3]	MSD	2000	**moyenne**	**majeur**	27 €/j	65 %

2. Nouveaux traitements

• Antiprotéases : à associer aussi à l'interféron α

Molécule	**Spécialité**	Laboratoire	AMM	**Efficacité**	**Risque**	Prix/jour	Taux de rembour-sement
Bocéprévir	**Victrelis**	MSD	*	**moyenne**	**important**		
Télaprévir	**Incivo**	Johnson	*	**moyenne**	**important**		
Siméprévir	**Olysio**	Janssen-Cilag	*	**moyenne**	**important**		
Ritonavir	**Norvir**	AbbVie	*	**moyenne**	**important**		
Asunaprévir + Daclatasvir	**en cours**	BMS	en cours	**moyenne**	**important**		
Ritonavir + Ombitasvir + Paritaprévir	**Viekirax**	AbbVie	en cours	**moyenne**	**important**		

cellulaire, et ils stimulent T8 cytotoxiques, NK et macrophages. L'IFN-γ est produit par les lymphocytes T et NK, avec peu d'effets antiviraux, mais il est activateur des macrophages. Les IFN-α et -β sont à la fois des antiviraux directs et indirects, car ils stimulent les réponses immunitaires antivirales, d'où, dans l'HBV, une diminution de la charge virale, le développement d'anticorps anti-HBe, une amélioration des lésions hépatiques dans 35 % des cas, une normalisation des transaminases et une disparition de l'ADN viral dans le plasma, des rémissions obtenues dans 80 % des cas, avec l'IFN-α-2a. Les résultats de l'IFN-α-2b dans l'HBC sont inférieurs avec seulement 25 % de rémissions.

1. Hépatites B et C chroniques ; LMC ; leucémie à tricholeucocytes ; lymphome follicullaire ; myélome carcinoïde ; mélanome (+ Roféron : cancer du rein ; Kaposi du VIH ; lymphome T cutané).

2. Hépatites B et C.

3. Hépatite C chronique.

- Antipolymérases

Molécule	Spécialité	Laboratoire	AMM	Efficacité	Risque	Prix/ jour	Taux de rembour-sement
Sofosbuvir	**Sovaldi**	Gilead	*	**excellente**	**modéré**		
Dasabuvir	**Exviera**	AbbVie	en cours	**grande**	**modéré**		
Sétrobuvir	**en cours**	Roche	en cours	**moyenne**	**modéré**		
Daclatasvir	**Daklinza**	BMS	*	**moyenne**	**modéré**		
Sofosbuvir + Lédipasvir	**Harvoni**	Gilead	*	**excellente**	**modéré**		

GUÉRIR

B. CIRRHOSE BILIAIRE

Molécule	Spécialité	Laboratoire	AMM	Efficacité	Risque	Prix/ jour	Taux de rembour-sement
Ac. ursodé-soxycholique	**Delursan**	Aptalis Pharma	1980	**moyenne**	**mineur**	3,90 €/j	65%
	Ursolvan	Cheplapharm Arzneimittel	1980	**moyenne**	**mineur**	1,70 €/j	65%

SOULAGER

C. CHOLÉRÉTIQUES ET HÉPATOTROPES

Terminologie purement française des années 1930-1950. Il n'y a ni cholérétiques ni hépatotropes. On fait du Molière sans Molière. Il faut tous les retirer du marché.

I. Cholérétiques

Molécule	Spécialité	Laboratoire	AMM	Efficacité	Risque	Prix/ jour	Taux de rembour- sement
Hymécromone	**Cantabiline**	DB Pharma	1978	**nulle**	**nul**		NR
Ac. dimécrotique	**Hépadial**	Biocodex	1972	**nulle**	**nul**		NR
Anétholtrithione	**Sulfarlem**	EG Labo	1946	**nulle**	**nul**	0,12 €/j	15 %

II. Hépatotropes

Molécule	Spécialité	Laboratoire	AMM	Efficacité	Risque	Prix/ jour	Taux de rembour- sement
Arginine, Bétaïne	**Arginine Veyron**	Pierre Fabre	1964	**nulle**	**nul**	0,60 €/j	NR[1]
	Citrate de bétaïne Upsa	Upsa	1990	**nulle**	**nul**		NR
Extrait sec de chardon Marie (Silymarine)	**Legalon**	Rottapharm	1972	**nulle**	**nul**		NR
Sorbitol	**Hépagrume**	EG Labo	1991	**nulle**	**nul**		NR
	Hépargitol	Elerté	1964	**nulle**	**nul**		NR
	Sorbitol Delalande	Sanofi	1956	**nulle**	**nul**		NR

D. ENZYMES DIGESTIFS : NULS

Molécule	Spécialité	Laboratoire	AMM	Efficacité	Risque	Prix/ jour	Taux de rembour- sement
Amylase végétale	**Amylodiastase**	SERP	1994	**nulle**	**nul**		NR
Cellulase fongique	**Pancrélase**	Vovan	1946	**nulle**	**nul**		NR
Papayer	**Papaïne Trouette Perret**	DB Pharma	1997	**nulle**	**nul**		NR

1. 65 % dans les hyperammoniémies congénitales.

E. INSUFFISANCES PANCRÉATIQUES EXTERNES – MUCOVISCIDOSE

Molécule	**Spécialité**	Laboratoire	AMM	**Efficacité**	**Risque**	Prix/ jour	Taux de rembour-sement
Pancréatine amylo-lipo-protéolytique	**Creon**	Mylan Medical	1987	**faible**	**nul**	1,15 €/j	65 %
	Eurobiol	Mayoly-Spindler	1988	**faible**	**nul**	1,40 €/j	65 %

Neurologie

L'AFFAIRE DE RENNES

Le BIA 10-2474

Le cannabis a tant de vertus, en particulier contre la douleur, que, faute de pouvoir l'utiliser en médecine, l'industrie pharmaceutique cherche à le remplacer.

L'histoire de l'essai de Rennes est emblématique.

Elle réunit tout ce qu'il ne faudrait jamais faire dans le développement des médicaments.

Rien n'y manque, avant et après l'accident.

Avant, des fautes graves dans la conception par la firme Bial, dans le contrôle, par l'ANSM (notre Agence nationale de sécurité du médicament...) et dans l'exécution de l'essai par la société rennaise Biotrial. Et après l'accident, dans l'enquête officielle édulcorée, dans l'absence de toute sanction et dans l'absence de redéfinition des procédures réglant les études cliniques.

Au CHU de Rennes, le samedi 16 janvier 2016, décès brutal, par accident cérébral, d'un homme de 49 ans. Sur les 6 volontaires sains ayant reçu ce jour-là une forte dose de BIA 10-2474 (ou BIA 10), 2 complications neurologiques sérieuses avec séquelles. On est alors dans le cadre d'un essai thérapeutique de phase 1 sur volontaires sains rémunérés, réalisé pour la société portugaise Bial, par la petite société française Biotrial, spécialisée dans ce type d'essais. Notons que 400 sociétés de ce genre, la plupart «*low quality*» et «*low cost*» en Asie du Sud-Est ou en Afrique subsaharienne et seulement 5 en France, appelées «CRO» (*contract research organization*), existent et évaluent les médicaments au service des grandes firmes qui les rémunèrent. Biotrial est implantée à Rennes dans des locaux loués au CHU.

Une enquête judiciaire est en cours et les données actuellement publiques sont trop partielles pour pouvoir faire ici plus que de poser des questions.

Avant l'accident

Défaillances dans la conception, l'exécution et le contrôle de l'essai.

Au niveau de la conception, une microsociété portugaise inconnue s'attaque à un macroproblème scientifique, avec une molécule non spécifique et contaminée. Mais après tout, rien n'interdit de tenter d'aller sur Mars en pédalo.

Le marché espéré est gigantesque. Il vise le traitement de la douleur, de l'obésité, des addictions, des troubles de mémoire, de l'Alzheimer, du Parkinson, de l'épilepsie et de la sclérose en plaques. En cas de succès, ce sera un blockbuster à 50 milliards de dollars. Bial n'a pas les épaules. Le Pr Christian Marescaux, professeur de neurologie à Strasbourg et conseil d'une des familles de victimes, se demande même si le but de Luis Portela, le patron de Bial, n'était pas de contrôler les phénomènes parapsychologiques qui l'obsèdent. Bial pourrait d'ailleurs bien n'être que le masque d'une autre société beaucoup plus puissante et qui ne veut pas dévoiler ses cartes. Par exemple, Sanofi qui avait dû retirer du marché précipitamment son Rimonabant, rejeté par la FDA pour accidents graves, un composé carboxamidé proche de la BIA-10, ce qui avait conduit à la démission du P.-D.G. J.F. Dehecq, l'homme « aux bretelles et aux chaussettes tricolores », et d'Y. Le Fur, inventeur du produit. Car Bial, c'est seulement 100 à 200 millions de chiffre d'affaires, 200 fois moins que les grandes firmes, 15 fois moins que Servier. Elle n'a que 75 employés fixes et 700 commerciaux, répartis en Afrique et en Asie pour vendre des génériques, ce laboratoire n'ayant qu'une seule molécule vendue en Occident – et d'ailleurs copie de celle d'un autre laboratoire. En pratique, Bial n'existe pas. Une officine.

Le problème scientifique auquel s'attaque Bial est d'une immense complexité aujourd'hui clairement insoluble. Il concerne les récepteurs du cannabis, leurs activités, leurs inhibiteurs, et les molécules et circuits cérébraux qu'ils contrôlent.

Ces récepteurs membranaires synaptiques sont multiples dans le cerveau et ailleurs. Le récepteur cérébral CB-1 est localisé depuis les années 1980 et sa structure en trois dimensions est connue, mais pas son ou ses sites actifs. Ces récepteurs paraissent peu spécifiques et, malgré des centaines d'articles imprécis et contradictoires, et jamais décisifs, personne ne sait à quoi ils servent, ni même celles qu'ils pourraient contrôler des multiples fonctions cérébrales ni quelles interactions ils pourraient nouer avec des dizaines d'autres neuromédiateurs. Le royaume du flou où tout et n'importe quoi peut être, et a été dit.

Ces récepteurs seraient stimulés en quelque sorte de l'extérieur par le tétrahydrocannabinol (THC) dérivé du cannabis qui se fixe à leur surface.

Mais leurs stimulants internes naturels dits « endocannabinoïdes » sont beaucoup moins connus. Parmi eux, le plus important serait l'anandamide, dérivé, comme les prostaglandines, de l'acide arachidonique, acide gras insaturé, ici combiné à une fonction « carboxamide » qui lui donne sa spécificité d'action, mais c'est une molécule dont on ne sait où, quand, par quoi et pour quoi elle est synthétisée. Et des dizaines d'autres molécules carboxamidées peuvent aussi stimuler les récepteurs CB-1 (acétyl, palmitoyl, oléoyl-éthanolamides).

Le récepteur cérébral est en quelque sorte entouré et protégé par des enzymes membranaires dites « FAAH » (*fatty acid amide hydrolase*), enzymes puissantes qui inactivent l'anandamide et tous les composés carboxamidés, en leur arrachant ce radical carboxamide qui fait toute leur personnalité.

Selon David Kroll (Forbes.com), il existe au moins 200 FAAH dont on sait encore moins d'où et pourquoi elles viennent et qui n'ont d'ailleurs aucune spécificité, s'attaquant à des dizaines d'autres enzymes et récepteurs. Et décarboxamidant tous les médicaments carboxamidés.

Le BIA 10 de Bial est une molécule dicarboxamidée, inhibiteur irréversible de toutes les FAAH. Une bombe pouvant agir dans toutes les directions. Mais curieusement, carboxamidée elle-même, elle ne stimule pas le récepteur du cannabis, elle est loin donc d'en être l'agoniste et au contraire elle casse l'anandamide et en prive le récepteur qu'elle inhibe ainsi à son tour, indirectement, en éliminant l'anandamide et dont elle est paradoxalement un antagoniste.

Elle est par ailleurs décrite comme « *highly promiscuous* », autrement dit très peu spécifique et tirant sur tout ce qui bouge. Aussi se lie-t-elle à de multiples enzymes et récepteurs, souvent importants, tel le transporteur de l'acétylcholine. (Pour plus de précision, l'anandamine est loin d'être le seul stimulant des divers récepteurs du cannabis. Il y a aussi les monoacylglycérols, les aryle, palmitoyl et oléoyl-éthanolamines.)

L'utiliser en thérapeutique, c'était donc un saut très risqué dans l'inconnu, dès le départ.

Et d'ailleurs, plusieurs firmes (Pfeizer, Merck, Janssen, Johnson & Johnson) l'ont bien compris et ont stoppé à temps leurs essais de molécules similaires à la BIA-10, après les premiers essais cliniques et même souvent avant, dès les premières étapes. Tous ces essais sont publiés dans les grands journaux comme *Science*, *Biochemistry*, *Pain* et tout un chacun peut les consulter sur le site de la FDA, https://clinicaltrials.gov/.

Enfin, la synthèse de la BIA 10 serait, selon Bial, réalisée dans un laboratoire hongrois inconnu et qui produit la molécule, mais contaminée par des résidus de colorants aniliniques, toxiques pour les globules rouges et le foie et potentiellement cancérigènes.

À noter enfin que le brevet de la BIA 10 ne figure pas, contrairement à la loi, sur la liste des brevets de l'Agence européenne des médicaments.

Au niveau des contrôles: l'essai n'a pas été contrôlé avec sérieux par l'ANSM. Dans le contexte scientifique décrit plus haut, jamais un essai clinique n'aurait dû être autorisé par l'agence (ignorance des experts? laxisme? influences? ou les trois?).

• Le dossier expérimental de Bial soumis à notre agence des médicaments relatait de multiples accidents toxiques chez les souris, les rats et les singes, et la mort de deux chiens, ce qui n'est certes pas en soi une obligation de stopper les essais, car tout dépend évidemment des doses et du contexte. Et l'ANSM nous rassure, puisqu'elle nous dit que ces accidents n'ont été observés qu'à des doses très élevées... Mais sans nous les donner. Ce qui ne m'inspire aucune confiance.

• Le dossier n'a pas été inscrit par l'ANSM sur la liste obligatoire des essais en cours, car, dit l'agence, elle était en pleine réorganisation de ses fichiers.

• L'essai n'a pas non plus été listé comme il aurait dû l'être à l'Agence européenne des médicaments de Londres. Un essai secret.

• Pourquoi un essai de phase 1 sur 128 patients contre 5 à 20 habituellement?

• Et, surtout, pourquoi le protocole autorisait-il de mener l'essai en parallèle et non de façon progressive? Autrement dit, chaque groupe de sujets recevait d'emblée des doses de 5, 10, 20, ou 50 mg sans avoir expérimenté sur lui-même des doses moins élevées et sans attendre les résultats de groupes qui avaient reçu les doses les moins fortes. Autrement dit, un essai accéléré non progressif qui prend tous les risques.

L'exécution de l'essai par Biotrial ne s'est pas non plus déroulée comme il aurait fallu.

L'autorisation légale de le mener a été donnée à Biotrial par le Comité de protection des personnes (CPP, un organisme public) non pas du CHU de Rennes (où siègent illégalement deux membres de la société privée Biotrial), mais du CHU de Brest... où siège aussi un membre de Biotrial.

L'essai a été mené à vitesse accélérée. Lorsque l'accident cérébral mortel s'est produit, à la dose maximale de 50 mg donnée d'emblée à ce sujet, le samedi 16 janvier après-midi le patient a été conduit en urgence dans le service de neurologie du CHU de Rennes, où il a été pris pour un AVC banal (en réalité des lésions cérébrales basses très inhabituelles), de sorte que la société Biotrial n'a pas été prévenue et que l'essai a tranquillement repris le lundi matin comme si de rien n'était. Aux risques et périls des 5 autres volontaires sains, et il n'a été stoppé que dans l'après-midi, laissant derrière lui un mort et deux accidents neurologiques avec séquelles.

Après l'accident

- Ni enquête indépendante ;
- ni sanction ;
- ni recadrage de la procédure des essais cliniques.

Pas d'enquête indépendante : dès le 17 février, un mois après l'accident, les 100 membres du CSST de l'ANSM s'autoabsolvent : ils ont rempli leur mission et ne sont responsables de rien.

De son côté, le président de Biotrial se défausse : « Nous ne sommes que des exécutants du laboratoire Bial, couvert par les autorisations de l'ANSM » (*Le Parisien*, 26 février 2016).

Quant au ministère, il rejette toute responsabilité et la ministre diligente une de ses autoenquêtes internes juge et partie habituelles, où des membres de l'IGAS, service du ministère, et des experts de l'ANSM, agence du ministère, évaluent l'ANSM du ministère pour conclure naturellement à l'absence de toute faute de l'agence.

Mais le 10 octobre 2016, les enquêteurs de l'Office central de lutte contre les atteintes à l'environnement et à la santé publique, dont le rapport préliminaire est révélé par Mediapart, remettent en cause la sincérité du rapport dont la version initiale a été caviardée et réécrite sous la direction du directeur de l'ANSM lui-même, Dominique Martin, tandis que la personne qui l'avait rédigé quitte l'ANSM – probablement pour convenances personnelles (*Le Monde*, 11 octobre 2016).

Circulez, il n'y a rien à voir.

Seul Biotrial a quelques responsabilités d'exécution, mais pas Bial et encore moins l'ANSM, qui n'a pourtant rien vu ou, diront certains, rien voulu voir. Donc, pas de sanction pour les experts inexperts qui n'ont pas perçu les risques de l'essai et donc naturellement aucune réflexion pour améliorer des procédures visiblement excellentes.

Un seul espoir, l'enquête judiciaire.

Mais une conclusion plus optimiste. Ce décès tragique nous protège de ce qui aurait pu finalement se produire si la molécule avait été autorisée : des dizaines ou des centaines de décès et un énième Mediator, une énième Dépakine, un énième Vioxx. Le malheureux mort de Rennes mériterait un hommage pour avoir servi l'humanité.

LA DÉPAKINE, L'AUTRE MEDIATOR

L'autre Mediator, mais moins médiatisé.

Une grande molécule, efficace dans presque toutes les formes d'épilepsie, par voie veineuse en urgence (Dépakine) ou par voie orale en continu (Dépakote). Mais il y en a 7 autres aussi efficaces.

La neurologie se tait. Comme elle s'est toujours tue. Depuis plus de 30 ans le risque tératogène de la Dépakine (valproate) est connu mais, comme souvent, sans être pris en compte. Irène Frachon manque cruellement, dans cette dramatique affaire révélée par *Le Parisien* puis *Le Canard enchaîné* en août 2016, alors que le *Lancet* britannique l'avait détaillée sur une pleine page le 19 mars, 5 mois avant.

Non seulement silence radio des neurologues, mais on ne dit guère non plus que la Dépakine est beaucoup plus utilisée comme neuroleptique en psychiatrie que dans l'épilepsie, pour le traitement des manies aiguës ou des syndromes bipolaires, alors que les femmes qui en souffrent sont tout aussi souvent enceintes que les épileptiques, mais là aussi, la psychiatrie se tait.

Depuis 1983, certains de ses risques neurologiques sont pourtant identifiés et des cas de malformations nerveuses signalés par Sanofi, et surtout dans les rapports de pharmacovigilance (1997 et 2001).

En 2006, Alison Park, à l'université Colombia de New York, revoit plus de 50 études et rapporte dans la revue *Nature* :

- d'une part, 6 % de malformations chez les nouveau-nés de mères sous Dépakine, avec 5 % d'anomalies de fermeture du tube neural et 7 à 15 fois plus de déformations faciales, de craniosténoses et de fentes palatines qu'avec les autres antiépileptiques. Plus des malformations cardiaques, uro-génitales et des membres ;
- et d'autre part, de sérieux troubles du développement intellectuel avec réduction du QI, troubles de l'expression verbale, retard scolaire, troubles du comportement et parfois autisme observés non seulement chez 30 à 40 % des plus jeunes, mais tout autant chez les plus de 10 à 15 ans, donc non réversibles. Là encore, 3 à 5 fois plus fréquemment avec la Dépakine qu'avec tout autre antiépileptique. Et pour les enfants de mères sous traitement psychiatrique. Mais

on dira que ces troubles des enfants sont génétiques et confirment bien la pathologie psychiatrique de leur mère...

De son côté, après enquête, l'Agence européenne des médicaments chiffre les malformations à 11 % et les troubles neurologiques à 30 ou 40 %.

Des risques qui n'ont été communiqués aux médecins et aux patients qu'en 2006 et sur la pointe des pieds. Le *Vidal* et la fiche RCP de la Dépakine minimisent les faits : 11 colonnes de texte, 3 sur les effets secondaires, essentiellement hépatiques, mais une présentation rassurante des risques tératogènes sur le développement et le fonctionnement cérébral, présentés comme à peine plus élevés que dans la population générale et sans déficit neurologique majeur, sans réduction du QI, mais seulement parfois la nécessité d'un soutien orthophoniste (!). Tout cela ne conduisant à aucune contre-indication de la Dépakine en cas de grossesse mais seulement à des conseils de prudence en donnant les doses les plus faibles possible – alors qu'il existe 7 autres familles de molécules aussi actives et à risque plus faible. Donc, tout va bien madame la marquise.

Et c'est pareil aux États-Unis, où le grand traité de pharmacologie de Goodman et Gilman, référence mondiale depuis 30 ans, consacre 200 lignes à la Dépakine mais seulement une ligne aux risques tératogènes !

Fort heureusement, les associations de parents de malades se mobilisent et le silence n'est plus tenable.

Marisol Touraine s'efforce d'éviter toute question sur le sujet et botte en touche en annonçant la création d'un de ces comités Théodule internes, juge et partie, avec des experts de l'IGAS ou de l'ANSM pour juger de l'inertie de l'ANSM. Bouclé en mai 2016, leur rapport est aussitôt réclamé par les familles, mais il ne sera pourtant publié qu'en août, au milieu des vacances, par discrétion.

Mais même en août, toute la presse s'en empare. Il est accablant pour les neurologues, l'ANSM, la HAS, pour Sanofi et évidemment pour les ministres de la Santé.

Selon ce rapport, sur 8 ans, de 2007 à 2014, sur plus de 8 millions de grossesses en France, 14 000 étaient sous Dépakine. Il en a résulté seulement 8 700 naissances, soit 40 % d'avortements spontanés ou d'enfants mort-nés. À cela s'ajoutent 10 % de malformations, soit 900 (ou 110 par an), et 40 % de troubles neurologiques (3 500 sur la période mentionnée, soit 450 par an). Et le rapport ne dit pas un mot des accidents dans l'usage psychiatrique de la Dépakine.

C'est là seulement le sommet de l'iceberg, puisque la Dépakine est utilisée depuis 50 ans. Catherine Hill, la grande statisticienne qui avait déjà aidé Irène Frachon à chiffrer et authentifier les 2 000 morts du Mediator – là où Jacques Servier n'en comptait que 3 –, reprend le dossier Dépakine depuis les premières alertes de 1983, il y a 33 ans. Et sur cette période, ce sont 50 000 grossesses-Dépakine, donnant seulement 30 000 naissances, et donc 3 000 malformations et 12 000 troubles neurologiques.

Sans les associations de familles qui ont porté plainte et demandent à être indemnisées, on ne saurait rien de plus, mais maintenant une enquête judiciaire est ouverte. Elle nécessitera des années, mais elle fera la lumière sur les responsabilités.

Quant à Sanofi, il fait le gros dos. Le laboratoire nie ses responsabilités, lesquelles sont éclatantes quand on lit le RCP ou le *Vidal*, mais il n'envisage aucun dédommagement des victimes, alors qu'il a encaissé un demi-milliard avec la Dépakine.

C'est alors que, croyant bien faire comme d'habitude, Gérard Bapt, député socialiste et membre du conseil d'administration de l'ANSM, et quatre autres députés socialistes proposent de créer un impôt de plus en taxant tous les autres médicaments, donc tous les Français pour indemniser les familles à la place de Sanofi.

Le Mediator, ç'aura été au moins 2 000 morts et 5 000 complications cardiaques en 35 ans. La Dépakine, c'est 15 000 avortements spontanés ou enfants mort-nés, plus des milliers d'enfants malformés ou souffrant de déficits neurologiques, physiques ou mentaux, les handicapant pour toute l'enfance et toute la vie. Vive nos agences du médicament et nos experts inexperts qui ne veulent pas comprendre qu'un accident sur 10 000 n'est pas rassurant, car c'est 100 accidents par an, graves ou mortels, si 1 million de patients sont traités ! Et on atteint 1 000 si le taux d'accidents est, toujours en apparence faible, de 1 pour 1 000. La pharmacovigilance n'a pas, dans ce pays, la place qu'exigent les risques de tous les médicaments. Et Catherine Hill ne mâche pas ses mots en écrivant : « En France, la pharmacovigilance n'existe pas. » Tant que les choses ne changeront pas, il y aura des Vioxx, des Mediator, des Diane 35, des Dépakine, comme il y a eu avant des Distilbène, des sels de Bismuth, des Thalidomide, des hormones de croissance, etc. Deux par quinquennat.

NEUROLOGIE
(HORS ANTALGIQUES)

Dépenses de la CNAM en 2015 : 1,4 milliard d'euros (sans les antalgiques)

113 spécialités et associations
70 spécialités et associations inutiles (efficacité faible ou nulle), soit 62 %
28 spécialités et associations à risque (important ou majeur), soit 25 %

A. ÉPILEPSIES

500000 malades, **580** millions d'euros de dépenses de médicaments remboursés par la CNAM en 2010, soit 2,7 % du total.

Les crises partent du cortex et non des régions cérébrales profondes. Deux épilepsies, mais au moins 40 formes !
- épilepsie généralisée, qui implique d'emblée les deux hémisphères (absences ; myoclonies ; crises tonico-cloniques) ;
- épilepsie partielle à début cortical focalisé, sans ou avec troubles de conscience (à point de départ temporal).

Expérimentalement, les crises sont inductibles par les agonistes des glutamate-récepteurs et les antagonistes des GABA-récepteurs et vice versa : les traitements visent à stimuler les GABA-R et antagoniser les glutamate-R. Les principaux mécanismes d'action des traitements consistent à inactiver les canaux Na+ ou les canaux Ca++ voltage-dépendants, ou à renforcer l'inhibition synaptique des GABA-R.
Avant 1965, 3 médicaments : barbituriques, phénytoïne, succinimides.
1965-1990 : carbamazépines, valproate, benzodiazépines.
Depuis 1990 : lamotrigine, GABA-agonistes, topiramate, lévétiracétam, etc.
À cause des interactions entre eux, la règle est la monothérapie. Le choix du traitement, selon l'âge et la variété clinique, relève de neurologues très spécialisés. La dose efficace est à rechercher dans chaque cas, par paliers. Toutes les molécules ont leur place à un moment ou un autre.

I. Barbituriques

- **Phases aiguës**

Molécule	**Spécialité**	Laboratoire	AMM	**Efficacité**	**Risque**	Prix/ jour	Taux de rembour-sement
Phénobarbital	**Alepsal**	Genévrier	1988	**moyenne**	**mineur**	0,18 €/j	65 %
	Gardénal (*per os*, IV)	Sanofi	1983	**moyenne**	**mineur**	0,06 €/j	65 %
Primidone	**Mysoline**	SERB	1988	**moyenne**	**mineur**	0,70 €/j	15 %

II. Hydantoïnes

Molécule	Spécialité	Laboratoire	AMM	Efficacité	Risque	Prix/jour	Taux de rembour-sement
Phénytoïne (diphénylhydantoïne)	**Di-Hydan**	Alkopharma	1952	**faible**	**important**	0,17 €/j	65 %

III. Valproate (en prévention)

Molécule	Spécialité	Laboratoire	AMM	Efficacité	Risque	Prix/jour	Taux de rembour-sement
Valproate	**Dépakine**	Sanofi	1967	**moyenne**	**majeur**	0,40 €/j	65 %

IV. Carbamazépines

Très différentes des benzodiazépines et proches des tricycliques.

Molécule	Spécialité	Laboratoire	AMM	Efficacité	Risque	Prix/jour	Taux de rembour-sement
Carbamazépine	**Tegretol**	Novartis	1974	**moyenne**	**important**	0,50 €/j	65 %
Oxcarbazépine	**Trileptal**	Novartis	2000	**faible**	**modéré**	1,80 €/j	65 %

V. Succinimides

Molécule	Spécialité	Laboratoire	AMM	Efficacité	Risque	Prix/jour	Taux de rembour-sement
Éthosuximide	**Zarontin**	Pfizer	1965	**moyenne**	**important**	0,35 €/j	65 %

VI. Benzodiazépines (clonazépam, clorazépate)

Voir « Hypnotiques ».

VII. Agonistes des GABA-récepteurs

Gamma-amino-butyrate = GABA

Molécule	Spécialité	Laboratoire	AMM	Efficacité	Risque	Prix/ jour	Taux de rembour-sement
Gabapentine (étendue indûment aux migraines)	**Neurontin**	Pfizer	1994	**moyenne**	**modéré**	1,90 €/j	65 %
Prégabaline	**Lyrica**	Pfizer	2003	**faible**	**important (toxidermie)**		65 %
Tiagabine	**Gabitril**	Cephalon	1996	**faible**	**modéré**		30 %
Topiramate (étendu aux migraines)	**Epitomax**	Janssen-Cilag	1996	**faible**	**important**	1,90 €/j	65 %
Vigabatrine	**Sabril**	Sanofi	1990	**faible**	**important**	2,40 €/j	65 %
Rétigabine	**Trobalt**	GSK	2011	**faible**	**important**		65 %
Stiripentol (agoniste GABA-R)	**Diacomit** (*per os*)	Biocodex	2002	**faible**	**mineur**	18 €/j	65 %

VIII. Antagonistes des glutamate-récepteurs

Molécule	Spécialité	Laboratoire	AMM	Efficacité	Risque	Prix/ jour	Taux de rembour-sement
Lamotrigine (*per os*)	**Lamictal**	GSK	1995	**moyenne**	**important**	0,50 €/j	65 %

IX. Dérivés amides

Molécule	Spécialité	Laboratoire	AMM	Efficacité	Risque	Prix/ jour	Taux de rembour-sement
Rufinamide (triazole)	**Inovelon**	Esaï	2001	**faible**	**mineur**		65 %
Zonisamide (sulfonamide)	**Zonegran**	Esaï	2001	**faible**	**mineur**	3 €/j	65 %
Lacosamide	**Vimpat**	UCB Pharma	2002	**faible**	**mineur**	1,70 €/j	65 %

X. Autres

Molécule	**Spécialité**	Laboratoire	AMM	**Efficacité**	**Risque**	Prix/ jour	Taux de rembour-sement
Felbamate (dicarbamate) (mécanisme inconnu)	**Taloxa** (*per os*)	MSD	1994	**faible**	**modéré**		Hôp.
Lévétiracétam (pyrrolidine)	**Keppra**	UCB Pharma	2004	**faible**	**mineur**		65 %
Lévétiracétam	**Levidcen**	Advicenne	*	**faible**	**mineur**		
Pérampanel	**Fycompa**	Eisai	*	**faible**	**modéré**		65 %

B. PARKINSON

La plus fréquente des maladies neurologiques. Elle débute entre 40 et 60 ans, ou plus tard. Elle associe rigidité musculaire, tremblement involontaire, lenteur des mouvements, postures anormales, risque de chutes, troubles du sommeil, dépression, et troubles de la mémoire et finalement de la cognition. Sa cause est inconnue. Certains médicaments peuvent créer des syndromes de ce type (antipsychotiques, métoclopramide). L'évolution se fait sur 5-20 ans. La vie est réduite de 5-10 ans. Certains noyaux gris du cerveau profond perdent 80-90 % de leurs neurones sécréteurs de dopamine (DA), dits « dopaminergiques », et sont bourrés de granulations, dites « corps de Lewy ». À Vienne, Hornykiewicz a découvert sur coupes de cerveau la perte des neurones à DA et proposé les premiers traitements par la L-DOPA, précurseur de la DA. Ils ont transformé la vie des malades. Hornykiewicz n'a pas été nobélisé. L'une des très grandes erreurs du jury Nobel, reconnue par tous aujourd'hui.

Des approches chirurgicales audacieuses avec pose de sondes d'électrostimulation cérébrales sont possibles depuis 20 ans, initiées par Louis Benabid à Grenoble et reprises dans le monde entier.

I. L-DOPA (Lévodopa)

Molécule	**Spécialité**	Laboratoire	AMM	**Efficacité**	**Risque**	Prix/jour	Taux de remboursement
L-DOPA + AADC[1] - Inhibiteurs	**Modopar**	Roche	1974	**excellente**	**modéré**	0,60 €/j	65 %
	Sinemet	MSD	1991	**excellente**	**modéré**	0,80 €/j	65 %
L-DOPA + AADC et COMT-Inhibiteurs	**Stalevo**	Orion Corporation	2003	**excellente**	**modéré**	5 €/j	65 %

II. Dopaminergiques

Agonistes des DOPA-récepteurs et à un moindre degré des α1-, 2-adrénorécepteurs.

Molécule	**Spécialité**	Laboratoire	AMM	**Efficacité**	**Risque**	Prix/jour	Taux de remboursement
Bromocriptine[2 et 3]	**Parlodel**	Meda Pharma	1976	**moyenne**	**important**	1,30 €/j	65 %
Ropinirole[3] (penta-hexacycle)	**Requip**	GSK	2007	**grande**	**important**	6 €/j	65 %
Pramipexole (penta-hexacycle soufré)	**Sifrol**	Boehringer	2003	**grande**	**important**	4,10 €/j	65 %
Apomorphine (analogue de la morphine… sans action sur ses récepteurs)	**Apokinon**	Aguettant	1995	**moyenne**	**modéré**	0,60 €/j	65 %
Pergolide[3]	**Celance** (retiré aux États-Unis en 2007, puis en France en 2011, quatre ans après, *as usual*)	Lilly	1995	**moyenne**	**majeur**	1,20 €/j	65 %
Piribédil[2]	**Trivastal**	Servier	1975	**grande**	**important**	1 €/j	65 % (pas aux États-Unis)
Lisuride[4]	**Dopergine**	Bayer	1998	**moyenne**	**majeur**	1 €/j	65 %

1. *Aromatic amines décarboxylase* transformant L-DOPA en DOPA dans la circulation générale.
2. Dérivés de l'ergot de seigle et source de fibroses pleurales, péricardiques, péritonéales et de valvulopathies sévères, identiques à celles du Mediator.
3. Compulsion au jeu, hypersexualité, aux conséquences parfois très graves.
4. Retiré en 2010 du *Vidal*.

III. Inhibiteurs de la dégradation de la DOPA

1. Inhibiteurs de la COMT[1]

Molécule	Spécialité	Laboratoire	AMM	Efficacité	Risque	Prix/jour	Taux de rembour-sement
Entacapone	**Comtan**	Novartis	2002	**moyenne**	**important**	5,50 €/j	65 %
Tolcapone[2] (*per os*)	**Tasmar**	Meda AB	2003	**grande**	**majeur**	3,80 €/j	15 %

2. IMAO (inhibiteurs de la monoamine oxydase)

Molécule	Spécialité	Laboratoire	AMM	Efficacité	Risque	Prix/jour	Taux de rembour-sement
Sélégiline (*per os*[3])	**Déprényl**	Orion Corporation	1987	**moyenne**	**modéré**	1 €/j	65 %
	Otrasel	Teva	2000	**moyenne**	**modéré**	1,20 €/j	65 %
Rasagiline	**Azilect**	Teva	2004	**moyenne**	**modéré**		65 %

IV. Amantadine

Antiviral, inhibiteur fortuit des glutamate-récepteurs !

Molécule	Spécialité	Laboratoire	AMM	Efficacité	Risque	Prix/jour	Taux de rembour-sement
Amantadine	**Mantadix**	X.O.	1972	**faible**	**mineur**	0,20 €/j	15 %

V. Anticholinergiques muscariniques

Molécule	Spécialité	Laboratoire	AMM	Efficacité	Risque	Prix/jour	Taux de rembour-sement
Trihexyphénidyle	**Artane** (*per os, IV*)	Sanofi	1972	**faible**	**modéré**	2,10 €/j	65 %
	Parkinane (*per os*)	Eisai	1974	**faible**	**modéré**	0,24 €/j	65 %
Tropatépine	**Lepticur**	Sanofi	1973	**faible**	**modéré**	0,40 €/j	65 %
Bipéridène	**Akineton**	Desma Pharma	1996	**faible**	**modéré**	0,20 €/j	65 %

1. Catechol-O-methyltransferase qui dégrade la DOPA.
2. Hépatites fulminantes.
3. Consulter aussi le chapitre « Psychiatrie », partie B, « Dépressions ».

C. SEP (SCLÉROSE EN PLAQUES)

Dépenses 2015 de la CNAM : **500** millions d'euros.

Maladie auto-immune : le système immunitaire attaque l'organisme lui-même et détruit, par poussées, les cellules qui fabriquent la myéline de la gaine protectrice des neurones. Son origine est encore imprécise, mais certainement multigénique. Atteint 2,5 millions de personnes dans le monde et 30000 à 100000 (!) en France. Début vers 35 ans, de 20 à 40 ans, parfois plus tôt ; évolution par poussées, fatale en 25 ans en moyenne. Elle touche surtout le cervelet, les voies visuelles, la moelle et la coordination des mouvements. Le traitement doit réduire la durée et l'intensité des poussées (corticoïdes), prévenir les rechutes (IFN-β de façon à les diminuer d'1/3 et, en 2e ligne, Imuran, mitoxantrone et glatiramère), et traiter les séquelles fixées (baclofène, cholinergiques et carbamazépine). Les immunosuppresseurs sélectifs ont jusqu'ici plutôt déçu, en particulier à cause de leurs effets secondaires (ciclosporine, cladribine, taxanes, anti-TNF-α et Tysabri – 0,1 % de leucoencéphalites au virus JC).
Multiples essais de nouvelles molécules en cours : Biotine, Ocrevus, Lingo, mais bilan très négatif depuis 10 ans. Les corticoïdes en poussées, l'interféron bêta en chronique sont les seuls à retenir.
En cas de douleurs musculaires résistant aux autres traitements et aux antalgiques, 18 pays européens ont autorisé le Sativex (tetrahydrocannabinol + cannabidiol) d'Almirall. La France l'a refusé, mais en avril 2014 Marisol Touraine, ministre de la Santé, avait annoncé l'AMM... et plus rien depuis. Notre Comité des prix propose 70 euros la boîte, le fabriquant en demande 350, les autres pays ont accepté 440. Les malades fortunés peuvent aller s'en procurer en Suisse. *Prescrire* considère que l'option est raisonnable pour certains patients (2014).

I. Traitement anti-inflammatoire des poussées

Corticoïdes.

II. Prévention et réduction des rechutes

Traitement de fond.

1. Interférons

Molécule	Spécialité	Laboratoire	AMM	Efficacité	Risque	Prix/ jour	Taux de rembour-sement
IFN-β-1a	**Avonex** (IM)	Biogen Idec	2003	moyenne	modéré	33 €/j	65%
	Rebif (SC)	Merck Serono	2002	moyenne	modéré	28 €/j	65%
IFN-β-1b	**Betaferon** (SC)	Bayer	2005	moyenne	modéré	33 €/j	65%
	Extavia (SC)	Novartis	2002	moyenne	modéré	28 €/j	65%

2. Glatiramère[1]

Molécule	Spécialité	Laboratoire	AMM	Efficacité	Risque	Prix/ jour	Taux de rembour-sement
Glatiramère	**Copaxone** (SC)	Teva	2004	faible	modéré	32 €/j	65%

3. Anticorps monoclonaux immunosuppresseurs et petites molécules

Certains utilisés en greffe et hématologie maligne : à écarter.

Molécule	Spécialité	Laboratoire	AMM	Efficacité	Risque	Prix/ jour	Taux de rembour-sement
Natalizumab (anti-intégrine A4/B1[2])	**Tysabri** (IV)	Biogen Idec	2006	faible	majeur		Hôp.
Alemtuzumab[3] (anti-IL-2)	**Mabcampath**	Genzyme	2013	faible	majeur		
Teriflunomide inhib. DHO-DH	**Aubagio**	Sanofi	*	nulle	important		
Diméthyl fumarate (mécanisme inconnu)	**Tecfidera**	Biogen-Idec	*	faible	modéré		

1. Polymère d'acides aminés se liant à certains MHC-II-DR (non DQ ni MHC-I), tournant les TH1 en TH2.
2. Inhibant l'entrée cérébrale des lymphocytes T.
3. Anti-CD-52 molécule membranaire des lymphocytes. Rejeté par la FDA pour complications infectieuses sévères.

4. Autres immunosuppresseurs

Molécule	**Spécialité**	Laboratoire	AMM	**Efficacité**	**Risque**	Prix/ jour	Taux de rembour-sement
Tériflunomide	**Aubagio**	Sanofi	*	**faible**	**majeur**	très cher	65 %
Fingolimod	**Gilenya**	Novartis	*	**faible**	**majeur**	très cher	65 %
Diméthyl fumarate	**Tecfidera**	Biogen Idec	*	**faible**	**important**		65 %

III. Traitement des séquelles chroniques

Molécule	**Spécialité**	Laboratoire	AMM	**Efficacité**	**Risque**	Prix/ jour	Taux de rembour-sement
Cyclophosphamide	**Endoxan** (voir « Cancérologie »)	Baxter		**nulle**	**important**		100 %
Mitoxantrone	**Elsep**	Meda Pharma	2003	**nulle**	**important**		Hôp.

Un espoir ? La benzatropine activerait les cellules fabriquant la myéline (oligodendrocytes) (*Nature* 2013, 502 : 314).

SOULAGER

D. SLA (SCLÉROSE LATÉRALE AMYOTROPHIQUE)

Molécule	**Spécialité**	Laboratoire	AMM	**Efficacité**	**Risque**	Prix/ jour	Taux de rembour-sement
Riluzole (antiglutamatergique)	**Rilutek** (*per os*)	Sanofi	1996	**faible**	**modéré**	12 €/j	65 %
Riluzole (antiglutamatergique)	**Teglutik**	Sanofi	*	**nulle**	**modéré**		

E. ALZHEIMER ET AUTRES DÉMENCES PROGRESSIVES : RIEN

Pour les malades et la famille, un drame. Pour l'industrie, le grand « marché » de demain, surtout avec de futurs (?) traitements préventifs.

Toutes les études, sans aucune exception, et tous les avis des commissions officielles américaines ou françaises concluent à l'absence de tout effet positif autre que ponctuel, placebo et transitoire, sur l'évolution de l'Alzheimer. Situation, on le comprend, très difficile à vivre pour les patients, leur famille et les médecins qui les ont en charge. Situation d'autant plus triste qu'aucune molécule efficace ne se profile à l'horizon. Naturellement, l'industrie tient un tout autre discours, soutient l'efficacité des molécules actuelles et annonce qu'elle progresse à grands pas, trompant les malades, les familles, les médecins et ses actionnaires. Mieux, elle s'intéresse à des tests biologiques qui pourraient être utilisés pour reconnaître très tôt et même prévoir la maladie. Une fois de plus, l'industrie ne pense qu'au marché qu'elle pourrait s'ouvrir... prévenir l'Alzheimer... alors qu'elle ne dispose d'aucun médicament. À quoi bon un test précoce, puisqu'on n'a rien à proposer ! Cela ne l'empêche pas de diffuser des publicités rédactionnelles, par exemple dans *Les Échos* : « Un test sanguin français (ExonHit) à l'étude. Le rêve des médecins », dit-elle. Fichtre, mais pour quoi en faire, même s'il marchait (il ne marche pas) ? Publicité de 4e de couverture de *Nature* de Hamamatsu Photonics, Japon : le Pet-scan détecterait les prémices de l'Alzheimer. « *The beneficiary will, of course, be patients and families.* » Ben voyons ! Encore un dépistage incertain ne débouchant sur rien...

I. Antagonistes des glutamate-récepteurs NMDA[1]

Molécule	**Spécialité**	Laboratoire	AMM	**Efficacité**	**Risque**	Prix/ jour	Taux de rembour-sement
Mémantine	**Ebixa** (per os)	Lundbeck	2002	**nulle**	**mineur**	3,20 €/j	15 %

1. N-méthyl-D Aspartate.

II. Anticholinestérases

Inactives et très mal supportées.
Bradycardies, troubles du rythme cardiaque, malaises, syncopes, chutes, fractures de la hanche. En comparant 20000 traités et 60000 non traités, les syncopes sont 1,8 fois plus fréquentes sous traitement, les bradycardies, 1,7 fois plus, et les fractures de la hanche, 1,2 fois plus. Et de nouvelles copies sont annoncées: Aldemyl, Demelora...

	Molécule	**Spécialité**	Laboratoire	AMM	**Efficacité**	**Risque**	Prix/ jour	Taux de rembour-sement
	Rivastigmine	**Exelon**	Novartis	1998	**nulle**	**important**	2,70 €/j	15%
	Galantamine	**Reminyl**	Janssen-Cilag	2000	**nulle**	**important**	2,60 €/j	15%
	Donépézil	**Aricept**	Eisai	1997	**nulle**	**important**	2,90 €/j	15%

III. Antiaromatases (antiœstrogènes)

Molécule	**Spécialité**	Laboratoire	AMM	**Efficacité**	**Risque**	Prix/ jour	Taux de rembour-sement
Anastrozole	**Arimidex**[1]	AstraZeneca	*	**nulle**	**modéré**		

IV. Autres

(Voir « Psychiatrie ».)
- Antipsychotiques.
- Rispéridone.

Risperdal.
- Olanzapine.

Zyprexa.

1. Traitement caractéristique d'une maladie sans traitement par la prescription scandaleuse de molécules venant d'ailleurs et potentiellement dangereuses.

F. MIGRAINES[1]

I. Crises

1. Triptans[2] : antagonistes des récepteurs de la sérotonine

Prix exorbitants acceptés par le CEPS : 20 fois les ergotamines. Gros et petits laboratoires sont là, se copiant les uns les autres.

	Molécule	Spécialité	Laboratoire	AMM	Efficacité	Risque	Prix/jour	Taux de rembour-sement
	Sumatriptan	**Imigrane**	GSK	1992	**moyenne**	**mineur**	5,70 €/j	65 %
◉	**Almotriptan**	**Almogran**	Almirall	2000	**moyenne**	**mineur**	4,40 €/j	65 %
◉	**Élétriptan**	**Relpax**	Pfizer	2003	**moyenne**	**mineur**	6,40 €/j	65 %
◉	**Frovatriptan**	**Isimig**	Menarini	2000	**moyenne**	**mineur**	6,10 €/j	65 %
		Tigreat	Menarini	2001	**moyenne**	**mineur**	8,20 €/j	65 %
	Naratriptan	**Naramig**	GSK	1997	**moyenne**	**mineur**	7 €/j	65 %
◉	**Rizatriptan**	**Maxalt**	MSD	1998	**moyenne**	**mineur**	6,50 €/j	65 %
◉	**Zolmitriptan**	**Zomig**	AstraZeneca	1997	**moyenne**	**mineur**	7,10 €/j	65 %

2. Alcaloïdes de l'ergot de seigle

(Voir « Ergot de seigle ».)

Molécule	Spécialité	Laboratoire	AMM	Efficacité	Risque	Prix/jour	Taux de rembour-sement
Dihydro-ergotamine (SC, IM, IV)	**Dihydro-ergotamine Amdipharm**	Amdipharm	1986	**faible**	**modéré**	0,30 €/j	35 %
Ergotamine	**Gynergène caféiné**	Amdipharm	1952	**faible**	**modéré**	0,30 €/j	30 %

1. La migraine n'est pas le mal de tête. Elle survient par crises de quelques heures ou jours, avec ou sans « aura » sensorielle, brève ou longue, isolée ou prémonitoire, accompagnée souvent de photophobie, hyperacousie, troubles de l'humeur, de l'appétit, de polyurie, de diarrhée. La sérotonine y joue un rôle. Les traitements les plus actifs sont les dérivés de l'ergot de seigle, actifs sur tous les ST-récepteurs et sur les récepteurs dopaminergiques et adrénergiques, et les triptans, sélectivement actifs sur les ST-récepteurs ID/IB.

2. Récepteurs cérébraux contrôlant la contraction des artères cérébrales et très différents des autres ST-récepteurs, en particulier les ST4 digestifs.

II. Traitement de fond

1. Alcaloïdes de l'ergot de seigle

	Molécule	Spécialité	Laboratoire	AMM	Efficacité	Risque	Prix/ jour	Taux de rembour-sement
	Ergotamine	**Gynergène caféiné**	Amdipharm	1952	**nulle**	**modéré**	0,30 €/j	30%
	Dihydro-ergotamines	**Dihydro-ergotamine Amdipharm** (*per os*)	Amdipharm	1986	**nulle**	**modéré**	0,30 €/j	35%
◉		**Ikaran**	Pierre Fabre	1977	**nulle**	**modéré**	0,30 €/j	35%
◉		**Séglor**	UCB Pharma	1978	**nulle**	**modéré**	0,60 €/j	35%[1]
◉		**Tamik**	Alfa Wassermann Pharma	1979	**nulle**	**modéré**	0,30 €/j	35%
	Méthysergide	**Désernil**	Amdipharm	1965	**nulle**	**modéré**	0,48 €/j	35%

2. Bêtabloquants

(Voir « Hypertension ».)

3. Topiramate

Déconseillé.

• Epitomax (voir « Épilepsies »).

SOULAGER

G. MYASTHÉNIE[2]

Molécule	Spécialité	Laboratoire	AMM	Efficacité	Risque	Prix/ jour	Taux de rembour-sement
Pyridostigmine	**Mestinon** (*per os*)	Meda Pharma	1954	**moyenne**	**modéré**	1,80 €/j	65%
Néostigmine	**Prostigmine** (IV)	Meda Pharma	1974	**moyenne**	**modéré**		65%
Ambénonium	**Mytélase** (*per os*)	Sanofi	1958	**moyenne**	**modéré**	0,74 €/j	65%

1. AMM suspendue.

2. Très rare. Extrême faiblesse et fatigabilité musculaire due dans 10% des cas à un défaut génétique ; dans 90% des cas, il s'agit d'une maladie auto-immune dirigée contre le récepteur de l'acétylcholine à la jonction neuromusculaire striée, parfois associée à un thymome.

H. DÉFICITS COGNITIFS DES SUJETS ÂGÉS

19 molécules totalement inefficaces, mais toutes remboursées !!! La plupart des traitements proposés dont des prétendus vasodilatateurs artériels (voir « Maladies cardio-vasculaires »). Les coûts par jour varient de 1 à 4,5. Le produit Servier (Trivastal) est le plus cher... et est même remboursé à 65 % !

I. Dérivés de l'ergot de seigle : nuls

	Molécule	**Spécialité**	Laboratoire	AMM	**Efficacité**	**Risque**	Prix/ jour	Taux de rembour-sement
	Dihydro-ergotoxine	**Hydergine**	Defiante Farmaceutica	1981	**nulle**	**modéré**	0,30 €/j	35 %
	Dihydro-ergocristine + Raubasine	**Iskédyl**	Pierre Fabre	1974	**nulle**	**modéré**	0,20 €/j	35 %
	Nicergoline	**Sermion**	Sanofi	1973	**nulle**	**modéré**	0,50 €/j	35 %
	Dihydro-ergocryptine + Caféine	**Vasobral**	Chiesi	1974	**nulle**	**modéré**	0,50 €/j	35 %

II. Extraits de ginkgo biloba : nuls

Molécule	**Spécialité**	Laboratoire	AMM	**Efficacité**	**Risque**	Prix/ jour	Taux de rembour-sement
	Tanakan	Ipsen	1974	**nulle**	**nul**	0,50 €/j	NR
	Tramisal	Ipsen	1986	**nulle**	**nul**	0,50 €/j	35 %
	Ginkogink (buv.)	Ipsen	1986	**nulle**	**nul**	0,50 €/j	NR
	Vitalogink	Mylan	2006	**nulle**	**nul**	0,30 €/j	NR

III. GABA-inhibiteurs

	Molécule	**Spécialité**	Laboratoire	AMM	**Efficacité**	**Risque**	Prix/ jour	Taux de rembour-sement
	Piracétam	**Gabacet**	Sanofi	1974	**nulle**	**modéré**	0,40 €/j	NR
		Nootropyl	UCB Pharma	1976	**nulle**	**modéré**	0,40 €/j	NR

IV. Divers pseudo-artério-dilatateurs supernuls

	Molécule	Spécialité	Laboratoire	AMM	Efficacité	Risque	Prix/jour	Taux de rembour-sement
	Piribédil (voir « Parkinson »)	**Trivastal**	Servier	1990	**nulle**	**important**	1 €/j	65 %
	Naftidrofuryl	**Praxilène**	Merck Santé	1975	**nulle**	**mineur**	0,55 €/j	15 %
		Diactane	Menarini	2005	**nulle**	**mineur**	0,40 €/j	15 %
		Naftilux	Thérabel-Lucien	1982	**nulle**	**mineur**	0,40 €/j	15 %
	Moxisylyte	**Carlytène**	Meda Pharma	1964	**nulle**	**mineur**	0,20 €/j	NR
	Pentoxifylline	**Torental**	Sanofi	1972	**nulle**	**mineur**	0,30 €/j	35 %
	Vinburnine et **Vincamine**	**Cervoxan**	Almirall	1988	**nulle**	**mineur**	0,40 €/j	NR
		Rhéobral	Niverpharm	1992	**nulle**	**mineur**	0,40 €/j	35 %
		Vincarutine	SERP	1975	**nulle**	**mineur**	0,45 €/j	NR

I. VERTIGES

Chercher la cause, souvent médicamenteuse. Aucun de ces « traitements » n'a le moindre effet bénéfique.

	Molécule	Spécialité	Laboratoire	AMM	Efficacité	Risque	Prix/jour	Taux de rembour-sement
	Acétylleucine	**Tanganil**	Pierre Fabre	1974	**nulle**	**nul**		30 %
	Bétahistine	**Bétahistine Bipharma**	Mylan	1998	**nulle**	**nul**		35 %
		Betaserc	Mylan	2000	**nulle**	**nul**		30 %
		Extovyl	Juvise	1979	**nulle**	**nul**		30 %
		Lectil	Bouchara	1995	**nulle**	**nul**		30 %
		Serc	Solvay	1973	**nulle**	**nul**		30 %
	Méclozine (anti-HST1)	**Agyrax**	Terali	1992	**nulle**	**nul**		30 %

J. ANTISPASTIQUES (MYORELAXANTS)

Molécule	**Spécialité**	Laboratoire	AMM	**Efficacité**	**Risque**	Prix/ jour	Taux de rembour-sement
Baclofène (GABA analogue)	**Lioresal** (*per os*, IV)	Novartis	1972	**moyenne**	**modéré**	0,70 €/j	30%
Dantrolène (hydantoïne relaxant musculaire direct)	**Dantrium** (*per os*, IV)	Merck Santé	1978	**faible**	**mineur**	0,95 €/j	30%

K. SYNDROME DES JAMBES SANS REPOS

Désordre psychologique sans base anatomique ni biochimie, essentiellement féminin. Ce syndrome dont personne ne parlait avant 2000 a été inventé par l'industrie et validé par beaucoup de neurologues et psychiatres. Il est entré dans le *DSM-5* (*Manuel diagnostique et statistique des troubles mentaux*) des psychiatres américains. Les deux premiers (Sifrol et Adartrel) sont des dopaminergiques antiparkinsoniens à ne pas utiliser dans cette indication. Quant au Dantrium : il faut bien donner quelque chose.

- Sifrol (voir « Parkinson »).
- Adartrel (voir « Parkinson »).
- Dantrium – Merck Serono.

Obésité
Nutrition
Métabolisme

OBÉSITÉ
UN PROBLÈME DE SANTÉ PUBLIQUE

Trois fois plus d'obèses qu'il y a 30 ans. 55 % des Américains, 30 % des Français et de plus en plus de jeunes de 3 à 13 ans. Ce grand problème de santé publique fera bientôt l'objet d'un livre que je lui consacrerai.

La cause de ce fléau est simple : la suralimentation, le nombre élevé de calories. Alors que 1 500 calories par jour suffisent pour 80 % des gens, la ration moyenne en France va de 2 500 à 3 000, et aux États-Unis elle atteint même 4 000 en moyenne !

L'industrie agroalimentaire presque aussi riche que l'industrie pharmaceutique en est largement responsable. Elle tente de faire croire qu'il y a d'autres causes, qu'elle n'y est pour rien, que ses « *burgers* » sont bien calibrés, et invoque :

• la génétique. Stupide. Pour expliquer une origine génétique au doublement du nombre d'obèses, il faudrait imaginer que depuis 30 ans les obèses de 1970 ont eu chacun 8 enfants et les non-obèses aucun !

• la sédentarité, l'allongement de ce que les Américains appellent le « *sitting time* » au bureau ou devant la télé. Ce facteur est pourtant marginal, car l'exercice ne consomme guère de calories. 1 km à pied, c'est moins de dépenses que grimper tranquillement 9 étages. Pour maigrir, il faut 2 heures d'exercice par jour, soit une marche rapide de 12 km. Le petit jogging matinal du dimanche ne sert à rien pour perdre du poids quand on a 10, 20 kilos de trop (mais il est bon pour les muscles, le cœur et les articulations).

Il n'y avait pas d'obèses entre 1940 et 1945. Aucune autre solution que le régime et donc la volonté. Sinon c'est la silhouette alourdie, le diabète et les accidents cardiaques qui menacent. Et les cancers aussi, lesquels sont 2 fois plus fréquents chez les obèses et 4 fois plus dans le cas des cancers du pancréas et du foie.

Et surtout, aucun médicament : tous ceux des années 2000-2016 ont été interdits. Tous jouaient sur l'appétit mais modifiaient aussi les comportements, d'où les dépressions, les suicides, l'agitation. Pas un n'a été maintenu, y compris l'orlistat, l'Alli et le rimonabant de Sanofi, retiré un an après sa sortie. Tous ces labos avaient caché les accidents observés pendant les essais. C'était pourtant un bon filon : l'industrie agroalimentaire fabriquait la maladie et l'industrie pharmaceutique, dont les actionnaires étaient souvent les mêmes, la traitait ! Un circuit fermé.

Ne comptez que sur vous-même.

OBÉSITÉ – NUTRITION – MÉTABOLISME (HORS DIABÈTES)

117 spécialités et associations
61 spécialités et associations inutiles (efficacité faible ou nulle), soit 52%
10 spécialités et associations à risque (important ou majeur), soit 8%

A. OBÉSITÉ

Une cause: la suralimentation.
Un seul traitement: les régimes hypocaloriques et AUCUN médicament.

I. Médicaments à action centrale (coupe-faim)

Tous les « coupe-faim » modifient le comportement alimentaire en intervenant dans le jeu encore très, très mal connu des neuromédiateurs cérébraux.
Ils peuvent ainsi modifier tous les comportements avec des risques de troubles de la régulation cardiaque, d'agressivité, de dépression, de suicide, comme le font les antidépresseurs. S'y ajoutent les complications cardiaques récemment démontrées (infarctus × 1,3 et accidents vasculaires cérébraux – AVC –, c'est-à-dire hémiplégie plus ou moins sévère et définitive × 1,4), d'autant plus inacceptables que l'efficacité est modeste à court terme (– 5 kg) et quasi nulle à 2 ans. À dérembourser, et exiger de la Commission européenne le retrait immédiat.

	Molécule	**Spécialité**	Laboratoire	AMM	**Efficacité**	**Risque**	Prix/jour	Taux de rembour-sement
🗑	**Sibutramine** (inhibiteur de la recapture synaptique de la sérotonine et de la noradrénaline)	**Sibutral**	Abbott	2001	**nulle**	**majeur**	3,60 €/j	NR (suspendu en 2010[1])

II. Médicaments à action périphérique (métabolique)

Ils font courir des risques rares d'hépatites fulminantes mortelles ou à transplanter et d'insuffisances rénales pour un bénéfice nul. À retirer.

	Molécule	**Spécialité**	Laboratoire	AMM	**Efficacité**	**Risque**	Prix/jour	Taux de rembour-sement
🗑	**Orlistat** (inhibiteur des lipases gastriques et pancréatiques, bloquant l'hydrolyse et l'absorption des triglycérides)	**Alli**	GSK	2007	**nulle**	**majeur**		
		Xenical	Roche	1998	**nulle**	**majeur**		NR

1. Puis retiré du marché.

SOULAGER

III. Divers

	Molécule	Spécialité	Laboratoire	AMM	Efficacité	Risque	Prix/jour	Taux de remboursement
	Mucilages (alginate, agar-agar)	**Pseudophage**	Servier	1963	**nulle**	**nul**		NR
	Oligothérapie	**Oligosol Zinc Nickel Cobalt**[1]	Labcatal	2006	**nulle**	**nul**		NR
		Oligostim Zinc Nickel Cobalt	Boiron	1990	**nulle**	**nul**		NR
	Phytothérapie	**Arkogélules Camiline** (thé vert[2])	Arkopharma	1987	**nulle**	**nul**		NR
		Dellova (fucus, orthosiphon)	Pharmaneuro	1994	**nulle**	**nul**		NR
		Urosiphon (orthosiphon)	Pierre Fabre	1976	**nulle**	**nul**		NR
	Spécialités à visée lipolytique locale (gel)	**Percutaféine** (caféine)	Pierre Fabre	1982	**nulle**	**nul**		NR

GUÉRIR

B. NUTRITION

I. Orexigènes (*per os*)

	Molécule	Spécialité	Laboratoire	AMM	Efficacité	Risque	Prix/jour	Taux de remboursement
	Graine de fénugrec	**Fénugrène**	Legras	1944	**nulle**	**nul**		NR

1. Certainement à distinguer des 15 autres Oligosols : bismuth, cobalt, cuivre, or-argent, fluor, lithium, magnésium, manganèse, manganèse-cuivre, nickel-cobalt, sélénium, potassium, soufre, zinc, zinc-cuivre !

2. Certainement à distinguer des 15 autres Arkogélules ! Contient aubépine, charbon végétal, marron d'Inde et passiflore.

II. Vitamines

Les vitamines sont des thérapeutiques de premier ordre lorsqu'elles sont indiquées par une carence démontrée ou prévisible, béribéri, Biermer, etc. Dans l'immense majorité des cas, hormis la vitamine D, elles sont totalement inutiles en Occident, sauf les vitamines B12 et K dans de rares circonstances. L'évaluation donnée ici de leur valeur suppose que leur utilisation soit justifiée…

Concernant la vitamine D, voir « Ostéoporose, le nouveau marché ».

1. Vitamine A (rétinol)

Voir « Rétinoïdes ».
Prétendument pour insuffisance pancréatique et malabsorption, sans base scientifique et sans carences en France.
Per os et IM.

	Molécule	**Spécialité**	Laboratoire	AMM	**Efficacité**	**Risque**	Prix/jour	Taux de remboursement
		A313	Pharma Développement	1949	**moyenne**	**mineur**		65 %
		Vitamine A Nepalm (IM)	Nepalm	1997	**moyenne**	**mineur**		65 %

2. Vitamines B1 – B9

	Molécule	**Spécialité**	Laboratoire	AMM	**Efficacité**	**Risque**	Prix/jour	Taux de remboursement
	Vitamine B1 ou **Thiamine** (*per os* et inj.) (carences, béribéri, encéphalopathie alcoolique)	**Bénerva**	Bayer	1957	**faible**	**mineur**		NR
		Bévitine	DB Pharma	1948	**faible**	**mineur**		65 %[1]
	Vitamine B2 ou **Riboflavine** (*per os*)	**Béflavine**	Bayer	1944	**faible**	**mineur**		NR
	Vitamine B6 ou **Pyridoxine** (*per os*) (carences inexistantes en France)	**Bécilan**	Théranol Deglaude	1956	**faible**	**mineur**		65 %
		Vitamine B6 Richard	Richard	1960	**faible**	**mineur**		NR
	Vitamine B9 ou **Acide folique** (*per os*) (carences avec anémie macrocytaire, grandes dénutritions, prévention de la non-fermeture du tube neuronal de l'embryon)	**Acide folique CCD**	CCD	2002	**moyenne**	**mineur**		65 %
		Spéciafoldine	Merus Labs Luxco	1947	**moyenne**	**mineur**		65 %

1. Pour forme injectable.

3. Vitamine B12 et dérivés

Indiquée dans les cas de carences occasionnées par Biermer, gastrectomie, iléorésection, et en cas de régime végétarien strict mené depuis plus de 4 ans.
Per os et IM.

	Molécule	**Spécialité**	Laboratoire	AMM	**Efficacité**	**Risque**	Prix/jour	Taux de remboursement
	Cyanocobalamine	**Vitamine B12 Bayer** (*per os*)	Bayer	1987	**grande**	**mineur**		NR
		Vitamine B12 Delagrange (*per os*, IM)	Sanofi	1955	**grande**	**mineur**		65 %
		Vitamine B12 Gerda (*per os*, IM)	Gerda	1955	**grande**	**mineur**		NR[1]
		Vitamine B12 Lavoisier (IM)	Chaix et du Marais	1997	**grande**	**mineur**		NR
	Hydroxocobalamine	**Dodecavit**	SERB	1974	**grande**	**mineur**		30 %

4. Vitamine PP

Groupe B – nicotinamide.

	Molécule	**Spécialité**	Laboratoire	AMM	**Efficacité**	**Risque**	Prix/jour	Taux de remboursement
		Nicobion (*per os*)	Teofarma	1961	**nulle**	**mineur**		NR

5. Vitamine C (*per os*)

La vitamine C ou acide ascorbique (antiscorbut), alcool quasi identique au glucose. Le scorbut apparaît après 6 mois de carence totale (absence de végétaux frais et de pommes de terre). Il a disparu depuis l'introduction de jus de citron dans la marine britannique au XIXe siècle. La vitamine C est un facilitateur d'oxydation et joue un rôle dans la synthèse du collagène, des matrices conjonctives, osseuses et dentaires. L'alimentation courante apporte dans tous

1. Seule la forme injectable est remboursée à 65 %.

les pays les 60 mg par jour nécessaires. Elle ne joue aucun rôle « tonifiant » ou renforçateur de quoi que ce soit. Elle a disparu des traités de pharmacologie depuis 20 ans et devrait avoir disparu des pharmacies. Il existe aussi de nombreuses associations avec antalgiques et autres.
Voir « Antalgiques ».

	Molécule	**Spécialité**	Laboratoire	AMM	**Efficacité**	**Risque**	Prix/ jour	Taux de remboursement
		Ascorbate de calcium Richard	Richard	1959	**nulle**	**nul**		NR
		Laroscorbine	Bayer	1974	**nulle**	**nul**		NR
		Vitamine C Upsa	Upsa	1981	**nulle**	**nul**		NR
	+ Caféine	**Guronsan**	Bayer	1963	**nulle**	**nul**		NR

6. Vitamine E (α-tocophérol)

Pour les carences en vitamine E. Quelles carences ? Et il est bon de noter le remboursement de cette prétendue vitamine dont aucune carence n'a jamais été démontrée. Elle a disparu des traités de pharmacologie depuis 20 ans.

	Molécule	**Spécialité**	Laboratoire	AMM	**Efficacité**	**Risque**	Prix/ jour	Taux de remboursement
		Dermorelle (*per os*)	Iprad Pharma	1992	**nulle**	**nul**		65%
		Toco (*per os*)	Pharma 2000	1983	**nulle**	**nul**		65%
		Tocolion (*per os*)	Sciencex	1996	**nulle**	**nul**		65%
		Tocopa (*per os*)	Arkopharma	1992	**nulle**	**nul**		65%
		Vitamine E Nepalm (IM)	Nepalm	1997	**nulle**	**nul**		65%

7. Vitamine K

Voir les anticoagulants, au chapitre « Maladies cardio-vasculaires ».

8. Soupes polyvitaminiques

Elles revendiquent sans aucune base le traitement de l'asthénie.

Molécule	**Spécialité**	Laboratoire	AMM	**Efficacité**	**Risque**	Prix/jour	Taux de remboursement
	Bécozyme (B1, 2, 5, 6, PP et Ca) (*per os*)	Bayer	1956	**nulle**	**mineur**		NR
	Bétasélen (C, β-carotène, E, zinc, sélénium)	Arkopharma	1996	**nulle**	**mineur**		NR
	Berocca (B1, 2, 5, 6, 9, 12, Ca, Mg, Zn)	Bayer	1999	**nulle**	**mineur**		NR
	Elevit Vit. B9 (A, B1, 2, 5, 6, 9, 12, C, D, PP + Cu, Ca, Fe, Mg, P, Zn et Mn)	Bayer	2001	**nulle**	**mineur**		NR
	Vitathion (Vit. B1, C, inositocalcium)	Servier	1956	**nulle**	**mineur**		NR
	Princi B (B1, B6)	SERP	1971	**nulle**	**mineur**		NR
	Protovit (B1, 2, 6, 9, 12, C, D, E + Ca, Mg, P, Fe, Mn, Cu, Zn, Chr)	Bayer	1999	**nulle**	**mineur**		NR
	Hydrosol Polyvitaminé (A, B1, 2, 5, 6, PP, C, D)	Pharma Développement	1955	**nulle**	**mineur**		NR
	Vitamine B1-B6 Bayer	Bayer	1960	**nulle**	**mineur**		NR
	Arginotri-B (B1, B6)	Bouchara	1964	**nulle**	**mineur**		NR
	Surelen (B6, PP, C)	Bayer	1987	**nulle**	**mineur**		NR

C. MÉTABOLISME

I. Maladies métaboliques rares

1. Déficits en carnitine

Transporteur des acides gras à longue chaîne vers les mitochondries, où ils sont oxydés en produisant de l'énergie.

Molécule	**Spécialité**	Laboratoire	AMM	**Efficacité**	**Risque**	Prix/jour	Taux de remboursement
Lévocarnitine	**Lévocarnil** (*per os*, IV)	Sigma-Tau	1996	**moyenne**	**mineur**	7 €/j	65 %

2. Maladie de Wilson

Molécule	**Spécialité**	Laboratoire	AMM	**Efficacité**	**Risque**	Prix/jour	Taux de remboursement
Pénicillamine (*per os*) (chélateur de métaux lourds, elle interviendrait aussi dans la synthèse du collagène et a été employée dans la polyarthrite rhumatoïde)	**Trolovol**	Erempharma	1976	**faible**	**modéré**	3 €/j	65 %

3. Phénylcétonurie

Molécule	**Spécialité**	Laboratoire	AMM	**Efficacité**	**Risque**	Prix/jour	Taux de remboursement
Saproptérine (*per os*)	**Kuvan**	Biomarin International	2008	**moyenne**	**modéré**		Hôp.

II. Sels minéraux

Les ions intraveineux sont utilisés en réanimation ou en médecine hospitalière, en cardiologie, néphrologie, etc., et vus dans ces disciplines.

1. Calcium

Voir « Rhumatologie ».

2. Magnésium (*per os*)

	Molécule	Spécialité	Laboratoire	AMM	Efficacité	Risque	Prix/jour	Taux de remboursement
		Mag 2	Cooper	1973	**nulle**	**mineur**	0,25 €/j	NR
		Magné B6	Sanofi	1970	**nulle**	**mineur**	0,25 €/j	NR
		Magnésium Glycocolle Lafarge	SERP	1973	**nulle**	**mineur**		NR
		Magnéspasmyl	Dexo	1969	**nulle**	**mineur**		NR
		Magnévie B6	Sanofi	2004	**nulle**	**mineur**		NR
		Magnogene	Novartis	1990	**nulle**	**mineur**	0,25 €/j	NR
		Megamag	Mayoly-Spindler	1974	**nulle**	**mineur**	0,65 €/j	NR
		Oromag	Téra Santé	1995	**nulle**	**mineur**		NR
		Spasmag (*per os*, IV)	Grimberg	1977	**nulle**	**mineur**	0,30 €/j	NR
		Uvimag B6	G2D Pharma	1964	**nulle**	**mineur**	0,35 €/j	NR

3. Phosphore (*per os*)

	Molécule	Spécialité	Laboratoire	AMM	Efficacité	Risque	Prix/jour	Taux de remboursement
		Phosphoneuros	Bouchara	1985	**faible**	**nul**	0,18 €/j	65 %
		Phosphore Alko	Primius Lab	1973	**faible**	**nul**	0,36 €/j	65 %

4. Fer

- **Injectable. Pour les anémies aiguës, anémies de l'insuffisance rénale.**

Molécule	Spécialité	Laboratoire	AMM	Efficacité	Risque	Prix/jour	Taux de remboursement
Hydroxyde de fer	**Ferrisat**	Pharma-cosmos	2007	grande	important		Hôp.
	Venofer	Vifor	1998	grande	important		Hôp.

- ***Per os*. Pour la prévention et le traitement des carences martiales. Souvent associé aux vitamines B6, B9, C.**

	Molécule	Spécialité	Laboratoire	AMM	Efficacité	Risque	Prix/jour	Taux de remboursement
◉		**Ascofer**	Tradiphar	1967	moyenne	mineur	0,45 €/j	65 %
		Fer AP-HP	AP-HP	2005	moyenne	mineur		Hôp.
		Fer Pierre Fabre Médicament	Pierre Fabre	1999	moyenne	mineur		NR
◉		**Fero-Grad Vitamine C**	Teofarma	1969	moyenne	mineur	0,15 €/j	65 %
◉		**Ferrostrane**	Teofarma	1965	moyenne	mineur	0,60 €/j	65 %
◉		**Fumafer**	Sanofi	1961	moyenne	mineur	1,50 €/j	65 %[1]
◉		**Inofer**	Laboratoire de l'Inofer	1997	moyenne	mineur	0,25 €/j	65 %
◉		**Tardyferon**	Pierre Fabre	1986	moyenne	mineur	0,12 €/j	65 %
◉		**Tardyferon B9**	Pierre Fabre	1986	moyenne	mineur	0,12 €/j	65 %
◉		**TimoFérol** (+ vit. C)	Elerté	1997	moyenne	mineur	0,10 €/j	65 %
◉		**Tot'héma** (Fer, Mn, Cu)	Innotech	1959	moyenne	mineur		NR

1. Pour la forme comprimés.

5. Potassium (*per os*)

Hypokaliémies médicamenteuses parfois très dangereuses, en général par excès de diurétiques, avec risques majeurs de troubles du rythme cardiaque. Graves en dessous de 3 mEq/l.

	Molécule	Spécialité	Laboratoire	AMM	Efficacité	Risque	Prix/ jour	Taux de rembour-sement
		Potassium Richard	Richard	1959	**grande**	**important**	0,31 €/j	65%
		Diffu K	UCB Pharma	1983	**grande**	**important**	0,50 €/j	65%
		Kaleorid LP	Léo Pharma	1990	**grande**	**important**	0,90 €/j	65%
		Nati-K	DB Pharma	1962	**grande**	**important**	0,27 €/j	65%

III. Asthénie

Tous ces traitements sont moliéresques.

1. Acides aminés

	Molécule	Spécialité	Laboratoire	AMM	Efficacité	Risque	Prix/ jour	Taux de rembour-sement
		Arginine Veyron	Pierre Fabre	1960	**nulle**	**nul**	0,64 €/j	65%[1]
		Dynamisan	GSK	1992	**nulle**	**nul**		NR
		Sargenor	Meda Pharma	1964	**nulle**	**nul**		NR

2. Diméthylaminoéthanol

	Molécule	Spécialité	Laboratoire	AMM	Efficacité	Risque	Prix/ jour	Taux de rembour-sement
		Acti 5 (+ Vit. C + Mg)	Pierre Fabre	1974	**nulle**	**nul**		NR
		Débrumyl Heptaminol	Pierre Fabre	1974	**nulle**	**nul**		NR

1. Dans les hyperammoniémies congénitales.

3. Divers

Molécule	Spécialité	Laboratoire	AMM	Efficacité	Risque	Prix/ jour	Taux de rembour-sement
	Neurosthénol	Richard	1975	**nulle**	**nul**		NR
	Revitalose (Mg, lysine, aspar-tate, Vit. C, etc.)	Pierre Fabre	1956	**nulle**	**nul**		NR
	Phytémag (feuilles et racines diverses)	Gabriel Lesourd	1992	**nulle**	**nul**		NR
	Sels calcaires nutritifs Weleda	Weleda	1949	**nulle**	**nul**		NR
	Ginseng Alpha	Portalis	1976	**nulle**	**nul**		NR
	Tonicalcium (Vit. C, calcium)	Bouchara	1982	**nulle**	**nul**		NR

Oligothérapies : Granions, Oligosols, Oligocures

Sels minéraux *per os* présentés comme « modificateurs de terrain » sans la moindre preuve ni même tentative de démonstration scientifique. Tous ne sont que des placebos inoffensifs. Deux firmes se partagent désormais le marché avec les mêmes minéraux, soit 28 produits non remboursés, mais dotés d'AMM et commercialisés depuis les années 1955-1960 :

- Labcatal (19 produits, dits « Oligosols ») ;
- EA Pharma (10 produits, dits « Granions »).

a) Potassium : crampes
b) Phosphore : dystonies neurovégétatives
c) Lithium : spasmophilie, états psychosomatiques
d) Zinc : pathologies cutanées, acné
e) Fluor : pathologies ligamentaires
f) Bismuth : pathologies ORL
g) Cuivre : infections grippales, rhumatismes
h) Cobalt : migraines
i) Magnésium : dystonies neurovégétatives, spasmophilie
j) Manganèse : allergies
k) Manganèse-Cuivre : infections et allergies ORL
l) Manganèse-Cobalt : dystonies neurovégétatives
m) Manganèse-Cuivre-Cobalt : asthénie

n) Zinc-Cuivre : puberté, ménopause, syndrome prémenstruel
o) Zinc-Cobalt-Nickel : régimes amincissants
p) Sélénium : pathologies musculaires et cutanées
q) Soufre : pathologies cutanées, ORL
Et les Granions : Argent, Bismuth, Cuivre, Lithium, Magnésium, Manganèse, Or, Sélénium, Soufre, Zinc.

Ophtalmologie

OPHTALMOLOGIE

132 spécialités et associations
53 spécialités et associations inutiles
(efficacité faible ou nulle), soit 40%
13 spécialités et associations à risque
(important ou majeur), soit 10%

A. GLAUCOME

2ᵉ cause de cécité par atrophie du nerf optique. Environ 400 000 patients et 15 000 aveugles. Mécanisme complexe où intervient, mais pas seulement, la tension artérielle intraoculaire > 20 et surtout 30 mmHg. Les traitements visent à l'abaisser en réduisant l'entrée de fluide dans l'humeur aqueuse de l'œil et à en faciliter la sortie. Les traitements abaissant la TA oculaire ralentissent les progrès de la maladie de 10 à 30 % sans la guérir. Les traitements de 1ʳᵉ ligne sont les analogues des prostaglandines PGF2α.

I. Collyres réducteurs de la tension oculaire[1]

1. Analogues des prostaglandines F2A

Traitement de 1ʳᵉ ligne, le plus efficace.

Molécule	**Spécialité**	Laboratoire	AMM	**Efficacité**	**Risque**	Prix/jour	Taux de rembour-sement
Bimatoprost	**Lumigan**	Allergan	2002	**grande**	**mineur**	16 €/10 ml	65 %

2. Bêtabloquants

Traitement de 2ᵉ ligne.

	Molécule	**Spécialité**	Laboratoire	AMM	**Efficacité**	**Risque**	Prix/jour	Taux de rembour-sement
◉	**Timolol** (β1- et β2-bloquants)	**Timoptol et Timoptol LP**	MSD	1978	**moyenne**	**mineur**	15 €/10 ml	65 %
◉		**Geltim LP** (unidoses)	Théa	2006	**moyenne**	**mineur**		65 %
◉		**Nyogel LP**	Novartis	2000	**moyenne**	**mineur**	11 €/ 10 ml	65 %
◉		**Ophtim** (unidoses)	Théa	1992	**moyenne**	**mineur**		65 %
◉		**Timabak**	Théa	1996	**moyenne**	**mineur**	17 €/10 ml	65 %
		Timolol Alcon	Alcon	1996	**moyenne**	**mineur**	11 €/10 ml	65 %
◉	**Cartéolol** (β1- et β2-bloquants)	**Carteol**	Chauvin	1985	**moyenne**	**mineur**	14 €/10 ml	65 %
		Carteabak	Théa	2002	**moyenne**	**mineur**	16 €/10 ml	65 %
	Bétaxolol (β1-bloquant, moins actif que les β1 et 2)	**Betoptic**	Alcon	1986	**moyenne**	**mineur**	17 €/10 ml	65 %

1. Prix pour 10 ml, les flacons commerciaux étant de 2,5 à 3 ml.

3. Adrénergiques α2

Traitement de 3e ligne.

Molécule	**Spécialité**	Laboratoire	AMM	**Efficacité**	**Risque**	Prix/jour	Taux de remboursement
Apraclonidine	**Iopidine**	Alcon	1996	**faible**	**mineur**	30 €/10 ml	65 %
Brimonidine	**Alphagan**	Allergan	1997	**faible**	**mineur**	30 €/10 ml	65 %

4. Inhibiteurs de l'anhydrase carbonique (IAC)

Traitement de 3e ligne.

Molécule	**Spécialité**	Laboratoire	AMM	**Efficacité**	**Risque**	Prix/jour	Taux de remboursement
Brinzolamide	**Azopt**	Alcon	2000	**faible**	**mineur**	29 €/10 ml	65 %
Dorzolamide	**Trusopt**	MSD	1995	**faible**	**mineur**	28 €/10 ml	65 %

5. Parasympatholytiques

Traitement ancien de 4e ligne.

Molécule	**Spécialité**	Laboratoire	AMM	**Efficacité**	**Risque**	Prix/jour	Taux de remboursement
Pilocarpine	**Isopto Pilocarpine**	Alcon	1976	**faible**	**mineur**	2 €/10 ml	65 %
	Pilo	Chauvin	1998	**faible**	**mineur**	5,50 €/10 ml	65 %

6. Associations bêtabloquants + autre

Molécule	**Spécialité**	Laboratoire	AMM	**Efficacité**	**Risque**	Prix/jour	Taux de remboursement
Timolol + Bimatoprost	**Ganfort**	Allergan	2006	**grande**	**mineur**	80 €/10 ml	65 %
Timolol + Travoprost	**Duotrav**	Alcon	2006	**grande**	**mineur**	92 €/10 ml	65 %
Timolol + Latanoprost	**Xalacom**	Pfizer	2001	**grande**	**mineur**	85 €/10 ml	65 %
Timolol + Brinzolamide	**Azarga**	Alcon	2008	**grande**	**mineur**	38 €/10 ml	65 %
Timolol + Dorzolamide (IAC)	**Cosopt**	MSD	1998	**grande**	**mineur**	38 €/10 ml	65 %
Timolol + Brimonidine (α2-adrénergique)	**Combigan**	Allergan	2006	**grande**	**mineur**	37 €/10 ml	65 %
Timolol + Pilocarpine (parasympathomimétique)	**Pilobloq**	Santen Oy	1996	**grande**	**mineur**	20 €/10 ml	65 %

II. Traitements *per os*

Quand les collyres ont échoué, avant laser ou chirurgie.

Inhibiteur de l'anhydrase carbonique

Molécule	**Spécialité**	Laboratoire	AMM	**Efficacité**	**Risque**	Prix/ jour	Taux de rembour-sement
Acétazolamide	**Diamox**	Sanofi	1968	**moyenne**	**modéré**	0,50 €/j	65 %

SOULAGER

B. DÉGÉNÉRESCENCES MACULAIRES (DMLA)

Dans la DMLA, la macula (le centre de la rétine) est envahie de vaisseaux qui interrompent les rayons lumineux et conduisent à la cécité.

Dépenses CNAM 2015 : **360** millions d'euros.

I. Perfusion intraveineuse puis laser

Molécule	**Spécialité**	Laboratoire	AMM	**Efficacité**	**Risque**	Prix/ jour	Taux de rembour-sement
Vertéporfine (molécule photosensibilisante dérivée des porphyrines et active sous laser rouge)	**Visudyne**	Novartis	2000	**moyenne**	**modéré**	1200 €/ perfusion	100 %

II. Injections intravitréennes

Toutes les 3-4 semaines.

1. Molécule de synthèse

Molécule	**Spécialité**	Laboratoire	AMM	**Efficacité**	**Risque**	Prix/ jour	Taux de rembour-sement
Pégaptanib (aptamer ADN anti-VEGF)	**Macugen** (I. ocul.)	Pharmaswiss Ceska Republika	2005	**moyenne**	**important**[1]	720 € /seringue	100 %

1. Risques médicamenteux et risques de toute injection intravitréenne.

2. Anticorps monoclonaux anti-VEGF humanisés

Molécule	Spécialité	Laboratoire	AMM	Efficacité	Risque	Prix/jour	Taux de remboursement
Ranibizumab (I. ocul.)	**Lucentis**	Novartis	2006	**moyenne**	**important**[1]	1200 € /flacon à usage unique	100 %
Bévacizumab (I. ocul.)	**Avastin**	Roche	2004	**moyenne**	**important**[1]	30 €/ injection	Hôp.
Aflibercept anti - VEGF	**Eylea**	Bayer	*	**moyenne**	**important**		

C. CATARACTE

	Molécule	Spécialité	Laboratoire	AMM	Efficacité	Risque	Prix/jour	Taux de remboursement
	Inosine	**Catacol**	Alcon	1974	**nulle**	**mineur**		NR
	Pyridoxine + Ac. aminés + Mg + K	**Catarstat**	Chauvin	1975	**nulle**	**mineur**		NR
	Méthyl-silanetriol + Ac. parahydroxy-cinnamique	**Dulciphak**	Horus Pharma	1978	**nulle**	**mineur**		NR

D. TROUBLES DE LA MOTRICITÉ OCULAIRE ET PALPÉBRALE

Molécule	Spécialité	Laboratoire	AMM	Efficacité	Risque	Prix/jour	Taux de remboursement
Toxine botulique (inj. locale)	**Botox**	Allergan	2000	**moyenne**	**important**		Hôp.
	Dysport	Ipsen	1993	**moyenne**	**important**		Hôp.

La toxine botulique bloque la libération d'acétylcholine aux jonctions neuromusculaires, entraînant paralysie et dégénérescence nerveuse.
Voir aussi « Dermatologie ».

1. Risques médicamenteux et risques de toute injection intravitréenne.

E. ALLERGIES

Prix pour des flacons de 10 ml.

1. Acide N-acétylaspartylglutamique[1]

Molécule	Spécialité	Laboratoire	AMM	Efficacité	Risque	Prix/ jour	Taux de rembour-sement
	Naaxia	Théa	1983	**faible**	**mineur**	6 €/flacon	30%
	Naabak	Théa	1992	**faible**	**mineur**	7 €/flacon	30%

2. Antihistaminiques H1

	Molécule	Spécialité	Laboratoire	AMM	Efficacité	Risque	Prix/ jour	Taux de rembour-sement
	Azélastine	**Allergodil**	Meda Pharma	1998	**faible**	**mineur**	6 €/flacon	30%
	Épinastine	**Purivist**	Allergan	2003	**faible**	**mineur**	6,90 €/flacon	30%
	Lévocabastine	**Levophta**	Chauvin	1998	**faible**	**mineur**	7,60 €/flacon	30%
	Olopatadine	**Opatanol**	Alcon	2002	**faible**	**mineur**	7,20 €/flacon	30%

3. Cromones

	Molécule	Spécialité	Laboratoire	AMM	Efficacité	Risque	Prix/ jour	Taux de rembour-sement
	Cromoglycate	**Allergo-comod**	Ursapharm	1998	**nulle**	**mineur**	7,50 €/flacon	30%
		Cromabak	Théa	1996	**nulle**	**mineur**	7,80 €/flacon	30%
		Cromadoses (unidoses)	Unither	1998	**nulle**	**mineur**		30%
		Cromedil	Europhta	1993	**nulle**	**mineur**	7 €/10 ml	30%
		Cromoptic	Chauvin	1998	**nulle**	**mineur**	7,20 €/10 ml	30%
		Multicrom	Théa	1996	**nulle**	**mineur**	7,30 €/10 ml	30%
		Ophtacalm	Chauvin	1998	**nulle**	**mineur**		NR
		Opticron	Cooper	1983	**nulle**	**mineur**	8,10 €/10 ml	30%
		Tilavist	Sanofi	1993	**nulle**	**mineur**	7,40 €/10 ml	30%

4. Lodoxamide[2]

Molécule	Spécialité	Laboratoire	AMM	Efficacité	Risque	Prix/ jour	Taux de rembour-sement
	Almide	Alcon	1990	**nulle**	**mineur**	8,60 €/flacon	30%

1. Inhiberait la dégranulation des mastocytes et la synthèse des leucotriènes.
2. Limite la dégranulation des mastocytes.

5. Antibactériens locaux

Collyres, pommades, gels.

Molécule	Spécialité	Laboratoire	AMM	Efficacité	Risque	Prix/ jour	Taux de rembour-sement
Acide fusidique	**Fucithalmic** (gel)	Amdipharm	1989	**moyenne**	**mineur**		65%
Gentamicine	**Gentalline** (collyre)	MSD	1981	**moyenne**	**mineur**		NR
Tobramycine	**Tobrex** (collyre, pom.)	Alcon	1985	**moyenne**	**mineur**	6,30 €/10 ml	65%
Azithromycine	**Azyter** (collyre unidose)	Théa	2007	**moyenne**	**mineur**		65%
Chlortétracycline	**Auréomycine Evans** (pom.)	CIS Pharma	1992	**moyenne**	**mineur**		NR
Ciprofloxacine	**Ciloxan** (collyre et pom.)	Alcon	1994	**moyenne**	**mineur**	11 €/10 ml	65%
Norfloxacine	**Chibroxine** (collyre)	Théa	1988	**moyenne**	**mineur**	7,40 €/10 ml	65%
Ofloxacine	**Exocine** (collyre)	Allergan	1989	**moyenne**	**mineur**	7,20 €/10 ml	65%
Rifamycine	**Rifamycine Chibret** (collyre, pom.)	Théa	1967	**moyenne**	**mineur**	6,30 €/10 ml	65%
Polymyxine + Néomycine	**Atébémyxine** (collyre, pom.)	Chauvin	1996	**moyenne**	**mineur**		NR
	Cébémyxine (collyre, pom.)	Chauvin	1972	**moyenne**	**mineur**	2,80 €/flacon	30%

6. Antiviraux locaux

Sont équivalents. Sont aussi antiherpès.

Molécule	Spécialité	Laboratoire	AMM	Efficacité	Risque	Prix/ jour	Taux de rembour-sement
Aciclovir	**Zovirax** (pom.)	GSK	1982	**moyenne**	**mineur**		65%
Ganciclovir	**Virgan** (gel)	Théa	1995	**moyenne**	**mineur**		65%
Trifluridine	**Virophta** (collyre)	Horus Pharma	1983	**moyenne**	**mineur**	28 €/10 ml	65%

7. Anti-inflammatoires locaux

• Corticoïdes (collyres)

Molécule	Spécialité	Laboratoire	AMM	Efficacité	Risque	Prix/ jour	Taux de rembour-sement
Dexaméthasone	**Dexafree** (unidoses)	Théa	2006	**grande**	**modéré**		65 %
	Maxidex	Alcon	1976	**grande**	**modéré**	8 €/j	30 %
Fluorométholone	**Flucon**	Alcon	1980	**grande**	**modéré**	6,50 €/10 ml	65 %
Rimexolone	**Vexol**	Alcon	1995	**grande**	**modéré**	12,60 €/10 ml	65 %

• Corticoïdes + Antibactériens

Collyres ou pommades.

	Molécule	Spécialité	Laboratoire	AMM	Efficacité	Risque	Prix/ jour	Taux de rembour-sement
	Corticoïde + Cycline	**Sterdex** (pom.)	Théa	1973	**moyenne**	**modéré**	8 €/j	30 %
◉	**Corticoïde + Aminoside** (polymixine, néomycine, framycétine ou tobramycine)	**Chibro Cadron** (collyre)	Théa	1992	**faible**	**important**	5 € /10 ml	30 %
◉		**Cidermex** (pom.)	Solphar	1974	**faible**	**important**		NR
◉		**Frakidex** (collyre, pom.)	Chauvin	1996	**faible**	**important**	4,40 € /10 ml	30 %
		Tobradex (collyre)	Alcon	1997	**faible**	**important**	7,80 € /10 ml	30 %
◉	**Corticoïde + Bacitracine + Colistine**	**Bacicoline à la bacitracine** (collyre)	Daleco Pharma	1962	**faible**	**modéré**	5,60 € /10 ml	30 %
	Corticoïde + Néomycine + Polymyxine B	**Maxidrol** (collyre, pom.)	Alcon	1976	**faible**	**modéré**		30 %

• AINS (équivalents)

Collyres.

	Molécule	Spécialité	Laboratoire	AMM	Efficacité	Risque	Prix/ jour	Taux de rembour-sement
	Kétorolac	**Acular**	Allergan	1991	**moyenne**	**important**	6,80 €/10 ml	65 %
◉	**Diclofénac**	**Voltare-nophta**	Théa	2005	**moyenne**	**modéré**	6 €/10 ml	65 %
		Voltarène	Novartis	1995	**moyenne**	**modéré**		NR
◉	**Indométacine**	**Indocollyre**	Chauvin	1996	**moyenne**	**modéré**	8 €/10 ml	65 %
◉	**Flurbiprofène**	**Ocufen** (unidoses)	Horus Pharma	1991	**moyenne**	**modéré**		65 %

- **AINS + Antibactériens**

Molécule	Spécialité	Laboratoire	AMM	Efficacité	Risque	Prix/jour	Taux de remboursement
Indométacine + Gentamicine	**Indobiotic**	Chauvin	1999	**faible**	**important**	6,80 €/10 ml	65%

- **Collyre vasoconstricteur conjonctival**

Pour conjonctivites non infectieuses.

Molécule	Spécialité	Laboratoire	AMM	Efficacité	Risque	Prix/jour	Taux de remboursement
Naphazoline (α-adrénergique[1]) **+ Méthylthioninium**	**Collyre bleu Laiter**	Biocodex	1955	**faible**	**important**		NR

F. ANTISEPTIQUES LOCAUX[2]

I. Collyres

1. Ammoniums quaternaires

Molécule	Spécialité	Laboratoire	AMM	Efficacité	Risque	Prix/jour	Taux de remboursement
	Biocidan	Menarini	1949	**moyenne**	**mineur**	2,30 €/10 ml	30%[3]
	Monosept (unidoses)	Horus Pharma	1996	**moyenne**	**mineur**		30%

2. Hexamidine

Molécule	Spécialité	Laboratoire	AMM	Efficacité	Risque	Prix/jour	Taux de remboursement
	Désomédine	Chauvin	1961	**moyenne**	**mineur**		NR

1. Risque de glaucome. Positive les tests de dopage.
2. Beaucoup de ces médicaments datent des années 1940-1950. Leurs AMM postérieures à 1990 sont souvent des renouvellements.
3. 30% pour le dosage 0,25‰. NR pour les récipients unidose.

3. Iode (povidone iodée)

Molécule	**Spécialité**	Laboratoire	AMM	**Efficacité**	**Risque**	Prix/ jour	Taux de rembour-sement
	Bétadine (sol. pour irrigation oculaire)	Meda Pharma	1999	**moyenne**	**modéré**	réservé aux ophtalmos	

4. Autres

Molécule	**Spécialité**	Laboratoire	AMM	**Efficacité**	**Risque**	Prix/ jour	Taux de rembour-sement
Acide salicylique	**Sophtal**	Alcon	1995	**faible**	**mineur**		NR
Picloxydine	**Vitabact**	Théa	1962	**faible**	**mineur**	1,80 €/flacon	30%[1]

G. ANESTHÉSIQUES LOCAUX

Molécule	**Spécialité**	Laboratoire	AMM	**Efficacité**	**Risque**	Prix/ jour	Taux de rembour-sement
	Chlorhydrate d'oxybuprocaïne	Théa	1993	**moyenne**	**majeur**	réservé aux opthalmos	

H. LAVAGE ET HYDRATATION OCULAIRES

1. Au borate

	Molécule	**Spécialité**	Laboratoire	AMM	**Efficacité**	**Risque**	Prix/ jour	Taux de rembour-sement
		Dacryosérum	Johnson & Johnson	2002	**moyenne**	**nul**		30%
		Dacryum	Johnson & Johnson	2002	**moyenne**	**nul**		NR
		Dacudoses	Gifrer Barbezat	1995	**moyenne**	**nul**		30%
		Optrex (+ Salicylate et chlorobutanol)	Pierre Fabre	2007 (en fait 1950)	**moyenne**	**nul**		NR
		Stéridose	Europhta	2006	**moyenne**	**nul**		30%

1. 30% pour collyre en flacon. NR pour les récipients unidose.

2. Suppléance lacrymale[1]

• Collyres et gels

	Molécule	Spécialité	Laboratoire	AMM	Efficacité	Risque	Prix/jour	Taux de rembour-sement
	Carbomère	**Civigel**	Alcon	1997	**moyenne**	**nul**		65%
◉	Carbomère	**Gel-larmes** (unidoses)	Théa	1989	**moyenne**	**nul**		65%
◉	Carbomère	**Lacrifluid** et **Lacrigel**	Europhta	1989	**moyenne**	**nul**		65%
	Carbomère	**Lacrinorm**	Chauvin	1994	**moyenne**	**nul**		65%
◉	Carbomère	**Lacryvisc**	Alcon	1992	**moyenne**	**nul**		65%
◉	Carbomère	**Siccafluid**	Théa	1993	**moyenne**	**nul**		65%
	Carbomère	**Liposic**	Chauvin	5002	**moyenne**	**nul**		65%
	Povidone	**Nutrivisc**	Alcon	1997	**moyenne**	**nul**		65%
◉	Povidone	**Refresh**	Allergan	1994	**moyenne**	**nul**		65%
	Povidone	**Unifluid**	Théa	1992	**moyenne**	**nul**		65%
◉	Povidone	**Dulcilarmes**	Horus Pharma	1979	**moyenne**	**nul**	1,90 €/10 ml	65%
	Povidone	**Fluidabak**	Théa	2002	**moyenne**	**nul**	9 €/10 ml	65%
	Chlorure de sodium	**Larmabak**	Théa	1994	**moyenne**	**nul**	4,50 €/10 ml	65%
◉	Chlorure de sodium	**Larmes artificielles Martinet**	Teofarma	1948	**moyenne**	**nul**		65%[2]
	Chlorure de sodium	**Multilarm**	Théa	2002	**moyenne**	**nul**		NR
	Melloses	**Artelac** (hypromeliose) (unidoses)	Chauvin	1996	**faible**	**nul**		65%
	Melloses	**Celluvisc** (carmellose) (unidoses)	Allergan	1996	**faible**	**nul**		65%

• Sous forme de comprimés

	Molécule	Spécialité	Laboratoire	AMM	Efficacité	Risque	Prix/jour	Taux de rembour-sement
🗑	**Pilocarpine**	**Salagen**	Merus Labs Luxco	1995	**nulle**	**nul**		NR
🗑	**Anétholtrithione**	**Sulfarlem**[3]	EG Labo	1976	**nulle**	**nul**		NR

1. Beaucoup de ces médicaments datent des années 1940-1950. Leurs AMM postérieures à 1990 sont souvent des renouvellements.
2. Sauf les unidoses.
3. Présenté en AMM avec un dossier vide, comme médicament ORL et hépato-biliaire soufré !!

I. MYOTIQUES ET MYDRIATIQUES

Les premiers créent un myosis – contraction de la pupille – utile en chirurgie oculaire. Les seconds font le contraire.
Solutions intraoculaires.

1. Myotiques

Molécule	Spécialité	Laboratoire	AMM	Efficacité	Risque	Prix/jour	Taux de remboursement
Acétylcholine	**Miochole**	Chauvin	2000	**moyenne**	**mineur**		Hôp.
Carbachol	**Miostat**	Alcon	2005	**moyenne**	**mineur**		Hôp.

2. Mydriatiques

Collyres.

• Atropiniques

Molécule	Spécialité	Laboratoire	AMM	Efficacité	Risque	Prix/jour	Taux de remboursement
Atropine	**Atropine Alcon**	Alcon	1962	**grande**	**mineur**	2,30 €/10 ml	65 %
Tropicamide	**Mydriaticum**	Théa	1960	**grande**	**mineur**	2,60 €/10 ml	65 %
Cyclopentolate	**Skiacol**	Alcon	1977	**grande**	**mineur**		NR

• Sympathomimétiques

Molécule	Spécialité	Laboratoire	AMM	Efficacité	Risque	Prix/jour	Taux de remboursement
Phényléphrine ou **Néosynéphrine**	**Néosynéphrine Faure** (collyre)	Europhta	1979	**moyenne**	**mineur**	5,60 €/10 ml	65 %
	Néosynéphrine AP-HP	AP-HP	1969	**moyenne**	**mineur**		Hôp.

• Mixtes

Molécule	Spécialité	Laboratoire	AMM	Efficacité	Risque	Prix/jour	Taux de remboursement
Phényléphrine + Tropicamide	**Mydriasert**[1]	Carl Zeiss Meditec	2000	**moyenne**	**mineur**		Hôp.

1. Insert ophtalmique.

J. PSEUDO-CICATRISANTS

1. Collyres et pommades

Noter les prix « exorbitants » pour des produits inactifs exclusivement de laboratoires français et souvent remboursés à 15 %. Tous beaucoup plus anciens que les dates de re-AMM mentionnées.

	Molécule	Spécialité	Laboratoire	AMM	Efficacité	Risque	Prix/jour	Taux de remboursement
	Acétylcystéine	**Euronac**	Nicox	1994	**nulle**	**nul**	9,40 €/10 ml	15%
		Genac	Genévrier	1993	**nulle**	**nul**	9,40 €/10 ml	15%
	Diméticone	**Ophtasiloxane**	Alcon	1993	**nulle**	**nul**		NR
	Vitamines B12 (collyres)	**Ecovitamine B12**	Théa	2001	**nulle**	**nul**	9,70 €/10 ml	NR
		Vitamine B12 Horus Pharma (unidoses)	Horus Pharma	2004	**nulle**	**nul**		NR
		Vitamine B12 Chauvin	Chauvin	2004	**nulle**	**nul**		NR
		Vitamine B12 Théa	Théa	1998	**nulle**	**nul**		NR
	Vitamines A (rétinol)	**Vitamine A Dulcis** (pom.)	Allergan	1954	**nulle**	**nul**	11 €/tube	30%
		Vitamine A Faure (collyre)	Europhta	1961	**nulle**	**nul**	1,90 €/10 ml	30%

K. AUTRES MÉDICAMENTS OPHTALMOLOGIQUES

	Molécule	Spécialité	Laboratoire	AMM	Efficacité	Risque	Prix/jour	Taux de remboursement
	Inosine	**Correctol** (collyre)	Alcon	1975	**nulle**	**nul**		NR
	Carotène + Extrait sec de myrtille	**Difrarel** (*per os*)	Biocodex	1987	**nulle**	**nul**		NR
	Nicotinamide + Sulforutoside	**Vitarutine** (collyre)	Europhta	1962	**nulle**	**nul**		NR

ORL

ORL

95 spécialités et associations
74 spécialités et associations inutiles (efficacité faible ou nulle), soit 78%
7 spécialités et associations à risque (important ou majeur), soit 7%

A. CONGESTION NASALE

I. Pulvérisations nasales

1. Vasoconstricteurs adrénergiques

	Molécule	Spécialité	Laboratoire	AMM	Efficacité	Risque	Prix/jour	Taux de remboursement
	Oxymétazoline (A-1, A-2 agonistes[1])	**Pernazène**	Cilfa Développement	1956	**grande**	**mineur**		15 %
		Aturgyl	Sanofi	1962	**grande**	**mineur**		15 %
	Éphédrine (agoniste des A, B-récepteurs[2])	**Rhinamide**	Bailly-Creat	1965	**faible**	**important**		NR
		Rhino-Sulfuryl	Legras	1977	**faible**	**important**		NR

2. Vasoconstricteurs A + Prednisolone (P)[3]

Molécule	Spécialité	Laboratoire	AMM	Efficacité	Risque	Prix/jour	Taux de remboursement
Naphazoline + P	**Dérinox**	Thérabel-Lucien	1961	**moyenne**	**modéré**		NR
Oxymétazoline + P	**Déturgylone**	Sanofi	1968	**moyenne**	**modéré**		NR

3. Vasoconstricteurs A + Antiseptique[3]

	Molécule	Spécialité	Laboratoire	AMM	Efficacité	Risque	Prix/jour	Taux de remboursement
	Tuaminoheptane + Benzalkonium	**Rhinofluimucil** (+ Acétylcystéine)	Zambon		**nulle**	**modéré**		NR

1. Nous ne partageons pas, pour une fois, les critiques répétées de *Prescrire* sur ce produit, qui déclencherait des « troubles cardio-vasculaires » (lesquels ?) chez l'enfant et l'adulte, « parfois mortels » (combien de morts ?), et des infarctus du myocarde chez l'adulte non cardiaque. À dose prescrite, sans en associer plusieurs et pas avant 7 ans, le risque est nul et le soulagement, rapide.

2. À écarter à cause de l'Éphédrine.

3. Corticoïde et antiseptique n'ajoutent rien.

II. Voies orale et rectale

Solutions buvables (B), comprimés (C), sirops (S), suppositoires (SU). Toutes les préparations à base de pseudoéphédrine sont à écarter.

1. Vasoconstricteurs adrénergiques (A)

	Molécule	Spécialité	Laboratoire	AMM	Efficacité	Risque	Prix/jour	Taux de rembour-sement
	Pseudoéphédrine (A, B-agoniste)	**Sudafed** (C,S)	GSK	1990	**faible**	**important**		15 %

2. Vasoconstricteurs A + Antihistaminique H1

	Molécule	Spécialité	Laboratoire	AMM	Efficacité	Risque	Prix/jour	Taux de rembour-sement
	Pseudoéphédrine + Cétirizine	**Actifed LP Rhinite allergique** (C)	Johnson & Johnson	2006	**faible**	**important**		NR
	Phényléphrine (= Néosynéphrine, A-1-Agoniste) **+ Chlorphénamine + Biclotymol**	**Hexa-rhume**	Bouchara	1971	**faible**	**important**		NR

3. Vasoconstricteur + Anti-inflammatoire

	Molécule	Spécialité	Laboratoire	AMM	Efficacité	Risque	Prix/jour	Taux de rembour-sement
	Pseudoéphédrine + Paracétamol	**Dolirhume**	Sanofi	1996	**faible**	**modéré**		NR
	Pseudoéphédrine + Ibuprofène	**Rhinadvil**	Pfizer	1991	**faible**	**modéré**		NR
		Rhinureflex	Reckitt-Benckiser	1995	**faible**	**modéré**		NR

4. Vasoconstricteur + Antihistaminique H1 (AH1) + Anti-inflammatoire

... + un raton laveur!

	Molécule	Spécialité	Laboratoire	AMM	Efficacité	Risque	Prix/jour	Taux de rembour-sement
	Pseudo-éphédrine + Paracétamol + AH-1	**Actifed Rhume jour et nuit** (+ Diphén-hydramine)	Johnson & Johnson	2001	faible	important		NR
		Actifed Rhume (+ Triprolidine)	Johnson & Johnson	2008	faible	important		NR
		Dolirhume-pro (+ Doxylamine)	Sanofi	2005	faible	important		NR
		Humex Rhume (+ Chlorphé-namine)	Urgo	1997	faible	important		NR

5. Antihistaminique H-1 + Anti-inflammatoire + ... Vitamine C (!?!)

La vitamine C... Encore elle! Intérêt nul.
Solutions buvables (B), granulés (G), comprimés (C) et suppositoires (SU).

	Molécule	Spécialité	Laboratoire	AMM	Efficacité	Risque	Prix/jour	Taux de rembour-sement
	Paracétamol + Chlorphénamine + Vit. C	**Rhinofeb** (C)	McNeil	1976	nulle	modéré		NR
		Actifed États grippaux (B)	Johnson & Johnson	1995	nulle	modéré		NR
	Paracétamol + Phéniramine + Vit. C	**Fervex** (G)	Upsa	1980	nulle	modéré		NR
	Paracétamol + Prométhazine	**Algotropyl** (SU)	Biocodex	1956	nulle	modéré		NR

III. Inhalations

Un plaisir, mais l'eau pure serait aussi efficace.

Molécule	Spécialité	Laboratoire	AMM	Efficacité	Risque	Prix/ jour	Taux de rembour-sement
Phytothérapies	**Aromasol**	Pierre Fabre	1954	**faible**	**nul**		NR
	Balsofumine	Sanofi	1973	**faible**	**nul**		NR
	Calyptol Inhalant	Techni-Pharma	1947	**faible**	**nul**		NR
	Dolirhume aux huiles essentielles	Sanofi	1973	**faible**	**nul**		NR
	Essence algérienne	Gerda	1992	**faible**	**nul**		NR
	Gomenol	Gomenol	1950	**faible**	**nul**		NR
	Pérubore	Mayoly-Spindler	1944	**faible**	**nul**		NR
	Vicks Inhaler	Procter & Gamble	1985	**faible**	**nul**		NR
Divers	**Rhinotrophyl** (ténoate d'éthanolamine)	Jolly-Jatel	1996	**faible**	**nul**		NR
	Rhino-Sulfuryl (Si-Al)	Legras	1977	**faible**	**nul**		NR

B. RHINITE ALLERGIQUE

I. Traitements généraux (!)

(Voir « Allergie ».)

II. Traitements locaux

1. Antihistaminiques H1

Molécule	Spécialité	Laboratoire	AMM	Efficacité	Risque	Prix/ jour	Taux de rembour-sement
Azélastine (PULV.)	**Allergodil**	Meda Pharma	1993	**nulle**	**mineur**		30 %

2. Anticholinergiques

	Molécule	Spécialité	Laboratoire	AMM	Efficacité	Risque	Prix/ jour	Taux de rembour-sement
	Ipratropium (sol. nasale)	**Atrovent**	Boehringer	1985	**nulle**	**modéré**		65%[1]

3. Corticoïdes (voie nasale)

	Molécule	Spécialité	Laboratoire	AMM	Efficacité	Risque	Prix/ jour	Taux de rembour-sement
	Triamcinolone	**Nasacort**	Sanofi	1997	**moyenne**	**mineur**	0,30 €/j	30%
	Béclométasone	**Beconase**	GSK	1987	**moyenne**	**mineur**	0,45 €/j	NR
		Rhinomaxil	Zambon	2006	**moyenne**	**mineur**	0,42 €/j	30%
		Humex Rhume des foins	Urgo	1997	**moyenne**	**mineur**	0,33 €/j	NR
	Budésonide	**Rhinocort**	AstraZeneca	1999	**moyenne**	**mineur**	0,43 €/j	30%
	Fluticasone	**Flixonase**	GSK	1992	**moyenne**	**mineur**	0,33 €/j	30%
		Avamys	GSK	2003	**moyenne**	**mineur**	0,33 €/j	30%
	Flunisolide	**Nasalide**	Teva	1991	**moyenne**	**mineur**	0,25 €/j	NR
	Tixocortol	**Pivalone**	Pfizer	1977	**moyenne**	**mineur**	0,42 €/j	30%
	Mométasone	**Nasonex**	MSD	1997	**moyenne**	**mineur**	0,32 €/j	30%

4. Cromones : nulles

(Voir « Pneumologie ».)

	Molécule	Spécialité	Laboratoire	AMM	Efficacité	Risque	Prix/ jour	Taux de rembour-sement
	Cromoglycate (nébul. orale et nasale)	**Lomudal**	Sanofi	1980	**nulle**	**nul**		NR
		Lomusol	Sanofi	1994	**nulle**	**nul**		15%
		Cromorhinol	Chauvin	19195	**nulle**	**nul**		NR

1. 65 % pour la solution par inhalation par nébulisateur en unidose. 15 % pour la solution nasale en flacon pulvérisateur. La solution en flacon pressurisé est NR.

C. RHINITES, ANGINES ET OTITES INFECTIEUSES (VIRALES OU BACTÉRIENNES)

I. Rhinites (voie nasale)

1. Antibiotique

Molécule	Spécialité	Laboratoire	AMM	Efficacité	Risque	Prix/jour	Taux de rembour-sement
Mupirocine	**Bactroban**	GSK	1991	**nulle**	**mineur**		65 %

2. Antiseptiques

Molécule	Spécialité	Laboratoire	AMM	Efficacité	Risque	Prix/jour	Taux de rembour-sement
Ritiométan	**Nécyrane**	Pierre Fabre	1967	**nulle**	**mineur**		NR
Thiophène-carboxylate (TPC)	**Dolirhume TPC**	Sanofi	1973	**nulle**	**mineur**		NR
Benzododécinium	**Prorhinel**	Novartis	1964	**nulle**	**mineur**		NR

3. Antihistaminique + Antiseptique

Molécule	Spécialité	Laboratoire	AMM	Efficacité	Risque	Prix/jour	Taux de rembour-sement
Céthexonium + Phényltoloxamine	**Biocidan**	Menarini	1957	**nulle**	**mineur**		NR

II. Angines

1. Collutoires

• Antiseptiques

	Molécule	Spécialité	Laboratoire	AMM	Efficacité	Risque	Prix/jour	Taux de remboursement
	Chlorhexidine	**Collunovar**	Dexo	1960	**nulle**	**mineur**		NR
	Hexétidine	**Collu-Hextril**	Johnson & Johnson	1966	**nulle**	**mineur**		NR
	Biclotymol	**Hexaspray**	Bouchara	1985	**nulle**	**mineur**		NR

• Antiseptique + Corticoïde

	Molécule	Spécialité	Laboratoire	AMM	Efficacité	Risque	Prix/jour	Taux de remboursement
	Chlorhexidine + Tixocortol	**Thiovalone**	Pfizer	1998	**faible**	**mineur**		NR

• Antiseptiques + Anesthésiques

	Molécule	Spécialité	Laboratoire	AMM	Efficacité	Risque	Prix/jour	Taux de remboursement
	Hexamidine + Lidocaïne	**Colludol**	Coopération Pharmaceutique Française	1982	**faible**	**mineur**		NR
	Hexamidine + Tétracaïne	**Oromédine**	Sanofi	1982	**faible**	**mineur**		NR
	Chlorhexidine + Tétracaïne	**Drill maux de gorge**	Pierre Fabre	1993	**faible**	**mineur**		NR
		Eludril	Pierre Fabre	1969	**faible**	**mineur**		NR
	Cétrimide + Lidocaïne	**Lysocalm-spray**	Pierre Fabre	2003	**faible**	**mineur**		NR
	Chlorhexidine + Oxybuprocaïne	**Désomédine**	Chauvin	2007	**faible**	**mineur**		NR

2. Sirops et solutions buvables

Molécule	**Spécialité**	Laboratoire	AMM	**Efficacité**	**Risque**	Prix/ jour	Taux de rembour-sement
Paracétamol + Chlorphénamine + Vit. C	**Flustimex**	Biogaran	*	**nulle**	**modéré**		
Paracétamol + Chlorphénamine + Vit. C	**Clarix**	CPF	*	**nulle**	**modéré**		

3. Pastilles

• Antiseptiques

	Molécule	**Spécialité**	Laboratoire	AMM	**Efficacité**	**Risque**	Prix/ jour	Taux de rembour-sement
	Biclotymol	**Humex** (miel, citron, orange, menthe, fruits rouges)	Urgo	1995	**nulle**	**mineur**		NR
	Biclotymol	**Solutricine** (menthe, orange)	Sanofi	2003	**nulle**	**mineur**		NR
	Amyl-métacrésol	**Strepsils** (fraise, citron, miel)	Reckitt-Benckiser	1991	**nulle**	**mineur**		NR

• Antiseptiques + Anesthésiques

	Molécule	**Spécialité**	Laboratoire	AMM	**Efficacité**	**Risque**	Prix/ jour	Taux de rembour-sement
	Chlorhexidine + Tétracaïne	**Aphtoral** (+ Vit. C)	Pierre Fabre	1977	**faible**	**mineur**		NR
	Chlorhexidine + Tétracaïne	**Drill** (anis, menthe, citron, miel rosat, pamplemousse)	Pierre Fabre	1984	**faible**	**mineur**		NR
	Amylmétacrésol + Lidocaïne	**Strepsils Lidocaïne**	Reckitt-Benckiser	1999	**faible**	**mineur**		NR

• Anesthésiques seuls

	Molécule	**Spécialité**	Laboratoire	AMM	**Efficacité**	**Risque**	Prix/ jour	Taux de rembour-sement
	Tétracaïne	**Solutricine Tétracaïne**	Sanofi	2005	**faible**	**nul**		NR
	Ambroxol	**Lysopaïne maux de gorge**	Boehringer	2003	**faible**	**nul**		NR

• Anti-inflammatoire

	Molécule	Spécialité	Laboratoire	AMM	Efficacité	Risque	Prix/ jour	Taux de rembour-sement
	Flurbiprofène	**Strefen**	Reckitt-Benckiser	2000	**moyenne**	**mineur**		NR

• Enzyme

	Molécule	Spécialité	Laboratoire	AMM	Efficacité	Risque	Prix/ jour	Taux de rembour-sement
	α-amylases	**Maxilase**	Sanofi	1961	**nulle**	**mineur**		NR
		Mégamylase	Top Pharm	1999	**nulle**	**mineur**		NR

• Antiseptiques + Lysozyme (Ly)

	Molécule	Spécialité	Laboratoire	AMM	Efficacité	Risque	Prix/ jour	Taux de rembour-sement
	Ténoate + Ly	**Glossithiase**	Jolly-Jatel	1970	**nulle**	**mineur**		NR
	Biclotymol + Ly	**Hexalyse** (+ énoxolone)	Bouchara	1998	**nulle**	**mineur**		NR
	Pyridoxine + Ly	**Lyso 6**	Pierre Fabre	1965	**nulle**	**mineur**		NR
	Cétylpyridinium + Ly	**Lysopaïne**	Boehringer	1994	**nulle**	**mineur**		NR

• Divers

	Molécule	Spécialité	Laboratoire	AMM	Efficacité	Risque	Prix/ jour	Taux de rembour-sement
	Lévomenthol + Réglisse	**Blackoïds du Dr Meur**	SERP	1970	**nulle**	**nul**		NR

III. Otites (instillations)

1. Otites externes

• Antibactériens + Corticoïdes

	Molécule	Spécialité	Laboratoire	AMM	Efficacité	Risque	Prix/ jour	Taux de rembour-sement
	Néomycine + Polymyxine + Fluocinolone	**Antibio Synalar**	Jolly-Jatel	1965	**moyenne**	**mineur**		30%
	Framycétine + Polymyxine + Dexaméthasone	**Framyxone**	Cilfa Dévelop-pement	1998	**moyenne**	**mineur**		30%
	Polymyxine + Néomycine + Fludrocortisone + Lidocaïne	**Panotile**	Zambon	1975	**moyenne**	**mineur**		30%
	Polymyxine + Néomycine + Dexaméthasone	**Polydexa**	Bouchara	1977	**moyenne**	**mineur**		30%

• Antibactériens + Corticoïdes + Antifongiques

	Molécule	Spécialité	Laboratoire	AMM	Efficacité	Risque	Prix/ jour	Taux de rembour-sement
	Oxytétracycline + Polymyxine + Dexaméthasone + Nystatine	**Auricularum**	Grimberg	1987	**faible**	**mineur**		30%

• Anesthésiques locaux associés

Molécule	Spécialité	Laboratoire	AMM	Efficacité	Risque	Prix/ jour	Taux de rembour-sement
Phénazone + Lidocaïne	**Otipax**	Biocodex	1985	**faible**	**mineur**		15%

• Sympathomimétique + Antiseptique

À écarter.

	Molécule	Spécialité	Laboratoire	AMM	Efficacité	Risque	Prix/ jour	Taux de rembour-sement
	Résorcinol + Éphédrine	**Osmotol**	Chauvin	1949	**nulle**	**modéré**		NR

2. Otites internes (avec perforation du tympan)

• Antibactériens (instillations[1])

Molécule	**Spécialité**	Laboratoire	AMM	**Efficacité**	**Risque**	Prix/jour	Taux de remboursement
Ofloxacine	**Oflocet**	Voir « Antibiotiques ».					
Rifamycine	**Otofa**						

• Médicaments soufrés

Voie nasale ou orale : comprimés ; pulvérisations ; solutions buvables.

	Molécule	**Spécialité**	Laboratoire	AMM	**Efficacité**	**Risque**	Prix/jour	Taux de remboursement
	Sulfure de NA	**Actisoufre**	Grimberg	1950	**nulle**	**nul**		NR
	Thiosulfate de NA et MG	**Désintex**	Richard	1945	**nulle**	**nul**		NR
	Cystine, Soufre, Vit. A	**Solacy**	Grimberg	1974	**nulle**	**nul**		NR
	S, SI, AL	**Sulfuryl**	Legras	1997	**nulle**	**nul**		NR

• Oligothérapie de manganèse (Mn) et de soufre (*per os*)

	Molécule	**Spécialité**	Laboratoire	AMM	**Efficacité**	**Risque**	Prix/jour	Taux de remboursement
		Granions de manganèse[2]	Laboratoire des Granions	1992	**nulle**	**nul**		NR
		Oligosol Manganèse[3]	Labcatal	2006	**nulle**	**nul**		NR
		Oligostim manganèse[3]	Boiron	1990	**nulle**	**nul**		NR

1. Relèvent d'antibiotiques par voie générale.

2. Aucun argument pour le manganèse du laboratoire EA Pharma Monaco, qui commercialise aussi des « Granions » d'or (rhumatismes), d'argent et de cuivre (infections ORL, rhumatismes), de lithium (psychosomatisations), de magnésium (dystonies neurovégétatives !), de sélénium (affections musculaires), de soufre (infections récidivantes ORL) et de zinc (acné), les seuls remboursés à 35 %.

3. Aussi au cobalt, bismuth, cuivre, or, argent, fluor, lithium, magnésium, nickel, sélénium, phosphore, potassium, soufre, zinc.

Pneumologie

L'ASTHME ET L'ALLERGIE
10 MILLIONS DE MALADES ENFANTS ET ADULTES

Maladie des enfants autant que des adultes, l'asthme est un immense problème de santé publique et un immense marché pharmaceutique.

Sa fréquence, qui ne cesse de croître, a doublé en 30 ans et touche 18 % des Écossais, 15 % des Anglais, des Canadiens, des Australiens, 11 % des Américains et 10 à 15 % des Français. On atteint des taux de 40 % dans certaines régions des États-Unis, mais la maladie est beaucoup plus rare dans les pays moins développés (Russie et Chine, 2 % ; Indonésie, 1 %).

On dispose depuis 30 ans de tous les moyens pour en faire une maladie sous contrôle. À condition de jeter aux orties les thérapeutiques inutiles, accumulées depuis 30 ou 40 ans (cromoglycate, kétotifène, atropine et théophylline) aussi bien que de plus récentes, antileukotriènes et anticorps monoclonaux (Xolair, Oralair). Ce sont les β2-stimulants (1972) et des corticoïdes inhalés (1986), qui ne connaissent guère d'échecs, à condition d'utiliser les bonnes doses et de suivre de près les malades, de leur faire comprendre ce qu'est cette maladie irrégulière, dont l'intensité et les risques peuvent changer d'une saison à l'autre, d'un jour à l'autre et parfois d'une heure à l'autre, rassurant ou angoissant alternativement les malades, qui peuvent s'endormir dans une fausse sécurité, de sorte qu'il faut à la fois les rassurer et leur apprendre à se méfier, s'autosurveiller, s'autoévaluer, s'autotraiter intelligemment. L'asthme n'est plus un problème de médicaments. Nous les avons. À condition de savoir s'en servir, c'est un problème de mode d'emploi : apprendre à s'évaluer, apprendre à inhaler correctement les médicaments, apprendre à éviter les allergènes, la pollution, le tabac, traiter le reflux œsophagien, etc. Il s'agit pour le malade d'un problème de prise de conscience de soi-même et de collaboration confiante entre médecin et malade à l'âge adulte, entre médecin et parents chez l'enfant. C'est une question qui relève beaucoup plus du ressort des généralistes que des spécialistes, pneumologues et allergologues.

Cela implique aussi de chasser du temple les marchands d'illusions magiques et de jeter aux oubliettes la «désensibilisation[1]» centenaire de tant de thaumaturges, au discours moliéresque, qui n'a pas varié depuis 50 ans.

Définition

L'asthme est une maladie respiratoire d'origine immunologique, plus précisément immuno-allergique (ou atopique, allergie et atopie, c'est la même chose) et secondairement inflammatoire, correspondant à un profil génétique particulier.

Il se manifeste par des crises paroxystiques d'étouffement, d'intensité, durée et fréquence variables, parfois mortelles en quelques jours, heures ou minutes, mais le plus souvent bénignes, mais avec un retentissement généralement grave sur la vie quotidienne, personnelle et professionnelle. Il peut à la longue, après des années, créer des lésions inflammatoires cicatricielles, conduisant à une véritable bronchite chronique irréversible, similaire aux bronchites chroniques liées à la pollution industrielle, urbaine ou tabagique.

Épidémiologie de l'asthme

L'asthme touche 8 à 10% de la population, soit 5 à 6 millions de personnes, soit 1 sur 10 en France (certains disent 10 millions), 2 à 3 fois plus que le diabète et autant que l'hypertension artérielle (17% aux États-Unis). Il se manifeste dans 5% des cas avant 1 an, dans 35% avant 15 ans. C'est donc largement une maladie pédiatrique, qui touche 20% des enfants, mais il s'observe largement à l'âge adulte: 45% de 15 à 50 ans, et encore 15% après 50 ans et 5% après 70 ans. 2% sont des asthmes professionnels liés à tel ou tel allergène de l'environnement ou des ateliers.

C'est souvent la maladie de toute une vie, mais la moitié des asthmes de l'enfant disparaissent après 5 ans et surtout à la

1. Lire plus loin «Contre la désensibilisation des allergiques».

puberté, mais ils peuvent réapparaître plus tard. Personne ne sait pourquoi.

Dans 20 % des cas, il s'agit d'une maladie sérieuse, et sévère dans 5 % justifiant alors des traitements permanents et intensifs. Elle est encore responsable de 1 000 morts par an en France, soit 0,1 % à peine des asthmatiques, mais 5 % lorsque le risque est cumulé sur une durée de 30 à 50 ans. La plupart des décès se produisent aux environs de 50-60 ans mais peuvent survenir dans l'enfance, au cours de l'adolescence ou beaucoup plus tard.

L'asthme est aussi responsable de 10 % des consultations médicales et de dizaines de milliers d'hospitalisations chaque année, dont des milliers en réanimation, qui témoignent non de la faillite des traitements, au contraire remarquablement efficaces, à condition d'être bien conduits par les médecins et bien compris par les malades. Mais leur application est trop souvent incorrecte, en partie à cause des malades eux-mêmes, qui ont parfois tendance à négliger une maladie à laquelle ils se croient habitués, mais qui peut à tout instant conduire à des situations difficiles, parfois en quelques heures.

Les crises d'asthme

Laissons les malades les décrire. Ils les connaissent mieux que nous médecins, qui ne faisons que les écouter. Voici ce qu'en dit Raymond Queneau, asthmatique lui-même, et qu'il a décrit à travers un de ses personnages, dans *Loin de Rueil*, Louis-Philippe des Cigales. Aucun traité de médecine ne les décrit si bien : « Depuis cinq minutes, Louis-Philippe des Cigales faisait une drôle de gueule, les deux poings appuyés sur ses genoux, penché, il commence à mal respirer tout simplement, il est en train de prendre conscience de sa respiration par le simple fait qu'elle ne fonctionne pas épatamment. On ne peut pas dire qu'il halète, non on ne peut pas dire ça, mais il est affligé en ce moment, après la prise de conscience de sa difficulté de respirer, d'une constriction des poumons, des muscles pulmonaires, des nerfs pulmoneux, des canaux pulmoniques, des vaisseaux pulmoniens, c'est une espèce d'étouffement, mais ce n'est pas un étouffement qui prend à la gorge, par le tuyau d'en haut, c'est un étouffement qui part d'en bas, qui part des deux côtés à la fois aussi, c'est un étouffement thoracique, un encerclement du tonneau respiratoire. »

Et puis évidemment Proust, qui illustre le poids permanent de la maladie sur les épaules des patients. Première crise d'étouffement à 9 ans, au retour d'une promenade, avec sa mère, au bois de Boulogne. Il doit fuir les agressions botaniques ou polluantes du jour; il mène une vie nocturne et recluse, alité, et il lutte contre «la poussière affreuse», avec des fumigations. Une bougie est allumée en permanence à laquelle il peut enflammer un petit papier et faire brûler dans une soucoupe une pincée de sa chère poudre Legras. Pour trouver le sommeil, il se drogue avec de l'Amyl, de la valériane et du Trional. Il ne peut approcher d'une fleur sans succomber instantanément sous un flot d'éternuements. «Je ferai ma cure cet automne, maintenant je ne pourrai circuler au milieu des campagnes qui vont fleurir. Je remettrai cela après ma fièvre des foins», et encore: «Aujourd'hui, je suis au milieu d'une affreuse crise d'asthme. Le bruit de mes râles couvre celui de ma plume. Je manque d'air, dit-il, cet air que je ne peux pas arriver à respirer.»

Le rythme particulier de la phrase de Proust, c'est exactement celui de sa crise d'asthme. Il écrit comme il respire.

Des asthmatiques, l'un de nous en a suivi personnellement des centaines: immigrés, paysans, banlieusards, politiques, Premier ministre, acteurs, actrices et grand baryton italien, pendant des années. Une dizaine, hommes, femmes ou enfants, sont morts, peut-être de ma faute ou parce qu'ils n'avaient pas compris ou pas admis leur maladie. Ou sous la pression d'entourages désastreux (j'ai en tête quelques images de pères meurtriers par affection excessive de tous les instants, même la nuit). Et deux fois, le soir d'une désensibilisation, des patientes sauvées de justesse, en réanimation. Elles avaient 13 et 14 ans. Des morts parfois en quelques minutes, dans la rue, en descendant de sa voiture devant l'hôpital, ou dans l'hôpital même, telle Louise, morte en 10 minutes alors qu'elle allait sortir, guérie, croyant celui des médecins qui la suivait. Et cette carte postale du 14 juillet 1983, de Lucette, 17 ans, si vive, si belle, si gaie. La carte est la photographie d'un lourd cercueil de pierre de la nécropole mérovingienne de Neris, avec dedans un squelette disloqué: «Je vais bien, je souffle à 400 dans le *peak flow*, mais j'ai peur que la cortisone ne m'expédie *ad patres*. Je l'arrête.» Elle meurt quatre jours après, en quelques minutes, à l'heure même où je recevais sa carte, que j'ai toujours, au mur de mon bureau. Dans l'asthme, il faut être deux pour guérir. Le malade et le médecin.

Un pharmacien des Champs-Élysées a été placé en garde à vue. À 1 heure du matin, un touriste italien est pris dans la rue d'une violente crise d'asthme et il lui réclame de la Ventoline. Sans ordonnance, le pharmacien refuse, malgré l'insistance des badauds. Le touriste meurt. Les sapeurs-pompiers ne peuvent le ranimer. Corinne H., mère de 31 ans, comptable, asthmatique fragile et dépressive, incarcérée pour un délit mineur (2000 francs de chèques en bois), le 12 août 1991. Elle écrit tous les jours à son mari : « Ça ne va pas. Je n'ai plus le droit d'avoir la Ventoline dans ma cellule et la nuit, c'est pire que le jour. J'angoisse. Ils ne connaissent pas ici les décès par crise d'asthme et ils ne veulent pas me donner la Ventoline. Je suis en crise. J'ai demandé encore ma Ventoline. On me l'a donnée, puis reprise aussitôt. On me l'a laissée la nuit et reprise le matin. Il est 6 heures. *J'étouffe.* » Corinne est morte le 25 août à son arrivée à l'hôpital, où elle avait été transportée à la dernière minute. Le même jour, à 9 heures du matin, la cour d'appel refusait sa demande de mise en liberté, sans même savoir qu'elle était morte depuis 3 heures.

Et aussi, situation inverse. Claude M. me consulte en catastrophe. Je lui demande : « Mais pourquoi n'avez-vous pas pris votre Ventoline, Claude ? »

– Mais, docteur, c'est effrayant, ce médicament, une bouffée et la crise disparaît aussitôt, un miracle, c'est magique, mais c'est diabolique, sûrement dangereux. Alors, je m'en suis défié chaque jour un peu plus et j'y ai renoncé. »

Et encore, cet autre médecin déjanté, qui m'explique en soupesant des deux mains, sous les mamelons, ses deux poumons et en dessinant le trajet vertical de sa trachée, que l'appareil respiratoire est en fait comme un pénis et ses deux testicules et que l'asthme est une maladie sexuelle, une demande de sexe, et qu'il sait, lui, comment la traiter.

Le diagnostic d'asthme est un diagnostic d'interrogatoire et d'examen clinique. Les médecins ne sont pas toujours les meilleurs. Mon ami Roland Piedalu, cultivateur dans le Loiret, me raconte comment sa femme est morte, faute de secours médical : « Je voyais bien qu'elle allait mal, qu'elle étouffait, qu'elle allait de plus en plus mal, elle avait un creux, un creux là, vous voyez, en bas du cou, juste au-dessus de l'os, du sternum, un trou, qu'on y aurait mis un œuf de poule nine (naine). » Roland avait bien compris, lui, que ce que les médecins appellent le « tirage », ce creusement des tissus au-dessus du sternum, témoignait d'une formidable difficulté à respirer, au point d'en mourir, ce qu'on oublie d'enseigner aux étudiants qui n'y voient, par notre faute, qu'un détail sans intérêt.

Mais reconnaître l'asthme est facile, on l'a bien compris. Ce qui est plus difficile, c'est d'en conduire le traitement, d'apprendre au malade à en connaître les symptômes, en particulier les jeunes qui tendent à les nier. C'est peut-être aussi leur confier des appareils portables gros comme des paquets de cigarettes, pour mesurer leur débit respiratoire (j'ai introduit les premiers en France, venus d'Angleterre, en 1969). Les signes biologiques sont peu utilisés, probablement à tort. Ils sont peu sensibles, mais très spécifiques. Le meilleur est le taux des IgE dans le sang. Avant 35 ans, les taux moyens sont de 225 UI, 5 fois plus élevés chez les asthmatiques que chez les non-asthmatiques et encore après 55 ans, ils sont 3 fois plus élevés (56 UI contre 18). Et chez 40 % des asthmatiques, les éosinophiles circulants dans le sang dépassent 350/mm^3. Ça peut aider.

Nature de l'asthme : l'allergie

Son mécanisme est assez bien compris, mais d'une certaine complexité. Il repose sur la distinction de 2 types de réponses immunes très différentes, dites « TH-1 » et « TH-2 ». L'une, TH-1, est l'immunologie « classique » contre les virus et les bactéries. L'autre, TH-2, contre champignons, pollens, insectes, venins, est l'« immuno-allergie », impliquée dans toutes les maladies allergiques.

L'asthme est la plus fréquente des maladies allergiques qui sont aussi digestives, ORL et cutanées. Il est caractérisé par des réponses immunitaires « TH-2 » (voir plus bas) et non « TH-1 ».

L'allergie est une relique du passé, un legs de l'évolution. Parmi les êtres humains, certains se trouvaient avoir, il y a bien longtemps, par le hasard des mélanges génétiques, un profil génétique particulier, qui leur conférait un avantage dans la défense contre les infections à eucaryotes végétaux ou animaux, insectes, arthropodes, venins, parasites ou champignons.

Cet avantage particulier a conduit peu à peu, par sélection naturelle, au développement de ce groupe, mieux armé que les autres, presque un clone, qui représente aujourd'hui 15 à 20 % des êtres humains. Mais avec l'hygiène, les meilleures conditions de vie, l'éradication des parasites dans beaucoup de pays, l'immunologie TH-2 est devenue inutile, en quelque sorte inoccupée, et est devenue non seulement inutile, mais dangereuse, car elle conduit à des réponses violentes, non plus contre les agents dangereux, qui ont disparu (champignons, parasites), mais contre une liste impressionnante de substances étrangères qui leur ressemblent chimiquement, mais sont inertes, non vivantes, sans danger, qu'elles soient d'origine animale (fragments d'insectes, crustacés ou poils de mammifères), végétale ou fungique, et aussi de produits chimiques et de médicaments. Plus l'hygiène progresse, plus les agents infectieux se raréfient, plus les réponses TH-2 deviennent inutiles, plus l'allergie se développe et c'est pourquoi elle est plus fréquente dans les pays les plus développés.

Cet état particulier, où, en quête d'adversaires, le système TH-2 se retourne contre des molécules innocentes et indirectement contre nous-mêmes, est décrit sous le nom d'« allergie » (autre réponse) ou d'« atopie » (ces malades sont « ailleurs »). Il s'exprime sous forme de pathologies souvent associées, des bronches (asthme), du nez, des yeux ou des oreilles (rhinites, conjonctivites et otites allergiques), de la peau (dermatites atopiques), des muqueuses digestives (intolérances alimentaires) et parfois à l'ensemble de l'organisme (choc anaphylactique d'une extrême gravité).

L'allergie est donc un « état » génétique. Elle n'est pas liée à des mutations ou autres anomalies touchant au hasard tel ou tel gène d'un individu donné, comme c'est le cas dans les cancers par exemple, mais à un profil génétique particulier et stable, sélectionné par l'évolution, différent de celui des non-allergiques.

L'allergie est donc un état héréditaire, autosomal et dominant. 90 % des enfants asthmatiques ont au moins un parent allergique et 60 % des enfants des couples où un parent est allergique le sont eux-mêmes, tandis que les parents normaux n'ont pas d'enfants atopiques. Ce profil génétique comporte d'innombrables particularités touchant la plupart des gènes du système immunitaire, gènes des immunoglobulines E (IgE), de multiples interleukines (IL-4,

IL-13, IL-25) et cytokines et de leurs récepteurs. Naturellement, au fil de l'évolution et des croisements interindividuels, ce profil est devenu hétérogène et c'est pourquoi il y a les grandes allergies et les petites, touchant de multiples antigènes ou un antigène particulier, par exemple le venin d'abeille ou la cacahuète.

Les réponses immunes sont dues :

• aux anticorps qui captent les « antigènes » et sont sécrétés par les lymphocytes B (LB), produisant des anticorps de divers types (A, D, E et G) ;

• aux lymphocytes « tueurs » ou cytotoxiques, les T8K (*killer*), tuant les cellules et organismes étrangers ;

• aux lymphocytes dits « aidants » (*helpers*) ou activants, ou « amplificateurs », les lymphocytes TH ou T4 (il existe aussi des lymphocytes « inactivants », « suppresseurs » ou « régulateurs », Treg (T4 et T8), qu'il faudra savoir susciter si on veut, un jour, contrôler l'allergie).

Les TH (ou T4) stimulent les LB et les T8K en sécrétant des molécules, dites « cytokines » de 20 types différents.

Les TH-1 de l'immunité « classique » sécrètent surtout l'interleukine-2 (IL-2).

Les TH-2 de l'allergie sécrètent les IL-4, 5, 6, 10, 13, 17 et 25 et contrôlent la sécrétion d'anticorps d'un type très particulier, caractéristiques de l'allergie, les immunoglobulines E (IgE).

L'asthme passe par une cascade de réactions violentes où sont impliqués successivement :

• les « allergènes » ;

• les récepteurs épithéliaux de l'immunologie « innée », les « Toll » récepteurs qui les reconnaissent les premiers, à la surface des bronches ;

• les TH-2 de l'immunité « acquise » et leurs équivalents de l'immunité « innée » (G. Eberl, Pasteur) qui les reconnaissent comme « étrangers » ;

• les IL-4, 5, 13 ;

• les immunoglobulines E (IgE) ;

• les mastocytes ;

• les éosinophiles.

Les IgE sont tout à fait à part. Elles sont les plus puissantes et les plus dangereuses des immunoglobulines. Normalement 100000 fois moins abondantes que les immunoglobulines G (IgG), elles sont par contre capables de voir leur taux multiplié par 1000 et, contrairement aux IgG, elles ne restent pas libres dans le plasma, mais viennent se fixer sur les plus puissantes, dangereuses et explosives des cellules inflammatoires, les mastocytes, grandes cellules bourrées de granulations pleines de dangereuses substances. Elles sont nées elles aussi dans la moelle, comme toutes les cellules du sang, et disséminées ensuite dans tous les tissus, en particulier dans les sous-muqueuses bronchiques et digestives et au sein même du tissu musculaire lisse des bronches.

Les allergènes

Les crises allergiques sont déclenchées par l'inhalation (ou l'ingestion) d'une liste infinie d'antigènes, de substances étrangères, ici appelées « allergènes ». Tous sont des molécules d'eucaryotes à cellules nuclées (végétaux et animaux invertébrés ou vertébrés) ou des produits chimiques, mais jamais des virus ou des bactéries (procaryotes ou cellules sans noyau), qui, eux, déclenchent une réponse immune de type TH-1. Chaque malade répond à un ou plusieurs allergènes. Parmi les plus fréquents, citons les pollens d'arbres – bouleau, platane, cyprès, troène, tilleul, marronnier, etc. –, de février à juin, les pollens de graminées ou d'herbacées – ortie, ivraie (*ryegrass*), fléole (*timothy grass*), pariétaire –, en juin-juillet, armoise (*mugwort*) et ambroisie (*ragweed*), en septembre et octobre, diverses graines, des poussières de céréales, des spores de champignons, des moisissures, des débris d'insectes, en particulier d'acariens, des venins de guêpe, d'abeille ou de frelon, chinois ou pas, et encore squames et poils de chevaux, chats et rongeurs, peu de chiens ou de bétail, plumes d'oiseaux, poussière de maison (le plus puissant et le plus varié des allergènes domestiques), métaux (nickel, chrome, platine, cobalt), peintures et résines, plastiques, vernis, multiples produits chimiques, colorants, conservateurs, aromatisants, etc., liste à laquelle s'ajoutent les allergènes alimentaires – lait, poisson, crustacés, coquillages, cacahuètes, noix –, les médicaments et, en particulier, aspirine, pénicillines, sulfamides, AINS, ainsi que les produits iodés de diagnostic radiologique. Certains de ces allergènes déclenchent des réponses redoutables, capables de provoquer des crises immédiates, violentes et parfois mortelles (cacahuètes, crustacés, aspirine). L'allergie alimentaire touche aux États-Unis 6 à 8 % des enfants de moins de 4 ans et 2 % des adultes. Elle entraîne au moins 30000 réactions allergiques sévères par an, avec 2000 hospitalisations et 200 cas mortels. L'allergie aux cacahuètes en représente la plus grande partie.

La cascade allergique : antigènes – IgE – mastocytes et éosinophiles

Les allergènes inhalés (ou ingérés) se heurtent aux cellules épithéliales qui recouvrent les parois bronchiques ou digestives et aux lymphocytes T innés associés. Elles constituent la première ligne de défense qui relève de l'immunologie innée. La réponse est hyper-rapide, immédiate, puissante, violente. Les Toll-récepteurs (TLR) membranaires, de surface des cellules épithéliales et des récepteurs intracellulaires de type dit « NOD » (*Nature*, 2012, 484 : 458 et *Nature Medicine*, 2012, 18 : 673-749) reconnaissent comme étrangers certains motifs chimiques communs à beaucoup d'allergènes différents.

Aussitôt, les cellules épithéliales et les T innés émettent des cytokines, TNF et interleukines, et activent les cellules dendritiques muqueuses qui captent les allergènes, les fragmentent et les présentent aux lymphocytes TH-2 associés à la muqueuse et les activent par les Il-17, 25 et 33, et, à leur tour, les TH-2 activés libèrent les IL-4, 5 et 13, qui vont provoquer la synthèse d'IgE par les LB, qui se fixent sur la surface des mastocytes de la sous-muqueuse.

Lors de toute inhalation, l'allergène vient alors se fixer sur les IgE, qui « arment » les mastocytes, ce qui provoque aussitôt la « dégranulation » de ces véritables bombes cellulaires et la libération, comme une gerbe de grenade, de molécules hyperpuissantes. Une explosion, bien visible au microscope.

Les mastocytes libèrent ainsi, ou sécrètent, en quelques minutes histamine, leukotriènes, prostaglandines (PGD-2), sérotonine, bradykinine, PAF, etc., qui provoquent une constriction des bronches, et aussi une tryptase destructrice des tissus.

Et la réaction ne s'arrête pas là. Les mastocytes libèrent également des molécules attractives, appelées « chémokines », qui font affluer dans les bronches les autres cellules de l'inflammation, polynucléaires neutrophiles et surtout éosinophiles.

Aussitôt arrivées dans les bronches, ces nouvelles venues libèrent, à leur tour, leukotriènes, PGE, PAF, MBP, ECP, etc., les uns et les autres capables de tuer des cellules et même des larves de parasites, comme ils le faisaient il y a des milliers d'années, ainsi que des peroxydases, collagénases, élastases, destructrices des tissus sous-muqueux. Voilà pourquoi les bronches, lésées à chaque crise, finissent par développer des lésions cicatricielles irréversibles de bronchite chronique.

Ainsi s'associent les deux éléments de base des crises d'asthme : d'une part, une bronchoconstriction réversible par les β2-stimulants adrénergiques et, d'autre part, un gonflement, un œdème obstructif de la muqueuse bronchique réduisant leur calibre et insensible au β2-stimulants, mais sensible aux corticostéroïdes. Le traitement devra associer ces 2 types de molécules.

Les conséquences respiratoires du conflit

Le résultat de cet orage immuno-inflammatoire, c'est le rétrécissement des bronches, parfaitement visible par opacification, et l'obstruction de leur lumière par la contraction des muscles et l'œdème de la muqueuse et l'hypersécrétion obstruant les bronches par un mucus épais, collant, et qui, dans les cas les plus graves, au cours de l'état de mal asthmatique, peut créer de véritables moulages ramifiés de l'arbre bronchique, obstruant totalement 90 % (oui, 90 % !) des voies aériennes.

L'asthme n'est pas une gêne seulement expiratoire, mais plus encore inspiratoire, R. Queneau l'avait bien vu. Pour respirer dans ces conditions, le malade doit rouvrir ses bronches et solliciter à l'extrême ses muscles inspiratoires et distendre son thorax au maximum jusqu'à en doubler le volume, pour rouvrir quelques bronches et créer un appel d'air, une dépression intrathoracique de – 50 ou 60 cm H20 et non plus comme normalement 5 à 10, qui aspire l'air extérieur et lui permet de parvenir aux alvéoles.

Cette dépression attire le sang veineux dans le thorax et y retient le sang du cœur gauche, dont elle rend l'éjection hors du thorax plus difficile, comme dans un puits. Comme l'a dit K. McGregor de Montréal, « le cœur est une pompe dans une pompe ». Pompe cardiaque dans la pompe respiratoire. Alors le cœur gonfle, devient énorme, et ce d'autant plus que la crise est sévère. Une insuffisance cardiaque s'installe. Cette profonde dépression interne attire aussi les parties molles de la cage thoracique vers l'intérieur, creuse les espaces intercostaux, accentue les creux sus-claviculaires et sus-sternal à la base du cou. C'est ce qu'on appelle «tirage» sus-claviculaire et sus-sternal, que mon ami Piedalu avait bien vu, signe d'extrême gravité, car il mesure indirectement l'ampleur de l'obstruction bronchique. Les muscles inspiratoires vont en effet se fatiguer assez vite de cet effort, de cette respiration à grand volume et ne pourront la maintenir bien longtemps. Dès lors, les voies aériennes se referment et c'est l'asphyxie mortelle. Tirage et gros cœur signent l'extrême urgence. Il ne reste alors que quelques minutes pour traiter et souvent intuber et ventiler avec des pressions d'insufflation positives très élevées, pour parvenir à faire pénétrer l'air au fond des poumons, pressions positives qui sont l'image en miroir des pressions négatives que développaient les muscles inspirateurs, juste avant l'intubation.

Les traitements de l'asthme : une longue histoire plutôt agitée

L'atropine

En 1802, alors que la cocaïne et l'héroïne restent à découvrir, il n'est bruit dans les beaux quartiers du Londres de lord Byron, des immigrés et du blocus continental, que de la nouvelle toxicomanie «fashionable», l'inhalation de poudre de racines ou de cigarettes de feuilles de solanacées, dont les noms imagés disent bien les risques et les attraits : *Datura ferox*, *Devil's apple* (pomme du diable) ou *Deadly nightshade* (ombre mortelle de la nuit), ou encore *Atropa belladonna*, parce qu'elle dilate de façon si émouvante les pupilles et noie tragiquement les regards des *bella donna* de Park Lane ou Grosvenor. L'épidémie est partie du cabinet du Dr Sims, qui a proposé ce traitement à ses asthmatiques, sur les conseils de son collègue Anderson de Madras. Depuis des siècles, ces plantes sont utilisées comme poison aux Indes et dans l'Europe du Moyen Âge et de la Renaissance. Leur principal alcaloïde, l'atropine, a reçu de Linné lui-même le nom d'Atropos, la troisième des Parques, celle qui, inflexible, tranche les fils de la vie.

Et en effet l'intoxication ravage Londres. Brûlants et rouges de fièvre, agités, convulsifs, à demi aveugles, les toxicomanes meurent pour avoir voulu trop plaire.

Mais pour la première fois des asthmes sont améliorés. À la fin du siècle, l'atropine sera la base du traitement proposé à Paris par le grand Trousseau, asthmatique lui-même, et Proust, on l'a vu, inhalera ou fumera jusqu'à sa mort en 1922 ses cigarettes et sa chère poudre Legras, qui n'était autre chose que de l'atropine, et qui était encore vendue il y a peu.

Il y a 30 ans à peine, de nombreux jeunes Lorrains sont morts, qui avaient découvert les plaisirs de l'atropine en faisant des décoctions de cigarettes Legras. Ils souffraient alors d'hallucinations effrayantes, curieusement grises, en noir et blanc, sans couleur, irréelles, comme du cinéma à l'ancienne et, se prenant pour Icare, battaient des ailes et sautaient par les fenêtres.

Les atropiniques sont restés les seuls traitements efficaces de l'asthme jusqu'aux années 1920-1930, malgré la découverte en 1903 de l'extraordinaire efficacité de l'adrénaline. Sa libération en cas de stress explique probablement l'effet parfois spectaculaire des émotions fortes sur les crises d'asthme, qu'Hyde Salter conseillait aux asthmatiques de rechercher, dès 1859.

Ainsi, jusque vers 1930, peu de traitements réellement actifs. On imagine alors la diversité des moyens que la médecine a pu proposer pour atténuer les symptômes de ces crises sans cesse répétées, pour se convaincre elle-même de son efficacité : auto-injection du sang, du sérum ou de l'urine, abcès de fixation par injection d'huile, prétendue vaccination aux propres microbes des malades, inhalation d'ammoniac, si prisé qu'il fut conseillé aux malades des campagnes de dormir au-dessus d'étables aux plafonds percés de trous, anesthésie générale, chloroforme, saignées, sels d'or, extraits de bacilles tuberculeux, proposés par les frères Lumière, œufs de caille, acupuncture, homéopathie, oligoéléments, sérum de tortue, pratiques magiques de quelques grands guérisseurs et, de la même veine, la prétendue désensibilisation qui dure encore.

De 1940, à 1970, la médecine scientifique commence à se développer peu à peu et d'immenses progrès se font jour après la découverte de bronchodilatateurs puissants. D'abord, les adrénergiques non sélectifs, tels que l'adrénaline et surtout, en 1948, son dérivé de

2e génération l'isoprénaline (ou Isoprotérénol ou Isuprel), l'une et l'autre extraordinairement puissantes, mais avec des complications cardiaques sévères et trop souvent mortelles liées à leur action sur les récepteurs myocardiques.

La théophylline

Découvertes dans l'entre-deux-guerres, mais utilisées surtout à partir de 1945, les méthylxanthines (dédioxypurines) sont des décoctions d'Amérique du Sud dérivées des feuilles de guarana, yoco, maté, thé ou coca et des grains de chocolat et dont les principales sont la caféine et la théophylline, et aussi des extraits de noix de kola des gourous éthiopiens et soudanais, très appréciées lors des fêtes tribales pour leurs puissantes propriétés excitatrices.

Des années 1950 aux années 1980, la théophylline sera le plus utilisé des bronchodilatateurs, moins active que l'adrénaline, mais sans complications cardiaques. Malheureusement, la dose thérapeutique est très proche de la zone toxique et les traitements si difficiles à équilibrer qu'on en viendra à les surveiller en contrôlant sans cesse la théophyllinémie. Malgré cela, les complications se multiplient, spécialement chez l'enfant et les personnes âgées. La théophylline est un excitant du système nerveux central et les enfants deviennent agités, turbulents, incapables d'un apprentissage correct en classe, et les accidents cardiaques, les chutes et même des convulsions s'observent chez les vieillards. La théophylline sera pratiquement balayée du marché lors de l'arrivée de la 3e génération de substances adrénergiques. Elle n'a plus de place aujourd'hui.

Les β2-stimulants : une première révolution

C'est alors qu'en 1975 survient une formidable révolution.

C'est l'arrivée des dérivés adrénergiques de 3e génération, Ventoline et Bricanyl, puissants bronchodilatateurs β2-stimulants avec des effets cardiaques limités (qui loin d'être néfastes se révèleront suffisamment positifs, pour qu'ils soient proposés en cardiologie, dans le traitement des insuffisances cardiaques congestives, des infarctus du myocarde).

Découverts et aussitôt utilisés en Angleterre, où ils ont renvoyé théophylline, adrénaline et isoprénaline aux oubliettes, les β2 auront beaucoup de mal à s'imposer en France, où les théophyllines et l'archaïque désensibilisation continueront d'occuper le terrain. Un obscurantisme étonnant, reflet de l'ignorance de beaucoup de médecins et de pédiatres, y compris universitaires, qui, encore échaudés par le souvenir des accidents cardiaques graves ou mortels de l'adrénaline ou de l'isoprénaline des années 1970, et ignorants très visiblement tout de la pharmacologie et de la sélectivité des β2, au point d'en venir à ne les conseiller que par voie orale et non par inhalation, donc de préconiser des doses 10 fois supérieures, à effet retardé, plutôt que des doses très faibles à effet immédiat ! Pendant plus de 10 ans, la guerre a ainsi fait rage entre partisans et adversaires des β2, au détriment des malades.

Ce que l'un d'entre nous a fait de mieux dans sa vie a été de brûler les idoles théophylline et désensibilisation et d'ouvrir, bien après les Anglais et longtemps seul et traîné dans la boue, la voie au β2 salvateurs, aujourd'hui indiscutés.

Les corticoïdes inhalés : une deuxième révolution

La bronchoconstriction ne résume pas l'asthme. L'œdème, l'inflammation et l'encombrement bronchiques par les sécrétions jouent un rôle plus important dans les formes graves, et dans ces situations, les β2, même par nébulisation ou voie intraveineuse, ne peuvent rien à eux seuls.

Dans les années 1950-1970, les corticoïdes, donnés de façon continue ou discontinue, depuis les années 1960, par voie orale, IM ou IV, étaient seuls efficaces, mais malheureusement, associés à de graves complications : amyotrophie sévère, invalidante et délabrante, ostéoporose, fractures, sensibilité aux infections, etc. Ils n'étaient utilisés que parce que, à cette époque, c'était cela ou mourir.

Et c'est alors qu'en 1972, encore en Angleterre, survient une deuxième révolution, plus importante encore que celle des β2-stimulants, un de ces tournants thérapeutiques qui changent vraiment la vie des hommes, la percée des corticoïdes inhalés, successivement béclométhasone (dipropionate de méthyl-cortisol) ou

Bécotide, Budésonide (analogue de l'acétonide de triamcinolone) et en 1993 Fluticasone. En pratique, malgré les publicités des firmes, aucune différence dans leur utilisation et leurs effets. Ils doivent être pris par bouffées de quelques centaines de microgrammes, 1 à 4 fois par jour. 10% de la dose inhalée parvient aux poumons, où elle est en partie métabolisée, puis absorbée, et 90% passe dans le tube digestif, et finalement l'une et l'autre sont inactivées dans le foie, sans les effets négatifs des stéroïdes *per os*.

Et d'un coup le ciel s'éclaircit. L'asthme n'est plus une maladie grave. Dans 90% des cas, les corticoïdes inhalés sont aussi actifs que les corticoïdes par voie orale. En cas d'échec, il faut multiplier la dose par deux et si cela ne suffit pas passer transitoirement à des périodes de traitement par les corticoïdes oraux, en essayant de ne pas dépasser 4 périodes de 15 jours par an et sans jamais arrêter brutalement, si le corticoïde a été pris plus de 10 jours.

Et en pratique, aucune complication, à condition de respecter les doses indiquées, car lorsque les doses sont multipliées par 3 à 5, des effets secondaires généralement minimes ou exceptionnels peuvent se produire: quelques dizaines d'insuffisances surrénales aiguës en Angleterre chez l'enfant, pour des dizaines de millions de traitements; pas de suppression hypophysaire ou à peine mesurable; pas d'effet osseux (en dehors d'anomalies mineures et guère interprétables, de la densitométrie osseuse, voir « Ostéoporose, le nouveau marché »); aucun trouble de croissance de l'enfant; pas d'effet métabolique sur la glycémie ou les lipides et aucune infection respiratoire. Seulement quelques complications mineures, et en particulier une dysphonie réversible, dans moins du tiers des cas, ce qui a quelque peu brisé la voix de la plus grande basse du monde, que j'ai suivie un temps, condamnée à manquer alternativement de souffle ou de timbre !

Les antileucotriènes

Grand effort de l'industrie pharmaceutique pour placer sur un grand marché une molécule nouvelle, sans intérêt et avec des réactions psychiques dangereuses (*Prescrire*, 2011) (le montelukast de Merck), après avoir tenté de décrédibiliser les traitements les plus actifs (stratégie classique de l'industrie: rumeur, calomnie, restrictions, annonce de risques inexistants et d'échecs pour décrédibiliser les médicaments anciens qui ne lui rapportent plus rien, de façon à placer de nouvelles molécules beaucoup, beaucoup plus chères, quoique moins, et, ici, beaucoup moins actives. Ces inhibiteurs de la 5-lipoxygénase ont au laboratoire un effet bronchodilatateur modeste, mais dans la pratique clinique ils sont très, très, très inférieurs aux β2-stimulants associés aux corticoïdes inhalés, et n'ont même aucune utilité comme traitement d'appoint. Ils ont pourtant trouvé quelques défenseurs, et en particulier Jeff Drazen, éditeur en chef du *New England Journal of Medicine* depuis 15 ans, qui s'en est fait le thuriféraire, mais dont on ne peut oublier qu'il est, entre autres, consultant permanent des laboratoires Merck (et de 12 autres !). Ils n'ont fort heureusement pas réussi à s'implanter sur le marché mondial, où ils n'occupent qu'une place de 3e rang, bien qu'ils soient vendus 1,5 à 2 fois plus cher que les médicaments actifs.

Les traitements à oublier ou éviter

Ils n'ont aucune place, surtout s'ils risquent d'écarter des traitements les plus nécessaires : atropine et théophylline dépassées, cromoglycate, mort de sa belle mort après 30 ans d'inefficacité ; antihistaminiques, tel le Zaditen, toujours présent sur le marché, mais sans le moindre intérêt thérapeutique.

Reste à régler son compte à la désensibilisation. Pour son centenaire, cela vaut la peine (voir « Contre la désensibilisation des allergiques »).

Les anticorps monoclonaux

Image de la modernité. Halo prestigieux. Échec et mat.

Successivement anti-IgE (Xolair, 2005), lebrikizumab, anti IL-13 de Roche prévu pour 2017, mépolizumab (Nucala, GSK, 2013), anti IL-5, dupilumab (Sanofi-Régénéron, 2014), anti-récepteur des IL-4 et 13, tous ciblés sur les 3 à 5 % d'asthmes « sévères », avec éosinophilie supérieure à 300 et prétendument rebelles aux β2 et corticoïdes inhalés (90 000 en France). Tous ont été étudiés sur quelques dizaines de patients seulement et sur 12 semaines à peine. Ils ne montrent qu'une modeste augmentation du VEMS (3 à 20 %), ce qui est sans intérêt clinique, et une amélioration faible du nombre des accès et de l'intensité de l'essoufflement, des résultats très inférieurs à ceux de 5-10 jours de corticoïdes par voie générale associés à une rééducation, un réapprentissage, du traitement par inhalation, de son autosurveillance et son autorégulation.

Mais l'industrie espère pourtant toujours s'envoler, et la Deutsche Bank annonçait encore en 2014 1,6 milliard, 2,7 pour 2017, 7,5 pour 2022 (*Les Échos,* 6 mai 2014) (voir les essais cliniques décevants dans le *New England Journal of Medicine*, 2013, 368: 2455 et 2511; 2014, 371: 1189, 1198 et 1249; *Lancet*, 2016, 388: 3 et 31). Tam-tam.

Pour conclure sur le traitement

Crises rares, Ventoline d'action brève, 2 à 3 fois par jour, à la demande.

Crises un peu prolongées, Serevent. Si les bronchodilatateurs β2 ne suffisent pas, associer le Bécotide ou Innovair.

Aucun intérêt des « nouveaux » corticoïdes inhalés, Budésonide (1990) et Fluticasone (1993) et pas plus du Seretide. Le Fluticasone n'a aucun avantage sur le Bécotide… sauf un prix triplé (1,70 euro par jour contre 0,4).

Et naturellement, rejeter toutes les copies et associations sorties depuis 5 ans, dont aucune n'a le moindre intérêt.

CONTRE LA DÉSENSIBILISATION DES ALLERGIQUES

• L'allergologie clinique d'aujourd'hui est à l'immunologie ce que l'astrologie est à l'astrophysique.

• La désensibilisation, qui célébrait son centenaire en 2011, n'est ni fondée, ni efficace, ni sans danger, ni sans coût. Elle est seulement sans résultats. Mais elle rapporte.

Parce que l'allergie est l'une des branches de la grande discipline scientifique qu'est l'immunologie, tout laisse espérer qu'un jour elle puisse vaincre les maladies allergiques, en parvenant à réguler les réponses immunitaires excessives. Nous en sommes malheureusement encore loin.

Dans la première édition de ce guide (2012), j'ai durement stigmatisé les allergologues praticiens. Je l'ai reconnu devant la chambre disciplinaire du Conseil de l'Ordre, qui m'a condamné pour cela à un blâme mérité pour excès de langage. Dont acte.

Les allergologues praticiens sont en effet pour moi des médecins pour la plupart attentifs à leurs malades et à leur famille et préoccupés de les aider au mieux, avec sincérité, même si quelques-uns ne cessent de vanter la désensibilisation, de multiplier les contrôles inutiles, dosages à répétition des IgE et des éosinophiles, pléthysmographie (énorme machin à 200 000 euros, qui n'est pas plus utile qu'un débitmètre de poche à 50 euros), etc., pour rentabiliser au maximum leurs activités, tout en masquant les risques qu'ils font encourir aux malades. Pour ma part, je n'oublierai jamais ces deux jeunes filles de 13 et 14 ans, sauvées d'extrême justesse le soir d'une désensibilisation, dans mon unité de réanimation, en 1981. Pour ceux-là et pour ceux qui les enseignent, je ne retire rien de mes jugements de 2012.

Malheureusement, dans tous les pays, quelques universitaires dévoyés et d'une culture immunologique rudimentaire se sont mis au service de quelques firmes qui ont développé la désensibilisation, se sont institués grands maîtres de l'allergologie, ont créé des sociétés et multiplié les congrès, plutôt que les laboratoires, et ont fait croire à l'ensemble des praticiens de terrain que demain était aujourd'hui et que si la désensibilisation n'avait pas bougé dans son principe, elle avait progressé dans ses pratiques avec de nouveaux allergènes prétendument « purifiés », mais même pas chimiquement définis et encore moins identifiés, utilisés non plus en injection, mais par voie sublinguale, par patchs et « épipatchs » cutanés, donnant désormais des résultats avec moins de risques. Ce sont ces universitaires-là qui méritent d'être stigmatisés, non les allergologues de terrain.

Les rêves des allergologues

L'espoir des allergologues était, et reste, de « vacciner » les patients contre les allergènes auxquels ils sont sensibles, afin d'obtenir une réponse classique, « normale », avec de « bons » anticorps protecteurs, de type IgG, spécifiques de chaque allergène et qui les intercepteraient avant qu'ils ne se lient aux IgE des allergiques et ne déclenchent la fulgurante dégranulation mastocytaire. Mais cela reste un rêve, et les allergiques s'obstinent à répondre avec leur système T-4.2 (ou TH-2) et non TH-1 (voir plus haut).

L'identification même des antigènes prétendument responsables repose sur du sable :

- des tests cutanés non fiables, dépendant autant de la réactivité de la peau, variable d'un sujet à l'autre et avec l'état immunologique des patients, que des allergènes injectés, d'ailleurs eux-mêmes qualitativement et quantitativement inconnus ;
- une revue de la littérature montre que « ces tests sont négatifs chez 10 à 76 % des sujets cliniquement allergiques et positifs chez 4 à 54 % des sujets cliniquement non allergiques ».

Personne ne croit à la désensibilisation

... sinon quelques centaines d'allergologues sur 200000 médecins.

• 98 % des professeurs de pneumologie, dermatologie, pédiatrie et ORL – les spécialités où les allergiques sont légion – se refusent à utiliser la désensibilisation.

• Seulement 700 allergologues sont en charge de 10 millions d'allergiques.

• Seulement 3 ou 4 très petites firmes pharmaceutiques (Stallergènes, ALK-Abello, DBV), chacune à bien moins d'un demi-milliard de CA, sont engagées dans la désensibilisation, qu'ont au contraire ignorée toutes les grandes firmes à 30 ou 40 milliards de CA. Ne voient-elles pas que l'allergologie progresse à pas de géant, en passant des injections aux patchs, aux épipatchs, aux gouttes sublinguales, aux comprimés ?

Les condamnations sévères de la désensibilisation, 1970-2000

« En dépit de son utilisation extensive, l'efficacité de la désensibilisation n'a jamais été démontrée. Si les critères objectifs étaient utilisés, ses indications seraient extrêmement réduites » (Williams, 1975).

« Les résultats de la désensibilisation sont si peu satisfaisants qu'elle ne doit être utilisée qu'exceptionnellement et seulement si les thérapeutiques pharmacologiques ont échoué » (Norman, 1977).

« La désensibilisation marche rarement dans l'asthme » (Woolcock, 1977).

« Je ne recommande pas la désensibilisation dans l'asthme » (Hargreave, 1981).

« On est frappé par l'infime minorité de patients améliorés par la désensibilisation » (Smith, 1973).

Et voici ce que j'écrivais en 1985 (l'auteur a vieilli de 30 ans, mais la désensibilisation, elle, n'a pas plus changé que les dogmes religieux) : « La désensibilisation a la prétention de contrôler l'anomalie immunologique caractéristique de l'asthme, l'hypersécrétion anormale d'immunoglobulines E.» Introduite en 1911, aux États-Unis, comme une vaccination par Léonard Noon, spécialiste des vaccins, et sa sœur Dorothy, botaniste collectionneuse de pollens, elle consiste en l'injection sous-cutanée toutes les 1 à 4 semaines des allergènes auxquels le malade est supposé être sensibilisé et cela pendant des mois ou des années.

Lawrence M. Lichtenstein, le plus grand nom mondial de l'allergologie, écrit: «Comme tout traitement qui n'a pas fait la preuve de son efficacité, la désensibilisation ne doit pas être utilisée, excepté pour permettre de nouvelles études plus rigoureuses. Ses résultats, en admettant qu'ils existent, sont de toute façon marginaux. Nous avons revu toute la littérature sur la désensibilisation: ce traitement est non fondé.»

Kjell Aas, président de l'Académie européenne d'allergologie, écrit: «Très peu, voire aucun des résultats publiés ne paraissent démonstratifs et tous laissent le lecteur avec un sentiment d'irritation devant une triste chaîne de littérature chaotique, de travail au petit bonheur et d'activité éthiquement critiquable. Le temps est venu d'en finir.»

Et Peter Barnes, de l'Imperial College de Londres, spécialiste le plus internationalement reconnu du traitement de l'asthme, écrit dans le *New England Journal of Medicine*: «Le rôle de la désensibilisation est très limité. Les études les plus récentes montrent parfois une petite amélioration des tests de laboratoire, mais aucune amélioration clinique et les effets indésirables s'observent dans 5 à 35% des cas, dont 10% de réactions générales. Les décès semblent de plus en plus fréquents avec les nouvelles techniques et les nouveaux antigènes standardisés et plus concentrés: 40 décès recensés aux États-Unis en 40 ans et 20 ces derniers 4 ans, et en Angleterre, 30 décès en 30 ans, mais 11 de 1980 à 1987, et 5 ces derniers 18 mois. Il n'y a donc pas d'indications pour ces traitements.»

Les NIH américains recommandent de ne tenter les désensibilisations qu'en cas d'échec des traitements médicamenteux – c'est-à-dire à peu près jamais – et la British Thoracic Society recommande de ne l'utiliser… «dans aucune circonstance».

En 1997, N.F. Atkinson (Johns Hopkins University) conclut dans le *New England Journal of Medicine* que «la désensibilisation n'apporte aucun bénéfice discernable».

En France, J. Bousquet (Montpellier), leader de l'immunothérapie, qui multiplie les revues générales sur ce sujet (la plupart identiques, au rythme d'une ou deux par mois, au moins 86 en 6 ans), aboutit à des conclusions presque aussi restrictives: «Le mécanisme de la DS reste inexpliqué. La production d'IgG capables de bloquer l'interaction allergène/IgE ne peut être retenue, si même elle existe.»

Depuis quelques années, diverses modifications sont apparues à titre d'essais limités concernant soit le rythme des injections, soit la nature des allergènes: allergènes retard en solution huileuse (échec) ou absorbés sur sel d'aluminium (efficacité jugée équivalente aux antigènes aqueux avec moins d'incidents) ou antigènes polymérisés par les aldéhydes permettant d'injecter plus rapidement des doses plus élevées, ou des doses équivalentes avec moins d'incidents.

Mais les conclusions pessimistes de Lichtenstein ou d'Aas restent aussi noires: «Depuis 70 ans, aucun essai thérapeutique contrôlé scientifiquement n'a jamais été publié. Non seulement la méthodologie de ces essais est attristante, mais l'interprétation des résultats y est constamment biseautée par le désir de démontrer l'efficacité des traitements et la statistique y est très douloureusement malmenée», que ce soit:

- dans les rhinites polliniques (15 à 20 essais);
- ou dans l'asthme (20 études, toutes à court terme, tendent à suggérer que la désensibilisation entraîne 10 à 15% d'aggravations et seulement 35 et 65% de résultats favorables mineurs, transitoires et discordants).

En outre, l'injection de mélanges de protéines étrangères dénaturées comporte des risques. Pour les antigènes aqueux, ces risques sont: les uns mineurs et fréquents (50% des cas), simples réactions locales; les autres notables mais plus rares (25% des cas), sous forme de réaction générale ou d'accentuation de l'asthme. Quelques-uns enfin sont graves, mais exceptionnels, tels que chocs anaphylactiques mortels ou non et pathologies vasculaires et rénales à complexes immuns pouvant aller jusqu'aux vascularites graves ou aux maladies hématologiques malignes (myélome) (Pr L. Guillevin, aujourd'hui président de la HAS).

Si l'on exigeait de la désensibilisation les critères biochimiques, pharmacologiques, toxicologiques, cliniques et économiques demandés aux grandes firmes pharmaceutiques pour obtenir l'autorisation de mise sur le marché d'un médicament, ces autorisations seraient refusées.

Au total, « pour l'asthme, l'allergologie est le passé, la pharmacologie le présent et l'immunologie l'avenir ».

Mêmes condamnations de la désensibilisation, 2000-2015

Les allergologues ont protesté contre la première édition de ce guide qui aurait condamné la désensibilisation sans tenir compte des immenses progrès réalisés ces dernières années. Lesquels sont inexistants, comme le disent les citations qui suivent :

– Cochrane Collaboration 2010

« L'immunothérapie allergénique (DS) peut réduire les symptômes de l'asthme et les doses de médicaments, mais il y a des risques de *severe and sometimes fatal* anaphylaxie.

Les recommandations des instances professionnelles vont ainsi de l'acceptance prudente (*cautions acceptance*) au rejet absolu (*to outright dismissal*). »

– Pr J. Abramson (Monash, Australie), se fondant sur 20 études cliniques randomisées contre placebo et 85 études en 2003 : « La désensibilisation a une certaine efficacité, avec cependant 35 % d'études totalement négatives et les autres ne montrent que des améliorations minuscules, cliniquement non significatives. En outre, beaucoup d'études négatives ne sont pas publiées, un tiers (12/32) est rejeté pour insuffisance méthodologique et toutes sont présentées de façon à amplifier les résultats. »

– Pr W.W. Busse (Wisconsin) (*Chest* 2012, 141 : 1303). Analyse de 110 études de ces 10 dernières années sur 5 165 sujets.

Conclusions :

• Dans la désensibilisation sous-cutanée (DSSC) :

– « la spécificité des allergies est mal établie par la clinique et les tests cutanés » ;

– « les produits sont très hétérogènes » ;

– « les résultats basés sur les scores cliniques variables d'une étude à l'autre sont souvent discordants », « beaucoup d'études ne montrent aucune efficacité ou une efficacité très faible ou contestable ».

• « La désensibilisation sublinguale remonte à 25 ans. Elle utilise des doses plus élevées, mais par cette voie donne moins d'accidents. Son efficacité est plus contestable encore que celle de la DSSC. »

– Pr A.W. Burks (Un. Chapell Hill) (*Journal of Allergy and Clinical Immunology* 2013, 131 : 1288) :

« Des stratégies désensibilisantes plus efficaces sont nécessaires, telles que des adjuvants, des allergènes recombinants et d'autres voies d'administration. »

La désensibilisation orale dans l'allergie à l'œuf de l'enfant (*New England Journal of Medicine* 2012, 367 : 233) donne des résultats minuscules : 400 enfants de 5 à 11 ans sont sélectionnés, 270 refusent l'étude, 75 sont écartés pour allergie trop sévère. Restent 55 enfants, 15 sous placebo, 40 traités 22 mois, soit 10 %. Résultats : 1 réaction violente, 75 % d'améliorés ou guéris à 22 mois, mais 28 % seulement à 36 mois, soit 7 % des 400 enfants sélectionnés !

Analyse personnelle de la littérature

L'analyse extensive de plus de 100 références internationales 1985-2016 permet de conclure, pièces en main, à :

• l'impossibilité de comparer les études entre elles et de les regrouper dans des « métanalyses », à cause de critères d'évaluation différents de l'une à l'autre, de doses unitaires de composition inconnue et très différentes d'un fabricant à l'autre, de malades très différents ;

• l'impossibilité de comparer les désensibilisations monospécifiques et les polydésensibilisations, et de savoir s'il faut préférer l'une à l'autre chez les polysensibilisés (90 % des patients) ;

• l'absence de pérennité des effets, lorsqu'il y en a, au-delà de 1 ou 2 ans.

De plus :

- Très petit nombre de patients étudiés dans chaque étude (30 à 50 en général), d'où une puissance statistique trop faible pour permettre d'apporter des réponses.
- Les 2/3 des études ne sont pas comparatives, randomisées avec contrôle placebo et, quand elles le sont, elles ne sont pas significatives.
- Les liens d'intérêt étroits et multiples de tous les auteurs avec les industriels qui commercialisent les extraits d'allergènes.
- L'hétérogénéité des patients en termes d'âge, de pathologies (rhinite, asthme, dermatite, etc.), de sévérité, de traitements pharmacologiques associés, d'adhérence aux traitements.
- L'hétérogénéité des allergènes en termes de purification, de doses, d'« adjuvants ».
- L'hétérogénéité des critères d'évaluation : scores cliniques arbitraires et subjectifs, tests fonctionnels respiratoires à peine modifiés, recensement incorrect des médicaments associés.
- Les chances de réduire la fréquence des crises aiguës de rhinite ou d'asthme sont de 20 %, soit 80 % d'échecs.
- Même échec avec la comparaison des voies sous-cutanées et sublinguales en gouttes ou en tablettes, plus faciles à utiliser, les secondes étant probablement moins efficaces encore, mais moins dangereuses (la voie sublinguale n'est qu'une illusion pseudo-novatrice, car 75 % des doses filent vers l'estomac, en faisant une thérapeutique orale).
- Les risques sont à peine mentionnés et pourtant :
  - mortalité : 1 décès pour 10000 malades ;
  - accidents généraux sérieux après 4 % des injections ;
  - accidents locaux ou loco-régionaux après 10 % des injections. Ces accidents sont cependant au moins 5 fois plus rares par voie sublinguale ;
  - les accidents s'observent surtout chez les patients dont la pathologie est la plus sévère…
- Il est à remarquer encore que, sur les 200 principales études publiées depuis 1970, pas une n'est française et aucune étude française n'est citée par les auteurs américains, anglais ou suisses.

Mais en dépit de cette déroute pour traiter l'allergie, la désensibilisation prétend aujourd'hui pouvoir la PRÉVENIR. Ce serait donc tous les enfants allergiques ou non, mais soupçonnés de pouvoir l'être, qui devraient être désormais désensibilisés.

De petites entreprises très commerciales

Le fer de lance de la production d'allergènes en France est le laboratoire Stallergènes (Antony). Jusque récemment, ce laboratoire se cantonnait à la production artisanale et à l'administration en gouttes sublinguales « sur mesure » de 150 allergènes, choisis pour chaque malade en fonction des facteurs déclenchants de ses crises, etc., facteurs dont, on l'a vu, on ne sait pas exactement quelle est celle de leurs molécules qui est allergénique, un seul grain de pollen contenant au moins 100 molécules chimiques, dont seulement une ou quelques-unes est ou sont coupables, et ce sont ces bouillies d'allergènes qu'on va, dit-on, « purifier ».

Et pourquoi la voie sublinguale ? Pour éviter la destruction de l'antigène purifié par le tube digestif et le foie, mais les trois quarts sont déglutis *per os* !

Mais tout cela va changer. Oyez ! En 2010, le laboratoire annonce *urbi et orbi* qu'il va s'engager dans une « révolution noble » (?), dans la production à grande échelle, industrielle et non plus artisanale, d'allergènes « standardisés », et individualisés, préparés à la carte, sur mesure, pour chaque patient, en gouttes sublinguales. Quatre allergènes nouveaux : Oralair, un pollen de graminées déjà sur les marchés allemands, tchèques, slovaques et autrichiens, mais évidemment ni en Angleterre, ni en Suisse. En revanche, le voilà en France, déjà très critiqué pour ses risques par *Prescrire* (avril 2015). Après quoi viendront Actair (acariens), Betair (bouleau), un allergène recombinant, par génie génétique, s'il vous plaît, tous deux en phase de développement II/III, et Ambroisair (ambroisie), en phase I. 10 ans après, aucun des trois derniers n'est apparu.

Quant à l'objectif, il est révélé par le laboratoire lui-même : il s'agit de pénétrer les marchés américains et japonais en 2013. Pour cela, il faut faire miroiter aux investisseurs potentiels un chiffre d'affaires attendu de 3,5 milliards de dollars, pour un chiffre actuel du laboratoire de 200 millions d'euros, soit 15 fois plus. En 3 ans. Le laboratoire Stallergènes y croyait-il lui-même ?

Et en 2015, c'est la déconfiture. Toute la presse réagit: «Stallergènes dans la tourmente» (*Le Monde*, 23 décembre 2015), «Stallergènes affaibli» (*Le Parisien*, 14 mars 2016), «70000 patients privés de traitement» (*Les Échos*, mars 2016). Un drame national! L'ANSM a suspendu la production de Stallergènes pour non-respect des normes de sécurité dans la production (mais aucun cas d'accident). Aussitôt, son concurrent, ALK, double sa production pour s'emparer du marché (*Le Monde*, janvier 2016)...

Enfin, en 2012, une petite société française, DBV Technologie, annonce une formidable percée avec les patchs allergéniques, non pas transcutanés, mais «épicutanés». Les allergènes posés tous les jours pendant 3 ans ne pénétreraient pas dans le sang, mais seraient captés par les cellules dendritiques de la peau et transférés par elles jusqu'aux ganglions et aux lymphocytes T. Marché espéré: 5 milliards de dollars. 4 ans après, échec.

Des universitaires appréciés de l'industrie

La persistance de la désensibilisation est de la responsabilité de quelques allergologues universitaires liés par de nombreux contrats financiers personnels avec des firmes de production d'AG. Elle a été le tremplin de leur carrière, elle a permis la création des sociétés et Académies (!) françaises, européennes ou mondiales, de grands congrès, de réseaux d'influence, de tribunes qui se réactivent chaque année quand, au printemps, les pollens volent au vent et dont alors parlent les médias.

Tout cela donne aux universitaires allergologues le sentiment d'exister, même s'ils sont les seuls à y croire, spécialement les allergologues français, dont l'œuvre clinique et scientifique est quasi inexistante au niveau international (guère de publications, pas de citations). Le recensement des publications des allergologues français montre que leurs performances sont numériquement 3 fois inférieures à celles de leurs homologues anglo-saxons en termes d'articles par an, 5 à 10 fois inférieures en termes de citations par article et 15 à 30 fois inférieures en termes de citations comme auteur principal.

Ce sont ces universitaires-là, une poignée, qui depuis 30 ans ont endoctriné les allergologues praticiens venus de la médecine générale, qu'ils déforment plus qu'ils ne forment.

Ce sont ces leaders de l'allergologie que nous visons. Les allergologues de terrain sont leurs victimes.

Leurs liens étroits avec l'industrie sont patents. À titre d'exemples :

- P. Demoly, professeur à Montpellier, est lié par 75 (!) contrats avec les firmes d'allergologie ; 25 contrats d'orateur, 49 contrats financiers personnels de consultant ou de conseil, dont 22 avec ALK, 11 avec Stallergènes, 4 avec Phadia, 3 avec Merck et avec Chiesi, 1 avec Biogaran-Servier, etc. ;
- et à Marseille, D. Vervloët est lié par 17 contrats financiers personnels avec ALK (10), Stallergènes (4) et Merck (3) ;
- et idem pour plusieurs autres : M. Calderon, PTN Thuong, etc.

Des contrats qui peuvent dans certains cas doubler ou plus leurs salaires universitaires. Ont-ils l'aval de leur université comme l'exige la loi ?

Conclusions

Nous maintenons qu'en 2016, comme en 2012, comme en 1980, la désensibilisation est :

- EFFICACE dans 1 cas sur 10000 où elle est due à un antigène unique, où cet antigène a été identifié et a été purifié (venin d'abeille et de fourmi, Fel-d1 du chat, rares composés chimiques médicamenteux ou alimentaires, telle une protéine de soja) ;
- donc SANS EFFICACITÉ clinique dans tous les autres cas ;
- DANGEREUSE, spécialement dans les allergies sérieuses, et ne pourrait s'appliquer qu'à des pathologies peu sévères ;
- LONGUE et CONTRAIGNANTE ;
- ONÉREUSE ;
- PROFITABLE pour les firmes, les allergologues et leurs sociétés ;
- surtout INUTILE, bien moins efficace, plus chère et plus dangereuse que les 3 thérapeutiques clés de l'allergie :
  - l'ÉVITEMENT des antigènes,

– les traitements PHARMACOLOGIQUES, spécialement dans l'asthme, dont les β2 et les corticoïdes inhalés ont radicalement révolutionné le traitement depuis les années 1980, comme on l'a vu plus haut,

– l'ÉDUCATION THÉRAPEUTIQUE des malades : évitement, autosurveillance et maniement des inhalateurs.

À la limite, peu importe qu'elle soit pas ou peu active, on n'en a aucun besoin, et c'est pourquoi les spécialistes (pneumologues, dermatologues, ORL, etc.) ne s'en servent pas et pourquoi les grandes firmes s'en désintéressent.

Morte, la désensibilisation ? Pas du tout... *Science et Avenir* 2014 consacre un numéro spécial aux « merveilleux traitements » de l'allergie par les nouveaux allergènes « personnalisés » et en fait la publicité dans... *Le Nouvel Observateur*, qui lui est lié. C'est dire !

Une note d'espoir pourtant : la désensibilisation pourrait peut-être, dans le futur, trouver une certaine efficacité grâce au développement de l'immunologie du microbiome digestif et à la découverte du fait que certaines bactéries intestinales émettent des signaux moléculaires (ac. propionique, butyrique, etc.) captés par les lymphocytes digestifs innés qu'ils transforment en lymphocytes suppresseurs. Cela assure la tolérance et le saprophytisme des 250 variétés de nos centaines de milliards de bactéries intestinales et pourrait, du même coup, atténuer les réponses auto-immunes et allergiques. Car ces lymphocytes semblent capables de migrer dans tout le système immunitaire, y compris dans l'appareil respiratoire et la peau. Ils pourraient donc potentiellement bloquer les réponses inappropriées aux allergènes. La désensibilisation ne serait plus la simple injection d'allergènes, mais celle d'allergènes associés à des extraits bactériens répresseurs. Espoir.

PNEUMOLOGIE
HORS CANCERS ET INFECTIONS (VOIR CANCÉROLOGIE ET ANTIBIOTIQUES)

Dépenses de la CNAM en 2015 : 1,5 milliard d'euros

154 spécialités et associations
91 spécialités et associations inutiles (efficacité faible ou nulle), soit 59 %
35 spécialités et associations à risque (important ou majeur), soit 23 %

A. ASTHME ET BRONCHITES CHRONIQUES OBSTRUCTIVES (BCO)

L'asthme est une maladie allergique. Les bronchopneumopathies obstructives (BPCO : 2 pathologies : les bronchites chroniques avec ou sans emphysème et l'emphysème diffus, bulleux ou non) sont liées à la pollution industrielle, urbaine et/ou tabagique. Elles se traduisent par l'essoufflement à l'effort, très invalidant, puis, au repos, par une expectoration chronique, et, à la longue et dans les cas les plus sévères, elles aboutissent à l'hypertension artérielle pulmonaire et à l'insuffisance cardiaque droite. Les surinfections sont fréquentes à pneumocoque et haemophilus, qui peuvent conduire en réanimation. Les lésions bronchiques et la destruction du tissu pulmonaire souvent associée (emphysème) se constituent en 20 à 40 ans. Elles sont fixées, anatomiques, irréversibles. Les corticoïdes inhalés, les β2-stimulants, les atropiniques peuvent soulager en diminuant l'essoufflement. Elles sont la cause de dizaines de milliers de morts par an, en moyenne vers 75 ans.
Les deux pathologies sont radicalement différentes mais les médicaments sont les mêmes, très actifs dans l'asthme, peu dans les BCO. Marché gigantesque (10 millions d'euros). Avalanche de « nouveaux » médicaments (en général des copies ou des associations) qui n'ont rien apporté depuis 30 ans.

I. Bêta-2 stimulants[1]

Efficacité dans l'asthme : excellente – dans les BCO : faible.

1. Action brève (inhalation ou IV)

Inhalés en aérosols pressurisés (A), poudres (P), nébulisations (N) ou intraveineux (IV).

Molécule	Spécialité	Laboratoire	AMM	Efficacité[1]	Risque	Prix/jour	Taux de rembour-sement
Salbutamol	**Ventoline** (A, N, SC)	GSK	1973	excellente	mineur	0,30 €/j	65 %
	Airomir (A)	Teva	1996	excellente	mineur	0,50 €/j	65 %
	Asmasal (P)	RPH Pharma-ceuticals	1998	excellente	mineur	0,50 €/j	65 %
	Ventilastin Novolizer (P)	Meda Pharma	2004	excellente	mineur	0,30 €/j	65 %
	Salbumol Fort (IV)	GSK	1973	excellente	mineur		Hôp.
Terbutaline	**Bricanyl** (P, N, IV)	AstraZeneca	1972	grande	mineur		65 %

2. Action prolongée en inhalation[2]

	Molécule	Spécialité	Laboratoire	AMM	Efficacité	Risque	Prix/jour	Taux de rembour-sement
	Salmétérol	**Serevent** (A, P)	GSK	1991	excellente	mineur	1,20 €/j[3]	65 %
◉	Formotérol	**Foradil** (P)	Novartis	1994	excellente	mineur	1,60 €/j	65 %
		Asmelor (P)	Meda Pharma	2006	excellente	mineur	0,90 €/j	65 %
		Formoair (A)	Chiesi	2005	excellente	mineur	0,80 €/j	65 %
	Olodatérol	**Striverdi Respimat**	Boehringer	*	grande	modéré		30 %
	Indacatérol	**Onbrez**	Novartis	*	excellente	mineur		65 %

3. *Per os* (o) ou suppositoires (su) : aucune indication

	Molécule	Spécialité	Laboratoire	AMM	Efficacité	Risque	Prix/jour	Taux de rembour-sement
🗑	Salbutamol	**Salbumol** (O, SU)	GSK	1973	moyenne	modéré	1 €/j	30 %
🗑	Terbutaline	**Bricanyl LP** (O)	AstraZeneca	1989	moyenne	modéré	0,30 €/j	30 %
🗑	Bambutérol	**Oxeol** (O)	AstraZeneca	1994	moyenne	modéré	0,40 €/j	65 %

1. Stimulants des récepteurs adrénergiques (ou sympathiques) de type β2.
2. Efficacité asthme : excellente ; BPCO : faible.
3. 4 fois le prix de la Ventoline !!!

II. Corticoïdes

1. *Per os* : cf. « Anti-inflammatoires »

2. Inhalation

Une révolution plus importante encore que les β2-stimulants.

	Molécule	Spécialité	Laboratoire	AMM	Efficacité	Risque	Prix/ jour	Taux de rembour-sement
	Béclo-métasone (A, P, N)	**Bécotide**	GSK	1986	**excellente**	**mineur**	0,45 €/j	65 %
◉		**Béclone** (A)	Leurquin	1993	**excellente**	**mineur**	0,50 €/j	65 %
◉		**Beclojet** (A)	Chiesi	1994	**excellente**	**mineur**	0,80 €/j	65 %
◉		**Beclospray** (A)	Chiesi	2005	**excellente**	**mineur**	0,50 €/j	65 %
◉		**Beclospin** (N)	Chiesi	2006	**excellente**	**mineur**	5 €/j[1]	65 %
◉		**Asmabec** (P)	UCB Pharma	1999	**excellente**	**mineur**	0,75 €/j	65 %
◉		**Bemedrex Easyhaler** (P)	Orion Corporation	1998	**excellente**	**mineur**	0,70 €/j	65 %
◉		**Miflasone** (P)	Novartis	1993	**excellente**	**mineur**	0,75 €/j	65 %
		Qvar	Teva	*	**excellente**	**mineur**		
◉	**Budésonide**	**Miflonil** (P)	Novartis	2002	**grande**	**mineur**	0,65 €/j	65 %
		Pulmicort (P, N)	AstraZeneca	1990	**grande**	**mineur**	1,10 €/j	65 %
◉		**Novopulmon** (P)	Meda Pharma	2003	**grande**	**mineur**	0,70 €/j	65 %
	Budésonide	**Buparid**	Pari Pharma	*	**excellente**	**mineur**		
	Fluticasone (doses = ½ Béclo-métasone)	**Flixotide** (A, P)	GSK	1993	**grande**	**mineur**	1,70 €/j[2]	65 %
		Qvar Autohaler et **Qvarspray** (A)	Teva	1999	**grande**	**mineur**	0,90 €/j	65 %
	Ciclésonide	**Alvesco**	Takeda	*	**excellente**	**mineur**		65 %

1. Aucune raison à ce prix 11 fois supérieur à celui du Bécotide.
2. Presque 4 fois plus chère que le Bécotide, la fluticasone ne lui est pourtant pas supérieure.

III. Corticoïdes et Bêta-2 inhalation

	Molécule	Spécialité	Laboratoire	AMM	Efficacité	Risque	Prix/jour	Taux de rembour-sement
	Béclométasone + Formotérol	**Innovair** (A)	Chiesi	2007	**excellente**	**mineur**	1,10 €/j	65%
	Formotérol + Béclométasone	**Formo-dual**	Chiesi	*	**excellente**	**modéré**		65%
	Fluticasone + Salmétérol	**Seretide** (A, P)	GSK	2000	**excellente**	**mineur**	1,90 €/j	65%
	Budésonide + Formotérol	**Symbicort** (P)	AstraZeneca	2001	**excellente**	**mineur**	1,10 €/j	65%
	Formotérol + Budésonide	**Duoresp**	Teva	*	**excellente**	**modéré**		65%
	Formotérol + Fluticasone	**Affera**	Mundipharma	*	**grande**	**modéré**		65%
		Flutiform	Mundipharma	*	**grande**	**modéré**		65%
		Iffeza	Mundipharma	*	**grande**	**modéré**		65%
	Vilantérol + Fluticasone	**Relvar Ellipta**	GSK	*	**excellente**	**mineur**		30%

IV. Théophyllines

Médicaments efficaces, mais dépassés.

	Molécule	Spécialité	Laboratoire	AMM	Efficacité	Risque	Prix/jour	Taux de rembour-sement
	Théophylline d'action prolongée (*per os*)	**Tédralan**	SERP	1969	**moyenne**	**modéré**	0,30 €/j	30%
		Dilatrane LP[1]	SERP	1968	**moyenne**	**modéré**	0,20 €/j	30%
		Euphylline	Takeda	1981	**moyenne**	**modéré**	0,30 €/j	30%
		Théostat	Pierre Fabre	1984	**moyenne**	**modéré**	0,30 €/j	30%
	Bamifylline (*per os*)	**Trentadil**	UCB Pharma	1964	**faible**	**modéré**	0,40 €/j	30%

1. LP : libération prolongée.

V. Atropiniques[1] (bronchopneumopathie chronique obstructive, pas asthme)

En aérosols (A), poudres (P) et nébulisations (N).

Molécule	Spécialité	Laboratoire	AMM	Efficacité	Risque	Prix/jour	Taux de remboursement
Ipratropium	**Atrovent** (A, N)	Boehringer	1992	**faible**	**modéré**	1,43 €/j	NR à 65%[2]
Tiotropium	**Spiriva** (A, P)	Boehringer	2005	**faible**	**modéré**	1,40 €/j	65%
	Srivasso	Boehringer	*	**faible**	**modéré**		
	Favynd	Boehringer	*	**faible**	**modéré**		
Aclidinium	**Bretaris Genuair**	AstraZeneca	*	**faible**	**modéré**		
Glycopyrronium	**Seebri Breezhaler**	Novartis	*	**faible**	**modéré**		65%
Uméclidinium	**Incruse**	GSK	*	**faible**	**modéré**		65%

VI. Bêta-2 + atropiniques

Cette association est de plus en plus répandue. Efficacité mal évaluée, risques accrus, n'apportant rien. À retirer.

	Molécule	Spécialité	Laboratoire	AMM	Efficacité	Risque	Prix/jour	Taux de remboursement
	Fénotérol + Ipratropium	**Bronchodual** (P)	Boehringer	1993	**grande**	**modéré**	0,80 €/j	65%
	Formotérol + Aclidinium	**Brimica Genuair**	AstraZeneca	*	**grande**	**modéré**		
		Duaklir	AstraZeneca	*	**grande**	**modéré**		
	Olodatérol + Tiotropium	**Spiolto**	Boehringer	*	**moyenne**	**modéré**		
		Yanimo	Boehringer	*	**moyenne**	**modéré**		
	Indacatérol + Glycopyrronium	**Ultibro Breezhaler**	Novartis	*	**moyenne**	**modéré**		65%
	Valantérol + Uméclidinium	**Anoro**	GSK	*	**moyenne**	**modéré**		

1. Anticholinergiques = antiparasympathomimétiques.
2. 65 % pour les formes pour hébulisation.

VII. Anti-leucotriènes

Défendus bec et ongles depuis 15 ans par Jeff Drazen, actuel éditeur en chef du *New England Journal of Medicine* lié à 12 des plus grandes firmes et consultant chez Merck Sharp and Dohme depuis plus de 20 ans, ils sont 1,5 à 2 fois plus chers que les associations β2-stimulants + corticoïdes inhalés, beaucoup moins actifs et n'ajoutent rien comme thérapeutique additionnelle. Zéro.

	Molécule	**Spécialité**	Laboratoire	AMM	**Efficacité**	**Risque**	Prix/jour	Taux de remboursement
	Montélukast (*per os*)	**Singulair**	MSD	198	**faible**	**modéré**	2,50 €/j (prix double des médicaments les plus actifs !)	65 %

VIII. Dichromones

Présenté comme inhibiteur de la libération d'histamine vers 1965, le Lomudal aucun effet et a disparu des ouvrages de pharmacologie internationaux, mais il est toujours sur le marché même s'il a été déremboursé. Curieusement, *Prescrire* (octobre 2012) s'est désolé de cela, voyant le Lomudal comme « un peu moins efficace qu'un corticoïde ». Il faut, pour le croire, n'avoir jamais suivi d'asthmatique ! À retirer. Nul.

	Molécule	**Spécialité**	Laboratoire	AMM	**Efficacité**	**Risque**	Prix/jour	Taux de remboursement
	Cromoglycate (cromolyne)	**Lomudal**	Sanofi	1980	**nulle**	**mineur**	1,70 €/j (prix 1,5 fois au-dessus des médicaments actifs !)	NR

IX. ANTIHISTAMINIQUES – H1 : nul

Molécule lancée par Sandoz, reprise par Novartis, puis refourguée à Sigma-Tau. Elle est sans la moindre utilité. L'un de nous, membre de la commission d'AMM, s'est opposé à l'AMM en 1982 : « Vous nous avez fait perdre 4 milliards de francs », me dit le patron de Sandoz-France ! La molécule est passée quand même quelques mois plus tard. Comme la précédente, elle n'est même plus dans les traités de pharmacologie internationaux, mais elle est encore sur le marché français. On en a seulement réduit le remboursement à 15 %.

	Molécule	Spécialité	Laboratoire	AMM	Efficacité	Risque	Prix/ jour	Taux de remboursement
	Kétotifène	**Zaditen**	Sigma-Tau	1979	**nulle**	**modéré**	0,35 €/j	15 %

X. Désensibilisation : nulle

XI. Anticorps monoclonaux

Réservés aux 3 à 5 % d'asthmes sévères et rebelles.

	Molécule	Spécialité	Laboratoire	AMM	Efficacité	Risque	Prix/ jour	Taux de remboursement
	Omalizumab (anti-IgE) (SC)	**Xolair** (prix délirant)	Novartis	2005	**faible**	**important**	76 €/j	65 %
	Mépolizumab (anti-il5)	**Nucala** (inj.)	GSK	*	**faible**	**important**		Hôp.
	Dupilumab (anti-il4 et 13-r)	-	Sanofi-Regénéron	en cours	**faible**	**important**		

Échec total : sur 3 mois, ils augmentent de 5 à 20 % le FEV-1 des asthmes hyperéosinophiliques et réduisent un peu le nombre des inhalations de corticoïdes + bêta 2 et à peine le nombre de crises : ces résultats sont 2 à 3 fois inférieurs à ceux des traitements classiques par corticoïdes + bêta 2 inhalés et en cas d'échec par administration de cures de corticoïdes par voie générale de moins d'un mois. Ils sont aussi la source de complications infectieuses ou immunologiques dans 20 % des cas et cela à des coûts exorbitants et sans informations sur les résultats au long cours. À écarter.

B. MUCOLYTIQUES

22 sur 23 sont inutiles, aux noms imagés pour prétendument « fluidifier les sécrétions bronchiques ». Il a fallu 30 ans pour (presque tous) les dérembourser. Ces 22 d'efficacité nulle viennent de labos ne vendant qu'en France.
Tous à retirer du marché.
Comprimés (C), solutions buvables (B), sirops (S), nébulisations (N) et endotrachéale (T).

	Molécule	Spécialité	Laboratoire	AMM	Efficacité	Risque	Prix/jour	Taux de remboursement
	Carbocistéine	**Bronchokod** (S, B)	Sanofi	1980	**nulle**	**mineur**	1,20 €/j	NR
		Broncoclar (S)	Upsa	1990	**nulle**	**mineur**		NR
		Drill expectorant (S, B)	Pierre Fabre	1991	**nulle**	**mineur**		NR
		Exotoux (B)	Bouchara	2005	**nulle**	**mineur**		NR
		Fluditec expectorant (S)	Innotech	1994	**nulle**	**mineur**		RAE[1]
		Fluvic (S)	Pierre Fabre	1991	**nulle**	**mineur**		NR
		Muciclar (B)	Johnson & Johnson	1993	**nulle**	**mineur**		NR
		Rhinathiol Carbocistéine (S, B)	Sanofi	1968	**nulle**	**mineur**		NR
	Acétyl- et Di-acétyl-cystéine	**Codotussyl expectorant** (C, S)	Genévrier	1989	**nulle**	**mineur**		NR
		Exomuc (B)	Bouchara	1994	**nulle**	**mineur**		NR
		Fluimucil (B)	Zambon	1980	**nulle**	**mineur**		NR
		Mucomyst (C, B)	Upsa	1996	**nulle**	**mineur**		NR
		Mucolator (B)	Abbott	1986	**nulle**	**mineur**		NR
		Mucothiol (C)	Cilfa Dévelop-pement	1976	**nulle**	**mineur**		NR
		Solmucol (B)	Genévrier	1989	**nulle**	**mineur**		NR
		Mucomystendo (T)	BMS	1965	**nulle**	**mineur**	0,70 €/amp.	15 %
	Bromhexine	**Bisolvon** (C)	Boehringer	1977	**nulle**	**mineur**		NR
	Ambroxol	**Surbronc** (C, B)	Boehringer	1984	**nulle**	**mineur**		NR
		Muxol (C, B)	Biocodex	1987	**nulle**	**mineur**		NR
	Erdostéine	**Vectrine** (C, B)	Pharma 2000	1993	**nulle**	**mineur**		NR

1. Réservé à l'exportation. Quel pays peut bien en vouloir ???

🗑	**Guaïfénésine**	**Vicks expectorant** (S)	Procter & Gamble	1999	**nulle**	**mineur**		NR
🗑	**Mesna** (enzyme mucolytique)	**Mucofluid** (T)	UCB Pharma	1976	**nulle**	**mineur**		Hôp.
🗑	**Désoxy-ribonucléase recombinante**[1]	**Pulmozyme** (N)	Roche	1994	**moyenne**	**modéré**	30 €/j	30%

C. ANTITUSSIFS : 50 !!!

Tous à retirer du marché. La toux est un réflexe de défense utile. Les antitussifs sont donc rarement indiqués. Tous comportent des risques et sont interdits chez l'enfant de moins de 2 ans (123 décès aux États-Unis).

I. Opiacés

À n'utiliser que chez les adultes et en cas de toux épuisante et nocturne.
Comprimés (C), sirops (S), solutions sans sucre (SS) (adultes ou enfants).

	Molécule	**Spécialité**	Laboratoire	AMM	**Efficacité**	**Risque**	Prix/jour	Taux de rembour-sement
🗑	**Codéine**	**Néo-Codion** (C,S)	Bouchara	1950	**moyenne**	**important**	0,45 €/j	30%
		Codédrill (SS)	Pierre Fabre	1976	**faible**	**important**		NR
		Euphon (S)	Mayoly-Spindler	1944	**faible**	**important**	1,10 €/j	30%
		Padéryl (S)	Gerda	1955	**faible**	**important**	0,25 €/j	30%
		Polery Adultes (S)	Pierre Fabre	1977	**faible**	**important**	0,50 €/j	30%
		Tussipax (C, S)	Bailleul	1960	**faible**	**important**	0,80 €/j	30%
🗑	**Pholcodine**	**Broncalène** (SS)	Hepatoum	1995	**nulle**	**important**		NR
		Hexapneumine (+ Chlorphénamine) (S)	Bouchara	1970	**nulle**	**important**		NR
		Biocalyptol (S, SS)	Zambon	2002	**nulle**	**important**		30%
		Dimétane (SS)	Biocodex	2003	**nulle**	**important**	0,45 €/j	30%
		Polery Enfants (S)	Pierre Fabre	1977	**nulle**	**important**		15%
		Respilène (S)	Sanofi	1995	**nulle**	**important**	0,13 €/j	35%
		Rhinathiol Toux sèche (S)	Sanofi	2001	**nulle**	**important**		NR

1. Indiquée dans les seules mucoviscidoses.

		Dexir (S)	BMS	1987	**nulle**	**important**		NR
		Dextrocidine (S)	Thérabel-Lucien	1996	**nulle**	**important**	0,30 €/j	30%
		Drill toux sèche (SS)	Pierre Fabre	1991	**nulle**	**important**		NR
		Fluditec toux sèche (SS)	Innotech	1996	**nulle**	**important**		RAE
	Dextro-méthor-phane	**Nodex** (S)	Brothier	1988	**nulle**	**important**		NR
		Pulmodexane (C, SS)	Bailly-Creat	2000	**nulle**	**important**	0,60 €/j	30%
		Tussidane (S, SS)	Elerté	2003	**nulle**	**important**		30%
		Vicks toux sèche miel (S)	Procter & Gamble	1998	**nulle**	**important**		NR
	Noscapine	**Tussisédal** (S)	Elerté	1965	**nulle**	**important**		NR

II. Antihistaminiques

Tous à retirer. Inefficaces et dangereux.

	Molécule	**Spécialité**	Laboratoire	AMM	**Efficacité**	**Risque**	Prix/jour	Taux de rembour-sement
	Prométhazine + Méglumine	**Fluisédal** (S)	Elerté	1969	**nulle**	**majeur**		NR
	Alimémazine	**Théralène** (C, SS)	Erempharma	1959	**nulle**	**majeur**	0,10 €/j	15%
	Oxomémazine	**Toplexil** (S, SS)	Sanofi	2002	**nulle**	**majeur**		NR
	Chlorphé-namine	**Hexapneumine nourrissons**	Bouchara	1970	**nulle**	**majeur**		NR
	Piméthixène	**Calmixène**	Juvise	1968	**nulle**	**majeur**		NR

III. Divers

Aucun effet.

Molécule	Spécialité	Laboratoire	AMM	Efficacité	Risque	Prix/jour	Taux de remboursement
Oxéladine (inconnue en pharmacologie internationale)	**Paxeladine** (O, S)	Ipsen	1967	**nulle**	**mineur**	0,38 €/j	15 %
Pentoxyvérine	**Toclase** (SS)	Pierre Fabre	1995	**nulle**	**mineur**		NR
	Vicks sirop pectoral (S)	Procter & Gamble	2000	**nulle**	**mineur**		NR
Hélicidine (extrait d'escargot)	**Hélicidine** (S)	Thérabel-Lucien	1957	**nulle**	**mineur**	0,50 €/j	15 %
Fenspiride	**Pneumorel** (O, S)	Servier	1973	**nulle**	**mineur**		NR

IV. Extraits végétaux

Phytothérapie et/ou homéopathie à base de menthe, eucalyptus, lierre, thym, gaïa, ipéca, droséra, vératrum, belladone, pin, terpine, citral, niaouli, cinéole, lavande, grindélia, térébenthine, méglumine, gelsémium, etc. Tous d'efficacité nulle et presque tous de labos français, pas plus inefficaces et moins toxiques que les autres. Comprimés (O), sirops (S), solutions buvables (B), suppositoires (SU).

Molécule	Spécialité	Laboratoire	AMM	Efficacité	Risque	Prix/jour	Taux de remboursement
	Activox (O)	Arkopharma	1995	**nulle**	**nul**		NR
	Prospan (B)	Mediflor	1997	**nulle**	**nul**		NR
	Tussidoron (S)	Weleda	1949	**nulle**	**nul**		NR
	Bronchodermine (SU[1])	SERP	1960	**nulle**	**nul**		NR
	Bronchorectine (SU[1])	Mayoly-Spindler	1976	**nulle**	**nul**		NR
	Coquelusédal (SU)	Elerté	2006	**nulle**	**nul**		NR
	Fluisédal sans prométhazine (S)	Elerté	1988	**nulle**	**nul**		NR
	Guéthural (O)	Elerté	1976	**nulle**	**nul**		NR

1. AMM retirée pour les suppositoires nourrissons.

	Gouttes aux essences (B)	Pierre Fabre	1949	**nulle**	**nul**		NR
	Néo-Codion Nourrissons	Bouchara	1959	**nulle**	**nul**		NR
	Ozothine (SU[1])	Zambon	1955	**nulle**	**nul**		NR
	Pulmofluide (B)	Gerda	1948	**nulle**	**nul**		NR
	Terpone (SU)	Rosa-Phytopharma	1977	**nulle**	**nul**		NR
	Trophirès (SU)	Sanofi	1964	**nulle**	**nul**		NR
	Stodal (O, S)	Boiron	1944	**nulle**	**nul**		NR

D. HYPERTENSION ARTÉRIELLE PULMONAIRE

I. Prostacycline et analogues

Molécule	**Spécialité**	Laboratoire	AMM	**Efficacité**	**Risque**	Prix/jour	Taux de remboursement
Iloprost (INHAL.)	**Ventavis**	Bayer	2003	**moyenne**	**modéré**		Hôp.
Époprosténol (IV)	**Flolan**	GSK	1998	**moyenne**	**important**		Hôp.
Tréprostinil (IV)	**Remodulin**	United Therapeutics	2005	**moyenne**	**important**		Hôp.

II. Inhibiteur de la 5-phosphodiestérase

Molécule	**Spécialité**	Laboratoire	AMM	**Efficacité**	**Risque**	Prix/jour	Taux de remboursement
Sildénafil (*per os*) (Viagra)	**Revatio**	Pfizer	2005	**faible**	**modéré**		Hôp.

1. AMM retirée pour les suppositoires nourrissons.

III. Antirécepteurs de l'endothéline

Molécule	**Spécialité**	Laboratoire	AMM	**Efficacité**	**Risque**	Prix/ jour	Taux de rembour-sement
Ambrisentan (anti-ETR-A, *per os*)	**Volibris**	GSK	2008	**moyenne**	**important**		Hôp.
Bosentan (anti-ETR-A et B, *per os*)	**Tracleer**	Actelion	2002	**moyenne**	**important**		Hôp.
Sitaxentan (anti-ETR-A et B, *per os*)	**Thelin**	Pfizer	2006	**moyenne**	**majeur**		Hôp. (retiré en 2010)
Macitentan	**Opsumit**	Actelion	*				
Riociguat	**Adempas**	Bayer	*				Hôp.

E. MALADIES RARES

I. Déficit de surfactant du nouveau-né

Extraits lipidiques tissulaires.

Molécule	**Spécialité**	Laboratoire	AMM	**Efficacité**	**Risque**	Prix/ jour	Taux de rembour-sement
Poumons de porc (intratrachéal)	**Curosurf**	Chiesi	1992	**moyenne**	**modéré**		Hôp.
Poumons de bovins (intratrachéal)	**Survanta**	Abbott	1994	**moyenne**	**modéré**		Hôp.

II. Antitrypsine

Molécule	**Spécialité**	Laboratoire	AMM	**Efficacité**	**Risque**	Prix/ jour	Taux de rembour-sement
A1-Antitrypsine humaine (IV)	**Alfalastin**	LFB Biomédicaments	1998	**moyenne**	**modéré**		Hôp.

III. Fibroses pulmonaires

Molécule	**Spécialité**	Laboratoire	AMM	**Efficacité**	**Risque**	Prix/ jour	Taux de rembour-sement
Pirfénidone (immunodépresseur)	**Esbriet**	Roche	*	**nulle**	**majeur**		30 %[1]

F. STIMULANTS VENTILATOIRES

À éviter.

	Molécule	**Spécialité**	Laboratoire	AMM	**Efficacité**	**Risque**	Prix/ jour	Taux de rembour-sement
	Almitrine (IV)	**Vectarion**[2]	Servier	1977	**nulle**	**important**		Hôp.[3]
	Doxapram (IV)	**Dopram**	Primius Lab	1974	**nulle**	**modéré**		Hôp.
	Citrate de caféine (*per os*, IV)	**Citrate de caféine Cooper**	CPF	1997	**nulle**	**mineur**		65 %

G. RÉVULSIFS

	Molécule	**Spécialité**	Laboratoire	AMM	**Efficacité**	**Risque**	Prix/ jour	Taux de rembour-sement
	Moutarde noire	**Autoplasme Vaillant** (cataplasme)	Sam Promedical	1944	**nulle**	**nul**		NR
		Sinapisme Rigollot (cataplasme)	Sam Promedical	1961	**nulle**	**nul**		NR

1. Dans certaines indications.

2. Lancement publicitaire exceptionnel en 1982, appuyé sur des dizaines d'articles dans les meilleurs journaux de la discipline, signés de dizaines d'équipes françaises, anglaises, belges, allemandes, bien financées pour ces essais, confirmant des effets ventilatoires sur l'oxygénation du sang mesurables au laboratoire d'exploration fonctionnelle respiratoire. En clinique, aucun effet utile et de multiples incidents de stimulation cérébrale excessive et de neuropathies périphériques. Plus personne, fort heureusement, ne s'en sert. Retiré en 2014.

3. Forme *per os* retirée.

Psychiatrie

LES DÉRIVES DE LA PSYCHIATRIE
DÉPRESSIONS DÉFICIT D'ATTENTION AVEC HYPERACTIVITÉ DES JEUNES

La psychiatrie, l'une des plus belles, fraternelles et compassionnelles disciplines médicales, est aussi une discipline purement clinique et subjective, et peut-être est-ce mieux ainsi. À cause de cela, aucune des grandes pathologies psychiatriques ne repose sur des critères anatomiques, radiologiques ou biochimiques mesurables. Tous ses cadres pathologiques reposent donc sur des critères cliniques, largement subjectifs, porte ouverte à de multiples excès.

5 millions de patients sous antidépresseurs, 130 millions de boîtes d'hypnotiques, anxiolytiques et antidépresseurs, consommées en 2010, soit une tous les 15 jours par malade, 2 comprimés par jour en moyenne, mais souvent 2, voire 3 antidépresseurs simultanément, avec un cortège de troubles du comportement, de la mémoire, de l'attention au travail ou sur la route, de l'affectivité (éteinte), de désinhibitions dangereuses, de dépendance.

Normalité, combien de crimes commet-on en ton nom !

13000 psychiatres, dont 6000 dans les hôpitaux publics, des milliers de psychologues et de psychanalystes non médecins, soi-disant 600000 schizophrènes, soi-disant 600000 « troubles bipolaires » (alternances de dépression et d'excitation, dont les plus graves constituent le cadre ancien des « maniaco-dépressifs »), 10000 à 100000 (?) autistes, 1500000 TOC (troubles obsessionnels compulsifs), 100000 lits d'hôpitaux psychiatriques publics (dits « centres spécialisés ») et privés, et, semble-t-il, à voir la consommation des antidépresseurs, des millions de déprimés, et pour toutes ces « pathologies », des définitions subjectives, des frontières mal limitées entre normalité et anormalité, entre psychoses et névroses, et entre les maladies psychotiques ; et, pour toutes les pathologies, le poids des facteurs affectifs, émotionnels, culturels, sociaux et économiques, qui les aggravent ou les créent.

Le sens des mots mêmes n'est pas clair, les anciens termes persistant, mêlés aux nouveaux. Distinguons :

• les antipsychotiques, dirigés contre les « psychoses », maladies graves, peu réversibles : schizophrénie, manies, formes graves des troubles bipolaires, etc. On dit aussi « neuroleptiques » ou « tranquillisants majeurs » ;

• les traitements symptomatiques de situations « névrotiques » transitoires réversibles :

– antidépresseurs,
– anxiolytiques,
– sédatifs,
– hypnotiques,

tous utilisés de façon interchangeable... ou concomitante, de sorte que les traitements stimulants ou calmants s'intriquent et s'associent souvent par deux ou trois.

La psychanalyse et les thérapeutiques de rééducation comportementale ne peuvent pas tout, tout le temps, pour tous les malades.

Les illusions de la psycho-neurochimie

Les premières lueurs éclairant les relations structure et fonction du cerveau viennent de la prodigieuse découverte des réseaux neuronaux par les deux ennemis Santiago Ramón y Cajal et Camillo Golgi (Nobel 1906) il y a un siècle : une bombe comme la biologie en connut peu et qui stupéfia le monde scientifique. Jusque-là, le cerveau était vu comme une matière molle, homogène, sans structure et non comme un réseau câblé, au contraire très structuré. Ce fut ensuite la découverte des interactions entre néocortex, paléocortex, hippocampe, noyaux gris centraux et l'identification des premières molécules, dites « neuromédiateurs », sécrétées, relarguées, recaptées, brisées et dansant une valse éperdue dans les espaces synaptiques interneuronaux : acétylcholine (AC), noradrénaline (NA), dopamine (DA), sérotonine (ST), histamine (HST), et celle de leurs dizaines de récepteurs spécifiques, puis celle du GABA (acide gamma-aminobutyrique) et de ses récepteurs, et de l'acide glutamique et des glutamate-récepteurs (AMPA, NMDA, kaïnate).

Le vertige de l'explication biochimique des fonctions cérébrales a alors saisi neuroscientifiques, neurologues et psychiatres. C'était il y a 40 ans. La psychanalyse, c'était fini ; le comportementalisme, une simple kinésithérapie ; l'ère de la biochimie s'ouvrait.

En 1949, en Australie, J. Cade découvre par hasard les effets du lithium sur le cobaye, puis chez l'homme, et mon ami, Henri Laborit, en France, découvre les effets tranquillisants d'un préanesthésique, la chlorpromazine (un antihistaminique), confirmés à Sainte-Anne par P. Deniker, ce qui en fit 2 des 14 Français récompensés par la médaille américaine Lasker, l'antichambre du Nobel.

60 ans après, on en connaît beaucoup plus, mais la déception est grande. « Plus s'étend le cercle des lumières, plus s'étend autour de lui le cercle de l'ombre » (H. Poincaré).

- On ne compte plus les neuromédiateurs et leurs dizaines ou centaines de récepteurs, s'amplifiant, s'inhibant, se libérant les uns des autres.
- Les fonctions des astrocytes, les cellules les plus nombreuses du cerveau, et celles de leurs innombrables connexions avec les neurones et leur rôle dans la communication interneuronale et le contrôle des synapses restent inconnus.
- Même ignorance de la fonction de la microglie, qui est partout, mais on ne sait pas exactement pourquoi ; sûrement pas seulement pour assumer une fonction de défense de type immunitaire, sous prétexte qu'elle se transforme parfois en macrophages.
- Le câblage des réseaux neuronaux, différent d'une région à l'autre, échappe à toute systématisation cohérente, sauf chez les nématodes (vers) à 302 neurones de Sydney Brenner, quand nous en avons 100 milliards, parfois longs de 1 mètre, jouant le rôle d'émetteurs, chacun portant des milliers de dendrites, s'étendant parfois sur plusieurs millimètres et jouant le rôle de récepteurs.
- L'échec des approches génétiques les plus performantes pour identifier les gènes dont les mutations pourraient être liées aux maladies psychiatriques, même les mieux définies, telles que l'autisme ou la schizophrénie, même avec les techniques les plus puissantes, telles que la GWA, qui ne parviennent qu'à repérer des milliers de mutations ponctuelles, dont 200 ou 300 un peu plus fréquentes et souvent les mêmes dans les diverses maladies

psychiatriques, sans qu'il soit possible d'en discerner une seule qui apparaisse statistiquement comme responsable, au moins en partie, de l'une d'entre elles, probablement parce que les phénotypes des 200 à 300 maladies ou syndromes psychiatriques sont mal définis, faute de critères objectifs. Pas de génotype précis sans phénotype bien défini.

• Le piétinement des imageries fonctionnelles, en couleurs, les plus élaborées et les plus chères, par RMN (résonance magnétique nucléaire) et PET-scan, au CEA, au Neurospin d'Orsay, à 100 millions d'euros, pour tenter de décrire les relations dynamiques entre néocortex, hippocampe, amygdales, cingula et autres noyaux gris, suscitées par le calcul, la réflexion, les émotions, etc., toutes échouant, faute de résolution suffisante et de marqueurs suffisamment spécifiques et nombreux.

• Impossible de planter des nanoélectrodes dans chaque neurone ou de mesurer l'activité des canaux calcium ou voltage-dépendants, faute d'indicateurs calciques fluorescents performants.

Les progrès technologiques les plus récents, scanning microscopique électronique couplé à des Ultratomes débitant les cerveaux frais en coupes de 25 nm reconstruites en 3D, optique photonique laser couplée au marquage moléculaire fluorochromique spécifique, repérage dynamique des molécules non fluorescentes par absorption et réémission photonique, etc., tout cela échoue devant la trop grande complexité d'un réseau de 100 milliards de neurones, entre lesquels les synapses se créent, s'évanouissent ou se titularisent, sur lequel des milliers de dendrites poussent chacun 10000 bourgeons palpeurs, «*spines*», sans cesse en mouvement, se connectant ici, puis là.

Tout cela sonne peut-être le glas de toute possibilité de comprendre jamais les désordres moléculaires ou multimoléculaires qui sous-tendent les maladies psychiatriques.

Toutes ces observations témoignent non seulement de la sophistication et de la complexité, mais aussi de la plasticité du système nerveux central, en situation d'adaptation permanente aux sollicitations sensorielles et émotionnelles.

On mesure mieux aujourd'hui l'illusion biochimique simpliste de la psychiatrie des années 1960-1970: «Il y a quelque angélisme à croire qu'on peut prendre le dessus sur notre propre cerveau» (S. Dehaene, 2009).

Ainsi s'éteint peu à peu, devant la multitude des échecs et des accidents, l'enthousiasme qu'avait suscité la découverte des dopaminergiques, des inhibiteurs de cholinestérases, des inhibiteurs de la recapture synaptique de la NA, de la DA et/ou de la ST, celle des antagonistes des GABA-récepteurs ou des récepteurs endocannabinoïdes, etc.

En attendant des décennies que le tableau s'éclaire, le temps est peut-être revenu de l'écoute et d'une psycho-analyse comportementale humaine et rationalisée.

Biochimie, psychoses et dépression

Le champ immense des traitements biochimiques des dépressions a été au cœur de toute cette période, autant que celui des psychoses. Les retombées n'ont pas été totalement négatives. Les médicaments d'aujourd'hui marquent, peut-être, un certain progrès sur les inhibiteurs de la monoamine oxydase (IMAO) et les médicaments «tricycliques» des années 1970, au moins en termes de réduction des effets secondaires.

Mais, avant d'en venir aux dépressions, un mot des psychoses et des antipsychotiques, ex-neuroleptiques, ex-tranquillisants majeurs, ne serait-ce qu'à cause de leur utilisation étendue aux dépressions sérieuses.

1. La schizophrénie a longtemps été regardée de façon simpliste, comme liée à un excès dopaminergique relevant donc d'antidopaminergiques (chlorpromazine, halopéridol, flu- et perphénazine) au prix d'effets secondaires parkinsoniens pénibles. Puis sont venus les antipsychotiques dits «atypiques» de 2e génération, moins antidopamine, donc avec moins de parkinsonisme, mais avec des effets anti-ST-récepteurs et des complications métaboliques plus marquées (diabète, prise de poids, hypercholestérolémie), et sans plus d'efficacité que les molécules de 1re génération. Leur évaluation, menée par le National Institute of Mental Health des NIH, sur 1 500 patients suivis 18 mois, conclut à une efficacité identique des 1re et 2e générations, avec un léger avantage pour l'olanzapine (Zyprexa), un peu (à peine) supérieure au Risperdal ou à la quétiapine (Xéroquel) et aux molécules de 1re génération, mais toutes avec des effets secondaires marqués, surtout des prises de poids de 10, 20 ou 30 kg. Donc, pas de supériorité marquée

des 2es générations sur les 1res, sauf leur prix... multiplié par 5! S'agirait-il encore une fois d'un mythe commercial?

2. Concernant les «troubles bipolaires», une revue de 68 essais cliniques conclut à la supériorité marquée du Risperdal (1996), de l'halopéridol (1976) et du Zyprexa (1996) sur les placebos. Tandis que, à l'opposé, les antiépileptiques «détournés», promus et utilisés hors indication, tels que la lamotrigine (Lamictal, 1996), la gabapentine (Neurontin, 1996), le topiramate (Epitomax, 1996), la carbamazépine (Tégrétol, 1974), sont inférieurs aux placebos (!), les autres molécules, lithium (1973), valproate (Dépakine, 1985), quétiapine (Xéroquel), ayant une activité intermédiaire.

3. Dans le champ des dépressions, il y a d'abord le noyau dur des dépressions «majeures», les dépressions sans cause immédiate décelable, isolées ou associées aux psychoses, schizophrénie, maniaco-dépression (ou troubles bipolaires graves), TOC, syndrome de panique, etc. Elles sont du ressort de psychiatres expérimentés.

Il y a ensuite, et surtout, les dépressions mineures ou modérées, chroniques ou intermittentes, sans psychose, celles des généralistes. La question est ici de définir qui traiter et comment, autrement dit de définir, dans chaque cas, la place des médicaments et celle de l'écoute, des conseils et de la surveillance rapprochée.

Plus noires sont les nouvelles, plus les femmes, les hommes, les jeunes se replient sur eux-mêmes ou sur la convivialité artificielle d'Internet, plus les cafés en France ou les «*circolo di conversazione*» en Italie disparaissent, plus les gens s'angoissent et voient leur avenir sans avenir et celui de leurs enfants menacé de tous côtés, et plus monte la dépression, la prétendue maladie du siècle, installée au cœur des pays occidentaux sans soleil, car il y a un gradient Nord-Sud de la dépression.

L'ayant fabriquée, les politiques et les «élites» ne peuvent s'en étonner, après avoir tourné tous leurs efforts, et les nôtres, vers l'argent – de plus en plus versé aux actionnaires qui ne savent plus qu'en faire plutôt qu'au travail, à l'investissement ou à la création. Ils creusent chaque jour un peu plus les disparités sociales et n'exaltent plus que la déesse croissance, n'importe quelle croissance, la croissance inutile, la croissance gadget; celle des besoins artificiellement fabriqués, celle des voitures «suréquipées», des gadgets multiconnectés des circuits de contrôle constamment en panne, celle de la production et de l'exportation de l'inexportable

– comme les armes –, plutôt que la bougie, les feux de bois, l'élevage des poules et le simple bonheur convivial, amical et égalitaire des petites communautés. C'est ce qu'écrivait hier dans *Die Zeit* non pas un anarcho-gauchiste mais Wolfgang Schaüble, protestant, ministre des Finances de droite, du gouvernement de droite d'un pays au capitalisme triomphant. Espoir ?

Les grandes firmes, toujours préoccupées de notre santé – elles le disent, l'écrivent et nous les croyons naturellement –, se sont ruées sur ce marché immense de la tristesse et du découragement, dont l'alcool et le tabac ont été chassés, pour y ramener artificiellement l'enthousiasme et la productivité, surtout la productivité, traitant ainsi les conséquences, dont les politiques refusent de traiter les causes. Contre les dépressions, elles ne pouvaient qu'échouer. Elles ont échoué. C'est en changeant la vie quotidienne et les relations des hommes entre eux qu'on fera reculer les dépressions « circonstancielles ». Aimez-vous les uns les autres...

Ce sont ces dépressions circonstancielles, de très loin les plus nombreuses, qui représentent le marché qui intéresse les firmes. On ne gagne pas d'argent avec quelques schizophrènes. Il faut étendre les antipsychotiques au traitement des dépressions, et si possible en étendre le nombre en déclarant dépressions tous les troubles mineurs et passagers de l'humeur, dont la maîtrise relève de la volonté de chacun.

Ces dépressions sont celles dont le médecin généraliste assure souvent seul la charge et la lourde et difficile responsabilité. Il doit affronter la tristesse, le désenchantement, le pessimisme, le sentiment de culpabilité et la perte d'intérêt pour soi-même, pour les autres et le monde extérieur, de ses malades. Tout cela est souvent associé à un ralentissement mental, à l'insomnie, aux conversions somatiques, aux boulimies, aux variations de poids dans un sens ou dans l'autre, à la perte de libido, aux idées suicidaires et de meurtres. Médicalisation du mal-être, certes, mais comment faire autrement quand les liens familiaux et sociaux se dissolvent ?

IMAO et tricycliques : les premiers antidépresseurs

Dans les années 1960-1970, les moyens thérapeutiques sont encore limités et maniés avec précaution. Les médecins généralistes ne s'y risquent guère. La consommation est faible, le marché étroit. On ne parle guère de la dépression et ce qui est un comble, on en parlait encore moins de 1940 à 1945. À dire vrai, on va en parler quand les firmes vont créer ce marché. Plus augmente le nombre des antidépresseurs, plus augmente celui des dépressions !

Les premiers antidépresseurs visent à renforcer ce qu'on croit savoir de la neurotransmission cérébrale par les monoamines NA, DA, ST. Ce sont les IMAO (inhibiteurs de la monoamine oxydase, telle l'iproniazide, freinant la destruction des bioamines) et les tricycliques (deux hexacycles réunis par un heptacycle), inhibiteurs non sélectifs de la recapture synaptique des bioamines, dont ils prolongent la durée d'action dans les synapses, et qui sont aussi des inhibiteurs des récepteurs cérébraux de l'histamine et des récepteurs « muscariniques » de l'acétylcholine (AC).

Après 3 ou 4 semaines, leur efficacité commence à apparaître et n'est pas spectaculaire, mais du moins mesurable dans les dépressions majeures, avec des effets secondaires fréquents, surtout de type anticholinergique et avant tout, des prises de poids, constantes.

Voici, à titre d'exemple, la liste des effets indésirables de l'un d'entre eux (Effexor, 1998, Wyeth), fournie par la firme elle-même, mais rigoureusement identique pour tous les autres, y compris les plus anciens.

• Fréquents ou très fréquents (1 à 10 % ou plus) :

– asthénie ;

– céphalées (30 %), vertiges, cauchemars, insomnies, nervosité, tremblements, frissons, hypertonie, confusion, dépersonnalisation ;

– sécheresse buccale (10 %), sueurs nocturnes (12 %) ;

– anorexie, nausées, vomissements, constipation [notez que la prise de poids n'est pas mentionnée !!] ;

– perte de libido, impuissance, anorgasmie, ménorragies, métrorragies ;

– hypertension artérielle, bouffées de chaleur, palpitations.

• Peu fréquents ou rares (1 à 10 pour 1000 ou 10000) :
– ecchymoses, hémorragie gastro-intestinale ;
– hallucinations, agitation, myoclonie, accès maniaque, convulsions ;
– troubles de l'équilibre, acouphènes, difficulté d'accommodation, mydriase, agueusie ;
– hépatites biologiques et cliniques (ictères) ;
– syndrome de rétention hydrique ;
– hyperprolactinémie, gynécomastie ;
– hypotension, syncopes ;
– diarrhée ;
– alopécie ;
– rétention urinaire.
• Fréquence indéterminée [?] :
– thrombopénie, anémie, neutropénie ;
– syndrome malin des neuroleptiques, syndrome sérotoninergique, syndrome extrapyramidal ;
– urticaire, érythèmes polymorphes, syndromes de Lyell et Stevens-Johnson (30 % mortels), anaphylaxie ;
– idées et tentatives suicidaires ;
– tachycardie, fibrillation ventriculaire, torsades de pointe ;
– rhabdomyolyse (ruptures musculaires).
• Et syndrome de sevrage en cas d'arrêt brutal du traitement, situation de dépendance avec paresthésie, vertiges, cauchemars, anxiété, tremblements, fièvre, vomissements...

Les inhibiteurs sélectifs de la recapture de la sérotonine (ISRS)

Mais voilà que, dans les années 1985-1990, s'ouvre une voie nouvelle. Les inhibiteurs SÉLECTIFS de la recapture intrasynaptique de la seule sérotonine (ST), qui prolongent la durée d'action interneuronale de cette bioamine. La sérotonine serait-elle la reine des bioamines ? Celle qui ferait voir la vie en rose, dynamiserait et désinhiberait ?

Immense progrès, affirment les leaders d'opinion de la psychiatrie. La maîtrise biochimique de l'humeur est en marche.

La réalité est bien différente. Les effets physiologiques de la ST sont impossibles à décrire. Elle n'est qu'un neuromédiateur parmi d'autres, ses alter ego. Elle est un joueur dans une équipe. Personne ne peut prévoir ses résultats. Comme toutes les autres bioamines, ses effets varient en chaque point de l'organisme, en chaque point du système nerveux central et périphérique, car ils dépendent des spécificités de chacun de leurs nombreux transporteurs et récepteurs (17 différents pour la seule ST), et ils dépendent, comme dans une équipe, de l'activité des autres, chacune ayant des effets directs immédiats qui déclenchent aussitôt des réponses réflexes des autres.

Ainsi, la ST est-elle vasoconstrictrice ici, vasodilatatrice là, et son action initiale peut être inversée ou renforcée à chaque instant par la libération d'une autre bioamine, qu'elle provoque parfois elle-même, créant ainsi son propre frein ou son propre accélérateur. La situation est la même sur le muscle lisse digestif, sur les plaquettes, sur les remaniements osseux ou fibreux des tissus et surtout au sein des diverses régions du système nerveux central ou périphérique.

Les succès thérapeutiques très, très relatifs des ISRS ont établi comme un dogme naïf que la dépression serait principalement due à un manque de sérotonine, ce qui a conduit quelques psychiatres ironiques à déclarer par analogie que les douleurs reflètent une carence en opiacés et la fièvre une carence en aspirine!

Au niveau central, les effets directs de la sérotonine seraient de diminuer l'anxiété, la dépression, l'impulsivité et l'agressivité, et ses inhibiteurs auraient les actions inverses, et on ne doit donc pas être surpris que ces médicaments puissent occasionnellement entraîner des effets inverses, allant jusqu'au suicide et au crime... et c'est bien ce qui s'est produit.

Très vite, les ISRS ont explosé le marché. D'abord, le Prozac (fluoxétine de Lilly) dès 1988 et, très rapidement, les autres firmes s'empressent d'en sortir des quasi-copies à la mitraillette, Deroxat (paroxétine, parodie du précédent) de GSK, en 1992, Zoloft (sertraline) de Pfizer en 1996, pour prendre la place du Deroxat, Seropram (citalopram) de Lundbeck en 1998, relayé en 2002 par l'escitalopram (Seroplex), toujours pour s'opposer aux génériques. Curieusement, alors que les Français allaient devenir les plus avides consommateurs d'antidépresseurs, les laboratoires français n'en sortent aucun et ne les copient même pas! L'explosion a été tellement rapide qu'ils n'ont rien vu venir et en sont restés encore aujourd'hui aux tricycliques de 1958: Tofranil du CSP; Surmontil de Sanofi en 1960; Ixel (milnacipran) de P. Fabre en 1996, tous des inhibiteurs non sélectifs, par de plus récents de Wycth, avec l'Effexor (venlafaxine), en 1998, et de Lilly, avec le Cymbalta (duloxétine) en 2004, mais, eux, à des prix revus et corrigés, 2 à 3 fois supérieurs aux anciens tricycliques, une fois de plus avec l'accord incompréhensible de notre lamentable Comité économique des produits de santé.

Mais voilà les ISRS prescrits à pleins baquets à partir de la fin des années 1990 et qui conquièrent un marché mondial de 10, puis 15 milliards de dollars. Le dos au mur devant la demande croissante des patients, les généralistes ont d'autant moins le choix que personne ne les met en garde, ni sur la très faible efficacité (à peine supérieure à celle des placebos, quand elle l'est), ni sur les risques, bien au contraire: *Le Quotidien du médecin*, les visiteurs médicaux et quelques-uns des psychiatres surtitrés des grands centres psychiatriques porte-voix de l'industrie, en France comme aux États-Unis, font chorus pour parler de révolution thérapeutique. Et en 10 ans, la consommation décuple. Il y a aujourd'hui 25 antidépresseurs, dont 7 ISRS sur le marché, plus 7 anxiolytiques, sans compter les 20 benzodiazépines antihypnotiques souvent associées, les 20 antipsychotiques souvent utilisés aussi dans les dépressions résistant aux ISRS, sans compter certains antiépileptiques, Neurontin, Lyrica, Epitomax, Tégrétol et pire Dépakine, soit plus de 50 molécules, sans oublier les dizaines de génériques, utilisées par 2, voire 3 à la fois, et comme les IRS stimulent, désinhibent, excitent, parfois il faut les calmer à coups de benzodiazépines.

Depuis 10 ans et plus, les Français consomment 3, 5, 8 fois plus de ces molécules que tout autre pays, quand à peu près personne n'en prenait il y a 30 ou 40 ans, du temps des Trente Glorieuses. Il est vrai que, dans le même temps, la consommation de vin et d'alcool a diminué de 50%, et celle du tabac de 30%. Y aurait-il une relation?

Cependant, d'autres pays ne sont pas en reste. La psychiatrie est aujourd'hui la spécialité dominante et le plus grand marché pharmaceutique aux États-Unis. «*A raging epidemic of mental illness*» (M. Angell, 2011). Le nombre des malades y a été multiplié par 2,5 de 1985 à 2007. Pire, les maladies mentales y sont la première cause de maladie des enfants et 10% des moins de 6 ans sont sous traitement (!). La fréquence du «*juvenile bipolar disorder*» a été multipliée par 40 de 1993 à 2004 et l'autisme par 6. Plus le nombre et la variété des molécules s'accroissent, plus les maladies psychiatriques sont fréquentes. Y aurait-il une relation ? Car, pour les gens mal dans leur peau, prendre un médicament, c'est être estampillé, reconnu publiquement comme malade, et, dès lors, excusé des erreurs et des manques, pardonné plus facilement des dérapages de tout genre. C'est devenir moins responsable de ses actes. Un statut qui protège. Il y a parfois quelque chose d'une « profession » dans l'état de maladie reconnue et remboursée... Beaucoup n'existent à leurs propres yeux que sous ce masque de malade.

Trop, c'est trop

Mais, en 2002, la contre-révolution commence. David Healy, psychiatre irlandais, pourfend la paroxétine (Deroxat de GSK), parent de la fluoxétine de Lilly. En 1994, à Louisville, Kentucky, Joseph Wesbecker blesse 20 personnes, en tue 8 et se suicide, alors qu'il était sous fluoxétine, mais Lilly n'est pas condamné, rien ne prouvant la responsabilité directe du médicament.

En 2002, la famille Fentress du Wyoming porte plainte contre GSK (le patient a tué sa femme, sa fille et sa petite-fille avant de se suicider).

Il y avait eu aussi l'affaire Forsyth, en 1993.

Forsyth était un personnage riche et important de Los Angeles. Installé à côté de l'aéroport, il vendait des voitures à toute la Californie centrale. Lors de l'extension de l'aéroport, on lui racheta ses locaux pour une fortune. Il prit donc sa retraite, assez riche pour s'installer à Hawaï, où il avait fait construire une luxueuse villa sur l'île de Maui, celle de Pearl Harbor. Son fils Bill y vivait déjà, très occupé à ne rien faire. Mais tout ne se passa pas très bien, car Forsyth, qui avait toujours travaillé dur, supportait mal la vie oisive. Lui et sa femme avaient en outre de plus en plus de difficultés à vivre ensemble et à ne rien faire de la journée, après 37 ans de mariage.

Mais en septembre 1992, Forsyth commença à souffrir de crises de panique. Son médecin lui prescrivit du Prozac. Le lendemain, miracle. Il se sentait en grande forme.

Mais le surlendemain, le médecin reçut un appel du fils Forsyth. Son père avait terriblement changé et il demandait à être placé en clinique psychiatrique. Il y passa une semaine.

Le 3 mars 1993, après 11 jours de clinique, Forsyth signa sa décharge et il rentra chez lui. Sa femme et lui avaient prévu d'aller observer les baleines en compagnie de leur fils. Le lendemain, ne les voyant pas, Bill se rendit chez ses parents. C'était un bain de sang. Dans la nuit, son père avait tué sa mère de 15 coups de couteau et, après avoir fixé un couteau de cuisine dentelé à un tabouret, il s'était empalé.

En tout, récemment aux États-Unis, c'est le massacre de 27 personnes, dont 20 enfants, de l'école Sandy Hook de Newton, au Connecticut, ou encore les 12 personnes abattues dans un cinéma d'Aurora en Californie. Là encore, tous étaient sous antidépresseurs ; rien ne prouve que ceux-ci aient été la cause directe de ces accidents, mais du moins ils n'ont pas été capables de les empêcher. Tous ces faits ont été décrits 10 fois en particulier par D. Healy (Pharmageddon), M. Borch-Jacobsen ou le psychiatre Thomas Szarz de New York, et beaucoup pensent que l'histoire du pilote psychiatrique de la Lufthansa sous 3 antidépresseurs, qui jeta son Airbus sur les Alpes et fit 160 morts en février 2015, relève du même mécanisme.

À chaque fois, dans toutes ces affaires, ce sont des gens au comportement jusque-là normal qui sombrent en quelques jours dans une folie suicidaire ou meurtrière.

Healy, appelé comme expert pour l'affaire Fentress, obtient une commission rogatoire, se fait ouvrir, très difficilement, les archives du laboratoire londonien, pendant 48 heures seulement et sous la surveillance des employés de GSK. Il découvre que 4 des 5 études réalisées n'ont pas été publiées, alors qu'elles concluaient à l'inefficacité du Deroxat et parfois à un état d'agitation avec idées de suicide. Un document interne au laboratoire estime que « la publication des résultats est impossible au plan commercial ». GSK est condamné à verser 6 millions de dollars à la famille Fentress. Un millième des ventes annuelles du Deroxat. Qui continuent.

2 ans passent. Un nombre croissant de psychiatres a le sentiment que le Deroxat pourrait bien, en effet, conduire au suicide, de même que les autres ISRS. Ces médicaments soulagent peut-être un peu, parfois, la dépression, mais ils peuvent désinhiber et provoquer agitation et risque de suicide. Le Comité britannique de sécurité des médicaments se fait ouvrir tous les dossiers des firmes, comme il en a le droit. Surprise : dans les essais publiés, ces molécules sont efficaces et non dangereuses, mais des études non

publiées, bien plus nombreuses, montrent le contraire. Les ISRS sont aussitôt interdits, au moins dans la dépression de l'enfant et l'adolescent en Angleterre, et la FDA américaine avertit médecins et parents qu'ils ne sont probablement pas plus efficaces qu'un placebo, qu'ils comportent un risque accru de suicide et qu'une réévaluation est en cours.

I. Kirsch (université de Hull, Grande-Bretagne) a eu ultérieurement accès aux dossiers de la FDA américaine. Sur 42 essais cliniques concernant les 5 antidépresseurs les plus vendus (Prozac, Deroxat, Zoloft, Celexa, Effexor, etc.), la majorité, qui n'avait pas été publiée, ne montrait AUCUNE supériorité sur le placebo et seulement 18 %, tous publiés, republiés et encore republiés, trouvaient une certaine supériorité.

De son côté, Healy, qui avait accès aux publications médicales et aux documents internes de Lilly, affirma, dès 1999, que le Prozac était, depuis 10 ans, responsable de 17 000 tentatives de suicide, dont 10 % mortelles chaque année.

En juin 2004, le procureur général de New York porte plainte contre GSK.

Le journal *Lancet* commente : « La défense du laboratoire patauge dans le double langage. Il trompe les malades, ceux qui prennent le médicament, et ceux qui se sont prêtés aux essais cliniques en croyant servir le progrès. »

On apprend ensuite qu'un premier rapport de la FDA, fondé sur les résultats de 25 essais de la firme et resté secret, montrait 2 fois plus de tentatives et d'idées suicidaires sous Deroxat (*Nature* 2004, 430 : 954).

En septembre 2004, la firme propose 2,5 millions de dollars pour stopper la procédure et la procédure s'arrête. La somme paraît énorme. Elle représente 1 % des ventes annuelles qui continuent comme si de rien n'était.

12 ans après, toutes les molécules sont encore sur le marché, à un prix double des anciens tricycliques. Beaucoup sont génériquées et beaucoup de quasi-copies sont apparues (6 en France), mais les meurtres continuent, certes exceptionnels, mais si spectaculaires que chacun s'en souvient : sous antidépresseurs. En France, la fille de Jacques Servier décapite son mari à la hache, et, en Vendée, un médecin massacre toute sa famille avant de se suicider, etc. Aux États-Unis, une étude et un film de B. Jacobsen, auxquels j'ai participé, montrent que les psychiatres militaires essaient les

nouvelles molécules sur les soldats, sans les informer, et que 20% des combattants au Moyen-Orient sont soumis à 2 à 6 médicaments psychotropes – en 1914, c'était le vin rouge et en 1940, la Methedrine – avec de multiples suicides, meurtres et attentats violents, sur le terrain et jusqu'au Pentagone, où un sergent rentré de Kaboul descend 17 personnes à la kalachnikov.

Et pour élargir encore son marché, l'industrie obtient l'AMM pour de nouvelles indications: «dépression gériatrique», «boulimie», timidité rebaptisée «phobie sociale», «syndrome des jambes sans repos», difficultés de milieu de cycle de millions de femmes rebaptisées «syndrome dysphorique prémenstruel»; pour ce dernier, Lilly recycle et rebrevette le vieux Prozac en une nouvelle pilule de couleur lavande, et non plus jaune, sous le nouveau nom de Sarafem, à prendre 8 jours par mois pendant des années, par des dizaines de millions de femmes et le vend 2 fois plus cher que le Prozac et 4 fois plus que ses génériques. Exactement la même molécule, au même dosage. Seuls la couleur et le prix ont changé... 500 millions de dollars d'amende. Une paille.

Et l'industrie va plus loin encore et commercialise des antidépresseurs masqués pour le sevrage tabagique (bupropion ou Zyban, inhibiteur de la recapture de la NA), et se prépare à en lancer plusieurs autres comme «coupe-faim» sur le gigantesque marché de l'obésité (Sibutral) et de la dépendance tabagique (Zyban).

Voilà donc des molécules d'efficacité quasi nulle, à peine supérieures aux placebos, et, dans quelques essais très courts, de quelques semaines, pour des traitements prescrits des mois ou des années, avec des effets secondaires gênants très fréquents et des décès par suicide, certes rares, ou crime, exceptionnels, mais spectaculaires, sans la moindre réaction ni des institutions psychiatriques, ni des agences nationales du médicament, qui acceptent qu'elles soient remboursées à 65% et qui coûtent ainsi à la CNAM 1 milliard d'euros par an, et alors que de très nombreux essais cliniques ont montré que:

- les comprimés placebos sont 3 fois plus actifs que rien!
- les antidépresseurs ISRS égaux ou à peine supérieurs aux placebos!

Mais la psychiatrie va aller plus loin encore, étendant, comme on l'a vu, les indications relativement restreintes de certains antipsychotiques et antiépileptiques à l'immense marché de la dépression, puis les antidépresseurs à l'insomnie et vice versa, élargissant le périmètre des différentes pathologies en en changeant les définitions, quitte à ce qu'elles se chevauchent de plus en plus, exactement la même démarche qu'elle a mise en œuvre avec le prédiabète, la préhypertension, etc.

Comme cela n'est toujours pas suffisant, elle invente des maladies nouvelles: «fibromyalgie», «*grief syndrome*», le chagrin après le deuil, et «syndrome juvénile bipolaire», qui sont désormais inscrits dans le *DSM-5*.

Allant plus loin encore, l'industrie et ses «conseillers» psychiatres redéfinissent la schizophrénie et l'autisme (sa fréquence aux États-Unis serait de 0,07% à... 100 fois moins, ce qui ferait, en France, 2000 à 100000, les chiffres officiels français variant de 13000 à 600000!), et elle étend leurs frontières, individualisant, à côté des manies aiguës sévères, les simples comportements obsessionnels compulsifs, les TOC, qu'il faudrait, selon elle, considérer comme des psychoses bien étiquetées, même lorsque leurs manifestations apparaissent simplement comme des traits de caractère, et elle fait disparaître la grave et rare maniaco-dépression, qu'elle remplace par les troubles bipolaires beaucoup plus fréquents, mais avec cinq niveaux de gravité, y compris les entrées de gamme, les simples comportements instables des sujets dont l'humeur diffère le soir et le matin, et qui, tous, si bénins qu'ils soient, relèveraient de l'une ou l'autre des innombrables molécules qui se partagent un marché en expansion permanente.

Mais cela ne suffit toujours pas. *Nec plus ultra* sous la pression de l'industrie, la prochaine version du *DSM* se lance dans la psychiatrie préventive en décrivant des syndromes précurseurs, le «*psychosis risk syndrome*», le «*mild cognitive impairment*», prélude à l'Alzheimer, le «syndrome des jambes sans repos» (1 fois sur 10, il s'agirait peut-être d'une neuropathie périphérique organique, mais 9 fois sur 10 d'une manifestation psychologique) et encore l'«*hypersexuality syndrome*» et le «*temper dysregulation disorder with dysphoria*» (TDD), ainsi que le «*binge eating syndrome*», qui devraient être les «bonanzas» de l'industrie pour demain.

Le syndrome de « déficit de l'attention avec hyperactivité » des enfants et adolescents (DAHA)

Au début des années 1990, on ne parle plus que de ce nouveau syndrome dans les médias américains, un syndrome qui n'existait pas auparavant et qui toucherait aujourd'hui 15 % des enfants américains et de plus en plus de jeunes Français, et que certains, en France, proposent de rechercher dès la maternelle, pour mieux repérer, surveiller, rééduquer, traiter, mettre au pas ou à l'écart les contestataires de demain.

Mais que les enfants soient agités et rebelles, on le sait depuis la nuit des temps.

Rappelez-vous *Le Petit Nicolas* de Goscinny et Sempé des années 1950. Les gamins ne cessent d'accumuler les bêtises et sèment la pagaille dans leur classe, et c'est là justement tout leur charme. Ils font rire et sont des classiques de la littérature. Pensez aussi aux chenapans des *Aventures de Tom Sawyer* de Mark Twain, etc. Tous ces gamins finiraient aujourd'hui en prison s'ils n'étaient pas mis sous traitement.

Le DAHA était aussi décrit en 1850 dans un conte pour enfants du psychiatre allemand Heinrich Hoffmann (rien à voir avec Ernst Hoffmann, compositeur et auteur des célèbres *Contes*, ni avec le poète August-Heinrich Hoffmann, tous deux de 30 et 10 ans plus âgés). Le conte eut un immense succès (400 éditions) et fut traduit dans toutes les langues – et en France par Cavanna. Il décrit neuf garnements insupportables, filles et garçons : « Pierre l'ébouriffé » ou « Crasse-Tignasse » (« Struwwel Peter »), « Pauline aux allumettes », la plus dangereuse, « Philippe qui se balance » (« Zappel Philip »), « Jean l'inattentif », « le nez en l'air » (« *Guck in die Luft* »), « Petit Louis », « Conrad », « Lustucru » (de « *lustig* » et « loustic »), etc., tous des prototypes du DAHA d'aujourd'hui, comme l'était le Brasse-Bouillon tourmenteur de Folcoche dans le roman *Vipère au poing* d'Hervé Bazin. Déjà, Sacha Guitry disait : « J'aime les enfants, surtout quand ils pleurent, parce qu'on les emmène. »

Voilà que les enfants, de plus en plus ouverts à tous les écrans TV ou Internet du monde, écarquillent les yeux, posent des questions, communiquent chaque jour des heures entre eux, contestent les réponses qu'on leur donne et se rebellent contre les règles anciennes qu'on tente de leur imposer et qui leur semblent sans rapport avec le monde qu'ils voient. Plus ils se posent de questions sociales, culturelles et politiques, plus on leur répond par l'abstraction et l'arbitraire de règles d'un autre temps. L'essentiel n'est pourtant pas d'apprendre des réponses, mais de poser, et de se poser des questions ; de laisser place à la curiosité, la contestation, l'intuition et l'imagination, plutôt qu'aux seules déductions logiques, réductrices, stériles et tournées vers le passé dont elles viennent, au lieu de laisser une large place à côté du savoir parler, lire, écrire et compter à un autodidactisme orienté et canalisé. Il ne s'agit, semble-t-il parfois, que de fabriquer à coups de « recettes », dès l'école primaire et déjà comme à Polytechnique, des singes savants au service d'un système qui les a promus.

Mais le dogme est aujourd'hui de calmer beaucoup d'entre eux, souvent les plus vifs, à coups de pilules, pour les soumettre, quelles que soient leurs origines sociales ou ethniques, aux mêmes discours, aux mêmes rythmes, aux mêmes programmes, loin des réalités qu'ils regardent, mais ne doivent pas voir. Tous doivent marcher au même pas. Cadencé. Fénelon, Rousseau, Marc Bloch, de Gennes sont oubliés.

Et justement en 1990, la firme Novartis dispose d'une molécule, la Ritaline, qui n'est encore autorisée que pour les très rares narcolepsies, un marché minuscule. Et Novartis va la lancer pour réveiller l'attention de ces garnements insupportables, atteints de ce nouveau DAHA. Et justement, à point nommé, et sûrement par hasard, voici la bible psychiatrique, la *DSM*, qui inclut le DAHA dans la liste des maladies mentales. Une fois de plus, un médicament sans emploi fabrique une maladie qui n'existe pas et ouvre un nouveau marché.

Le succès est aussitôt miraculeux. 10 à 15 % des écoliers américains, sélectionnés par des tests et questionnaires, et avec l'autorisation véritablement extorquée des parents (voir J. Virapen) et sous la pression des politiques, tous membres des conseils d'administration des grandes firmes impliquées, tel G.W. Bush, alors sénateur du Texas (voir encore J. Virapen).

Et les voici placés sous Ritaline, les garçons 4 fois plus que les filles (en France, selon la HAS, qui n'en sait rien, 2 % des enfants seraient atteints). En quelques années, la Ritaline devient un blockbuster, avec un dossier scientifique vide.

Le DAHA est une question sociale et pédagogique. On ne plaque pas un enseignement type 1950 à la société du XXIe siècle. Tout est à revoir. Ce n'est pas une question de comprimés.

Mais très vite, les opposants à la Ritaline commencent à parler d'effets secondaires graves et la qualifient d'amphétamine cachée. On parle d'accidents cardiaques, tensionnels et neurologiques sérieux. L'ombre des amphétamines, molécule « mère » de l'adrénaline et de la noradrénaline et de ses multiples dérivés des années 1940 et 1950, Corydrane, Maxiton, Methedrine, Benzédrine, Orthédrine, commence à planer sur la Ritaline.

Découvertes en 1935, les amphétamines sont des excitants et psychostimulants surpuissants. En 1940, toutes les troupes de choc, parachutistes, pilotes, tankistes, allemandes et japonaises, puis alliées, sont sous Methedrine – au point qu'on a dit qu'elle avait gagné la bataille d'Angleterre en 1940. Hitler, Goering et Goebbels en prenaient tous les jours. Mais dès 1942, les accidents se multiplient, hallucinations, délires, violences et décisions folles, suicidaires ou meurtrières, et la Methedrine disparaît de toutes les armées du monde.

Après la guerre, Corydrane et Maxiton deviennent d'usage courant. Sartre en avale un tube par jour et les étudiants en période d'examen – j'en étais – courent les pharmacies pour se les procurer, pour travailler toute la nuit, convaincus d'être alors plus intelligents, jusqu'au lendemain où ils mesurent les erreurs et confusions commises durant la nuit.

Drogues dures et coupe-faim, elles sont interdites en 1950, mais réapparaissent comme des drogues dures (ecstasy), et dès les années 1960, Servier y reviendra à pas de loup, avec l'Isoméride, le Pondéral et le Mediator, en prétendant pendant 30 ans qu'ils n'étaient pas ce qu'ils étaient, de pures amphétamines. Et ce seront 40000 morts cardiaques aux États-Unis (14 milliards de dollars d'indemnités aux victimes pour la firme Wyeth, diffuseur de Servier aux États-Unis, qui n'y résistera pas et sera rachetée par Pfizer, sans que cela coûte un sou à Servier). Ce seront en France les 2000 morts du Mediator (sans compter ceux de l'Isoméride), dont 194 seulement sont indemnisés, 8900 euros chacun, en moyenne (!), 3 ans après le retrait du Mediator ! 1,6 million d'euros d'indemnités pour un poison qui a rapporté 700 millions à Servier !

Mais un braqueur qui n'avait tué, ni blessé, personne, vient de passer 38 ans en prison !

Mais chimiquement, la Ritaline (méthylphénidate) n'est pas du tout une amphétamine et les multiples accidents neurologiques, tensionnels et cardiaques, dont on l'a accusée, n'ont pas été confirmés. Elle n'est qu'un psychostimulant mineur et tout au plus réduit-elle un peu l'appétit, pas assez pour en faire un coupe-faim, en entraînant un léger retard de croissance (1,5 cm et 2 à 3 kg), réversible en 1 ou 2 ans (*Prescrire* 2011, 31 : 108), et aucune complication cardio-vasculaire (*New England Journal of Medicine* 2011, 365 : 1896). Mais aucun effet bénéfique non plus. Du moins, pas plus qu'un placebo.

Le problème de la Ritaline n'est donc pas un problème de toxicité, ni même de coût, car aujourd'hui son prix est minuscule, c'est un problème de société. Ce qui est grave, c'est l'image d'anormalité qu'elle donne d'eux-mêmes aux enfants et surtout de vouloir les encadrer, normaliser, formater, dès l'âge de 5 ans et jusqu'à l'adolescence. Il devrait pourtant être clair que si les enfants déraillent, s'agitent et se révoltent, la solution n'est pas de leur donner des comprimés, mais de nous interroger d'abord nous-mêmes. Pourquoi pas des électrochocs, des camisoles de force ou une laisse de chien ? Si des enfants sont inadaptés à la vie qu'on leur fait, c'est à nous de repenser cette vie sociale, scolaire, familiale. Le DAHA n'a rien de génétique ou de biochimique. Il est 3 fois plus fréquent dans les familles pauvres, les familles monoparentales ou recomposées, les foyers traversés de violences. C'est aux adultes de se poser les questions.

Mais voilà que la Ritaline est génériquée et ne rapporte plus guère (malgré l'astuce d'en avoir breveté une forme retard, le Concerta). Dès 2002, la voie est donc libre pour reprendre le marché, et Lilly, toujours à l'affût, ne rate pas le coche.

Pourquoi pas l'atomoxétine ? Un psychostimulant très, très mineur, en réserve sur les étagères de la firme. Elle n'a aucun rapport chimique ou biologique ni avec les amphétamines, ni avec la Ritaline, et serait un inhibiteur mou de la recapture sélective de la noradrénaline.

Lancée sous le nom de Strattera, elle est autorisée aux États-Unis en 2002 et en Europe en 2004, par l'Agence européenne (EMA) sur la base d'un dossier clinique quasi inexistant, mais, malgré le feu vert de l'Europe, elle n'obtient en France qu'une autorisation temporaire, sans remboursement, maintenue de 2004 à 2010, où elle est finalement rejetée, grâce à l'avis, comme souvent pertinent, de notre Commission de transparence de l'HAS. Ouf. Une de moins.

Car le Strattera étant rejeté du remboursement, et donc condamné à un marché minuscule, Lilly l'a retiré du marché français. Pour l'instant.

La corruption de la psychiatrie (américaine)

Tout cela ne s'est pas fait tout seul et tient à la corruption massive et démontrée de beaucoup de psychiatres américains civils et militaires par l'industrie pharmaceutique.

Pour tenter de mettre de l'ordre dans une discipline très subjective et verbeuse, la psychiatrie américaine a tenté de définir un répertoire des différents syndromes et maladies psychiatriques, qui fasse référence, en publiant une véritable bible, certains ironisent en parlant de « révélation », puisqu'elle procède par affirmation, sans preuve ni référence scientifique, mais seulement par des avis, des jugements, des opinions. Tel est le *DSM* (*Diagnostic and Statistical Manual of Mental Disorders*), publié tous les 5 à 10 ans par l'American Psychiatric Association (APA), dont la première version, le *DSM-1*, remonte à 40 ans. Aujourd'hui, le *DSM*, catalogue de 300 ou 400 maladies psychiatriques de 700 pages, tire à 1 million d'exemplaires et il est la principale ressource financière de l'APA.

L'industrie a très vite compris que définir les maladies, c'était aussi définir des marchés, et elle s'est lancée dans une vaste entreprise, visant à élargir le périmètre des maladies classiques et à en multiplier le nombre, et, finalement, à multiplier les traitements symptomatiques, un symptôme/un médicament, de sorte qu'un tableau associant anxiété, dépression, insomnie, boulimie et impuissance conduise à la prescription de cinq molécules.

Ainsi, le *DSM-2* comportait 182 diagnostics, le *DSM-3* de 1980, 265, le *DSM-4* de 2000, 365, et le *DSM-5*, 500.

La sélection et le mode de fonctionnement des auteurs sont rien moins que transparents : délibérations secrètes et absence de références scientifiques, etc. Le *DSM-5* s'est appuyé sur 170 membres permanents et 4500 experts extérieurs, dont 58% ont des liens étroits avec les firmes les plus impliquées dans les maladies psychiatriques, telles que Lilly et GSK.

Ces dérives ont provoqué de vives réactions de la grande presse et des enquêtes du Congrès, menées notamment par le célèbre sénateur républicain Charles Grassley. Ce chevalier blanc de la lutte contre la corruption médicale est à la source du Sunshine Act du président Obama, qui impose aux États-Unis la transparence sur les conflits d'intérêts. Il est soutenu par de grandes associations citoyennes révoltées contre la médicalisation, la psychiatrisation et la mercantilisation de dizaines de millions d'Américains – telles que American Citizen-Consumer de Ralph Nader –, et par de multiples *« watchdog groups »*, qui ont été jusqu'à faire vaciller le conseiller bioéthique du président des États-Unis, compromis lui aussi avec l'industrie !

Ces enquêtes ont abouti à la condamnation et à la radiation de plusieurs psychiatres universitaires, pour avoir dissimulé à leur université l'importance de leurs liens financiers avec l'industrie pharmaceutique : L. Gyulaï, C. Bowden, D. Ivans, Gary Sachs, à San Antonio, Philadelphie, New York, Boston (où Joseph Biederman avait empoché aussi 1,6 million de dollars), et Stanford, où A. Schatzberg, président de l'APA, détenait 6 millions de dollars d'actions d'une compagnie pharmaceutique !

Le sommet de la prévarication a été atteint par Charles Nemeroff, de l'université Emory d'Atlanta, l'un des grands responsables du *DSM*, condamné pour avoir reçu 9 millions de dollars pour un essai clinique, sans en avertir son université, 850000 dollars de GSK pour des conférences et 4 millions de dollars pour diverses consultances. C. Nemeroff a reconnu les faits, plaidé oublis et erreurs, protesté de son honnêteté, juré de respecter la règle de 10000 dollars maximum par an venant de l'industrie, imposée par les universités américaines. L'année suivante, il déclarait, sans rire, 9999 dollars... mais on découvrait aussitôt qu'il en avait en réalité reçu 170000, de sorte qu'il dut finalement démissionner.

Toutes ces histoires ont fait l'objet, depuis 10 ans, d'au moins 50 articles dans le *New England Journal of Medicine*, le *Lancet* et d'autres, de livres écrits par de grands universitaires américains ou par de grands journalistes, comme C. Lane, A. Bass, Melody Peterson, Gina Kolata et tous les grands journaux et *news magazines* américains en ont parlé 100 fois depuis 2000, le *New England Journal of Medicine* allant jusqu'à publier la liste nominale des rémunérations et actions, à hauteur de 1 à 6 millions de dollars, versées par l'industrie au bénéfice de nombreux universitaires américains, liste où la psychiatrie est particulièrement bien représentée au côté de la cardiologie.

C'est aujourd'hui le responsable du *DSM-5*, le professeur D. Kupfer de Pittsburgh, consultant de Lilly, Pfizer, Johnson, Solvay, Lundbeck et... Servier, qui est placé sous le feu des projecteurs pour s'être entouré d'une majorité d'experts sous contrat avec l'industrie. Naturellement, la situation est exactement comparable en France, bien qu'elle ne soit pas rendue publique, car quatre ou cinq des grands psychiatres universitaires que chacun connaît ont prêché la même bible que leurs collègues américains, mais certainement gratuitement.

Se ressaisir

Il y a beaucoup à faire pour ramener cette grande et indispensable discipline à la raison et pour que les Français ne soient plus aussi pessimistes (voir l'enquête du *Monde* du 13 octobre 2016) et ne soient plus les plus grands consommateurs mondiaux d'antidépresseurs.

PSYCHIATRIE

Dépenses de la CNAM en 2015 : 1,9 milliard d'euros

160 spécialités et associations
63 spécialités et associations inutiles
(efficacité faible ou nulle), soit 39 %
62 spécialités et associations à risque
(important ou majeur), soit 39 %

A. PSYCHOSES

• Délires et agitation aiguë : halopéridol, rispéridone à doses modérées.
• Manies aiguës : tous à doses élevées, sauf clozapine, peu indiquée, et, au long cours, lithium et valproate associés à un autre.
• Dépressions sévères (voir aussi B. Dépressions) : antidépresseur à toujours associer aux antipsychotiques.
• Maniaco-dépressions (syndromes bipolaires grades 1 à 5...).
• Schizophrénie.

Le rôle des récepteurs dopaminergiques est majeur, mais d'autres interviennent, comme le suggèrent les psychoses induites non seulement par les drogues dopaminergiques (cocaïne, amphétamines) ou les traitements antiparkinsoniens, mais aussi par le LSD, agoniste des récepteurs de la sérotonine, ou la kétamine, antagoniste des NMDA-glutamate-récepteurs.

I. Neuroleptiques : antipsychotiques

Dépenses 2015 de la CNAM : **700** millions d'euros.

Dans la schizophrénie, les symptômes « positifs » (délires, hallucinations, désorganisation et incohérence du discours et du comportement, agitation) répondent bien aux antipsychotiques, mais les symptômes « négatifs » cognitifs (déficits de la mémoire, de l'attention, des relations sociales, de la capacité à résoudre tests et problèmes, de la continuité du raisonnement, perte de la logique de la pensée, apathie) y répondent mal.

Tous les antipsychotiques sont des antagonistes des récepteurs de l'un et/ou l'autre des neuromédiateurs suivants : dopamine (+++), sérotonine (++), choline, noradrénaline ou histamine-1.
Deux générations. Le prix de la seconde est 5 fois supérieur à celui de la première, sans raison, et 10 fois par rapport au lithium.

1. Antipsychotiques « classiques » antidopaminergiques

Ils comportent des risques de syndrome parkinsonien extrapyramidal et de syndrome hyperthermique malin des neuroleptiques, et de très nombreux effets secondaires (0,75 euro par jour).

	Molécule	**Spécialité**	Laboratoire	AMM	**Efficacité**	**Risque**	Prix/jour	Taux de remboursement
	Chlorpromazine (1950) (Grande découverte française de H. Laborit, puis P. Deniker, tous deux médaille Lasker, pré-Nobel américain)	**Largactil** (*per os*, IV)	Sanofi	1952	**moyenne**	**important**	1,20 €/j	65 %
	Halopéridol (1958)	**Haldol** (*per os*, IV)	Janssen-Cilag	1976	**grande**	**modéré**	0,25 €/j	65 %[1]
◉	**Fluphénazine**	**Modécate**	Sanofi	1965	**moyenne**	**important**	0,35 €/j	65 %
	Loxapine	**Loxapac** (*per os*, IV)	Eisai	1978	**moyenne**	**modéré**	1 €/j	65 %
◉	**Propériciazine**	**Neuleptil** (*per os*)	Sanofi	1963	**moyenne**	**modéré**	0,90 €/j	65 %
◉	**Lévomé-promazine**	**Nozinan** (*per os*, IV)	Sanofi	1956	**moyenne**	**modéré**	0,90 €/j	65 %
◉	**Pipotiazine**	**Piportil** (*per os*, IV)	Delbert	1972	**moyenne**	**modéré**	1,30 €/j	65 %
◉	**Cyamémazine**	**Tercian** (*per os*, IV)	Sanofi	1971	**moyenne**	**modéré**	1,35 €/j	65 %
◉	**Tiapride**	**Tiapridal** (*per os*, IV)	Sanofi	1974	**faible**	**modéré**	0,90 €/j	30 %
◉	**Pimozide**	**Orap** (*per os*)	Eumedica	1971	**faible**	**modéré**	0,45 €/j	65 %
◉	**Penfluridol**	**Semap** (*per os*)	Primius Lab	1974	**moyenne**	**modéré**	1,20 €/j	65 %
	Pipampénone	**Dipiperon** (*per os*)	Eumedica	1965	**moyenne**	**modéré**	0,20 €/j	65 %
	Zuclopenthixol	**Clopixol** (*per os*, IV)	Lundbeck	1987	**moyenne**	**modéré**	0,50 €/j	65 %
	Flupentixol	**Fluanxol** (*per os*, IV)	Lundbeck	1987	**moyenne**	**modéré**	1,90 €/j	65 %
	Dropéridol[2]	**Droleptan** (IM, IV)	ProStrakan Pharma	1997	**grande**	**important**[3]		Hôp.

1. Sauf pour les comprimés 1 mg : 30 %.
2. IV pour vomissements postopératoires ; IM : urgences psychiatriques avec agitation et délire. Préférer l'Haldol.
3. Risques : hypotension ; convulsions ; troubles cardiaques (forme orale retirée en 2013).

2. Antipsychotiques « atypiques » de 2e génération (3,40 euros par jour)

Moins antidopaminergiques, avec risque limité de syndrome extrapyramidal.

Ils sont antagonistes de certains sérotonine-récepteurs. Ils modulent les GABA-récepteurs et stimulent les glutamate-récepteurs et les récepteurs muscariniques et nicotiniques de l'acétylcholine et même de l'ocytocine. Contrairement au discours des firmes, leurs effets indésirables sont à peu près identiques à ceux de la génération précédente.

	Molécule	**Spécialité**	Laboratoire	AMM	**Efficacité**	**Risque**	Prix/jour	Taux de remboursement
	Rispéridone	**Risperdal** et **Risperdal-consta** (*per os*, IV)	Janssen-Cilag	1995	**grande**	**important**[1]	2,80 €/j	65 %
	Olanzapine (à long terme, obésité, hyperlipidémie, hyperglycémie)	**Zyprexa** (*per os*)	Lilly	1996	**grande**	**important**	5,50 €/j	65 %
		Zypadhera (IM)	Lilly	2007	**grande**	**important**		Hôp.
	Aripiprazole	**Abilify** (*per os*, IV)	Otsuka	2004	**moyenne**	**important**	6 €/j	65 %
	Clozapine	**Leponex** (*per os*)	Novartis	1968	**moyenne**	**important**	3,30 €/j	65 %
◉	**Sulpiride**	**Dogmatil** (*per os*, IM)	Sanofi	1968	**faible**	**important**	1,30 €/j	65 %
◉		**Synédil** (*per os*)	Sigma-Tau	1983	**faible**	**important**	1,50 €/j	65 %
◉	**Amisulpride**	**Solian** (*per os*, IM)	Sanofi	1986	**faible**	**important**	3,50 €/j	65 %
	Quétiapine	**Xéroquel**	AstraZeneca	2010	**moyenne**	**important**	en cours	65 %[2]
	Asénapine	**Sycrest**[3]	Organon	*	**moyenne**	**important**		

1. Risques cardiaques et respiratoires graves en IV.
2. Dans certaines indications.
3. Arrêt de commercialisation en 2015.

II. Lithium

Découvert par hasard en 1949. Mécanismes d'action incertains; indiqué dans les manies et les désordres bipolaires. Risques: hypothyroïdie; hyperthyroïdie; surpoids; problèmes rénaux.

Molécule	Spécialité	Laboratoire	AMM	Efficacité	Risque	Prix/jour	Taux de remboursement
Lithium	**Téralithe**	Sanofi	1973	**grande**	**modéré**	0,30 €/j	65 %

III. Les antiépileptiques comme neuroleptiques[1]

(Voir « Neurologie », A. Épilepsies.)

1. Valproate (Dépakine)

Molécule	Spécialité	Laboratoire	AMM	Efficacité	Risque	Prix/jour	Taux de remboursement
Valproate	**Dépakine** *(per os)*	Sanofi	1987	**moyenne**	**important**	1,60 €/j	65 %
Divalproate	**Dépakote** (IV)	Sanofi	1985	**moyenne**	**important**		65 %

2. Carbamazépine

Aussi un antiépileptique.

Molécule	Spécialité	Laboratoire	AMM	Efficacité	Risque	Prix/jour	Taux de remboursement
Carbamazépine	**Tegretol** *(per os)*	Novartis	1974	**moyenne**	**modéré**	0,35 €/j	65 %

3. Autres antiépileptiques

Ils ne sont démontrés actifs ni dans le traitement des psychoses ni dans celui des états dépressifs, bien qu'ils y soient utilisés sous la pression des laboratoires et de quelques psychiatres. Ils n'ont pourtant là aucune utilité supérieure à celle des placebos, ni dans les

1. Jamais en cas de grossesse.

dépressions mineures ni dans les troubles bipolaires (*The Lancet*, 8 octobre 2011). Aux États-Unis, pour avoir promu les indications « dépressions, troubles bipolaires, migraines, stress et jambes sans repos » pour le Neurontin et ainsi multiplié son chiffre d'affaires par 10, Pfizer a été poursuivi, a plaidé coupable et a payé une amende de 430 millions de dollars en 2004. Rien de tel en France, où l'indication « prévention des épisodes dépressifs de manie » a été maintenue... Vive la France.

Molécule	**Spécialité**	Laboratoire	AMM	**Efficacité**	**Risque**	Prix/ jour	Taux de rembour-sement
Gabapentine	**Neurontin**[1]	Pfizer	1994	**faible**	**important**		65 %
Prégabaline	**Lyrica**[1]	Pfizer	2004	**faible**	**important**		65 %
Topiramate	**Epitomax**	Janssen-Cilag		**faible**	**important**		65 %
Lamotrigine	**Lamictal**	GSK		**faible**	**important**		65 %

B. DÉPRESSIONS

Le diagnostic de dépression recouvre nombre d'états différents en termes de cause, souvent non identifiable, de gravité et d'association à d'autres syndromes psychiatriques. Les antidépresseurs sont la cause de suicides, d'idées suicidaires, d'agressivité parfois meurtrière, d'inversion des effets recherchés (délires, épisodes maniaques, crises d'angoisse paroxystique) en nombre clairement quoique faiblement accru, et un suivi psychiatrique devrait être systématique. Les médecins généralistes ne devraient prescrire que sous le contrôle de psychiatres, qu'ils devraient eux-mêmes solliciter.

Dépenses 2015 de la CNAM : **650** millions d'euros.

Tous agissent pour renforcer la neurotransmission sérotoninergique et/ou noradrénergique. Tous à utiliser avec précaution et sous contrôle.

1. Toxicités marquées, parfois mortelles, hépatique et sanguine : hépatites fulminantes et accidents cardiaques (*Prescrire*).

I. IMAO (inhibiteurs de la monoamine – oxydase)

C'était hier. À éviter aujourd'hui, sauf en milieu psychiatrique.

	Molécule	Spécialité	Laboratoire	AMM	Efficacité	Risque	Prix/jour	Taux de rembour-sement
🗑	Iproniazide	Marsilid	Primius Lab	1959	faible	majeur	6 €/j	65 %
🗑	Moclobémide	Moclamine	Biocodex	1990	faible	majeur	0,90 €/j	65 %
🗑	Sélégiline	Déprényl	Orion Corporation	1987	faible	majeur	1 €/j	65 %
		Otrasel (Parkinson avec L-DOPA)	Teva	2000	faible	majeur	1,20 €/j	65 %

II. Tricycliques (imipramines et autres)

Médicaments indispensables dans les situations aiguës en IV. Inhibiteurs mixtes de la recapture de sérotonine et noradrénaline et de la dopamine, réservés aux seules dépressions majeures et aiguës (0,70 euro par jour). Mais à éviter dans les dépressions banales et modérées.

	Molécule	Spécialité	Laboratoire	AMM	Efficacité	Risque	Prix/jour	Taux de rembour-sement
🗑	Imipramine	Tofranil	Amdipharm	1958	faible	important	0,25 €/j	65 %
🗑	Trimipramine	Surmontil (*per os*)	Sanofi	1960	faible	important	0,70 €/j	65 %
	Amitriptyline	Elavil (*per os*)	Gerda	1963	faible	important	0,30 €/j	65 %
		Laroxyl (*per os, IV*)	Teofarma	1963	faible	important	0,45 €/j	65 %
	Clomipramine	Anafranil (*per os, IV*)	Sigma-Tau	1971	moyenne	important	0,35 €/j	65 %
🗑	Maprotiline	Ludiomil (*per os*)	Amdipharm	1973	faible	important	0,50 €/j	65 %
🗑	Amoxapine	Défanyl (*per os*)	Eisai	1979	faible	important	1,10 €/j	65 %
🗑	Dosulépine	Prothiaden (*per os*)	Teofarma	1981	faible	important	0,40 €/j	65 %
🗑	Doxépine	Quitaxon (*per os, IV*)	Nepalm	1988	faible	important	0,60 €/j	65 %
🗑	Milnacipran	Ixel (*per os*)	Pierre Fabre	1996	faible	important	1 €/j	65 %
	Venlafaxine (risque d'HTA)	Effexor LP[1] (*per os*)	Pfizer	1998	faible	important	0,70 €/j	65 %
	Duloxétine	Cymbalta (*per os*)	Lilly	2004	faible	important	1,40 €/j	65 %

1. Risque accru de suicides et de troubles cardiaques (*Prescrire*, décembre 2015).

III. Inhibiteurs sélectifs de la recapture de la sérotonine (ISRS)

Médicaments de fond. Ils augmentent la concentration de la sérotonine dans les synapses. Leur efficacité est modeste, leurs effets secondaires inférieurs à ceux des tricycliques mais avec un risque de suicides et de violences élevé.

Dépenses 2015 de la CNAM : **650** millions d'euros.

	Molécule	Spécialité	Laboratoire	AMM	Efficacité	Risque	Prix/jour	Taux de remboursement
	Fluoxétine	**Prozac**	Lilly	1988	**moyenne**	**modéré**[1]	0,45 €/j	65%
	Paroxétine	**Deroxat**	GSK	1992	**moyenne**	**modéré**[1]	1,15 €/j	65%
		Divarius	Chiesi	2002	**faible**	**important**	1,22 €/j	65%
	Sertraline	**Zoloft**	Pfizer	1996	**faible**	**important**	1,60 €/j	65%
	Citalopram	**Seropram**	Lundbeck	1998	**faible**	**important**	1,70 €/j	65%
	Escitalopram	**Seroplex**	Lundbeck	2002	**faible**	**important**	1,10 €/j	65%
	Fluvoxamine	**Floxyfral**	Abbott	1984	**faible**	**important**	0,66 €/j	65%
	Vortioxétine	**Brintellix**	Lundbeck	*	**faible**	**important**		

IV. Antagonistes non sélectifs des récepteurs cérébraux...

... histaminiques H1, adrénergiques α-1 et sérotoninergiques (R.2 A et C et R.3). Aucun intérêt : il y a au moins 14 récepteurs de la sérotonine, répartis dans toutes les régions du cerveau (noyaux gris, hippocampe, etc.), dans tous les tissus, en particulier digestifs, et dans les plaquettes, tous structurellement très différents – G-protéines, canaux ioniques, etc. – et agissant sur des circuits intracellulaires et des fonctions très différents.

1. Moins d'effets secondaires que les suivants, mais même risque accru de suicides et violences.

	Molécule	Spécialité	Laboratoire	AMM	Efficacité	Risque	Prix/jour	Taux de rembour-sement
	Miansérine	**Athymil**	MSD	1978	**faible**	**important**	1 €/j	65 %
	Mirtazapine	**Norset**	MSD	1997	**faible**	**important**	0,80 €/j	65 %
	Carpipramine	**Prazinil**	Pierre Fabre	1976	**faible**	**important**	1,20 €/j	35 %

V. Divers médicaments inefficaces et aux risques marqués

	Molécule	Spécialité	Laboratoire	AMM	Efficacité	Risque	Prix/jour	Taux de rembour-sement
	Sulbutiamine[1]	**Arcalion**	Servier	1995	**nulle**	**mineur**		NR
	Tianeptine[2]	**Stablon**	Servier	1987	**faible**	**important**	1,35 €/j	65 %
	Agomélatine (risque hépatique majeur)	**Valdoxan**	Servier	*	**nulle**	**majeur**		15 %

C. ANXIOLYTIQUES

L'anxiété est encore plus mal définie que la dépression – en admettant qu'elle s'en distingue (?) autrement qu'au niveau des mots. L'industrie a fait fleurir les variétés qui lui rapportent beaucoup : anxiété généralisée ou anxiétés spécifiques (phobie sociale, post-stress, etc.) et anxiétés isolées ou associées aux TOC, à la panique, etc. Sans fin.

Regroupement hétérogène.

1. Dépressions mineures.
2. Dépressions majeures. Risques de dépendance. Classe des stupéfiants à prescription contrôlée inférieure à 28 jours.

I. Tricycliques

Abandonnés dans le traitement de l'anxiété.

II. Benzodiazépines

Voir plus loin D. Insomnies – Hypnotiques.

III. Anti-histamine-récepteurs – H1

À éviter.

	Molécule	Spécialité	Laboratoire	AMM	Efficacité	Risque	Prix/ jour	Taux de rembour-sement
	Hydroxyzine	**Atarax** (*per os*, IV)	UCB Pharma	1955	**faible**	**important**	0,78 €/j	65 %

IV. Antagoniste-agoniste des récepteurs de la sérotonine

Molécule	Spécialité	Laboratoire	AMM	Efficacité	Risque	Prix/ jour	Taux de rembour-sement
Buspirone	**Buspar** (*per os*)	BMS	1986	**faible**	**modéré**	0,60 €/j	65 %

V. Divers : nuls et certains risqués

	Molécule	Spécialité	Laboratoire	AMM	Efficacité	Risque	Prix/ jour	Taux de rembour-sement
	Méprobamate[1]	**Equanil**[2]	Sanofi	1954	**faible**	**important**		35 %
		Kaologeais[3]	Erempharma	1977	**faible**	**modéré**		NR
		Précyclan (syndrome prémenstruel. Voir « Gynécologie »)	Lisapharm	1965	**faible**	**important**		NR
	Captodiamine	**Covatine**	Bailly-Creat	1974	**nulle**	**mineur**		NR
	Étifoxine	**Stresam**	Biocodex	1979	**nulle**	**mineur**	0,35 €/j	15 %

1. Retiré en 2011.
2. AMM suspendue pour les comprimés. Arrêt de commercialisation pour la forme injectable.
3. AMM suspendue.

D. INSOMNIES – HYPNOTIQUES

Il est nécessaire de caractériser l'insomnie selon la durée – quelques jours, semaines ou mois –, associée ou non à une maladie psychiatrique, à une dépression, à une anxiété, à une autre maladie, aussi selon l'âge, l'activité, la réalité (patients croyant ne pas dormir), etc., facteurs déterminants pour le choix des molécules, les doses, les horaires, la durée d'action.

I. Barbituriques

Abandonnés. Le Gardénal a un siècle.
(Voir « Neurologie ».)

II. Benzodiazépines : 60 ans déjà

Utilisées aussi comme anxiolytiques et antidépresseurs légers, et dans les psychoses comme adjuvant. Marché mondial de 20 milliards de dollars. Consommées en France 2 fois plus que partout ailleurs (souvent comme antidépresseur léger), avec 20 millions de prescriptions et 120 millions de boîtes vendues par an, soit en moyenne 100-300 comprimés par an pour les Français les consommant. Les plus prescrits : Stilnox (22 % des prescriptions), Lexomil (20 %), Temesta et Xanax (14 %), Seresta, Myolastan et Tranxène (7 %). Le Valium, à une époque le plus vendu de tous les médicaments dans le monde, ne représente plus que 2 % des ventes, et Nordaz et Mogadon, moins de 2 %. Les effets secondaires déclarés, dont la fréquence n'est jamais précisée, sont, au mot près, les mêmes pour tous (du Valium, 1964, au Rohypnol, 1992 : céphalées, amnésie rétrograde, irritabilité, agressivité, agitation, confusion, somnolence, ataxie, hypertonie, diplopie, vertiges, insomnie, cauchemars, perte de libido ou l'inverse, « éruptions » (?), hypotension, hépatites biologiques).
Ils comportent tous un risque de dépendance rendant difficile leur arrêt brutal.
Agonistes des GABA-R. *Per os*, sauf indication particulière.

III. Azépams, azolams et analogues

	Molécule	Spécialité	Laboratoire	AMM	Efficacité	Risque	Prix/ jour	Taux de rembour-sement
	Diazépam	**Valium** (*per os*, IV)	Roche	1964	**moyenne**	**modéré**	0,70 €/j	65%
◉	**Clonazépam**	**Rivotril**[1] (*per os*, IV)	Roche	1970	**moyenne**	**modéré**	0,15 €/j	65%
◉	**Lorazépam**	**Temesta**	Biodim	1972	**moyenne**	**modéré**	0,22 €/j	65%
◉	**Nitrazépam**	**Mogadon**	Meda Pharma	1974	**moyenne**	**modéré**	0,08 €/j	35%
◉	**Clorazépate**	**Tranxène** (*per os*, IV)	Sanofi	1975	**moyenne**	**modéré**	0,30 €/j	65%
◉	**Prazépam**	**Lysanxia**	Sigma-Tau	1975	**moyenne**	**modéré**	0,35 €/j	65%
	Bromazépam	**Lexomil**	Roche	1979	**moyenne**	**modéré**	0,09 €/j	65%
	Nordazépam	**Nordaz**	Bouchara	1984	**moyenne**	**modéré**	0,11 €/j	65%
	Oxazépam	**Seresta**	Biodim	1986	**moyenne**	**modéré**	0,24 €/j	65%
	Flunitrazépam	**Rohypnol**	Chepla-pharm Arzneimittel	1992	**moyenne**	**modéré**	0,12 €/j	65%
◉	**Chlordia-zépoxide**	**Librax = Librium**	Meda Pharma	1974	**moyenne**	**modéré**		NR
◉	**Clobazam**	**Urbanyl**	Sanofi	1974	**moyenne**	**modéré**	0,70 €/j	NR
◉	**Alprazolam**	**Xanax**	Pfizer	1982	**moyenne**	**modéré**	0,20 €/j	65%
◉	**Estazolam**	**Nuctalon**	Takeda	1977	**moyenne**	**modéré**	0,12 €/j	65%
◉	**Midazolam**	**Hypnovel**	Roche	1986	**moyenne**	**modéré**		Hôp.
		Versed	Roche	1998	**moyenne**	**modéré**		NR
◉	**Loprazolam**	**Havlane**	Sanofi	1981	**moyenne**	**modéré**	0,16 €/j	65%
	Zolpidem	**Stilnox**	Sanofi	1995	**moyenne**	**modéré**	0,26 €/j	65%
◉	**Zopiclone**	**Imovane**	Sanofi	1984	**moyenne**	**modéré**	0,32 €/j	65%

1. Usage détourné (toxicomanie). Classé désormais « stupéfiant » et soumis à prescription déclarée inférieure à 28 jours (*JO*, 2011).

IV. Antihistaminiques H1

À éviter, surtout chez l'enfant. *Per os*, comprimés ou sirops, sauf indication.

Molécule	Spécialité	Laboratoire	AMM	Efficacité	Risque	Prix/jour	Taux de rembour-sement
Prométhazine	**Phénergan** (*per os*, IV)	Famel	1947	**moyenne**	**important**		NR[1]
Alimémazine	**Théralène**	Erem-pharma	1959	**moyenne**	**important**		NR[2]
Niaprazine	**Nopron** (sirop)	Primius Lab	1976	**moyenne**	**important**		NR
Doxylamine	**Donormyl**	Upsa	1987	**moyenne**	**important**		NR
Acéprométazine + Méprobamate (retiré en 2011)	**Mépronizine**[3]	Sanofi	1963	**moyenne**	**important**		35 %
Acépromazine +Acéprométazine + Clorazépate (retiré en 2011)	**Noctran**[3]	Menarini	1973	**moyenne**	**important**		35 %

V. Mélatonine

Molécule	Spécialité	Laboratoire	AMM	Efficacité	Risque	Prix/jour	Taux de rembour-sement
Mélatonine (remboursé à concurrence de 500 € par an dans certaines maladies neuro-logiques rares de l'enfant, malgré « un faible niveau de preuve »)	**Circadin** (*per os*)	RAP Neurim	2001	**nulle**	**mineur**		NR

VI. Antibenzodiazépines

Réversion des surdosages graves.

Molécule	Spécialité	Laboratoire	AMM	Efficacité	Risque	Prix/jour	Taux de rembour-sement
Flumazénil (bloque la liaison GABA/GABA-R)	**Anexate** (IV)	Cheplapharm Arzneimittel	1991	**moyenne**	**mineur**		Hôp.

1. Les comprimés sont remboursés à 15 %.
2. La solution buvable 15 %. Sirop NR.
3. Les 2 retirés en 2011.

E. DÉPENDANCES ET ADDICTIONS

À l'exclusion des dépendances médicamenteuses : benzodiazépines, barbituriques, opiacés thérapeutiques. Par ailleurs, les dépendances à l'égard de la cocaïne, des amphétamines et du cannabis ne relèvent pas de traitements médicamenteux, pas plus que les hallucinogènes ou agents psychédéliques : LSD, ecstasy, kétamine, gamma-aminobutyrate, etc.

I. Alcool

	Molécule	**Spécialité**	Laboratoire	AMM	**Efficacité**	**Risque**	Prix/ jour	Taux de rembour-sement
	Acamprosate (inhibiteur des NMDA-glutamate-récepteurs cérébraux)	**Aotal**	Merck Santé	1987	**faible**	**mineur**	1,30 €/j	65 %
	Disulfirame (antabus) (inhibe le métabolisme de l'alcool avec accumulation d'acétaldéhyde, source de bouffées vasomotrices très déplaisantes et dissuasives)	**Espéral**	Sanofi	1964	**faible**	**modéré**	0,12 €/j	65 %
	Naltrexone	**Naltrexone Mylan**	Mylan	20105	**faible**	**modéré**	1,10 €/j	65 %
◉		**Revia**	BMS	1996	**faible**	**modéré**	1,50 €/j	65 %
	Baclofène[1] (*per os*, IV) (> 150 mg/j)	**Lioresal** (*per os*, IV)	Novartis	1972	-	-	2 €/j	30 %[2]
	Nalméfène[3]	**Selincro**	Lundbeck	*	**faible**	**modéré**		

1. Beaucoup de bruit en 2011 et beaucoup d'espoirs ; 3 ou 4 évaluations en cours… depuis 5 ans… (voir *Prescrire*, mai 2013 et décembre 2014).

2. 30 % pour les formes *per os*. Hôp. pour IV.

3. Antagoniste opiacé, proche de la Naltrexone.

II. Opiacés

Visent à éviter le syndrome de sevrage, agitation, hyperalgésie, hyperthermie, HTA, diarrhée, mydriase, libération de cytokine, hormones surrénales et pituitaires, anxiété, dépression, qui conduisent à reprendre l'usage des drogues (addiction). Toutes les molécules suivantes sont, comme le fentanyl, la morphine, l'héroïne, les encéphalines et les endorphines, des agonistes des récepteurs μ, δ, κ des opioïdes.

	Molécule	Spécialité	Laboratoire	AMM	Efficacité	Risque	Prix/jour	Taux de rembour-sement
	Naltrexone (même molécule, même dosage que V1)	**Nalorex**	BMS	1981	**moyenne**	**modéré**	1,10 €/j	65%
	Buprénorphine[1]	**Buprénorphine Mylan**	Mylan	2006	**moyenne**	**mineur**	2,90 €/j	65%
		Subutex	Indivior	1995	**moyenne**	**modéré**	1,50 €/j	65%
	Méthadone	**Méthadone AP-HP**	AP-HP	1995	**moyenne**	**modéré**	1,50 €/j	65%

III. Tabac

Effets purement psychologiques et non démontrés. La cigarette électronique, si elle élimine les cigarettes classiques, conserve les risques de la nicotine; mais dépourvue d'hydrocarbures cancérigènes, elle protège du cancer bronchique.

Le bupropion est un antidépresseur déguisé, inhibiteur de la recapture synaptique de la noradrénaline, avec les mêmes complications de suicides et idées suicidaires, convulsions, dyspnées, tachycardies et (très rares) pancréatites aiguës, qui devraient avoir conduit au refus d'AMM ou à son retrait. La varénicline (300 000 prescriptions par an) est un agoniste faible des récepteurs nicotiniques α4-β2 de l'acétylcholine; elle y bloque la liaison de la nicotine et la libération de dopamine qui s'ensuit. Ici encore, suicides, idées suicidaires, dépressions, nausées, insomnies, rêves, prise de poids

1. Agoniste/antagoniste des récepteurs aux opiacés. Indiquée aussi comme antalgique, mais à dose 5-10 fois inférieure avec Temgesic (*per os* et IV) – Schering-Plough – 87.

(moins de 5 kg, mais, dans 10 % des cas, plus de 13 kg), ischémies myocardiques et troubles du rythme 1,5 fois plus fréquents qu'avec les placebos. Les complications de ces 2 produits sont sous-estimées par la HAS (*Prescrire*, septembre 2014). Les résultats de ces 2 produits sont modestes et pas supérieurs à ceux de la nicotine. Compte tenu des effets secondaires plus marqués, ils sont à dérembourser avec demande de retrait du marché. S'en écarter et s'en tenir à la nicotine.

	Molécule	**Spécialité**	Laboratoire	AMM	**Efficacité**	**Risque**	Prix/jour	Taux de remboursement
	Nicotine (*per os*: CP, gommes, patchs, inhal.)	**Nicorette**	Johnson & Johnson	1998	**faible**	**mineur**		50 € par an
		Nicotinell	GSK	2003	**faible**	**mineur**		50 € par an
		Niquitin	Omega Pharma	2001	**faible**	**mineur**		50 € par an
		Nicopass	Pierre Fabre	2001	**faible**	**mineur**		50 € par an
		Nicopatch	Pierre Fabre	2008	**faible**	**mineur**		50 € par an
	Bupropion ou **Amfébutamone**	**Zyban**	GSK	2001	**faible**	**important**		50 € par an
	Varénicline	**Champix**	Pfizer	2006	**faible**	**important**		50 € par an
	Nicotinamide	**Nicoprive**	Theranol Deglaude	1972	**nulle**	**mineur**		50 € par an
	Noix vomique, Tabacum (homéopathie)	**Tabapass**	Ferrier	2008	**nulle**	**nul**		50 € par an

IV. Sexe

Addiction masculine, seulement ?

Molécule	**Spécialité**	Laboratoire	AMM	**Efficacité**	**Risque**	Prix/jour	Taux de remboursement
Cyprotérone	**Androcur**	Voir « Uro-néphrologie ».					

F. PSYCHOSTIMULANTS

I. Para-amphétamines

Chimiquement, ces composés bicycliques ne sont pas des amphétamines, mais elles ont des effets similaires en augmentant les concentrations cérébrales de l'adrénaline, de la noradrénaline, de la dopamine et de la sérotonine. Ils augmentent la libération et diminuent la recapture synaptique de ces composés et réduisent leur dégradation par la monoamine-oxydase, comme le font les amphétamines, telles, autrefois, le Corydrane et le Maxiton, retirés dès les années 1970. Parmi les « amphétaminiques » ou « para-amphétamines, le Mediator (retiré en 2009), le bupropion (Zyban) antitabagique, la sibutramine et l'éphédrine. Elles peuvent entraîner : excitation psychomotrice excessive, perte du sommeil et de l'appétit, retard de croissance (– 2 cm et 3 kg en 3 ans), réversible à l'arrêt, délires et hallucinations, hyperthermies et parfois hypertension artérielle pulmonaire et valvulopathies (Mediator), et exceptionnellement priapisme observé dès 8 ans.

	Molécule	**Spécialité**	Laboratoire	AMM	**Efficacité**	**Risque**	Prix/jour	Taux de remboursement
	Méthylphénidate[1]	**Ritaline**	Novartis	1995	**faible**	**important**	0,80 €/j	65%
		Concerta	Janssen-Cilag	2003	**faible**	**important**	1,50 €/j	65%
	Atomoxétine	**Strattera**[2]	Lilly	*	**faible**	**majeur**		
	Méthylphénidate	**Quasym**	Shire	*	**faible**	**majeur**		65%

1. Amphétaminique par ses effets physiologiques, mais chimiquement pas une amphétamine. À retirer du marché : prescriptions trop larges, efficacité médiocre, diminution de l'appétit et retard de croissance (1,5 cm par an et 2-3 kg, en général réversible), mais pas de complications cardio-vasculaires sérieuses, contrairement à ce qui est souvent dit (*New England Journal of Medicine*, 26 novembre 2011). On n'éduque pas les enfants avec des comprimés.

2. AMM abrogée en 2012. Voir « Le syndrome de "déficit de l'attention avec hyperactivité" des enfants et adolescents (DAHA) ».

II. Activateurs α-1 adrénergiques

Molécule	Spécialité	Laboratoire	AMM	Efficacité	Risque	Prix/ jour	Taux de rembour-sement
Modafinil[1]	**Modiodal** (*per os*)	Teva	1992	**moyenne**	**majeur**	9,50 €/j	65 %
Adrafinil (troubles de la vigilance et de l'attention)	**Olmifon** (*per os*)	Teva	1996	**faible**	**modéré**	0,35 €/j	65 %

G. SÉDATIFS DOUX (NR)

Préférer les tisanes.

I. Oligothérapies (*per os*)

(Voir « Obésité – Nutrition – Métabolisme ».)
- Granions,
- Oligosols,

de lithium, magnésium, manganèse, phosphore, cobalt, etc.

II. Homéopathie (*per os*) – NR

Molécule	Spécialité	Laboratoire	AMM	Efficacité	Risque	Prix/ jour	Taux de rembour-sement
Anacardium, Argentum, Gelsemium	**Anxietum**	Ferrier	2000	**nulle**	**nul**		
Plomb, Magnésie, Potassium	**Biomag**	Lehning	1966	**nulle**	**nul**		
Valériane, Passiflore, Crataegus = Aubépine	**Calmodren**	Sevene Pharma	2008	**nulle**	**nul**		
Valériane, Foetidus, etc.	**L72** (troubles du sommeil)	Lehning	1966	**nulle**	**nul**	5 €/ flacon	
Passiflore, Camomille, Hyoscyamus	**Quiétude**	Boiron	2000	**nulle**	**nul**		NR

1. AMM uniquement pour la narcolepsie.

	Aconit, Belladone, etc.	**Sédatif PC**	Boiron	1955	**nulle**	**nul**		
	Stramoine, Valériane, Coffea	**Somnidoron**	Weleda	2005	**nulle**	**nul**	8 €/ flacon	NR

III. Phytothérapie (*per os*) – NR

Molécule	**Spécialité**	Laboratoire	AMM	**Efficacité**	**Risque**	Prix/ jour	Taux de rembour-sement
	Antinerveux Lesourd (mélilot)	Gabriel Lesourd	1944	**nulle**	**nul**		
	Arkogélules Aubéline	Arkopharma	1938	**nulle**	**nul**		
	Arkogélules Passiflore	Arkopharma	1997	**nulle**	**nul**		
	Cardiocalm (aubépine)	Pharmastra	1965	**nulle**	**nul**		
	Cimipax (cimifuga)	Iprad	1997	**nulle**	**nul**		
	Euphytose (valériane, passiflore, aubépine)	Bayer	1998	**nulle**	**nul**		
	Panxeol (passiflore, etc.)	Monin-Chanteaud	1995	**nulle**	**nul**		
	Passiflorine (passiflore, aubépine)	Theratech	1968	**nulle**	**nul**		
	Passinevryl (passiflore, aubépine)	Pharma-neuro	1957	**nulle**	**nul**		
	Plenesia (passiflore, etc.)	Mediflor	2005	**nulle**	**nul**		
	Spasmine (aubépine, valériane)	Jolly-Jatel	1997	**nulle**	**nul**		
	Sympathyl (aubépine, magnésium)	Innotech	1999	**nulle**	**nul**		
	Sympavagol (passiflore, aubépine)	Novartis	90	**nulle**	**nul**		
	Tranquital (valériane, aubépine)	GSK	96	**nulle**	**nul**		
	Omezelis (aubépine, mélisse)	Biocodex	1993	**nulle**	**nul**		

Rhumatologie

OSTÉOPOROSE, LE NOUVEAU MARCHÉ

Avec son cortège de déformations, de douleurs, de handicaps, de chutes, de fractures, de thromboses et d'embolies, mais très longtemps silencieuse, avec une fréquence qui augmente avec le vieillissement de la population et la sédentarité croissante, l'ostéoporose est en train de devenir un grand problème de santé publique et de coût, surtout après 70 ans.

Mais, en même temps, l'ostéoporose est un cas d'école, qui illustre les dérives d'une industrie pharmaceutique toujours à l'affût et qui, une fois de plus, après l'hypertension, le diabète et le cholestérol, est en passe de s'y tailler un nouveau gigamarché, en expansion d'autant plus rapide qu'y apparaît déjà la notion d'« ostéopénie », de préostéoporose, calquée sur celle de pré-hypertension, de prédiabète, de préobésité ou surpoids, et qui ouvre de nouveaux espoirs de ventes, d'autant plus rentables que les traitements préventifs de loin les plus actifs et les moins chers – exercice physique régulier tout au long de la vie et apport de calcium et de vitamine D – tendent à être remplacés par de nouvelles thérapeutiques préventives, beaucoup plus chères et souvent inutiles : bisphosphonates, œstrogènes, strontium, parathormones, calcitonine et anticorps monoclonaux.

Spontanément ou stimulés par l'industrie, beaucoup de rhumatologues et de radiologues accompagnent ou précèdent le mouvement, se faisant les porte-voix des firmes pharmaceutiques, multipliant les investigations d'imagerie inutiles et prescrivant des molécules sans autre intérêt que financier.

Outre les douleurs, les handicaps, les déformations, qui courbent, tassent et brisent les silhouettes et le moral, l'ostéoporose est aujourd'hui, surtout chez la femme de plus de 60 ans, la cause de 200 000 fractures par an surtout vertébrales, du col du fémur, du trochanter, des poignets et des bras, dont certaines se compliquent de thromboses fémoro-iliaques et d'embolies pulmonaires mortelles, et les autres conduisant parfois aux cannes, aux déambulateurs ou aux fauteuils roulants. À 50 ans, le risque de fractures annoncé dans les 30 années qui viennent serait de 15 % chez les femmes et 5 % chez les hommes.

L'os

L'ostéoporose, c'est le vieillissement et la fragilité osseuse. Pour la comprendre, rappelons ce que sont les os.

Au centre, creux, la moelle osseuse, qui fabrique les cellules du sang. Autour, 5 kg d'os dur à la microarchitecture complexe, plus ou moins dense et serrée, trabéculaire en profondeur, lamellaire dans les corticales. Les os constituent le squelette, qui nous porte et sur lequel s'insèrent muscles et tendons.

Les os sont composés d'une matrice collagène, un genre de plastique (90 % du volume, mais seulement 1/3 du poids) sur lequel se déposent 1 kg de calcium et 1 kg de phosphore, sous forme de milliards de nanocristaux plats d'apatite (phosphate de calcium complexe 6 PO-4 + 10 Ca + 2 OH).

La solidité des os dépend de trois facteurs : le volume de leur matrice, le degré de sa minéralisation et leur microarchitecture.

Surtout, l'os est vivant, et se détruit et se reconstruit sans cesse, au rythme de 2 à 5 % par an, se renouvelant totalement tous les 25 ans. Pour l'essentiel, le squelette se construit pendant l'enfance et l'adolescence, période où se joue tout son avenir, parallèlement à l'activité physique, beaucoup plus que pour des raisons génétiques, au point qu'on a pu dire que tout était joué à 20 ans.

Tout au long de la vie, c'est ensuite un perpétuel remodelage de ses microstructures. D'apparence simple et monolithique, l'os n'est pas un simple empilement de briques inertes de phosphate de calcium, mais une structure complexe, dont la solidité, la légèreté, la flexibilité viennent de son dessin microarchitectural, plus que de sa masse ou de son poids de minéraux. Les os denses, lourds, durs, rigides et massifs de l'ostéopétrose se brisent plus facilement que l'os normal. Chêne et roseau.

Son architecture se construit en réponse aux efforts mécaniques qu'on lui demande. Le poids et la force de gravité y jouent un rôle déterminant pour les membres inférieurs, et les efforts musculaires jouent le même rôle pour les membres supérieurs et la colonne vertébrale. Os et muscles se construisent parallèlement. Les uns ne vont pas sans les autres. Ils ne font qu'un. La sédentarité est la principale cause de l'ostéoporose, comme elle l'est de la fonte et de la faiblesse musculaire. Le squelette se détruit ainsi rapidement au rythme de 2 % par mois, en cas de repos couché prolongé, et les spationautes en apesanteur perdent aussi chaque mois 1 à 2 % de leurs os des membres inférieurs (des mesures russes erronées avaient même fait craindre jusqu'à 5 à 10 % de perte par mois).

L'os est construit et détruit par des cellules dérivées des cellules souches conjonctives, qui se spécialisent et deviennent d'abord des ostéoclastes ostéodestructeurs, qui se différencient ensuite en ostéoblastes constructeurs.

Ainsi, la destruction précède toujours la reconstruction, qui se fait en plusieurs étapes, d'abord reconstruction de la matrice collagène, puis, 5 à 10 jours après, reminéralisation d'abord rapide, puis plus lente.

Quelques molécules jouent dans ce processus un rôle clé.

La différenciation des ostéoclastes est liée à la fixation sur leurs récepteurs de surface RANK d'une molécule qui les stimule (RANK-Ligand ou RANK-L) et provient des cellules interstitielles et des ostéoblastes. Il en résulte une différenciation, une prolifération et une hyperactivité des ostéoclastes, et une dégradation de la matrice de l'os, largement due à la libération par les ostéoclastes d'une protéine destructive (cathepsine ; en l'absence génétique de cette molécule, l'os n'est plus résorbé, il durcit et réalise une véritable maladie des os de marbre).

Les ostéoblastes se différencient ensuite par l'intervention de diverses molécules (Wnt, β-caténine, sclérostine, Dkk-1, qui ne sont citées ici que dans la mesure où elles sont en passe de devenir la cible de thérapeutiques nouvelles contre l'ostéoporose). Ils inhibent les clastes, grâce à l'ostéoprotégérine, anti-RANK, et à la sémaphorine 3A. Une fois différencié, l'ostéoblaste sécrète une nouvelle matrice secondairement minéralisée. Le processus est renforcé par la vitamine D et les impulsions courtes d'hormone parathyroïdienne (PTH), mais supprimé par les corticoïdes et par la PTH au long cours.

Toute l'activité de résorption et reconstruction osseuse est sous la dépendance de multiples hormones et médiateurs : vitamine D, hormone de croissance, parathormone, calcitonine, sérotonine, hormones digestives diverses. La sécrétion de toutes ces hormones est régulée par le taux de calcium sanguin.

Calcium et calcémie

Le calcium est absorbé activement par l'intestin, se dépose en partie sur l'os et est éliminé par les reins.

Toutes ces étapes sont étroitement régulées par 3 hormones :

- le calcitriol, dérivé de la vitamine D, qui accroît l'absorption intestinale et la déposition osseuse du calcium ;
- la parathormone (PTH), hormone hypercalcémiante, qui diminue l'excrétion urinaire et, au long cours, accroît la résorption osseuse et la synthèse rénale du calcitriol, donc, par relais, l'absorption intestinale ;
- la calcitonine, la 2e hormone thyroïdienne, qui exerce des effets inverses, hypocalcémiants, ostéoconstructifs et minéralisants.

La sécrétion de toutes ces hormones est régulée par la calcémie, à travers des récepteurs de surface sensibles au calcium (CaR), disposés à la surface des cellules parathyroïdiennes et des cellules C de la thyroïde. Contrôlant la calcémie, ces cellules sont en retour contrôlées par elle, répondant les premières à l'hypocalcémie, les autres à l'hypercalcémie, selon un schéma classique de rétrocontrôle, de feed-back ou de pilotage en retour, maintenant la calcémie à un niveau strictement constant à quelques pourcents près.

La précision de cette régulation n'est nullement liée au rôle du calcium dans la physiologie osseuse, mais à un second rôle physiologique majeur du calcium dans la physiologie cellulaire générale, et en particulier dans celle de la contraction myocardique, de la contraction musculaire et de la sécrétion d'un très grand nombre de glandes. Il y a en effet à côté du kilo de calcium déposé dans les cristaux osseux 100 mg de calcium ionisé, libre dans les liquides biologiques, et 100 fois plus concentré dans le milieu extracellulaire qu'à l'intérieur des cellules. Cette différence des concentrations de calcium entre l'extérieur et l'intérieur des membranes cellulaires est un élément essentiel de l'activité de ces cellules, et c'est la raison pour laquelle la calcémie est réglée avec une si grande précision et une si grande constance.

Les hormones régulatrices du métabolisme osseux

Les vitamines D sont des préhormones existant sous plusieurs formes. Ce sont toutes des stérols, comme le cholestérol, les corticoïdes et les hormones sexuelles, et elles agissent de façon similaire, comme le font aussi les rétinoïdes, dérivés de la vitamine A, en se liant à des récepteurs spécifiques dans le cytoplasme des cellules et en passant dans le noyau pour se fixer sur des séquences réceptrices spécifiques du génome, déclenchant ainsi l'expression ou la répression d'une série de gènes et la production des protéines spécifiques de leurs actions propres.

Les prévitamines D3 inactives sont apportées par deux voies, d'abord par l'alimentation, et elles sont surtout présentes dans les produits lactés, les graisses animales, le jaune d'œuf, le foie de poisson. Ensuite, par l'irradiation solaire UV de la peau, qui transforme le déhydrocholestérol absorbé en vitamine D3 ou cholécalciférol, encore inactif, mais hydroxylé par le foie en calcifédiol, peu actif lui-même, hydroxylé une 2e fois par les reins en calcitriol, qui est la véritable hormone active, 100 fois plus que ses précurseurs.

Parallèlement, l'ergostérol des végétaux est transformé par les UV en ergocalciférol (ou vitamine D2), à son tour transformé symétriquement par le foie, puis par le rein en dérivés mono-, puis dihydroxylés.

Les effets des dérivés D2 et D3 sont quasi identiques, de sorte que les 2 vitamines D2 et D3 sont collectivement nommées « vitamines D ».

La calcitriol augmente l'absorption digestive active du calcium et sa rétention tubulaire rénale, et agit directement sur les ostéoclastes et les ostéoblastes (en retour, l'augmentation de la calcémie qu'il induit agit sur les CaR parathyroïdiens, conduisant à une sécrétion ostéopéniante de PTH).

En cas de carence alimentaire en vitamine D et/ou de carence solaire, se développent rachitisme chez l'enfant et ostéomalacie, c'est-à-dire ramollissement osseux chez l'adulte.

Parallèlement, les quatre glandes parathyroïdes répondent à l'hypocalcémie par l'intermédiaire de leurs CaR, en sécrétant la PTH, qui agit de façon biphasique, favorisant dans un 1er temps l'activité ostéoblastique et la construction osseuse, mais en les freinant secondairement et en stimulant alors les ostéoclastes, en jouant donc dans un 2e temps un rôle ostéopéniant. C'est pourquoi les traitements courts et intermittents de PTH renforcent la reconstruction osseuse, alors que les traitements au long cours ont une action inverse. La PTH est capable de corriger rapidement les hypocalcémies en stimulant la réabsorption rénale du calcium et en activant la synthèse hépatique du calcitriol, qui, en relais, accroît l'absorption digestive du calcium.

Cependant, à long terme, elle fragilise au contraire le squelette et peut conduire à une hypercalcémie avec risque de lithiase rénale, d'ostéite fibreuse et de calcifications tissulaires.

À l'inverse, stimulées par l'hypercalcémie, les cellules C intrathyroïdiennes synthétisent et libèrent la calcitonine, hormone hypocalcémiante aux effets inverses de la PTH, diminuant la résorption osseuse en réduisant drastiquement le nombre et l'activité des ostéoclastes, en accroissant leur transformation en ostéoblastes et en augmentant la calciurie. Ces actions expliquent son utilisation dans le traitement de la maladie de Paget et des hypercalcémies.

L'ostéoporose-maladie

Hormis quelques pathologies particulières et rares, l'ostéoporose n'est pas une maladie. C'est l'inéluctable vieillissement du squelette. Avec l'âge, la peau se ride, les muscles fondent, l'os devient porotique. Elle progresse donc à bas bruit, sur des dizaines d'années, quoique plus ou moins vite en fonction de différents facteurs hormonaux, nutritionnels, génétiques ou liés à la plus ou moins grande sédentarité. Elle se révèle après 50 ou 60 ans, parfois 70 ou 80, par des tassements et douleurs microfracturaires des vertèbres, avec cyphose, perte de taille progressive ou par des fractures des os longs, souvent quasi spontanées pour des chocs ou chutes minimes. Personne n'y échappe. Nous serons tous ostéoporotiques.

Son diagnostic précoce, sa prédiction et sa prévention sont à la fois difficiles et d'utilité discutable. Le problème est de détecter les ostéoporoses les plus évolutives, qui vont apparaître avant 60 ans ou se compliquer tôt. Les autres ne sont qu'un marqueur du temps qui passe.

Il n'existe aucun marqueur biologique de l'ostéoporose (les mesures de phosphatases alcalines osseuses, le dosage de télopeptide C, etc., n'ont pas la moindre fiabilité). Contrairement à des idées volontiers répandues par beaucoup de radiologues, de rhumatologues et de gynécologues, qui parfois y trouvent leur compte, l'imagerie osseuse est d'intérêt limité, peu sensible ou trompeuse, ne parlant à coup sûr que lorsqu'il est trop tard et risquant, lorsqu'elle est incertaine, ce qui est de loin la situation la plus fréquente, de conduire à des traitements inutiles, onéreux et à risque.

L'ostéoporose réunit 2 anomalies. La première, qualitative, est la désorganisation de la microarchitecture de l'os. Elle échappe à toutes les techniques radiologiques et n'est décelable que sur biopsie osseuse, ne fournissant alors qu'une approximation sur un point du squelette, qui n'est pas représentative de l'ensemble. La seconde est quantitative. Il s'agit de la densité osseuse (DO), c'est-à-dire de la masse du tissu collagène matriciel de l'os et de son degré de minéralisation calcique, rapportés au volume osseux.

La mesure la plus courante de la DO se fait par densitométrie en double absorption. Elle ne distingue pas densité du tissu et minéralisation. Sa fiabilité est insuffisante pour 3 raisons. D'abord, parce que le degré d'ostéoporose est très différent d'un os à l'autre : vertèbres, cols du fémur, trochanters, et plus encore radius, mains et talons. Ensuite, parce que les mesures sont perturbées en cas d'arthrose ou de cicatrices postmicrofracturaires et, enfin, et surtout, faute de références universelles, car on rapporte les DO mesurées à la DO moyenne de femmes et/ou d'hommes jeunes, elle-même variable selon l'ethnicité, les pays, le degré d'activité physique, etc. Autrement dit, pour être simple, la densitométrie osseuse travaille à l'aveuglette.

Faute de quoi les spécialistes s'accordent cependant à définir l'ostéoporose par une DO inférieure à – 2,5 écarts types de la moyenne. Il y aurait doublement du risque de fracture pour chaque diminution d'un écart type supplémentaire.

Pour sensibiliser les mesures, on a inventé le concept d'ostéopénie, étape préostéoporotique, où la DO est comprise entre – 1 et – 2,4 écarts types.

Ce système est si peu fiable qu'il arrive souvent que des fractures se produisent quand la DO était encore considérée comme normale et vice versa.

Ainsi :

- plus de la moitié des fractures du col après la ménopause se produisent chez les femmes qui n'avaient pas été considérées comme ostéoporotiques en termes de DO ;
- les fractures du col sont plus fréquentes chez les sujets normaux que chez ceux classés comme ostéoporotiques en termes de DO (!) ;
- les fractures sont plus fréquentes chez les sujets ostéopéniques, encore non ostéoporotiques, que chez les sujets à l'ostéoporose avérée ;
- l'âge joue un rôle important, puisque, avec une DO inférieure au seuil de – 2,5, le risque de fracture est de 5 % à 50 ans, mais de 20 % à 65 ans.

Il est donc clair que les mesures de DO sont trop peu fiables pour justifier un traitement préventif, pour évaluer les médicaments et pour suivre leurs effets dans le temps.

Déjà peu fiables en un site, les mesures de DO sont en outre peu corrélées d'un site à l'autre, vertèbres et hanches par exemple, ou même col et trochanter, et sont encore bien moins corrélées avec les mesures sur les os plus petits et avec les techniques de mesures ultrasoniques. Quant aux CT-scans, ils sont beaucoup plus onéreux, exposent à des doses de radiations élevées et ne sont guère supérieurs à la double absorption des rayons X et souvent sans corrélation avec elle.

Dès lors, la décision de traitement préventif doit être fondée surtout sur les données cliniques, plutôt que viser de multiplier les examens radiologiques à 100 euros ou plus (40 euros remboursés dans certains cas).

Les facteurs prédictifs d'ostéoporose, de chutes et de fractures sont les suivants :

- âge supérieur à 60 ans ;
- absence de sport et d'exercice musculaire dans l'enfance et l'adolescence ;
- sédentarité précoce et permanente, avec une activité physique réduite à moins d'une heure par jour ;
- fonte musculaire, annonciatrice de celle de l'os ;
- maigreur (IMC < 20) (voir « Obésité ») ou perte de poids rapide ;
- grande taille ;
- perte de taille supérieure à 3 cm ;
- ménopause précoce, avant 45 ans ;

• histoire familiale d'ostéoporose, de déformation et de fractures ;

• carence du régime en calcium et vitamine D ;

• troubles de l'équilibre et de la vision accroissant le risque de chute ;

• traitement corticoïde prolongé (10 mg de prednisone ou prednisolone pendant 3 mois réduisent la DO de 8 % et même un traitement de 2 à 6 semaines n'est pas sans conséquences) ;

• certains, sans le moindre argument scientifique, y ajoutent l'alcool supérieur à 3 verres, la caféine et le tabac. Air connu.

Un algorithme a été construit autour de ce genre de questionnaire et est très largement utilisé aux États-Unis (Fracture Risk Assessment Tool ou FRAX). Il calcule automatiquement le risque de fracture à 10 ans avec une fiabilité bien plus grande que les mesures de DO, mais ce type d'indicateur doit, à notre avis, s'effacer devant le clinicien, qui connaît seul chaque malade particulier, qui ne peut être réduit à des calculs numériques, dans la mesure où les éléments n'ont pas le même poids. On voit ainsi établir en France un diagnostic d'ostéoporose avec probabilité de fracture, lorsque sont présents seulement 2 éléments de cet indicateur. Il suffit, en France, d'avoir plus de 40 ans et d'être fumeur pour être suspect d'ostéoporose, ou de boire 4 verres de vin et de passer moins de 10 minutes par jour au soleil... Ridicule.

Traitements : on ne reconstruit pas l'os

L'os ne cesse de se construire et se déconstruire. Après 30 ans, la déconstruction l'emporte peu à peu inexorablement sur la construction. Aucun des traitements actuels ne permet d'inverser cette tendance. On peut seulement ralentir la déconstruction et reculer l'échéance. On ne sait pas accélérer la reconstruction. Seule la calcitonine utilisée pendant de brèves périodes peut y parvenir, mais elle est trop dangereuse pour être utilisée à long terme.

Contrairement à ce que prétendent les laboratoires Servier, le strontium est totalement incapable d'accélérer la reconstruction osseuse (voir « Le Protelos, nouvelle arnaque de Servier »).

Traiter l'ostéoporose, c'est donc d'abord tenter de la prévenir, et ce n'est pas une affaire de médicaments, mais de régime, de mode de vie et surtout d'activité musculaire suffisamment intense, précoce et continue, dès l'enfance et l'adolescence, quand se construit le squelette, et poursuivie toute la vie, puisqu'il doit se reconstruire toute la vie. Le programme est le même que pour prévenir l'obésité et le diabète.

Le régime doit être équilibré avec un apport de calcium d'au moins 1 à 1,5 g par jour. L'apport de vitamine D, souvent déficient dans les régimes occidentaux actuels, spécialement en l'absence d'exposition solaire, doit être d'au moins 1000 à 1500 UI par jour ou d'une injection de 100000 UI tous les 4 mois (ou *per os*). Là est l'essentiel (1 g de calcium, c'est 3 produits laitiers par jour en plus de ceux normalement utilisés – lait, fromage, yaourt –, mais les haricots verts, les choux, les amandes et les noix sont aussi riches en calcium. Pour la vitamine D, elle ne se trouve guère que dans les poissons gras et les champignons).

Les médicaments ne sont envisagés qu'après 50 ans ou plutôt 60, après la ménopause, si les données cliniques identifient des facteurs de risques majeurs ou des signes d'ostéoporose débutante. Ils ne sont éventuellement indiqués qu'après que les mesures préventives qu'on vient de voir ont été mises en place, si elles ne l'ont pas été auparavant.

Les médicaments ne justifient d'être prescrits qu'en cas de risques cliniques et/ou radiologiques manifestes, de façon à éviter l'inflation actuelle, qui tendrait à traiter des millions de femmes dès la ménopause.

De loin en première ligne, les bisphosphonates (2 radicaux triphosphates reliés non par un pont oxygène, comme les pyrophosphates, mais par un carbone) et surtout l'alendronate (Fosamax, MSD) et le risédronate (Actonel, Procter & Gamble), tous deux génériqués (Teva, Sandoz, Servier ou Biogaran, Mylan), les seuls dont le dossier soit solidement établi.

Ils semblent à première vue d'une grande efficacité, réduisant en quelques années de 50% les fractures vertébrales et de 30% les fractures du col et des os longs. Résultats spectaculaires, mais, comme d'habitude, beaucoup moins nets en valeur absolue, où les fractures vertébrales passent de 5 à 2,4% et celles des os longs et du col du fémur de 2 à 1,4%.

Ils ne peuvent être en outre prescrits pendant plus de 7-8 ans sans risque pour l'os.

Leurs effets secondaires se limitent à des brûlures œsophagiennes (les prendre en position verticale avec beaucoup d'eau), à des myalgies et arthralgies, et à un risque faible de fibrillation auriculaire. La nécrose de la mâchoire est un accident très exceptionnel (1/130000).

En seconde ligne viennent non plus les œstrogènes donnés après la ménopause, à cause de leurs risques potentiels (voir « Soulager ou prévenir ? Le traitement hormonal de la ménopause »), mais, à leur place, des inhibiteurs-activateurs trihexacyclique et pentacyclique des récepteurs œstrogéniques, inhibiteurs sur le sein et l'endomètre, donc *a priori* sans risque tumoral, mais stimulateurs sur les récepteurs osseux. Les 2 principaux sont le tamoxifène (Nolvadex) et le raloxifène, ou Evista (ce dernier quasi identique, mais rebreveté pour cette indication, et dès lors non génériqué et vendu plus cher). Les 2 molécules augmentent la DO des vertèbres et du col fémoral, et réduisent la fréquence relative des fractures vertébrales de 40 %, un effet relatif mais minime en valeur absolue, mais sont sans effet sur les fractures non vertébrales, qui sont de loin les plus invalidantes.

La calcitonine vient loin derrière. Beaucoup moins puissante, elle ne réduit les fractures vertébrales que de 30 % au mieux et pas du tout les fractures non vertébrales. Son seul avantage est sa prise très facile par voie nasale.

La parathormone (PTH) et son fragment commercialisé, le tériparatide (Forsteo), ostéopéniant à long terme en continu, mais qui peut transitoirement favoriser la construction osseuse s'il est donné de façon intermittente, ne peuvent être proposés que dans les ostéoporoses très sévères, où ils peuvent augmenter la DO, avec des risques d'ostéosarcomes. Ils ne peuvent, dans ces conditions, être utilisés plus de 1 à 2 ans.

Tel est le panorama thérapeutique assez limité de l'ostéoporose, lorsque surgit en 2004, tel un berceau un soir de Noël, le ranélate de strontium, le Protelos, qui mérite une note particulière, car il ne sert à rien, sauf à se compliquer de phlébites.

Le futur

Seul espoir, que de nouvelles thérapeutiques apparaissent dans le sillage de la biologie et de la génomique moléculaire osseuse.

Le dénosumab, anticorps monoclonal humanisé anti-RANK, est en cours d'AMM ; de petites molécules de synthèse dirigées contre la cathepsine (odanacatib) ou la SRC-kinase (saracatinib); un antagoniste des récepteurs au calcium, simulant l'hypocalcémie et déclenchant des impulsions de PTH et des antagonistes des inhibiteurs endogènes de Wnt, libérant la différenciation des ostéoblastes; enfin, des anticorps inactivant la sclérostine (dont la mutation négative est associée à des ostéoscléroses densifiantes), et qui renforceraient la formation osseuse, etc. Tous ces médicaments sont en phase préclinique ou en phase II.

LE PROTELOS, NOUVELLE ARNAQUE DE SERVIER

L'ostéoporose peut se prévenir, se ralentir, mais pas se guérir. Telle est la situation lorsque soudain, en 2004, surgit le Protelos[1], présenté à coups de cymbales par le laboratoire Servier et les nombreux rhumatologues français, qui l'ont étudié cliniquement et biologiquement pour lui (à Lyon, à Cochin et à Lariboisière, à Paris). Pour eux, non seulement le Protelos freine la résorption osseuse comme les autres médicaments, mais il reconstruit l'os, ce qu'aucun médicament n'a jamais su faire. Un blockbuster s'annonce.

Strontium, le nom évoque d'emblée la force (« *strength* », « *strong* »), mais il s'agit seulement d'un alacalino-terreux banal, découvert au XVIIIe siècle dans la mine de Strontian en Écosse.

Miracle, mais pourtant… :

- on sait que le Sr, une sorte de calcium lourd, avait été essayé dans les années 1950 et vite abandonné, à cause de ses effets secondaires (il créait des ilôts de déminéralisation et bloquait la synthèse du calcitriol, la forme active de la vitamine D) ;
- on s'étonne qu'une découverte à ce point révolutionnaire, qui renouvelle entièrement la biologie de l'os, ne soit expérimentalement confirmée par personne et qu'elle ne soit pas publiée dans les grands journaux de biologie, mais seulement dans des journaux de 3e rang (*Calcified tissues, Osteoporosis international* ou *Mineral and Electrolyte Metabolism*) ;
- la molécule ne s'ouvre pas le marché américain et ses 50 millions d'ostéoporotiques ;
- la Commission de la transparence de l'HAS ne lui accorde qu'une amélioration du service médical rendu faible (classe IV).

1. Ranélate de strontium, Sr, acide ranélique soufré lié à 2 atomes de Sr et de poids moléculaire = 573 ranélate de strontium, Sr, acide ranélique soufré lié à 2 atomes de Sr et de poids moléculaire = 573.

Qu'à cela ne tienne. Le Protelos est lancé par une formidable campagne promotionnelle: 40 articles dans *Le Quotidien du médecin* (sans jamais un mot des effets secondaires, en particulier des thromboses) et une publicité rédactionnelle d'envergure dans *Impact médecine*, signée d'une certaine Claire Bonnot, dont on apprendra qu'elle n'existe pas, sinon comme silhouette de paille du service communication du laboratoire Servier, qui rédige directement les articles d'*Impact médecine*.

Pour couronner le tout, le Protelos reçoit en 2005 le célèbre prix Galien de la recherche pharmaceutique, lequel est décerné par les firmes pharmaceutiques exactement comme ce fut le cas pour le funeste Vioxx et ses 40000 morts (voir «Dans les flammes de l'inflammation» et «Vioxx»), qu'il avait obtenu 3 ans auparavant!

Qu'en est-il exactement? Vessie ou lanterne? Quelles sont les données biologiques et cliniques?

Biologiquement, le Sr est un cation divalent du même groupe que béryllium, magnésium, calcium, zinc, baryum et mercure. Il est 15 % plus volumineux et plus de 2 fois plus lourd que le calcium.

Il a été décrit par Servier comme responsable de 3 actions biologiques. Les 2 premières, assez banales, sont celles de toutes les autres thérapeutiques déjà connues et seront à peu près démontrées. L'autre, étonnante, imprévue, inespérée même, restera complètement hypothétique, sauf dans la publicité.

Ce qui est prouvé par microradiologie et diffraction X, c'est la fixation du Sr sur l'os neuf, où il peut atteindre 5 % des éléments minéraux et où il s'incruste avec une demi-vie de 2 mois. Il dépose à la surface, plus qu'en profondeur, des cristaux d'apatite, mais, à cause de sa taille, il distend le réseau cristallin et fragilise les cristaux d'apatite. Cette fixation fragilisante accroît pourtant la densité minérale, donc la densité osseuse (DO), par un simple effet d'optique. Car le Sr, plus lourd et volumineux, stoppe plus efficacement que le calcium les rayons X incidents. Ce qui amène à surestimer artificiellement la DO. Os plus dense… mais plus fragile.

Que le strontium prenne la place de quelques atomes de calcium, soit, mais on voit mal le bénéfice que pourraient en tirer les malades.

Deuxième action, le Protelos ralentirait la résorption osseuse, en renforçant l'os par un mécanisme mystérieux et en diminuant l'activité destructrice des ostéoclastes.

La troisième action, l'action révolutionnaire, n'a reçu aucune preuve expérimentale. Elle est pourtant répétée, martelée sans cesse par le laboratoire, comme si elle était une réalité : « Aucun indice clair de formation osseuse n'a été apporté », concluent pourtant les commentateurs scientifiques anglo-saxons.

Cliniquement, 2 grandes études ont été financées par Servier, de 2002 à 2004, signées de rhumatologues universitaires couverts de contrats Servier. Elles regroupent 7000 femmes ménopausées ostéoporotiques, ayant eu des fractures vertébrales ou du col du fémur, avec un score de DO de – 3,5.

Dans la première, les fractures vertébrales sont réduites de 36 % en valeur relative et 6 % en valeur absolue.

Dans la seconde, les fractures non vertébrales sont réduites 2 fois moins (17 % en valeur relative et 1,8 % en valeur absolue) et les fractures du col ne sont pas réduites.

En outre, les réductions de fractures s'observent curieusement aux doses de 0,5 et 2 g par jour, mais non à 1 g par jour. Mystères de la statistique.

Maigre bilan, avec de nombreuses contradictions, loin derrière les biphosphonates.

Mais ce n'est pas tout. Alors que les articles de Servier recensent peu d'effets secondaires mineurs (myalgies, crampes, pertes de mémoire), on voit apparaître dans la vie réelle des complications majeures. Pour un médicament consommé par près de 100000 femmes par an, consommant 570000 boîtes, on recense 884 accidents, dont le quart graves, et 8 mortels en 3 ans (0,3 %), 32 syndromes cutanés de très haute gravité (Lyell et Stevens-Johnson), 54 thromboses veineuses et 39 embolies pulmonaires (3,3 contre 2,2 % dans le groupe placebo, soit 1/3 de plus).

Devant ces faits nouveaux et dans le contexte récent du Mediator, les autorités sanitaires réagissent par une cascade de demi-mesures : elles restreignent de moitié les indications remboursables, envisagent le passage du remboursement de 65 à 35 %, réévaluent pour décider ou non d'une demande de retrait auprès de la Commission européenne de Bruxelles. Mais le Protelos est toujours là, 5 ans après.

RHUMATOLOGIE
(HORS ANTI-INFLAMMATOIRES ET CORTICOÏDES)

Dépenses 2015 de la CNAM : 1,4 milliard d'euros

167 spécialités et associations
43 spécialités et associations inutiles (efficacité faible ou nulle), soit 26 %
26 spécialités et associations à risque (important ou majeur), soit 16 %

A. POLYARTHRITES INFLAMMATOIRES ET ARTHRITES JUVÉNILES

Marché immense. Au moins 3 millions de Français.

I. Anti-inflammatoires non stéroïdiens (AINS)

Traitement de 1re ligne.
(Voir « Dans les flammes de l'inflammation ».)

II. Corticoïdes

Brièvement et seulement au cours des poussées aiguës (moins d'un mois).
(Voir « Dans les flammes de l'inflammation ».)

III. Immunosuppresseurs[1]

Traitement de 3e ligne avec risques importants.

1. Ciclosporine, rapamycine, etc.

(Voir aussi « Immunologie ».)

2. Anticorps monoclonaux (largement surprescrits[2])

Molécule	Spécialité	Laboratoire	AMM	Efficacité	Risque	Prix/ jour	Taux de rembourse-ment
Infliximab (anti-TNF)	**Remicade**	Janssen Biologics	1999	**grande**	**important**		Hôp.
Adalimumab (anti-TNF)	**Humira** (SC)	AbbVie	2003	**grande**	**important**	éq. 80 €/j	65 %
Rituximab (anti-CD20)	**Mabthera**	Roche	1998	**moyenne**	**important**		Hôp.
Tocilizumab (anti-IL-6-récepteur)	**RoActemra**	Roche	2001	**moyenne**	**important**		65 % Hôp.[3]
Golimumab (anti-TNF)	**Simponi**	Janssen-Cilag	*	**moyenne**	**important**		65 %

1. Prix exorbitants : coût remboursements de la CNAM : Humira : 270 millions d'euros ; Enbrel : 260 millions d'euros ; MabThera : 220 millions d'euros. (Voir « Biomédicaments ».)
2. Complications immunologiques et infectieuses fréquentes et sérieuses.
3. 65 % pour la solution injectable en seringue préremplie. Hôp. pour la solution à diluer pour perfusion.

3. Petites molécules recombinantes (PMR)

Obtenues par génie génétique. Traitement de 2e ligne. Largement surprescrites.

Molécule	**Spécialité**	Laboratoire	AMM	**Efficacité**	**Risque**	Prix/ jour	Taux de rembour-sement
Abatacept (MOL. REC. CTLA-4/ FC-IGG[1])	**Orencia**	BMS	2007	**moyenne**	**important**		Hôp.[2]
Étanercept (MOL. REC. anti-TNF fusionnant TNF-récepteur et FC-IGG)	**Enbrel**	Pfizer	1999	**grande**	**important**	éq. 40 €/j	65 %
Anakinra (anti-IL-1)	**Kineret**	Biovitrum Ab	2009	**grande**	**important**		65 %

4. Petites molécules de synthèse (PMS)

Mal évaluées. Prix très excessif.

Molécule	**Spécialité**	Laboratoire	AMM	**Efficacité**	**Risque**	Prix/ jour	Taux de rembour-sement
Léflunomide (antienzyme DHODH[3])	**Arava**	Sanofi	19	**faible**	**faible**	2,50 €/j	65 %

IV. Cytotoxiques

(Voir « Cancérologie ».)
Traitement de 2e ligne.

1. Méthotrexate (très utilisé). Efficacité moyenne ; risque modéré.

- Méthotrexate Bellon.
- Métoject.
- Novatrex.

1. Inhibe l'activation des lymphocytes T. En 2e ligne après échec du méthotrexate et des anti-TNF.
2. Seulement pour le dosage à 250 mg. Les dosages à 125 mg sont à 65 %.
3. Dihydroorotate déhydrogénase.

2. Cyclophosphamide. Efficacité faible ; risque modéré.

- Endoxan.

V. Anciennes thérapeutiques[1]

	Molécule	Spécialité	Laboratoire	AMM	Efficacité	Risque	Prix/ jour	Taux de rembour-sement
	Sels d'or	**Allochrysine**	Primius Lab	1976	**faible**	**modéré**	éq. 0,70 €/j	65 %
	Sulfasalazine (salicylate)	**Salazopyrine**	Pfizer	1976	**faible**	**modéré**	0,60 €/j	65 %
	D-pénicilla-mines	**Acadione**	Sanofi	1977	**faible**	**modéré**	2 €/j	65 %
		Trolovol	Erempharma	1976	**faible**	**modéré**	1,20 €/j	65 %
	Antipaludéens	**Nivaquine** (chloroquine)	Sanofi	1947	**faible**	**mineur**	0,10 €/j	65 %
		Plaquenil (hydroxyquine)	Sanofi	2004	**faible**	**mineur**	0,40 €/j	65 %
	Minocycline	**Minolis**	Expanscience	1987	**nulle**	**mineur**	0,45 €/j	65 %
		Mynocine	Tonipharm	1973	**nulle**	**mineur**	0,45 €/j	65 %
		Mestacine	Tonipharm	1987	**nulle**	**mineur**	0,45 €/j	65 %
		Parocline	Sunstar	1995	**nulle**	**mineur**		NR

1. Efficacité faible, risques élevés.

B. OSTÉOPOROSE ET MALADIE DE PAGET

Voir « Ostéoporose, le nouveau marché ». Surprescriptions massives.

I. Biphosphonates[1]

1. 1re génération

	Molécule	**Spécialité**	Laboratoire	AMM	**Efficacité**	**Risque**	Prix/jour	Taux de remboursement
	Étidronate (ostéoporoses, Paget)	**Didronel**	Warner Chilcott	1981	**faible**	**modéré**	0,80 €/j	65 %
	Tiludronate (Paget)	**Skelid**	Hac Pharma	1995	**faible**	**modéré**	8,80 €/j	65 %

2. 2e génération

	Molécule	**Spécialité**	Laboratoire	AMM	**Efficacité**	**Risque**	Prix/jour	Taux de remboursement
	Alendronate[2]	**Fosamax**	MSD	2002	**moyenne**	**modéré**	1,10 €/j	65 %
	Pamidronate	**Ostépam** (IV)	Nordic	2005	**faible**	**modéré**	41 €/j	65 %
	Ibandronate	**Bonviva**	Roche	2003	**faible**	**modéré**	éq. 2,30 €/j	NR

3. 3e génération

	Molécule	**Spécialité**	Laboratoire	AMM	**Efficacité**	**Risque**	Prix/jour	Taux de remboursement
	Risédronate	**Actonel**	Warner Chilcott	2008	**moyenne**	**modéré**	1,20 €/j	65 %
	Zolédronate	**Aclasta** (IV)	Novartis	2005	**moyenne**	**modéré**	410 € par an = 1,10 €/j	65 %

1. Analogues des pyrophosphates. Se lient à la matrice osseuse et inhibent les ostéoclastes et la résorption osseuse (ostéoporoses de la ménopause et des corticoïdes ; Paget ; cancer de la prostate ; hypercalcémies).

2. Le seul très bien étudié. C'est la molécule de référence.

4. Associations à la vitamine D3

	Molécule	**Spécialité**	Laboratoire	AMM	**Efficacité**	**Risque**	Prix/jour	Taux de rembour-sement
	Acide alendronique + Vitamine D3	**Adrovance**	MSD	2006	**moyenne**	**modéré**	1,20 €/j	65 %
		Fosavance	MSD	2005	**moyenne**	**modéré**	1,10 €/j	65 %
		Actonelcombi	Warner Chilcott	2007	**moyenne**	**modéré**	1,30 €/j	65 %

II. Hormones et antihormones parathyroïdiennes

	Molécule	**Spécialité**	Laboratoire	AMM	**Efficacité**	**Risque**	Prix/jour	Taux de rembour-sement
	Calcitonine[1] (SC, IM, IV)	**Cadens**	Zambon	2004	**moyenne**	**modéré**	4,50 €/j	15 %
		Calsyn	Sanofi	1996	**moyenne**	**modéré**	4,50 €/j	15 %
		Cibacalcine	Novartis	1983	**moyenne**	**modéré**	5,70 €/j	35 %
		Miacalcic	Novartis	1984	**moyenne**	**modéré**	3,30 €/j	15 %
		Calcitonine Pharmy II	Pharmy II	1998	**moyenne**	**modéré**	4,50 €/j	15 %
	Tériparatide[2]	**Forsteo** (SC)	Lilly	2003	**moyenne**	**modéré**	14 €/j	65 %

1. Sécrétée par les cellules parafolliculaires C, c'est une hormone humaine ou de saumon, hypocalcémiante, s'opposant à la parathormone (PTH) (utilisée dans hypercalcémies et Paget).

2. Peptide dérivé de la PTH, hormone hypercalcémiante stimulée par l'hypocalcémie et inhibée par l'hypercalcémie. Utilisée dans les hypocalcémies, elle réduit la calciurie et augmente la synthèse de calcitriol (vitamine D), qui augmente l'absorption digestive du calcium.

III. Calcium

Apport nécessaire : 1000 à 1500 mg par jour[1].

	Molécule	Spécialité	Laboratoire	AMM	Efficacité	Risque	Prix/jour	Taux de remboursement
◉		**Cacit**	Warner Chilcott	1988	**moyenne**	**mineur**	0,25 €/j	65%
◉		**Calcidose 500**	Mayoly Spindler	1995	**moyenne**	**mineur**	0,38 €/j	65%
◉		**Calciforte**	Grimberg	1965	**moyenne**	**mineur**	0,35 €/j	65%
◉		**Calciprat**	Alfa Wassermann Pharma	1993	**moyenne**	**mineur**	0,25 €/j	65%
◉		**Calcium Sandoz**	Sandoz	1963	**moyenne**	**mineur**	0,30 €/j	65%
◉		**Calperos**	Bouchara	1993	**moyenne**	**mineur**	0,31 €/j	65%
◉		**Calprimum**	Tradiphar	1996	**moyenne**	**mineur**	0,32 €/j	65%
◉		**Caltrate**	Pfizer	1998	**moyenne**	**mineur**	0,32 €/j	65%
◉		**Densical**	Zambon	1996	**moyenne**	**mineur**	0,20 €/j	65%
		Fixical	Expanscience	1999	**moyenne**	**mineur**	0,32 €/j	65%
		Gluconate de calcium Lavoisier *(per os, IV)*	Chaix et du Marais	2006	**moyenne**	**mineur**		65%
◉		**Orocal**	Teva	1989	**moyenne**	**mineur**	0,31 €/j	65%
◉		**Ossopan**	Pierre Fabre	1980	**moyenne**	**mineur**	0,55 €/j[2]	NR
		Osteocal	Bayer	2001	**moyenne**	**mineur**	0,32 €/j	65%
◉		**Ostram**	Merck Santé	1987	**moyenne**	**mineur**	0,17 €/j	65%
◉		**Perical**	Besins	1996	**moyenne**	**mineur**	0,26 €/j	65%

1. Les besoins sont couverts par une alimentation normale en produits lactés. Tous les calciums existent aussi en association avec la vitamine D3 (voir « Vitamines D »).

2. Notez le prix double par rapport aux autres, car vendu comme « extrait d'os », tout en ne retenant comme actif que le calcium !

IV. Vitamines D2 et 3 (stérols)

1. Vitamine D seule

	Molécule	**Spécialité**	Laboratoire	AMM	**Efficacité**	**Risque**	Prix/ jour	Taux de rembour-sement
	Ergocalciférol (VIT. D2 végétale)	**Stérogyl**	Desma Pharma	1974	**moyenne**	**mineur**	0,02 €/j	65 %
		Uvestérol D	Crinex	1989	**moyenne**	**mineur**	0,09 €/j	65 %
	Cholécalciférol (VIT. D3 animale)	**Uvedose**	Crinex	1989	**moyenne**	**mineur**	éq. 0,02 €/j	65 %
		Zymad	Rottapharm	2000	**moyenne**	**mineur**	0,11 €/j	65 %
◉		**Vitamine D3 BON**	Bouchara	1964	**moyenne**	**mineur**	1,45 €/j	65 %
	Calcitriol (1,25 DIHYDRO-VIT. D3)	**Rocaltrol**	Roche	1982	**moyenne**	**mineur**	0,60 €/j	65 %
	Alfacalcidol (1-A-HYDROXY. VIT. D3)	**Un-Alfa**	Léo	1979	**moyenne**	**mineur**	0,55 €/j	65 %
	Calcifédiol	**Dédrogyl**	Desma Pharma	1974	**moyenne**	**mineur**	0,15 €/j	30 %

2. Vitamine D3 (cholécalciférol) en association

Molécule	**Spécialité**	Laboratoire	AMM	**Efficacité**	**Risque**	Prix/jour	Taux de remboursement
Avec calcium	**Cacit Vitamine D3**	Warner Chilcott	2004	**moyenne**	**mineur**	0,25 €/j	65%
	Calcidose Vitamine D3	Mayoly Spindler	1995	**moyenne**	**mineur**	0,25 €/j	65%
	Calciforte Vitamine D3	Grimberg	2001	**moyenne**	**mineur**	0,25 €/j	65%
	Calciprat Vitamine D3	Alfa Wassermann Pharma	1996	**moyenne**	**mineur**	0,25 €/j	65%
	Calcium Vitamine D3 Sandoz	Sandoz	1999	**moyenne**	**mineur**	0,25 €/j	65%
	Calcos Vitamine D3	Arkopharma	2001	**moyenne**	**mineur**	0,25 €/j	65%
	Calperos D3	Bouchara	1996	**moyenne**	**mineur**	0,25 €/j	65%
	Caltrate Vitamine D3	Pfizer	1995	**moyenne**	**mineur**	0,25 €/j	65%
	Densical Vitamine D3	Zambon	1998	**moyenne**	**mineur**	0,25 €/j	65%
	Eptavit	Biocodex	2003	**moyenne**	**mineur**	0,25 €/j	65%
	Fixical Vitamine D3	Expanscience	2004	**moyenne**	**mineur**	0,25 €/j	65%
	Idéos	Innotech	1994	**moyenne**	**mineur**	0,25 €/j	65%
	Orocal Vitamine D3	Teva	1998	**moyenne**	**mineur**	0,25 €/j	65%
	Osseans D3	Sciencex	1999	**moyenne**	**mineur**	0,25 €/j	65%
	Osteocal D3	Primius Lab	2001	**moyenne**	**mineur**	0,25 €/j	65%
Avec fluor[1]	**Fluostérol**	Crinex	2001	**moyenne**	**mineur**	0,06 €/j	30%
	Zymaduo	Rottapharm	1998	**moyenne**	**mineur**	0,04 €/j	30%
Avec vitamines A, E, C[2]	**Uvestérol A, D, E, C**	Crinex	1953	**moyenne**	**mineur**		NR

1. Fluor inutile. À écarter.
2. Vitamines E et C inutiles. À écarter.

V. Antiœstrogènes[1]

Molécule	Spécialité	Laboratoire	AMM	Efficacité	Risque	Prix/jour	Taux de remboursement
Raloxifène	**Evista**	Daiichi	1998	**faible**	**modéré**	1 €/j	65%
	Optruma	Lilly	1998	**faible**	**modéré**	1 €/j	65%

VI. Anticorps monoclonaux

Molécule	Spécialité	Laboratoire	AMM	Efficacité	Risque	Prix/jour	Taux de remboursement
Dénosumab[2] (Anticytokine Rankl – récepteur activateur du facteur nucléaire NFKB)	**Prolia**	Amgen	2011	**moyenne**	**majeur**	En cours	65%

VII. Le divin Protelos de Servier[3]

	Molécule	Spécialité	Laboratoire	AMM	Efficacité	Risque	Prix/jour	Taux de remboursement
	Ranélate de strontium	**Protelos**	Servier	2004	**nulle**	**majeur**	1,60 €/j	NR

1. Prévention de l'ostéoporose ménopausique... si elle existe ! Risques de thromboses veineuses, crampes, bouffées de chaleur, œdèmes, dépression (*Prescrire*, juin 2011).
2. Risques excessifs (*Prescrire*, novembre 2015).
3. Qui reconstruit prétendument l'os.

C. ARTHROSE : TOUS À ÉVITER

La maladie appelée « arthrose » en France, et dont la fréquence augmente avec l'obésité et le vieillissement, a été longtemps considérée comme une maladie dégénérative des cartilages, d'origine inconnue. Elle est aujourd'hui considérée comme une maladie inflammatoire locale à point de départ synovial (les cellules dites « macrophages » des synoviales produiraient pour des raisons inconnues des cytokines inflammatoires s'attaquant aux chondrocytes et détruisant la matrice cartilagineuse). C'est pourquoi la maladie est appelée « ostéoarthrite » dans les autres pays. Elle touche à des degrés variables les 2/3 des femmes et 50 % des hommes après 50 ans, et surtout les mains, les hanches et les genoux. Le diagnostic s'établit sur les symptômes (douleurs, limitation des mouvements actifs et passifs, déformations) et la radio simple (scanner, CT-scan, IRM, ultrasons et biopsies n'ont que rarement un intérêt). L'arthroscopie a des indications restreintes. Le traitement repose sur l'exercice, la perte de poids, le paracétamol en 1re ligne, les AINS et les antalgiques opioïdes légers en 2e ligne, les injections intra-articulaires de corticoïdes actives 3 semaines en cas de poussée. Laser, ultrasons, stimulation électrique des nerfs, acupuncture n'ont aucun effet objectif. Les injections articulaires de molécules cartilagineuses (sulfate de chondroïtine ou glucosamine, acide hyaluronique, diacerhéine) n'ont guère d'effets. Dans les cas les plus invalidants, les prothèses de hanche ou de genou sont indiquées.

	Molécule	**Spécialité**	Laboratoire	AMM	**Efficacité**	**Risque**	Prix/ jour	Taux de remboursement
	Chondroïtine sulfate (*per os*)	**Chondrosulf**	Genévrier	1993	**nulle**	**mineur**	0,75 €/j	NR
	Diacéréine (*per os*)	**Art 50**	Negma	1992	**nulle**	**modéré**	1,30 €/j	NR
		Zondar	Niverpharm	1992	**nulle**	**modéré**	1,30 €/j	NR
	Glucosamine	**Voltaflex**	GSK	2008	**nulle**	**modéré**		NR

1. Gonarthroses seulement. Risques importants : douleurs, épanchements, immobilisation. Multiples préparations intra-articulaires dérivées (Ardant, Arthrum, Duroplane, Euflexxa, Go-on, Ostenil, Sinovial, Structovial, Sinocrom). La CNEDIMTS de la HAS a demandé le déremboursement, mais sa tutelle l'HAS a annulé cette demande.

	Hyaluronate de sodium intra-articulaire[1]	**Hyalgan**	Expanscience	1992	**nulle**	**important**	4,30 €/j	65 %[1]
	Insaponifiables d'avocat et soja *(per os)*	**Piasclédine**	Expanscience	1977	**nulle**	**mineur**	0,50 €/j	NR

D. GOUTTE

La goutte touche 0,5 % de la population (sans prédilection pour les rois et les grands). Elle est due à la précipitation des cristaux d'urates en excès, déclenchant des calculs urinaires et une réaction inflammatoire dans les tissus, spécialement dans l'une ou l'autre des articulations (monoarthrites), surtout du gros orteil (les urates activent certains « Toll-récepteurs » de l'immunologie innée des macrophages – voir « Immunologie et allergie » – qui entraînent la sécrétion de cytokines inflammatoires [IL-1, TNF-α], d'où l'activation des cellules de l'inflammation).

L'acide urique dérive directement de la xanthine et, plus en amont, des purines. C'est donc un déchet de l'ADN. Il est filtré par le rein, mais réabsorbé à 90 % grâce à un transporteur spécifique.

Le traitement repose sur :

- les inhibiteurs de la synthèse de l'acide urique (allopurinol, 1960 ; febuxostat, 2009) ;
- les oxydants, solubilisants de l'acide urique (rasburicase, 2003) ;
- les agents prévenant et traitant l'inflammation (colchicine, depuis le IVe siècle ; AINS ; corticoïdes).

I. Crises aiguës

Molécule	**Spécialité**	Laboratoire	AMM	**Efficacité**	**Risque**	Prix/jour	Taux de remboursement
Colchicine[1]	**Colchicine Opocalcium**	Mayoly Spindler	1910	**moyenne**	**important**	0,15 €/j	65 %
	Colchimax	Mayoly Spindler	1965	**moyenne**	**important**	0,47 €/j	65 %
Canakinumab Anticorps monoclonal anti-IL-1	**Ilaris**	Novartis	*	**moyenne**	**important**	-	Hôp.

1. À cause des risques de diarrhée, neutropénies et neuropathies, essayer d'abord le paracétamol, les AINS ou les corticoïdes.

II. Traitements de fond

1. Uricosuriques

Molécule	**Spécialité**	Laboratoire	AMM	**Efficacité**	**Risque**	Prix/ jour	Taux de rembour-sement
Probénécide	**Benemide**	Bouchara	1956	**moyenne**	**mineur**	0,22 €/j	30 %

2. Inhibiteurs de la synthèse d'acide urique

Molécule	**Spécialité**	Laboratoire	AMM	**Efficacité**	**Risque**	Prix/ jour	Taux de rembour-sement
Allopurinol (analogue de la xanthine)	**Zyloric**	Aspen Pharma	1967	**moyenne**	**important**	0,10 €/j	65 %
Fébuxostat (inhibiteur de la xanthine-oxydase)	**Adénuric**	Menarini	2011	**moyenne**	**important**	0,10 €/j	65 %

3. Dégradation de l'acide urique insoluble en allantoïne soluble

Molécule	**Spécialité**	Laboratoire	AMM	**Efficacité**	**Risque**	Prix/ jour	Taux de rembour-sement
Rasburicase (enzyme recombinante[1])	**Fasturtec** (IV)	Sanofi	2011	**faible**	**important**	-	Hôp.
Pégloticase (PMR pégylée)	**Krystexxa**	Crealta Pharma-ceuticals	*	**faible**	**majeur**	-	Hôp.

1. Hyperuricémie aiguë des leucémies traitées chez l'enfant.

E. MYORELAXANTS ANTISPASTIQUES – CRAMPES – MALADIES TENDINEUSES

Molécule	Spécialité	Laboratoire	AMM	Efficacité	Risque	Prix/jour	Taux de remboursement
Quinine[1]	**Hexaquine**	Gomenol	1951	**nulle**	**majeur**	0,30 €/j	NR
	Okimus	Biocodex	1953	**nulle**	**majeur**	0,30 €/j	NR
	Quinine Vitamine C	Gomenol	1951	**nulle**	**majeur**	0,30 €/j	NR
Tétrazépam[2] (benzodiazépine)	**Myolastan**	Sanofi	1967	**nulle**	**majeur**	1,10 €/j	15%
	Panos Gé.[3]	Daiichi	1994	**nulle**	**majeur**	0,45 €/j	30%
Thiocolchicoside[4]	**Coltramyl**	Sanofi	1958	**nulle**	**important**	1,30 €/j	30%
	Thiocolchicoside Daiichi Sankyo	Daiichi	1991	**nulle**	**important**	1,10 €/j	15%
	Myoplège	Genévrier	1997	**nulle**	**important**	1,10 €/j	35%
Baclofène[5] (analogue du GABA)	**Lioresal**	Novartis	1972	**nulle**	**modéré**	0,75 €/j	30%
Autres myorelaxants[6] (mécanismes inconnus)	**Décontractyl** (méphénésine)	Sanofi	1998	**nulle**	**modéré**		NR
	Lumirelax (méthocarbamol)	Juvise	1969	**nulle**	**modéré**	0,57 €/j	NR
Collagénases (maladie de Dupuytren)	**Xiapex**	Orphan Biovitrum	2011	**nulle**	**mineur**		NR

1. Interdit aux États-Unis depuis 1995. En France, la Commission de transparence conclut en 2011 que son utilisation est « déraisonnable », à cause du « peu d'efficacité » et des effets secondaires parfois mortels : pancytopénies, agranulocytoses, anémies hémolytiques, thrombopénie, troubles du rythme cardiaque (allongement de QT et risques de torsades de pointe), hypoglycémies, hépatites, insuffisance rénale, tous très rares il est vrai. L'AFSSAPS puis l'ANSM ont pourtant maintenu l'AMM pour les crampes.
2. Tous retirés en 2013 par l'EMA (Agence européenne des médicaments).
3. AMM suspendue.
4. Analogue de la colchicine. Peu efficace et à risques hépatiques, pancréatiques, hématologiques, musculaires (rhabdomyolyses). À éviter (*Prescrire*, octobre 2015).
5. Action médullaire sur les contractures neurologiques (SEP, affections dégénératives). En cours d'évaluation à haute dose dans le traitement des dépendances.
6. Prétendument « action centrale ».

F. FIBROMYALGIE : MALADIE FICTIVE

Bruit médiatique infernal autour de cette nouvelle « maladie » sans existence réelle, portée par la grande presse et les associations de malades. Très « mode ». Douleurs musculaires et paravertébrales, soucis articulaires : oui, les vraies souffrances et les symptômes existent bien, depuis la nuit des temps, mais aucune « fibrose » musculaire n'a jamais été observée, ni d'ailleurs recherchée, ni aucun signe biologique, myographique ou d'imagerie musculaire IRM.
Des muscles et des articulations normales, qui souffrent de positions inadéquates, d'efforts excessifs, d'absence d'exercice régulier ou de déformation du squelette, etc., relèvent des antalgiques, des kinésithérapeutes ou des ostéopathes, qui peuvent faire merveille, et, éventuellement et occasionnellement, des anti-inflammatoires. Le yoga et le tai-chi peuvent servir.

G. MÉDICAMENTS FICTIFS EN RHUMATOLOGIE

	Molécule	**Spécialité**	Laboratoire	AMM	**Efficacité**	**Risque**	Prix/ jour	Taux de rembour-sement
		Atepadene	X.O.	1992	**nulle**	**nul**		NR
		Dissolvurol	Dissolvurol	1958	**nulle**	**nul**		NR
		Oligosol Sélénium[1]	Labcatal	2006	**nulle**	**nul**		NR
		Oligostim Sélénium	Boiron	1990	**nulle**	**nul**		NR
		Uteplex	Biodim	1960	**nulle**	**nul**		NR

1. Oligoéléments (voir « Obésité – Nutrition – Métabolisme »).

Uro-néphrologie

URO-NÉPHROLOGIE

Dépenses de la CNAM en 2015 : 200 milliards d'euros

81 spécialités et associations
18 spécialités et associations inutiles
(efficacité faible ou nulle), soit 22 %
15 spécialités et associations à risque
(important ou majeur), soit 19 %

A. NÉPHROLOGIE

La plupart en cardiologie (HTA), cancérologie et immunologie de la transplantation rénale.

I. Désordres électrolytiques

1. Hyperkaliémies

	Molécule	**Spécialité**	Laboratoire	AMM	**Efficacité**	**Risque**	Prix/jour	Taux de rembour-sement
	Résine de polystyrène sulfonate (échangeur K+/NA+ digestif)	**Kayexalate**	Sanofi	1970	**grande**	**mineur**	5 €/j	100 %
	Résine de polystyrol sulfonate de CA++ (échangeur K+/CA++ digestif)	**Calcium sorbisterit**	Fresenius	1982	**grande**	**mineur**	2,60 €/j	100 %
		Résikali	Fresenius	2007	**grande**	**mineur**		NR

2. Hyperphosphorémie (dialysés)

- **Apport de calcium**

Molécule	**Spécialité**	Laboratoire	AMM	**Efficacité**	**Risque**	Prix/jour	Taux de rembour-sement
Carbonate de calcium	**Calcidia**	Bayer	1987	**moyenne**	**mineur**	0,70 €/j	65 %

- **Chélateurs du phosphore digestif**

Molécule	**Spécialité**	Laboratoire	AMM	**Efficacité**	**Risque**	Prix/jour	Taux de rembour-sement
Acétate de calcium	**Phosphosorb**	Fresenius	2007	**faible**	**modéré**		NR
Sévélamer (polymère)	**Renagel**	Genzyme	1999	**moyenne**	**important**	4,80 €/j	65 %
Lanthane	**Fosrenol**	Shire	2005	**moyenne**	**important**	5,50 €/j	65 %

- **Prétendument aquarétiques**

Aucun effet.

	Molécule	Spécialité	Laboratoire	AMM	Efficacité	Risque	Prix/ jour	Taux de rembour-sement
	Phytothérapie (extraits végétaux)	**B O P**	PPDH	1955	**nulle**	**nul**		NR
		Pilosuryl	Pierre Fabre	1974	**nulle**	**nul**		NR
		Urodren	Sevene	2008	**nulle**	**nul**		NR
		Urosiphon	Pierre Fabre	1976	**nulle**	**nul**		NR
	Homéopathie	**Poconéol n° 1**	Pierre Fabre	1974	**nulle**	**nul**		NR

II. Lithiase urinaire

Les calculs d'acide urique sont les seuls que l'on peut dissoudre en alcalinisant les urines. L'alcalinisant le moins cher est l'eau de Vichy Célestins, mais il a l'inconvénient de contenir du sodium. C'est pour ces raisons que, lorsqu'il existe une hypertension artérielle ou une contre-indication à un régime salé, il faut utiliser l'Alcaphor ou le Foncitril.

1. Alcalinisants urinaires[1]

Molécule	Spécialité	Laboratoire	AMM	Efficacité	Risque	Prix/ jour	Taux de rembour-sement
THAM (capteur d'ions H+)	**Alcaphor**	Pharma Dévelop-pement	1969	**grande**	**mineur**		NR
	Foncitril 4000	SERP	1966	**grande**	**mineur**		NR

2. Anticalciuriques[2]

	Molécule	Spécialité	Laboratoire	AMM	Efficacité	Risque	Prix/ jour	Taux de rembour-sement
	Succinimide (proche de l'éthosuximide antiépileptique)	**Succinimide Pharbiol**	SERP	1972	**faible**	**mineur**		NR

1. Prévention et traitement de la lithiase urique.
2. Traitement des hypercalciuries.

B. UROLOGIE

I. Infections urinaires et prostatiques

1. Nitrofuranes

Molécule	Spécialité	Laboratoire	AMM	Efficacité	Risque	Prix/jour	Taux de rembour-sement
Nitrofurantoïne[1]	**Furadoïne**	Merck Santé	1953	**grande**	**important**	0,25 €/j	65%
	Furadantine	Merck Santé	1970	**grande**	**important**	0,70 €/j	65%
	Microdoïne	Gomenol	1977	**grande**	**important**	0,54 €/j	65%

2. Bêtalactamines

Molécule	Spécialité	Laboratoire	AMM	Efficacité	Risque	Prix/jour	Taux de rembour-sement
Pivmecillinam (actif sur les Gram négatifs)	**Selexid**	Léo	2007	**moyenne**	**mineur**		NR[2]

3. Macrolides

Molécule	Spécialité	Laboratoire	AMM	Efficacité	Risque	Prix/jour	Taux de rembour-sement
Azithromycine (voir « Antibactériens »)	**Zithromax Monodose**	Pfizer	1995	**moyenne**	**mineur**	13 €/j	65%

1. Retrait par l'AFSSAPS en 2011, sur la base de complications pourtant mineures (nausées, vomissements, rashs cutanés, vertiges) et, mais de façon exceptionnelle, pour de graves complications, dont elle considère qu'on ne peut prendre le risque, compte tenu de l'existence d'autres anti-infectieux (syndrome de Lyell et Stevens-Johnson, neuropathies périphériques, pleuro-pneumopathies d'hypersensibilité, fibroses pulmonaires, surtout en cas de traitements prolongés ou récurrents).

2. Dans l'indication cystite aiguë simple de la femme.

4. Floxacines (fluoroquinolones de 2e génération)

	Molécule	Spécialité	Laboratoire	AMM	Efficacité	Risque	Prix/ jour	Taux de rembour-sement
◉	**Énoxacine**	**Enoxor**	Pierre Fabre	1988	**moyenne**	**modéré**	1,80 €/j	65%
◉	**Lomé-floxacine**	**Décalogiflox**	Biocodex	1994	**moyenne**	**modéré**	2,80 €/j	65%
		Logiflox	Biocodex	1994	**moyenne**	**modéré**	4,60 €/j	65%
	Norfloxacine	**Noroxine**	MSD	1988	**moyenne**	**modéré**	1,30 €/j	65%
	Ofloxacine	**Monoflocet**	Sanofi	1995	**moyenne**	**modéré**	10 € /prise	65%
		Oflocet	Sanofi	1986	**moyenne**	**modéré**	2,30 €/j	65%
◉	**Péfloxacine**	**Péflacine Monodose**	Sanofi	1990	**moyenne**	**modéré**	15 € /prise	NR

5. Phosphonates

Molécule	Spécialité	Laboratoire	AMM	Efficacité	Risque	Prix/ jour	Taux de rembour-sement
Fosfomycine[1]	**Uridoz**	Thérabel Lucien	1992	**moyenne**	**modéré**	12 € (dose unique)	65%

6. Sulfamides

Molécule	Spécialité	Laboratoire	AMM	Efficacité	Risque	Prix/ jour	Taux de rembour-sement
Sulfaméthizol	**Rufol**	Mylan	1960	**grande**	**important**		NR

II. TROUBLES DE L'ÉRECTION

La révolution a vraiment commencé lors de l'apparition des inhibiteurs de la phosphodiestérase. Le sildénafil (Viagra) en est le chef de file. Le tadalafil et le vardénafil ont été mis sur le marché 4 ans après et semblent donner les mêmes résultats. Le tadalafil agit plus longtemps. Dans les résultats, il est difficile de faire la part de l'effet psychologique. L'interrogatoire montre souvent que

1. Infections sévères. Inactive sur le gonocoque.

les relations sont plus difficiles avec la compagne régulière qu'avec d'autres. Il n'est pas sûr que, dans ces conditions, utiliser le Viagra comme béquille psychologique soit toujours indiqué.

1. Voie intracaverneuse

Molécule	**Spécialité**	Laboratoire	AMM	**Efficacité**	**Risque**	Prix/ jour	Taux de rembour-sement
Prostaglandine E1	**Caverject**	Pfizer	1994	**grande**	**modéré**	19 €/inj.	30%
	Caverjectdual	Pfizer	1994	**grande**	**modéré**	19 €/inj.	30%

2. Voie orale

• Indolealkylamine de rauwolfia

	Molécule	**Spécialité**	Laboratoire	AMM	**Efficacité**	**Risque**	Prix/ jour	Taux de rembour-sement
	Yohimbine (anti-A-2-récepteur adrénergique)	**Yocoral**	Chepla-pharm Arzneimittel	2000	**nulle**	**important**		NR
		Yohimbine Houdé	Sanofi	1944	**nulle**	**important**		NR

• Inhibiteurs de la 5-phosphodiestérase

Molécule	**Spécialité**	Laboratoire	AMM	**Efficacité**	**Risque**	Prix/ jour	Taux de rembour-sement
Sildénafil	**Viagra**	Pfizer	1998	**grande**	**modéré**		NR
Tadalafil	**Cialis**	Lilly	2002	**grande**	**modéré**		NR
Vardénafil	**Levitra**	Bayer	2003	**grande**	**modéré**		NR
Sildénafil	**Revatio**	Pfizer	*	**grande**	**modéré**		
Alprostadil	**Vitaros**	Majorelle	*	**grande**	**modéré**		15%
Avanafil	**Spedra**	Menarini	*	**grande**	**modéré**		NR

III. ADÉNOME DE LA PROSTATE

Au début des années 1990, le Permixon et le Tadenan ont été mis sur le marché. Ils ont si peu d'action qu'on pourrait, non pas par dérision mais par expérience, les assimiler à l'huile de pépins de courge, qui donne souvent de petits résultats identiques.
Les alphabloquants adrénergiques ont marqué un véritable tournant avec un bénéfice réel, permettant d'ouvrir le col, mais ils entraînent parfois une hypotension orthostatique qui peut être gênante, parfois dangereuse, et une éjaculation rétrograde, dont il faut avertir le malade.
Les inhibiteurs de la 5-α-réductase antiandrogéniques (Chibro-Proscar et Avodart) ont au contraire peu apporté dans le traitement de l'adénome de la prostate. Les effets secondaires sont classiques : diminution de la libido et parfois gynécomastie gênante. Leurs effets sur la miction sont beaucoup moins importants que ceux des alphabloquants.
En revanche, chez les malades âgés qui présentent une augmentation modérée des PSA, il n'est pas inutile de les utiliser comme antiandrogène. Grâce à ce traitement, les PSA chutent de moitié et peuvent rester stables longtemps. S'ils remontent et s'il y a une induration, les traitements médicaux classiques du cancer de la prostate sont à mettre en œuvre.

1. Adrénergiques α1-bloquants

	Molécule	Spécialité	Laboratoire	AMM	Efficacité	Risque	Prix par jour	Taux de rembour-sement
	Prazosine	**Minipress**	Cutis	1981	**moyenne**	**modéré**	1,60 €/j	NR
	Térazosine	**Hytrine**	Amdipharm	1995	**moyenne**	**modéré**	0,70 €/j	30%
	Silodosine	**Silodyx**	Recordati	*	**moyenne**	**modéré**		30%
◉	**Tamsulosine**	**Josir**	Boehringer	1995	**moyenne**	**modéré**	0,75 €/j	30%
◉		**Omexel LP**	Astellas	2005	**moyenne**	**modéré**	0,50 €/j	30%
		Omix LP	Astellas	1995	**grande**	**modéré**	0,75 €/j	30%
◉		**Mecir LP**	Boehringer	2005	**moyenne**	**modéré**	0,50 €/j	30%
◉	**Alfuzosine**	**Urion LP**	Zambon	1990	**moyenne**	**modéré**	1 €/j	30%
		Xatral et **Xatral LP**	Sanofi	1999	**moyenne**	**modéré**	0,90 €/j	30%
	Doxazosine	**Zoxan LP**	Pfizer	1999	**moyenne**	**modéré**	0,80 €/j	30%

2. Antiandrogènes[1], inhibiteurs de la 5-α-réductase

Molécule	Spécialité	Laboratoire	AMM	Efficacité	Risque	Prix/ jour	Taux de rembour-sement
Finastéride (inhibe la 5-alpha-réd. de type II)	**Chibro-Proscar**	MSD	92	**faible**	**modéré**	1 €/j	30%
Dutastéride (inhibe les 5-alpha-réd. de type I et II)	**Avodart**	GSK	03	**faible**	**modéré**	1 €/j	30%

1. Bloqueurs de la conversion de la testostérone inactive en dihydrotestostérone active, parfois cause d'impuissance réversible à l'arrêt et très rarement de gynécomastie.

3. Phytothérapie

Rigoureusement aucun effet autre que placebo.

	Molécule	Spécialité	Laboratoire	AMM	Efficacité	Risque	Prix/ jour	Taux de rembour-sement
	Serenoa repens (extrait lipostérolique)	**Permixon**[1]	Pierre Fabre	92	**nulle**	**nul**	1 €/j	30%
	Prunier d'Afrique (extrait)	**Tadenan**[1]	Mylan	92	**nulle**	**nul**	1 €/j	30%

IV. CANCER DE LA PROSTATE AVANCÉ OU MÉTASTATIQUE[2]

Le cancer de la prostate est de loin le plus fréquent et le moins dangereux des cancers . Il comporte une note héréditaire, mais aucune mutation déterminante n'y a été identifiée. Sa fréquence est en France de 60000 à 70000 par an et aux États-Unis de 180000 à 300000, soit 17% qui en meurent, dont 45% après 80 ans (la question du dépistage est traitée dans le chapitre « Cancérologie »).

1. Antiandrogènes[3]

- **Stéroïdiens**

Molécule	Spécialité	Laboratoire	AMM	Efficacité	Risque	Prix/ jour	Taux de rembour-sement
Cyprotérone (analogue de 17-oh-progestérone et faible antagoniste des récepteurs androgéniques)	**Androcur**	Bayer	1980	**moyenne**	**important**	3,40 €/j	100%
Abiratérone	**Zytiga**	Janssen-Cilag	*	**moyenne**	**important**		100%
Enzalutamide	**Xtandi**	Astellas	*	**moyenne**	**important**		100%

1. La FDA les a interdits en prévention: ils favoriseraient les cancers de haut grade (*Prescrire*, juin 2011). Longtemps les 2 médicaments les plus vendus de France ! Clochemerlesque !

2. Au stade initial, le traitement relève de la chirurgie ou de l'irradiation. Au stade avancé, des dépresseurs de la testostérone et seulement en cas d'échec des chimiothérapies antitumorales.

3. Antagonistes se liant aux récepteurs androgéniques.

- **Non stéroïdiens**

Antagonistes des récepteurs androgéniques. Peu actifs seuls, et à associer avec les analogues de la GnRH.

Molécule	Spécialité	Laboratoire	AMM	Efficacité	Risque	Prix/ jour	Taux de rembour-sement
Flutamide	**Eulexine**	MSD	1986	**moyenne**	**important**	2,90 €/j	100%
Nilutamide	**Anandron**	Sanofi	1986	**moyenne**	**important**	6,40 €/j	100%
Bicalutamide	**Casodex**	AstraZeneca	1995	**moyenne**	**important**	4 €/j	100%
	Ormandyl	Pierre Fabre	2008	**moyenne**	**important**	2,60 €/j	100%

2. Analogues de la GnRH[1] ou Gonadoréline *(Gonadotrophine releasing hormone)*

La GnRH (aussi appelée LH-RH ou FSH-LH-RH) est une neuro-hormone diencéphalique, qui contrôle la sécrétion antéhypophysaire de LH et FSH, qui elles-mêmes contrôlent en cascade la sécrétion des hormones ovariennes (progestérone et estradiol). Chez l'homme, la LH contrôle la sécrétion de la testostérone, mais, après une semaine de stimulation continue par les analogues de la GnRH, les GnRH-récepteurs ne répondent plus, l'hypophyse cesse de stimuler les glandes sexuelles et la testostérone s'effondre en 3 semaines de traitement.

Aucun antagoniste direct de la GnRH n'a encore été commercialisé.

Molécule	Spécialité	Laboratoire	AMM	Efficacité	Risque	Prix/ jour	Taux de rembour-sement
Triptoréline (décapeptide)	**Décapeptyl** (SC)	Ipsen	1986	**grande**	**modéré**	6 €/j	100%
	Décapeptyl LP (IM)	Ipsen	1996	**grande**	**modéré**	4 €/j	65%[2]
	Gonapeptyl	Ferring	2001	**grande**	**modéré**	4,30 €/j	100%
Buséréline (nonapeptide)	**Suprefact** (SC 100% et nasal NR)	Sanofi	1986	**grande**	**modéré**	30 €/j	100%
	Bigonist (SC)	Sanofi	1999	**grande**	**modéré**	4,70 €/j	100%

1. Outre le cancer prostatique avancé, ils sont indiqués dans le cancer du sein hormonodépendant après la ménopause, l'endométriose, la puberté précoce et la réduction du volume des fibromes utérins en préopératoire. Risques: diabète et troubles cardiaques (*Prescrire*, avril 2014).

2. Pour les dosages à 11,25 mg et 3 mg. Le dosage LP à 22,5 mg est remboursé à 100%.

Goséréline (décapeptide)	**Zoladex** (SC)	AstraZeneca	1987	**grande**	**modéré**	5 €/j	100 %
Leuproréline (nonapeptide)	**Enantone LP** (SC ou IM)	Takeda	2008	**grande**	**modéré**	4,50 €/j	65 %[1]
	Eligard (SC)	Astellas	1989	**grande**	**modéré**	3,80 €/j	100 %
Histréline	**Vantas**	Orion Corporation	*	**grande**	**modéré**		

3. Œstrogènes

	Molécule	**Spécialité**	Laboratoire	AMM	**Efficacité**	**Risque**	Prix/jour	Taux de rembour-sement
	Diéthylstilbestrol	**Distilbène** (*per os*)	Gerda	1945	**faible**	**modéré**	1,70 €/j	100 %

4. Thérapies anticancéreuses

(Voir « Cancérologie ».)

Le plus souvent des taxanes :

- Docetaxel (Taxotère).
- Cabazitaxel (Jevtana).

V. Vessie

1. Cancers

0,02 % de la population, environ 9 000 cas par an, dont 30 % chez la femme. Le tabac est un facteur de risque important.

- **Voie générale : voir « Cancérologie »**
- **Voie intravésicale**

Molécule	**Spécialité**	Laboratoire	AMM	**Efficacité**	**Risque**	Prix/jour	Taux de rembour-sement
Mitomycine c	**Amétycine 40**	Prostrakan	1974	**faible**	**modéré**		100 %
Thiotépa	**Thiotépa Genopharm**	Primius Lab	1994	**faible**	**modéré**		Hôp.
BCG	**Immucyst**	Sanofi	1994	**faible**	**modéré**		100 %
BCG	**BCG-Medac**	Medac	*	**faible**	**modéré**		100 %

1. Pour les dosages à 11,25 mg et 3,75 mg. Le dosage à 30 mg est remboursé à 100 %.

2. Dysfonctions vésicales (*per os*)

Antagonistes des récepteurs cholinergiques.

Molécule	**Spécialité**	Laboratoire	AMM	**Efficacité**	**Risque**	Prix/ jour	Taux de rembour-sement
Chlorure de trospium	**Céris**	Madaus	1999	**moyenne**	**modéré**	0,28 €/j	30%
Flavoxate	**Urispas**	Bouchara	1981	**moyenne**	**modéré**	0,46 €/j	30%
Oxybutynine	**Ditropan**	Sanofi	1984	**moyenne**	**modéré**	0,12 €/j	30%
	Driptane	Mylan	1994	**moyenne**	**modéré**	0,20 €/j	30%
Solifénacine	**Vesicare**	Astellas	2004	**moyenne**	**modéré**		NR
Toltérodine	**Détrusitol**	Pfizer	1998	**moyenne**	**modéré**		NR
Mirabégron	**Betmiga**	Astellas	*	**moyenne**	**modéré**		
Toxine botulique	**Botox**	Allergan	*	**moyenne**	**modéré**		Hôp.

VI. Cancers du testicule

(Voir « Cancérologie ».)

Tumeurs embryonnaires plus ou moins différenciées (tératomes, choriocarcinomes), en moyenne à 30 ans (40%).
Séminomes (différenciés; 30%), en moyenne à 40 ans.
Tumeurs mixtes (15%).
90% de guérisons aujourd'hui (avec platine, bléomycine, vinblastine, étoposide, etc.).

GLOSSAIRE

AFSSAPS : Agence nationale de sécurité des médicaments et produits de santé (agences autonomes de l'État en charge des médicaments, des matériels et dispositifs médicaux, des produits sanguins et biologiques thérapeutiques et diagnostiques).

AMM : autorisation de mise sur le marché. Accordée aujourd'hui par l'Agence européenne des médicaments à Londres.

ASMR : amélioration du service médical rendu. Cet indicateur établi par la CTHAS mesure la supériorité des nouvelles molécules sur les médicaments antérieurs.

AVC : accidents vasculaires cérébraux.

A-Z : AstraZeneca, big pharma anglo-suédoise.

BMS : Bristol-Myers-Squibb, big pharma américaine.

CEPS : Comité économique des produits de santé, organisme interministériel chargé de fixer les prix et les taux de remboursement des médicaments.

CNAM : Caisse nationale d'assurance-maladie, l'une des 3 branches de la Sécurité sociale avec celles en charge de la famille, la dépendance, la vieillesse et le chômage (plusieurs caisses d'assurance maladie).

Cochrane Collaboration : organisation médicale internationale privée indépendante et à but non lucratif, fondée en 1990 au Canada. Ses métanalyses sur les médicaments sont des références quasi absolues. Aucun grand journal ne les publie et elle les édite et les diffuse elle-même.

CTHAS : Commission de transparence de l'HAS, chargée d'évaluer le SMR et surtout l'ASMR.

DGS : Direction générale de la santé au ministère de la Santé. Elle n'a jamais joué aucun rôle actif dans rien.

EMA : European Medicines Agency (Londres) : Agence du médicament européenne dépendant de la Commission de santé de Bruxelles. Largement sous la coupe des lobbies industriels, elle a moins de fiabilité encore que l'ANSM française, mais elle décide désormais d'à peu près toutes les AMM et des retraits du marché.

FDA : Food and Drugs Administration, agence américaine de la sécurité des aliments et des médicaments, dépendant des NIH et du département d'État de la Santé.

GSK : Glaxo-Smith-Kline, big pharma anglaise.

HAS : Haute Autorité de santé (agence autonome de l'État, sans autorité scientifique reconnue, ni pouvoir décisionnel. Elle émet des recommandations. À son rythme. Des réponses pour hier à des questions d'avant-hier).

HTA : hypertension artérielle.

IGAS : Inspection générale des affaires sociales (ministère de la Santé). Corps de contrôle et surveillance des affaires sociales, largement énarchisé, capable d'excellents rapports que les autorités ne suivent jamais.

IM : infarctus du myocarde.

IM, IV : injections intramusculaire et intraveineuse.

InVS : Institut national de veille sanitaire (surveille les événements de santé en ligne, en temps réel).

LEEM (Les Entreprises du Médicament) : syndicat de l'industrie pharmaceutique.

ME TOO (« moi aussi ») : appellation américaine des molécules copiées sur les molécules originales avec une modification chimique minime, qui ne change en général rien à leur action, mais qui permet de les breveter comme des molécules originales et d'empêcher les génériqueurs de les copier. On dit aussi « quasi-copies » ou « quasi-fac-similé ».

NIH : National Institutes of Health américains, agence de recherche publique fédérale regroupant 21 instituts, la FDA et le CDC d'Atlanta.

Phases I à III des essais cliniques :
• Phase I : sur un petit nombre de bien portants volontaires rémunérés.
• Phase II : sur un petit nombre de patients sélectionnés.
• Phase III : grands essais comparatifs, randomisés, le plus souvent en double aveugle (ni le malade, ni le médecin ne savent si le médicament est un placebo ou un 2e médicament), réalisés pour obtenir l'AMM sur des centaines ou des milliers de patients recrutés dans plusieurs centres (de 2 à 50 ou plus), dans 1 à 40 pays, suivis par 10 à 1 000 médecins de toute nationalité. Moins le médicament est efficace, plus le nombre de patients doit être élevé pour repérer des différences minimes d'efficacité (il faut des montagnes pour accoucher d'une souris !). Les 2/3 sont menés et financés par l'industrie, le reste par les organismes publics, NIH aux USA, MRC (Medical Research Council) en GB, ministère de la Santé en France (programmes PHRC).

***Prescrire*:** seule revue française de thérapeutique fiable, indépendante de l'industrie et refusant toute publicité (fondée en 1981). Lue par 30000 médecins, elle vit avec austérité de ses seuls abonnements (400 euros par an). Une belle exception dans le monde de vénalité généralisée des autres journaux médicaux. Un modèle de fiabilité et de rigueur. Elle joue le rôle que les agences de l'État, dont cela aurait dû être la mission première, ont été incapables de jouer. Il y a les médecins qui lisent *Prescrire* et les autres. Ne faites confiance qu'aux premiers.

RA : réduction des accidents par un médicament par rapport au nombre de malades traités.

RCP : résumé des caractéristiques des produits (notice incluse dans la boîte de médicament), rédigé par les firmes, mais théoriquement contrôlé par l'ANSM.

RCT : *randomized clinical trial*. Essai clinique déclaré, autorisé, recensé, prospectif, comparatif, randomisé, contrôlé en double aveugle.

RR : réduction relative par un médicament par rapport au nombre d'accidents observés.

SMR : service médical rendu. Il mesure seulement la supériorité des médicaments sur les placebos et il est établi par la CTHAS. C'est un indicateur sans valeur et un leurre.

NOS SOURCES

La banque de données de l'institut Necker : 10 000 articles issus de la lecture quotidienne, analysés et classés, entre 1995 et 2016, des grands journaux de médecine (*New England Journal of Medicine, The Lancet, British Medical Journal, Nature Medicine*) et de biologie (*Science, Nature*).

La revue *Prescrire*, 1981-2011.

Le dictionnaire Vidal, éditions 2004 et 2010.

Les rapports de la Haute Autorité de santé (HAS) et de l'Agence nationale de sécurité du médicament (ANSM).

Informations sur le médicament, la santé et l'économie publiées (2000-2016) par *Les Échos, Le Monde, Le Parisien* et *Le Canard enchaîné.*

The L. S. Goodman et A. G. Gilman (Nobel 1994) *Pharmacological Basis of Therapeutics* : 4e édition, Macmillan publ., N.Y., 1980 ; 12e édition, L. L. Brunton Ed. (1 vol., 2 085 p.), McGraw Hill publ., N.Y., 2010.

Jerome P. Kassirer (professeur à l'université Tufts de Boston, ex-éditeur en chef du *New England Journal of Medicine*), « *On the take* » [« Se sucrer »], in *Medicine Complicity with Big Business Can Endanger Your Health*, Oxford Un. Press, 2005.

Marcia Angell, *The Thruth about Drug Companies*, Random House, N.Y., 2004 (trad. française de P. Even, Le Mieux-Être éd., Québec, 2005).

John Virapen, *Effets secondaires des médicaments : la mort*, le cherche midi éd., 2014 (trad. française de P. Even).

Pr Peter C. Gøtzche, *Deadly Medicines and Organized Crime : How Big Pharma Has Corrupted Healthcare*, Radcliffe Ed., Londres, N.Y., 2013.

Pr John P.A. Ioannidis et Pr Sir Iain Chalmers « *How to increase value and reduce waste when research priorities are set* », *Lancet*, 2014, <u>383</u> : p. 156-185 et 258-276.

200 références précises sur les statines et les anticoagulants sont données (et analysées) dans *Corruptions et crédulité en médecine*, P. Even, le cherche midi éd., 2015.

Le Guide 2011 des interactions médicamenteuses, 1 vol., 416 p., Prescrire éd. (la meilleure étude sur les accidents médicamenteux).

Revue *Books*, « Le médicament et l'esprit », n° spécial, février 2012.

Irène Frachon, *Le Mediator, combien de morts ?*, Dialogues éd., 2010.

Et à ne manquer sous aucun prétexte, *Pharmaceutiques* : le journal des entreprises du médicament. Une mine. On ne s'en lasse pas. L'industrie d'aujourd'hui s'y confie complètement, à livre ouvert, avec une magnifique autosatisfaction. On n'y parle que d'argent, de marchés, de combinaisons fructueuses et de délocalisations qui rapportent, de fusions, rachats (ou ventes) juteux et d'explosion de chiffre d'affaires, mais jamais des médicaments eux-mêmes, de leurs limites, de leurs dangers, de leur prix de revient réel, de la surveillance de leurs résultats et de leurs accidents, des risques de leurs associations. Rien non plus des recherches qu'elle mène, et rien sur le tiers-monde et les pays émergents. Les médicaments ne sont évoqués que comme les vecteurs de bénéfices mirifiques annoncés à coups de cymbales, pour attirer les capitaux. Un régal. Ici et là, quelques tirades creuses sur l'éthique. La simple liste des titres des articles en dit long. Réjouissant d'inconscience. À publier tel quel. Quelques éditoriaux grondants de chantage à l'emploi et à l'économie, contre ceux (politiques, administrations, médecins) qui tenteraient de se mettre en travers. Ceux que signent les rédacteurs en chef sont un festival d'aigreur, de mauvaise foi, d'agressivité, de manœuvres obliques sans générosité ni talent. Beaucoup de photos aussi de tout ce monde : air pénétrant, réfléchi, décidé, yeux perçants, dents de squale, mâchoires de requin, lèvres minces et serrées, ou, au contraire, air patelin et faussement rassurant. Dès le premier coup d'œil, ça vous dissuaderait de leur acheter le moindre comprimé. Et tout cela dans le langage américanisé et grotesque des « communicants » et des « coaches » de nos écoles de commerce bas de gamme. Au premier coup d'œil, tout est clair et tout est dit : seul compte l'argent. L'industrie pharmaceutique, c'est du commerce. Point. Ce journal donne d'une industrie qui a tant apporté, et apporte encore, l'image la plus noire. Elle vaut mieux que cela.

INDEX DES MOLÉCULES

D

E

F

G

H

I

K

L

N

O

P

Q

R

S

T

INDEX DES SPÉCIALITÉS

B

C

D

G

H

I

M

Q

R

S

U

REMERCIEMENTS

Les auteurs et l'éditeur tiennent à remercier pour leur collaboration :

– Mme Laure Hinckel, éditrice et traductrice, qui a eu l'infinie patience de mettre à jour et en ordre ces textes et ces tableaux ;

– Mme Murielle Bouscarle, documentaliste de l'institut Necker, qui a réuni des milliers de références scientifiques anglo-saxonnes sur lesquelles repose la crédibilité de ce texte.

Ce guide n'aurait pu être réalisé sans elles.

MIXTE
Papier issu de
sources responsables
FSC® C003309

Les papiers utilisés dans cet ouvrage
sont issus de forêts responsablement gérées.

Mis en pages par DV Arts Graphiques à La Rochelle
Imprimé en France par Normandie Roto Impression s.a.s.
Dépôt légal : novembre 2016
N° d'édition : 3378 – N° d'impression : 1604229
ISBN 978-2-7491-3378-2